Atlas of Pain Management Injection Techniques

Second Edition

镇痛注射技术图谱

第 2 版

〔美〕Steven D. Waldman 编著

陈亚军 于泳浩 主译

天津科技翻译出版公司

著作权合同登记号:图字:02-2010-247

图书在版编目(CIP)数据

镇痛注射技术图谱/(美)沃德曼(Waldman, S.D.)编著;陈亚军等译.—天津:天津科技翻译出版公司,2011.6

书名原文:Atlas of Pain Management Injection Techniques

ISBN 978-7-5433-2902-7

Ⅰ.①镇… Ⅱ.①沃… ②陈… Ⅲ.①疼痛—注射—技术—图解 Ⅳ.①R441.1-64 ②R452-64

中国版本图书馆 CIP 数据核字(2011)第 115904 号

Atlas of Pain Management Injection Techniques, 2/E

Steven D. Waldman

ISBN-13:978-1-4160-3855-9

ISBN-10:1-4160-3855-8

Elsevier (Singapore) Pte Ltd.

3 Killiney Road, # 08-01 Winsland House I, Singapore 239519

Tel:(65)6349-0200 Fax:(65)6733-1817

First Published 2011, 2011 年初版

授权单位:Elsevier (Singapore) Pte Ltd.

出　　版:天津科技翻译出版公司

出 版 人:刘 庆

地　　址:天津市南开区白堤路 244 号

邮政编码:300192

电　　话:022-87894896

传　　真:022-87895650

网　　址:www.tsttpc.com

印　　刷:高等教育出版社印刷厂

发　　行:全国新华书店

版本记录:787×1092　16 开本　22.5 印张　470 千字

2011 年 6 月第 1 版　2011 年 6 月第 1 次印刷

定价:98.00 元

(如发现印装问题,可与出版社调换)

译者名单

主　　译　陈亚军　于泳浩

校　　审　李文硕　王国林

参译人员　(按姓氏笔画排序)

王　超　王艳萍　元　元　石　钊

田　婧　闫东来　李　翠　张晓晨

张家燕　张媛媛　陈　怡　殷　玲

黄美娜　崔　薇　董　莹　翟美丽

穆　蕊

译者序

近几年，随着人们对疼痛医学认识的逐步加深，特别是2007年卫生部227号文件确定在我国二级以上医院开展“疼痛科”诊疗服务以来，疼痛门诊工作的开展更为广泛，业务范围也逐渐增加。

作为从事临床疼痛诊疗工作的医师，我们一直希望能有一部简单实用的参考书放在手边，以备随时查用。虽然国内已经有多部介绍疼痛诊疗技术的相关书籍，但是内容或集中于传统的神经阻滞，或仅限于运动医学范畴的局部注射，或需要影像学引导下的操作而限制了门诊应用。直到我们发现了 Steven D. Waldman 编写的《镇痛注射技术图谱》(*Atlas of Pain Management Injection Techniques*)，这是该书的第2版，全书共144章，囊括了从头到脚的各种疼痛综合征，每章的结构包括适应证及临床应用、临床相关解剖、操作技术、副作用及并发症，以及作者总结的临床精粹。该书的编写是以“如何去做”为出发点，对每一种疼痛综合征的注射技术都进行了非常详细的介绍，甚至包括了所用注射器及针头的大小、注射药物的剂量和治疗疗程的长短等。该书尤其适合有一定基础的医师在疼痛门诊应用，对于有志于疼痛诊疗工作的初学者或医学生，也是一部很好的参考书。

经过所有参译人员的努力，这本书的中文译本终于得以出版发行。我们在翻译中尽可能忠于原文，并对原文的明显错误进行了修正。

时间仓促，水平所限，所译之处如有错误，还请广大同仁及读者批评指正。

陈亚军　于泳浩
天津医科大学总医院
2011年2月

前　言

距离《镇痛注射技术图谱》第 1 版的出版已经过去 7 年了。当初，编辑向我约稿编写一部关于注射技术的综合性参考书的时候,我还不能确信这一主题是否具有足够的吸引力并值得为此付出努力。后来的事实证明他们是正确的而我错了。自从 2000 年《镇痛注射技术图谱》出版以来,该书已经成为世界上疼痛治疗领域销量最大的图书之一,并且被译成多种语言出版发行。最值得欣慰的是该书得到了国际疼痛治疗领域同仁们的广泛认可。

初版共 110 章,第 2 版增加到 144 章,包括了第 1 版图书出版后这几年里已经得到了临床认可的许多新的注射技术。还有一些在第 1 版时被认为很神秘但实践检验确实有效的镇痛注射技术,我也尽量将其加入到新版的图书中。大部分原有章节都得到更新,增加了 350 幅图片和 X 线片、荧光透视、CT 扫描和磁共振图像。最终为读者提供了一本包含最新内容、具有综合参考价值的精美图书。我仍然坚持采取"如何去做"的编写方式,这已经在第 1 版图书中被证实对读者非常有帮助。最后,我衷心地希望您能像我编写时一样,喜欢阅读并应用第 2 版《镇痛注射技术图谱》。

Steven D. Waldman

目 录

第 1 部分

头颈部

第 2 部分

肩　部

第 3 部分

肘部和前臂

第 4 部分

腕部和手部

第 5 部分

胸壁、躯干、背部和腹部

第 6 部分

髋关节和骨盆

第 7 部分

膝和下肢

第 8 部分
踝和足

第 1 部分

头颈部

第 1 章

颞颌关节疼痛

适应证及临床应用

在临床上，颞颌关节注射是治疗颞颌关节功能失调、颞颌关节内部失稳引起的疼痛和继发于颞颌关节炎的疼痛的重要方法。颞颌关节功能失调也被称为咀嚼肌功能失调导致的肌筋膜痛，它的特点是疼痛发生于颞颌关节部位，可以放射到下颌、耳部、颈部和扁桃体弓。有时颞颌关节功能失调也会导致头痛，这时需要与紧张性头痛加以鉴别。精神紧张通常可以诱发或加重颞颌关节功能失调引起的疼痛。牙齿咬合不正是引起颞颌关节功能失调的另一个重要因素。无论是颞颌关节内部紊乱还是关节炎，在关节开合的时候，都可以听到摩擦音或咔嗒声(图 1-1)。如果不及时治疗，患者会感觉上述部位疼痛加重，甚至影响下颌的运动，导致不敢张口。

临床相关解剖

颞颌关节是一个真性关节，被一个纤维关节盘分隔成上下两个滑囊。关节盘内部失稳可能会导致颞颌关节功能失调和疼痛，但是关节囊外的因素才是导致颞颌关节疼痛的常见原因。下颌骨髁和颧骨臼窝之间的关节腔可以允许注入少量的局部麻醉药和激素。颞颌关节由下颌神经的分支支配。与颞颌关节功能失调相关的肌群包括颞肌、咀嚼肌、翼外肌和翼内肌，还可能累及斜方肌和胸锁乳突肌。查体时需要仔细触诊这些肌群以便找到疼痛扳机点。

操作技术

患者取仰卧位，保持颈椎在中立位。要求患者反复做几次张口和闭口的动作，把手放

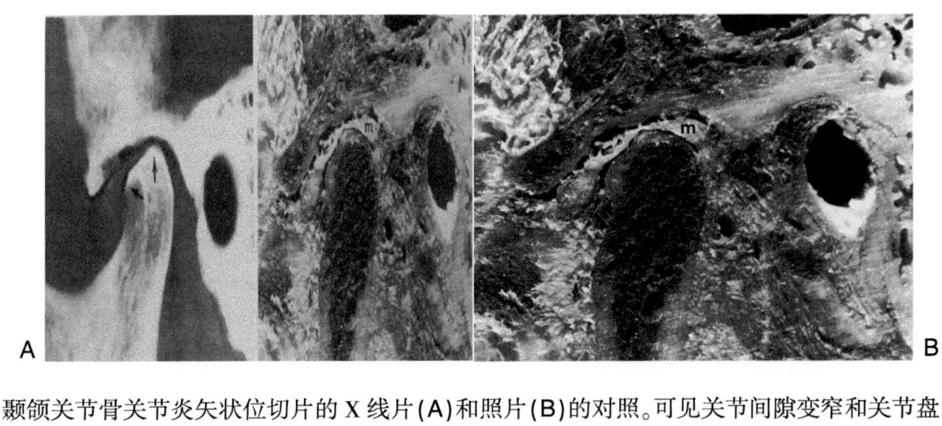

图 1-1 颞颌关节骨关节炎矢状位切片的 X 线片(A)和照片(B)的对照。可见关节间隙变窄和关节盘向前脱位，变薄脱落的半月板(m)向后方粘连形成双层带状。下颌骨髁皮质增厚，伴小骨赘形成(箭头所示)。颧骨臼窝硬化并重塑，原来的关节结节处仅见一个很浅的凹陷。(From Resnick D: Diagnosis of Bone and Joint Disorders, 4th ed. Philadelphia, WB Saunders, 2002, p1739.)

在患侧外耳道前下方，通过触摸确定颞颌关节的位置。一旦确定了颞颌关节的位置，要求患者嘴部处于自然位置。

通常用 3 mL 注射器抽取 0.5 mL 的局部麻醉药。对于颞颌关节功能失调、颞颌关节内部失稳、颞颌关节的关节炎疼痛或累及该关节的其他疼痛性疾病，在第一次治疗时可以在局部麻醉药里加入 20 mg 的缓释皮质类固醇。再次治疗时应用相同剂量的局部麻醉药和 10 mg 缓释皮质类固醇。

常规消毒颞颌关节周围皮肤，然后用 25 号、1 英寸*穿刺针在颧弓下方直接穿刺进入关节腔内。通常在垂直于颅骨的平面内进针到 1/2~3/4 英寸时，可以感觉到明显的突破感，说明穿刺针已经进入关节内(图 1–2)。仔细回吸无异常发现后可以缓慢注入 1 mL 准备好的药物。如果 5~7 天后疼痛没有完全缓解，可以再次重复上述治疗。

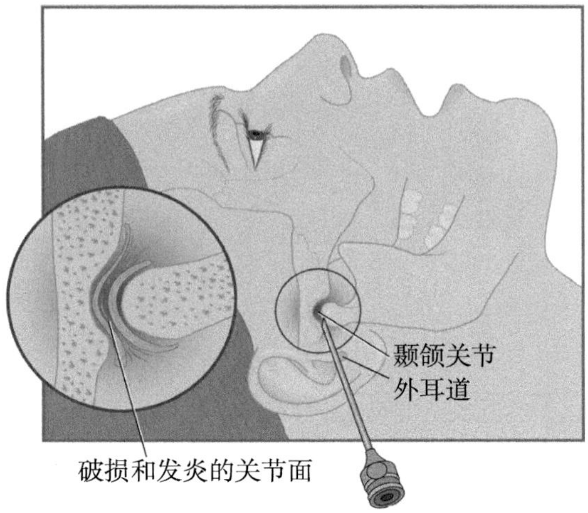

图 1–2

副作用及并发症

在解剖上颞颌关节属于多血管区域。一定记得提前告知患者，由于这一区域血管丰富而且邻近大血管，因此阻滞后局部瘀斑和血肿的发生率较高。尽管存在血管丰富的特点，但是通过仔细操作并使用 25 或 27 号的穿刺针，即使对于正进行抗凝治疗的患者，也不会增加局部血肿形成的风险。并且通过阻滞后即刻进行局部按压可以有效减少这一并发症的发生。实践证明在阻滞后 20 分钟内用冰袋按压可以有效减少注射后局部疼痛和出血的发生。

比较少见的并发症有意外阻滞面神经导致的面部肌肉无力，一旦发生这种情况，需要注意给患者应用眼部润滑性药物以保护角膜。

临床精粹

处理颞颌关节功能失调导致的疼痛需要通过仔细的评估来制订恰当的治疗方法。一定要注意鉴别感染或者胶原血管性疾病导致的炎症。当老年患者发生颞颌关节痛时，需与颞动脉炎所引起咀嚼肌暂停产生的疼痛进行鉴别。应激和焦虑是颞颌关节功能失调的常见诱发因素，因此一定要给予重视并处理。三环类抗抑郁药(如阿米替林)对于颞颌关节功能失调导致的肌筋膜疼痛效果很好。如果存在牙齿咬合不正和夜间磨牙的情况，需要应用特殊的树脂咬合装置来矫正。通常不建议给颞颌关节功能失调的患者应用麻醉性镇痛药和苯二氮卓类药物。

＊1 英寸=2.54 cm

第 2 章

游泳者头痛

适应证及临床应用

眶上神经阻滞常被用来诊断和治疗游泳者头痛。所谓游泳者头痛是指由于泳镜不合适或者佩戴过紧压迫眶上神经导致的头痛,受压迫部位多为眶上神经从眶上孔穿出点。另外,多次佩戴泳镜造成眶上神经的反复微损伤也可以导致游泳者头痛。游泳者头痛的特征是眶上区域和前额部位的持续性疼痛,伴有眶上神经分布区域阵发性、电击样的感觉异常。在临床上游泳者头痛需要与窦性头痛(特别是额窦炎引起的头痛)进行鉴别诊断。偶尔游泳者头痛的患者会主诉前额部位的头发“疼痛”。

临床相关解剖

眶上神经起自额神经，额神经是眼神经最大的一个分支。额神经经眶上裂进入眶内，然后沿着眶顶下方的骨膜前行。额神经分出较大的外侧支（眶上神经）和较小的内侧支(滑车上神经)。二者都分布于眶前部位。眶上神经发出多个神经纤维到头顶,提供前额、上眼睑和前部头皮的感觉神经分布(图 2–1)。

操作技术

患者取仰卧位,通常用 10 mL 注射器抽取 3 mL 的局部麻醉药。应用眶上神经阻滞治疗游泳者头痛，在第一次治疗时可以在局部麻醉药里加入 80 mg 的缓释皮质类固醇。再次治疗时应用相同剂量的局部麻醉药和 40 mg 缓释皮质类固醇。

通过触摸找到并确认患侧的眶上切迹。常规消毒眶上切迹周围的皮肤，小心不要把消毒液溅到眼睛里。用 25 号的 1.5 英寸穿刺针在眶上切迹处刺入皮肤，然后沿着垂直线偏内侧 15°的方向进针，避免进入眶上孔内(图 2–2)。当穿刺针接触到骨膜时可能会诱发出异感，应该在穿刺前告诉患者可能出现这一现象。注意针尖不要进入眶上孔，一旦进入,应该回撤并稍向内侧调整穿刺方向。

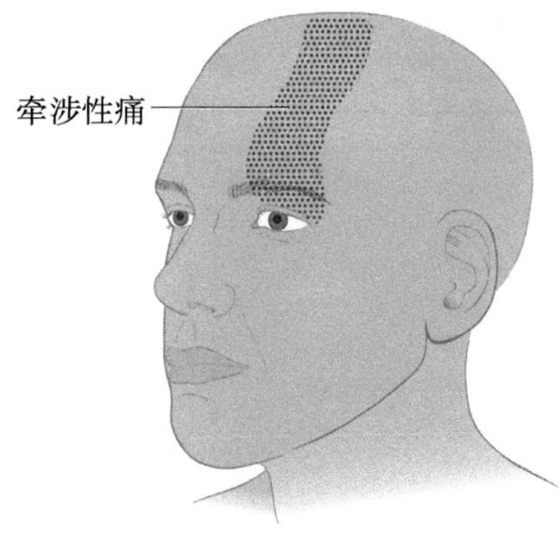

图 2–1

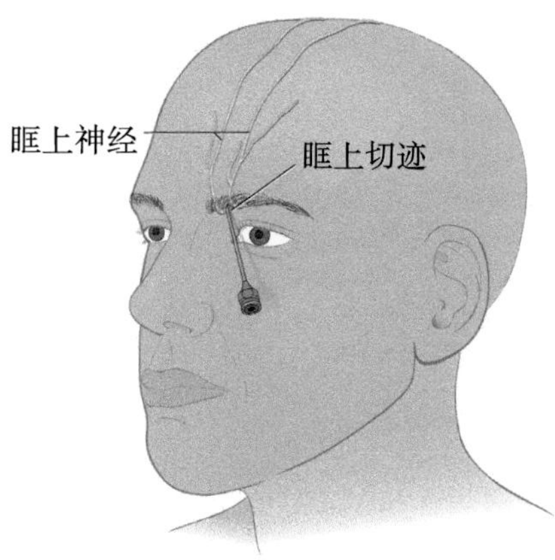

图 2–2

由于眼睑部位的组织比较疏松，因此在穿刺前应该用纱布海绵轻压上眼睑和眶上组织,避免药物沿着皮下进入上述组织内。压迫可以持续到注射完毕，这样可以防止出现眶周组织血肿和瘀斑。

回吸无异常后，将 3 mL 药液呈扇形注射到眶上切迹附近。如果希望同时阻滞滑车上神经,需要把穿刺针稍微向内侧调整,仔细回吸后,同样呈扇形注入 3 mL 药液。

副作用及并发症

由于前额和头皮的血管比较丰富，治疗前，特别是当需要同时阻滞双侧神经的时候，一定要精确计算需要的局部麻醉药剂量。血管丰富会增加阻滞后血肿或皮下出血的风险。尽管这样,不过即使对于正进行抗凝治疗的患者，通过仔细操作并使用 25 或 27 号的穿刺针，在充分评估风险–收益比的情况下，还是可以安全地进行这种操作的。通过阻滞后即刻进行局部按压可以有效减少这一并发症的发生。实践证明在阻滞后 20 分钟内采用冰袋按压可以有效减少注射后疼痛和出血的发生。

临床精粹

眶上神经阻滞对于诊断和缓解游泳者头痛非常有效。治疗这种不常见的头痛第一步就是佩戴合适的泳镜,解除对眶上神经的压迫。另外要注意,对于更换泳镜以及眶上神经阻滞后效果不明显的患者,需要除外同时并发额窦炎的可能。

对于患有严重头痛且计划采用神经阻滞治疗的患者,需要检查头颅 MRI 以除外颅内病变。

第 3 章

鹰综合征

适应证及临床应用

鹰综合征又称为茎突舌骨综合征，是由于异常增大的茎突或茎突舌骨韧带钙化，压迫了颈内动脉及其周围的舌咽神经分支所导致的(图 3–1)。鹰综合征的疼痛多为突发性刺痛，移动下颌或转动颈部常能诱发疼痛。疼痛起自下颌角，可以放射到扁桃体窝、颞颌关节和舌根部。在扁桃体窝附近可能存在疼痛扳机点。在茎突舌骨韧带附着于茎突的起始处注射局部麻醉药和皮质类固醇可以作为诊断和治疗鹰综合征的有效方法。

临床相关解剖

茎突起自颞骨的耳道下部，向腹侧和尾侧方向走行。茎突舌骨韧带的头端附着于茎突，尾端附着于舌骨。在鹰综合征的患者，茎突异常增大或同时合并有茎突舌骨韧带的钙化。增大的茎突或钙化的茎突舌骨韧带可影响颈内动脉和舌咽神经分支(图 3–2)。舌咽神经由颈静脉孔出颅，与迷走神经、副神经和颈内静脉一起靠近茎突走行(图 3–2)。这三个神经位于颈内静脉和颈内动脉之间的凹槽内。

注射治疗鹰综合征的关键靶点是确认颞骨的茎突。骨质突起通常表明茎突舌骨韧带头侧附着处的钙化。尽管靶点通常比较容易确定，但是对于钙化只局限于茎突本身的情况，用穿刺针探测定位还是比较困难的。

操作技术

患者取仰卧位，在乳突和下颌角之间假想一条连线(图 3–3)。通常茎突位于这一连线中点之下。用消毒液常规消毒皮肤。用 10 mL 的注射器连接 22 号、1.5 英寸的针头，在上述假想连

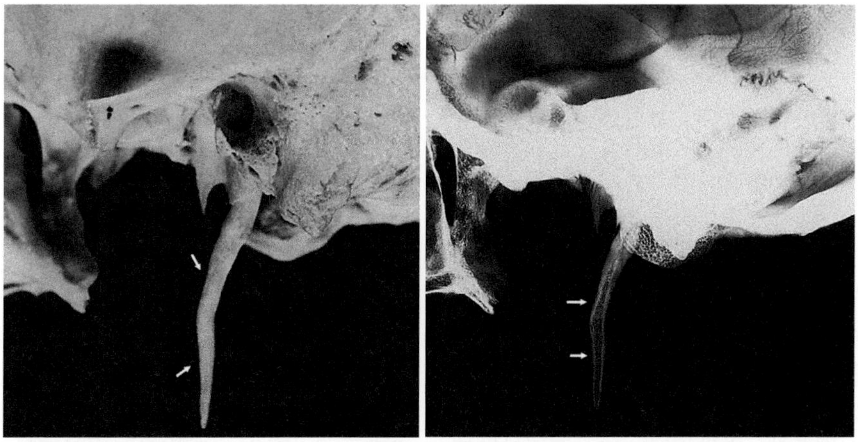

图 3–1 茎突舌骨韧带骨化(鹰综合征)。可以看到增大的骨化结构(箭头所示)，可能是增大的茎突或骨化的茎突舌骨韧带。(From Resnick D: Diagnosis of Bone and Joint Disorders, 4th ed. Philadelphia, WB Saunders, 2002, p4645.)

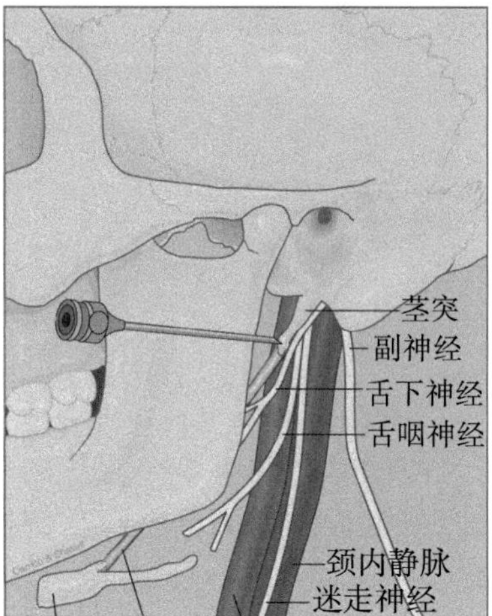

图 3–2

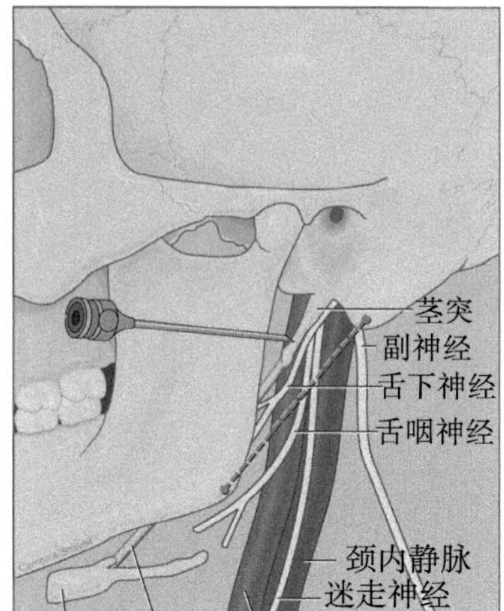

图 3–3

线的中点垂直刺入皮肤。通常进针 3 cm 以内就可以探到茎突。当针尖接触到茎突后,稍微将针从骨膜或钙化的韧带回撤。仔细回吸确认没有血液和脑脊液后，缓慢匀速注入 5 mL 0.5%的利多卡因和 80 mg 甲泼尼龙的混合药液。再次治疗采用同样的方法,不同的是甲泼尼龙的用量减为 40 mg。

副作用及并发症

这一穿刺技术最主要的并发症是可能损伤颈内静脉和颈动脉。血肿形成和局部麻醉药误入血管内引起的毒性反应也很常见。意外阻滞舌咽神经的运动部分会导致继发于茎突咽肌无力的吞咽困难。如果意外阻滞了迷走神经，会导致继发于同侧声带麻痹的发声困难。有些患者还会出现继发于迷走神经阻滞的心动过速。另外在阻滞舌咽神经的同时，舌下神经和副神经的意外阻滞会导致舌肌和斜方肌无力。

临床精粹

治疗鹰综合征的这一注射技术并不复杂，但是可有效缓解患者的疼痛。茎突接近大血管的解剖特点使得发生阻滞后血肿和瘀斑的可能性非常大。尽管这些并发症持续时间不长，但它们的严重表现会给患者造成很大恐慌，因此一定要在治疗前告知患者可能发生的情况。注射区域血运丰富增加了血管内注射的风险。在这么高水平的颈动脉内,即使意外注入很小剂量的局部麻醉药也会导致毒性反应和癫痫发作。一边匀速缓慢注药一边观察患者是否出现局部麻醉药毒性反应，有助于预防这一严重并发症的发生。

鹰综合征需要与舌咽神经痛进行鉴别，舌咽神经痛的特点是类似于三叉神经痛的阵发性电击样疼痛，疼痛程度要比鹰综合征的活动相关的剧烈刺痛更强。由于舌咽神经痛可能引起严重的心动过缓甚至晕厥,因此临床医师一定要仔细区分这两种疾病。

在临床实践中还需要注意鉴别由该解剖区域恶性病变引起的疼痛。喉癌、下咽癌和颈前三角区的肿瘤常常表现出与鹰综合征类似的临床症状。在该解剖区域,相对于恶性病变引起的疼痛,鹰综合征的发病率更低，因此一定要在进行了排除诊断之后才能得出鹰综合征的诊断。

第 4 章

舌骨综合征

适应证及临床应用

舌骨综合征是由茎突舌骨韧带在舌骨附着处的钙化或炎症反应引起的。附着于舌骨的其他肌肉的肌腱炎也与这一病症有关。舌骨综合征有时可以合并鹰综合征。它的疼痛特点是当下颌骨活动、转动颈部或吞咽时发生的剧烈刺痛。疼痛常起自下颌角下方,可以放射到颈部的前外侧。另外舌骨综合征的疼痛还可能牵涉到同侧的耳部。有些患者会有咽部的异物感。向茎突舌骨韧带在舌骨大角的附着处注射局部麻醉药和皮质类固醇可以起到诊断和治疗的双重作用。

临床相关解剖

茎突起自颞骨的外耳道下部，然后向尾侧和腹侧走行。茎突舌骨韧带在头侧附着于茎突,在尾侧附着于舌骨。在舌骨综合征,茎突舌骨韧带尾侧附着于舌骨处发生钙化（图 4–1)。附着于舌骨的其他肌肉也可能发生肌腱炎,导致形成这种疼痛症候群。

注射治疗舌骨综合征的关键点是确认下颌骨与喉之间的舌骨角。如果能固定对侧的舌骨大角，患侧的骨性标志还是比较容易找到的。由于舌骨大角紧邻经颈部的大血管,因此在这一解剖区域注射进针时一定要多加小心。

操作技术

患者取仰卧位,然后确认患侧的下颌角。舌骨大角大约位于下颌角下方 1 英寸处。轻压颈部对侧同样的位置可固定舌骨，有助于确认舌骨大角和进行穿刺操作(图 4–2)。常规消毒皮肤，然后用 10 mL 注射器连接 22 号 1.5 英寸的穿刺针，在下颌角下方 1 英寸的穿刺点垂直于皮肤穿刺。通常进针 2.5~3 cm 应该能够接触到舌骨大角(见图 4–1)。碰到舌骨大角后,稍微从骨膜或钙化的韧带回撤针头。经仔细回吸没有血液或脑脊液后,缓慢匀速注入 5 mL 0.5%的利多卡因和 80 mg 甲泼尼龙的混合药液。再次神经阻滞治疗的方法与此相同,只是甲泼尼龙的剂量由 80 mg 改为 40 mg。

副作用及并发症

由于这一解剖区域血运丰富，并且邻近大血管，因此在治疗过程中需要仔细观察患者是否有局部麻醉药中毒的表现。血运丰富和邻近大血管也会导致阻滞后局部瘀斑和血肿形成的风险增加，在治疗前应该告知患者

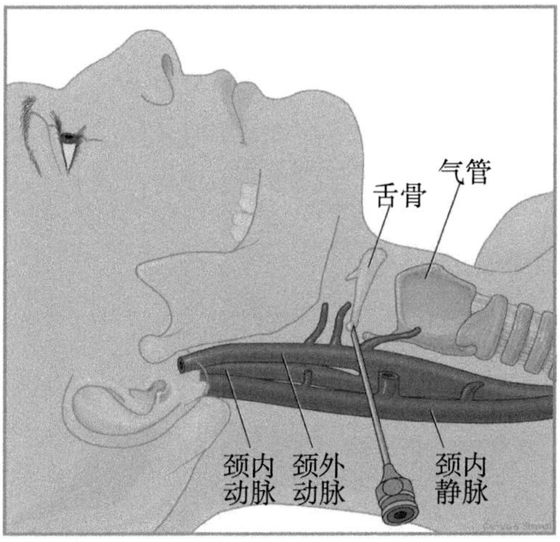

图 4–1

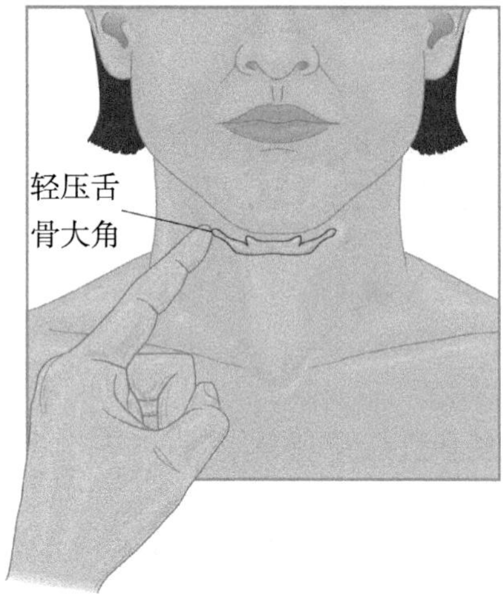

图 4-2

可能出现的情况。尽管存在血管丰富的特点和血肿形成的风险，但是如果临床上可得到良好的风险-收益比，则即使对于正接受抗凝治疗的患者，使用25或27号的穿刺针可以安全地完成此技术。并且通过阻滞后即刻进行局部按压的方法可以有效减少这一并发症的发生。实践证明在阻滞后20分钟内用冰袋按压可以有效减少注射后局部疼痛和出血的发生。

由于注射部位接近脊柱，可能存在局部麻醉药意外注射到硬膜外、硬膜下或蛛网膜下腔的风险。在如此高的部位，即使很小剂量的局部麻醉药注入蛛网膜下腔，也会导致整个脊柱麻醉。如果进针位置过低还可能导致气胸，因为肺尖就位于C7-T1椎间隙的水平。

通过注射局部麻醉药和皮质类固醇治疗舌骨综合征的副作用还包括意外阻滞喉返神经引起的声音嘶哑和消化不良，以及吞咽时喉部的异物感。操作时意外阻滞颈上交感神经节还可能引起霍纳综合征。所以当患者需要接受在舌骨大角处注射局部麻醉药和皮质类固醇的治疗时，一定要提前告知其可能发生的并发症。

临床精粹

治疗舌骨综合征的这一注射技术并不复杂，但是可有效缓解患者的疼痛。舌骨大角邻近颈部大血管的解剖特点使得发生阻滞后血肿和瘀斑的可能性非常大。尽管这些并发症持续时间不长，但它们的严重表现会给患者造成很大恐慌，因此一定要在治疗前告知患者可能发生的情况。注射区域血运丰富增加了血管内注射的风险。在这么高水平的颈动脉内，即使意外注入很小剂量的局部麻醉药也会导致毒性反应和癫痫发作。一边匀速缓慢注药，一边观察患者是否出现局部麻醉药毒性反应，有助于预防这一严重并发症的发生。

舌骨综合征需要与舌咽神经痛进行鉴别，舌咽神经痛的特点是类似于三叉神经痛的阵发电击样疼痛，疼痛程度要比舌骨综合征的活动相关的剧烈刺痛更强。由于舌咽神经痛可能引起严重的心动过缓甚至晕厥，因此临床医师一定要仔细区分这两种疾病。

在临床实践中还需要注意鉴别由该解剖区域恶性病变引起的疼痛。喉癌、下咽癌和颈前三角区域的肿瘤常常表现出与舌骨综合征类似的临床症状。在该解剖区域，相对于恶性病变引起的疼痛，舌骨综合征的发病率更低，因此一定要在进行了排除诊断之后才能得出舌骨综合征的诊断。

第 5 章

Charlin 综合征

适应证及临床应用

鼻睫神经阻滞可以用于 Charlin 综合征的诊断和治疗，Charlin 综合征也被称为鼻睫神经痛。尽管和大多数头痛综合征一样，Charlin 综合征的确切病因尚不明确，但是，这种不很常见的头面部疼痛的致病原因被认为与鼻睫神经节功能紊乱有关，就像丛集性头痛的发病与蝶腭神经节功能紊乱有关一样。Charlin 综合征的患者常常表现为眼睛和眼眶后部的阵发性剧痛，可以放射到同侧前额、鼻部及上颌。多数患者伴有同侧的鼻黏膜充血和鼻溢液，受累的眼部也有明显的炎症表现。Charlin 综合征的疼痛发作后会迅速达到顶峰，并可持续 45~60 分钟。在部分患者，同侧病变区域的感觉刺激可以诱发疼痛发作。尽管 Charlin 综合征在很多方面与丛集性头痛类似(例如：眼眶后部疼痛、患侧鼻溢液、疼痛快速发作达顶峰和持续时间较短)，但是仍有许多不同点。与丛集性头痛不同，酒精并不能诱发 Charlin 综合征患者的疼痛发作，也没有丛集性头痛的季节性和时间生物学特性(表 5–1)。并且对于丛集性头痛治疗很有效的蝶腭神经节阻滞对 Charlin 综合征没有明显作用，而每日一次的鼻睫神经节阻滞却对 Charlin 综合征有效。

表 5–1　丛集性头痛和 Charlin 综合征的比较

	丛集性头痛	Charlin 综合征
眼部及眶后定位	是	是
单侧发病	是	是
疼痛快速达顶峰	是	是
剧烈疼痛	是	是
疼痛突然发作	是	是
持续时间短	是	是
发作间歇期无痛	是	是
发作期间明显鼻溢液	是	是
酒精诱发疼痛发作	是	否
疼痛扳机点	否	是
季节性发病	是	否
时间生物学特性	是	是
明显眼部红肿	否	是
蝶腭神经节阻滞有效	是	否
鼻睫神经阻滞有效	否	是

临床相关解剖

三叉神经的第一个分支是眼神经，它提供角膜、虹膜、睫状体、结膜和泪腺的感觉神经分布。眼神经的分支还支配眼睑、前额和鼻部皮肤以及鼻腔黏膜的感觉。眼神经起自三叉神经的半月神经节上部，然后沿着海绵窦外侧壁前行，在经眶上裂进入眶内之前，眼神经分出泪腺神经、额神经和鼻睫神经（图 5-1）。鼻睫神经经外直肌两个头之间和动眼神经上下支之间进入眶内。鼻睫神经跨过同侧视神经后沿着眼眶内侧壁走行，经过筛前孔绕过筛骨的筛状板侧缘进入鼻腔，内侧分支提供鼻中隔前部和鼻腔侧壁的感觉神经分布，外侧分支提供鼻翼和鼻尖部皮肤的感觉分布。

鼻睫神经除了分出内侧支和外侧支，还分出长睫神经分支。睫状神经节的长根与颈深丛和睫状神经节的交感纤维有密切关系。有些研究者认为鼻睫神经的这些分支与蝶腭神经节也多少有些联系。

操作技术

患者取仰卧位，用 10 mL 的无菌注射器抽取 2 mL 局部麻醉药。治疗 Charlin 综合征的鼻睫神经阻滞通常采取经眶内侧入路的穿刺方法，第一次治疗时可以在局部麻醉药中加入 80 mg 的缓释皮质类固醇，在随后的治疗中皮质类固醇剂量应减为 40 mg。

为了进行鼻睫神经阻滞，要先确认患侧内眦，然后向上画一条垂线连到眉毛下面（图 5-2）。用消毒液常规消毒局部皮肤，小心不要让消毒液溅入眼内。用 25 号、1.5 英寸穿刺针在眉毛下的穿刺点进行穿刺，穿刺针与垂直方向大约呈 35°角，向后下方小心进针，深度大约为 1.25 英寸，在整个穿刺过程中保持针尖紧贴骨面前行（图 5-3）。仔细回吸无异常发现后，缓慢注入药液。由于眼睑的组织非常疏松，在注射药物之前可以用纱布海绵在上眼睑和眶上组织适当加压，以防止药液进入上述组织中。加压的手法可以持续到注射完成后，以避免眶周血肿和瘀斑的发生。应用鼻睫神经阻滞治疗 Charlin 综合征需要连续 8~10 天每天进行治疗。通常，缓释皮质类固醇总量应该控制在 360~400 mg。

副作用及并发症

最主要的并发症就是穿刺针误入眼内。在穿刺过程中针尖没有持续保持接触骨面就会增加这一并发症发生的风险。医师还要注意，该区域血管比较丰富，在治疗过程中存在局部麻醉药误入血管内的危险。另外，局部血

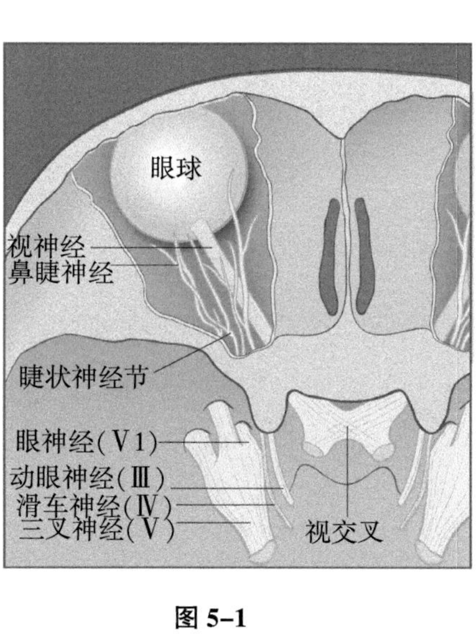

图 5-1

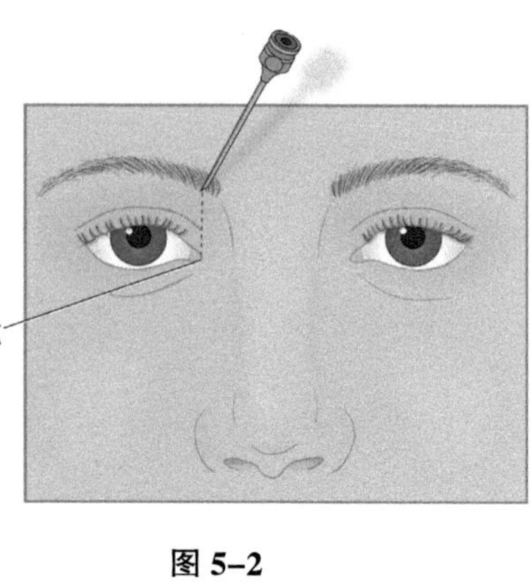

图 5-2

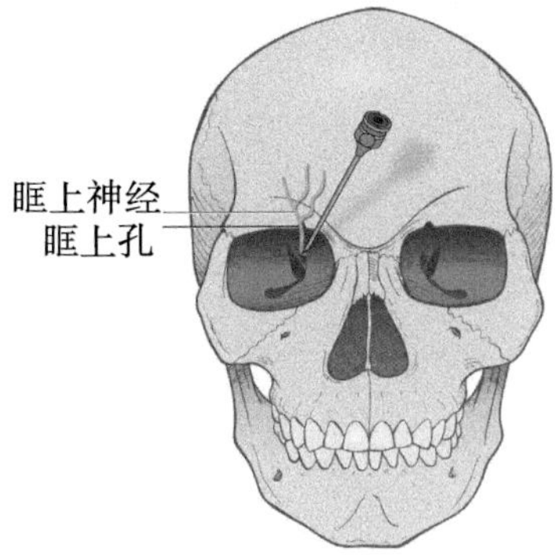

图 5-3

运丰富也会增加穿刺后瘀斑和血肿形成的发生率。穿刺后立即进行局部加压可以有效减少上述并发症的发生。阻滞后 20 分钟内用冰袋按压可以有效减少注射后局部疼痛和出血的发生。

临床精粹

经眶内入路的鼻睫神经阻滞对于诊断和缓解 Charlin 综合征引起的疼痛非常有效。由于这种头痛综合征并不常见，而且与丛集性头痛以及其他神经系统疾病(如海绵窦血栓性静脉炎、颅内或眶后的肿瘤)有相似表现，因此 Charlin 综合征应作为排除性诊断。所有怀疑为 Charlin 综合征的患者都需要进行脑部 MRI 甚至强化 MRI 检查，同时进行详细的眼科系统和神经系统的评估。医师只有对局部解剖非常熟悉后才能进行鼻睫神经阻滞的操作。

第 6 章

Frey 综合征

适应证及临床应用

Frey 综合征指的是表现为单侧颊部及耳廓区域多汗及皮肤潮红的一组症候群，通常在进食或饮水刺激腮腺分泌唾液时发生（图 6-1）。Frey 综合征也被称为耳颞颌综合征、Baillarger 综合征、Dupuy 综合征、唾液分泌综合征、味觉出汗综合征，通常在腮腺手术、外伤或感染 2~6 个月以后发生。有人认为它的发病与分布于腮腺及其相关解剖区域的交感和副交感神经纤维异常再生有关。Frey 综合征的疼痛程度由轻微到严重不等。尽管通过提高外科操作技术，包括仔细确认并保护耳颞神经、分离更薄的皮瓣，可以降低腮腺手术后 Frey 综合征的发病率，但仍有大约 5%的腮腺手术后患者会表现出不同程度的 Frey 综合征。对于症状较轻的患者，局部应用止汗药（如 20%的氯化铝酒精溶液或东莨菪碱软膏）即可。对于疼痛严重的患者，耳颞神经阻滞治疗可能有很好的效果，有时候需要耳颞神经阻滞配合多汗部位皮下注射肉毒素 A。

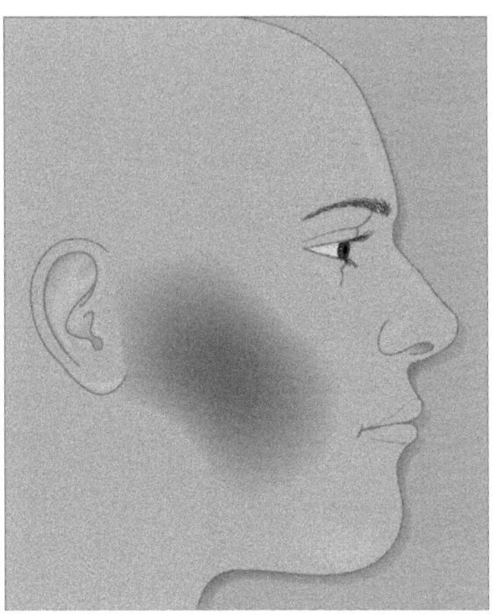

图 6-1

临床相关解剖

耳颞神经起自下颌神经。它向上穿过腮腺，然后在颞颌关节和外耳道之间前行，并且发出分支提供颞颌关节、部分耳廓和外耳道的感觉神经分布。然后，耳颞神经向上越过颧弓与颞动脉并行，同时支配颞部和外侧头皮的感觉。

操作技术

患者取仰卧位，同时头部偏向健侧。用 12 mL 的无菌注射器抽取 5 mL 局部麻醉药。治疗耳颞神经相关的疼痛需要加入一定的抗炎药物，第一次阻滞治疗时可以在局部麻醉药中加入80 mg 的缓释皮质类固醇，在随后的治疗中皮质类固醇剂量应减为 40 mg。

在患侧颧弓上方确认颞动脉，此处即为穿刺点。用消毒液常规消毒局部皮肤，用 25 号的 1.5 英寸穿刺针在穿刺点处垂直刺入直达下方骨膜(图 6-2)。应提前告知患者可能有异感出现。仔细回吸无异常发现后，注入 3 mL 药液。然后把穿刺针向头侧方向进行调整后，再次回吸无异常后，呈扇形注入余下的 2 mL 药液。

副作用及并发症

头皮部位血管丰富，并且耳颞神经阻滞的穿刺点非常接近颞动脉。因此医师在治疗

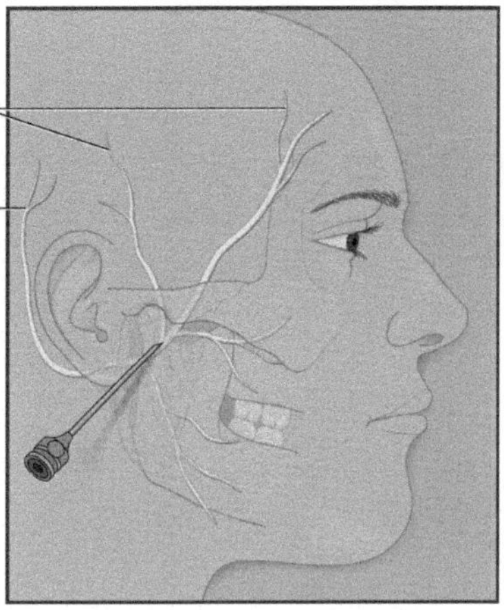

图 6–2

前应仔细计算需要应用的局部麻醉药总剂量，特别是需要双侧阻滞时。另外，局部血运丰富也会增加阻滞后瘀斑和血肿的发生率。尽管存在血管丰富的特点和血肿形成的风险，但是如果临床上可得到良好的风险–收益比，则即使对于正进行抗凝治疗的患者，使用 25 或 27 号的穿刺针可以安全地完成此技术。并且通过阻滞后即刻进行局部按压的方法可以有效减少这一并发症的发生。阻滞后 20 分钟内用冰袋按压可以有效减少注射后局部疼痛和出血的发生。

临床精粹

当 Frey 综合征通过保守治疗（包括安慰剂和局部止汗药物）无效时，耳颞神经阻滞会获得很好的治疗效果。尽管确切的作用机制不明，但是该治疗技术的有效性提示这一并不常见的临床症候群的神经解剖基础可能是耳颞神经与丰富的交感和副交感神经纤维有密切联系。对于进行耳颞神经阻滞治疗后效果欠佳的患者，联合应用肉毒素 A 局部注射可以有效改善症状。

第 7 章

肩胛舌骨肌综合征

适应证及临床应用

肩胛舌骨肌综合征是由肩胛舌骨肌下腹肌纤维受损引起的，常见于近期剧烈呕吐或持续性屈–伸导致颈椎及颈前肌肉损伤的患者。上肢臂丛的损伤也可伴有损伤相关的肩胛舌骨肌综合征。其疼痛表现为肌筋膜痛，疼痛为持续性的且可随受累肌肉的运动而加重。肩胛舌骨肌下腹通常存在一个扳机点，其为治疗提供了基础。此综合征的疼痛起始于锁骨上方胸锁乳突肌锁骨头附着点的侧方，向颈部前外侧放射。于肩胛舌骨肌下腹的扳机点注入局部麻醉药及皮质类固醇具有诊断和治疗的双重作用。

临床相关解剖

肩胛舌骨肌起始于舌骨并向其侧下方延伸，附着于肩胛骨上缘(图 7–1)。其中间腱向下延伸并附着于锁骨，固定肌肉的下部。肌腱的附着点易受损伤。肩胛舌骨肌的下部进一步被走行于其上的附着于锁骨的胸锁乳突肌所局限。此处的肩胛舌骨肌也易受损伤。颈内静脉及颈总动脉位于肩胛舌骨肌的深面。臂丛则位于其外侧。

治疗肩胛舌骨肌综合征的注射点位于胸锁乳突肌锁骨头的侧方(图 7–1)。肩胛舌骨肌位于胸锁乳突肌锁骨头的深面偏外侧，在锁骨上缘上方 0.5~1 英寸处。鉴于颈部大血管与肩胛舌骨肌之间的关系，在此解剖区域进针时应特别小心。

操作技术

患者取仰卧位，同时头部偏向健侧。用 5.0 mL 无菌注射器抽取 3.0 mL 的局部麻醉药。第一次阻滞时可在局部麻醉药内加入 80 mg 的缓释皮质类固醇，再次阻滞时加入 40 mg 缓释皮质类固醇。

嘱患者对抗医师的手抬头以鉴别胸锁乳突肌后缘及其锁骨附着点。此点位于锁骨上方约 1 英寸稍外侧。消毒液消毒皮肤后，用 1.5 英寸的针垂直于床面刺入(图 7–1)。因为其邻近大血管和臂丛，所以应缓慢进针。当刺入肩胛舌骨肌筋膜时会感到一个突破感，进针深度通常为 1/2~3/4 英寸。若密切注意操作，置针或进针不太偏向外侧，就不会碰到臂丛神经。但因其靠近臂丛，应告知患者可能会出现感觉异常。不可沿内下方向直接进针，否则很可能造成气胸。

明确该肌肉后，仔细回抽以鉴别是否有血液或脑脊液。若回抽为阴性，且臂丛分布区未发生感觉异常，在密切监测患者无局部麻醉药毒性反应，也无因不慎造成轴索注射时，缓慢注入 3.0 mL 溶液。

副作用及并发症

由于靠近颈部大血管，因此有血管内注射或经血管吸收导致局部麻醉药中毒的可能。局部血运丰富也增加了阻滞后瘀斑及血肿形成的发生率。在注射后立即对阻滞区域施行手法压迫可减少这些并发症的发生。阻滞后 20 分钟内用冰袋按压可有效减少注射后局部疼痛及出血的发生。

除了血管丰富可能引起的并发症，若置针过于偏向外侧，靠近臂丛、中央轴索及膈神经也可导致副作用及并发症的发生。尽管应用严格的操作技术可减少并发症的发生，但仍可能发生硬膜外、硬膜下或者蛛网膜下腔注射，而导致明显的运动及感觉阻滞。如未及时发现，这些并发症可危及生命。若置针过于偏向后外侧，可发生膈神经阻滞。当患者无明显的肺部疾病时，单侧膈神经阻滞很少引起呼吸窘迫。但喉返神经阻滞及其导致的声带麻痹，合并有膈肌麻痹时，可使肺及上呼吸道难以清除其分泌物。因邻近肺尖，应告知患者有发生气胸的可能。

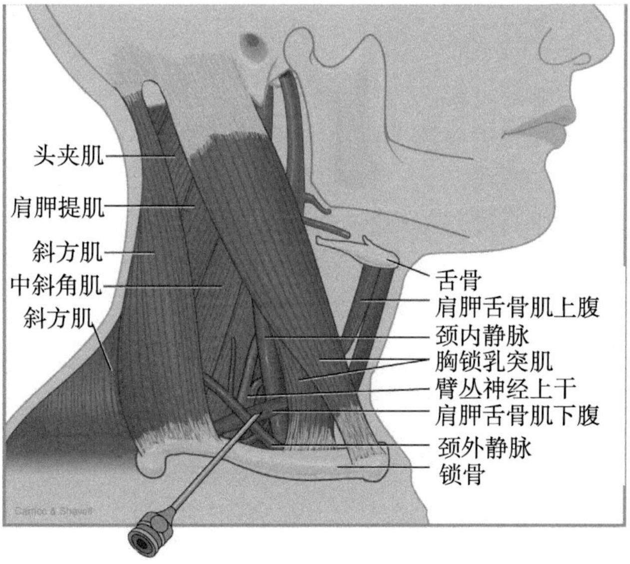

图 7-1

临床精粹

安全完成此操作的关键在于清楚了解此处的解剖结构及仔细鉴别解剖标志，这些对于阻滞是必需的。临床医师应记住在此阻滞区臂丛位置非常表浅，因此大多数患者进针很少超过 3/4 英寸，肥胖患者除外。严格遵守操作技术，不从胸锁乳突肌锁骨附着点外缘内侧进针，气胸的发生率将小于 0.5%。

当颈前部无明显创伤时，肩胛舌骨肌综合征可作为一个排除性诊断。当患者此解剖部位有隐匿的恶性肿瘤时，也可发生疼痛，临床医师应加以注意。喉部、下咽部及颈前三角区肿瘤的临床症状可与肩胛舌骨肌综合征相似。对颈部软组织或颈椎的屈伸损伤或其他强烈的创伤，临床医师应通过仔细的体格检查及肌电图来评估患者是否也存在臂丛的损伤。

第 8 章

三叉神经痛

适应证及临床应用

三叉神经痛是一种间断的、可影响面部三叉神经分布区的疼痛。90%的病例为单侧痛。即使发生双侧痛,疼痛部位也位于同一个神经分支的分布区。大多数患者受累的是三叉神经的第二或者第三分支，而第一分支受累少于5%。在57%单侧疼痛的患者,疼痛起始于右侧脸,以阵发性电击样疼痛为特征,持续几秒钟至两分钟，短时间内即可达到疼痛的峰值。

三叉神经痛的患者常避免任何与触发区的接触。其他类型面部疼痛(例如颞下颌关节功能不全)的患者,喜欢不断地摩擦病变部位或应用热或冷敷等物理治疗。严重的三叉神经痛的患者常需住院治疗以快速缓解疼痛。在两次发作间歇,患者处于相对无痛的状态。强烈疼痛减退后的钝痛提示有结构性损伤所造成的持续性神经压迫的存在。除非是多发性硬化的患者，否则三叉神经痛几乎不见于小于30岁的患者。

当三叉神经痛急性发作时,患者常伴有明显的焦虑,因此此类患者常伴有严重的,甚至是自杀性的抑郁症,其可被疼痛发作期间伴发的失眠所恶化。当患者同时患有多发性硬化时,则可表现为此病特征性的欣快性痴呆。

三叉神经痛主要通过药物治疗，首选为卡马西平和巴氯芬。其他抗惊厥药物(包括加巴喷丁及奥卡西平)也是有效的。对于药物治疗无效的患者，可采取经冠突途径的三叉神经阻滞治疗。

临床相关解剖

三叉神经的上颌分支(V2)是一个单纯的感觉神经(图8-1)。其由中颅窝经圆孔穿出并在翼腭窝交叉(图8-2)。经过眶下裂,进入眼眶,经由眶内孔穿出分布于面部。将针置于翼突外侧板的前缘上方，可选择性阻滞上颌神经。

上颌神经支配中颅窝、颞区及侧颧区的硬膜以及上颌窦黏膜的感觉。此神经也支配上颌磨牙、前磨牙、切牙、尖牙以及相应的齿龈以及颊部黏膜的感觉。鼻腔、下眼睑、鼻部皮肤及上唇也由上颌神经支配。

下颌神经(V3)由一个大的感觉根和小的

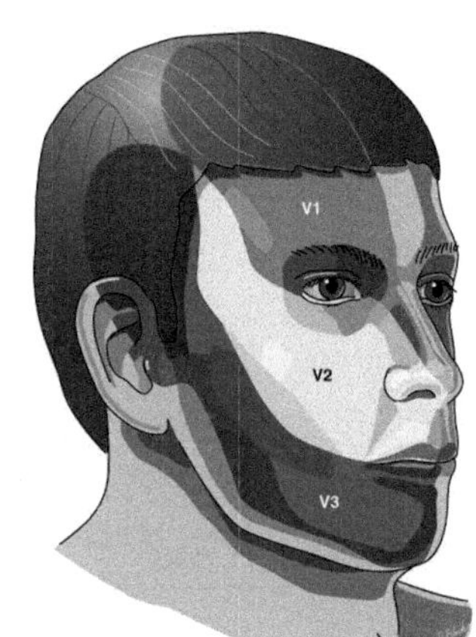

图8-1 V1：眼神经;V2：上颌神经;V3：下颌神经。(From Waldman SD [ed]: Atlas of Interventional Pain Management, 2nd ed. Philadelphia, WB Saunders, 2003, p34.)

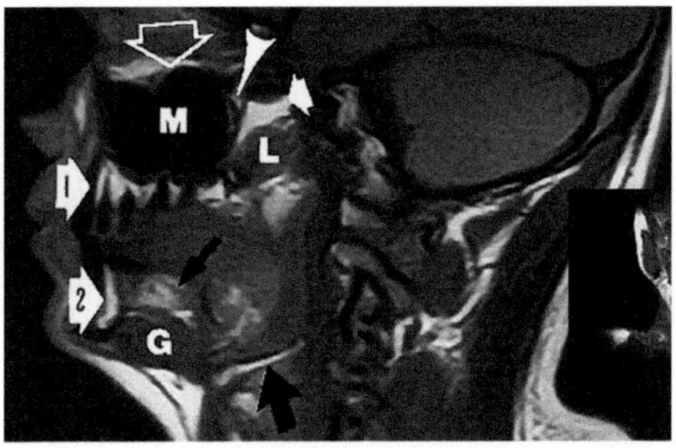

图 8-2　经左脸至下颌骨的 T1 加权像，显示上颌窦(M)，上颌骨的眶面(空心白箭头所示)，翼腭窝的内面(白三角箭头所示)，窦后脂肪垫(实心白箭头所示)，翼外肌纤维延伸至近端的下颌骨(L)，上颌骨骨髓(实心白箭头 1 所示)，以及下颌骨骨髓(实心白箭头 2 所示)，舌下间隙(小黑箭头所示)，颏舌骨肌(G)，以及舌骨（大黑箭头所示）。(From Stark DD, Bradley WG Jr: Magnetic Resonance Imaging, 3rd ed. St. Louis, Mosby, 1999, p1747.)

运动根组成。两者均经卵圆孔穿出颅中窝，合并后形成下颌神经。下颌神经的分支支配部分硬脑膜以及乳突窦内黏膜的感觉。覆盖于咀嚼肌、耳屏和耳轮、后颞下颌关节、下颏的皮肤以及前 2/3 舌体背面及相应口腔黏膜的感觉也是由下颌神经支配的(见图 8-1)。小的运动神经支支配咬肌、翼外肌以及颞肌。

操作技术

患者取仰卧位，保持颈椎中立位。嘱患者张闭口多次并用手触摸耳道的前下方来鉴别冠突切迹的位置。鉴别出切迹后，嘱患者保持口处于自然位置。

用12 mL 无菌注射器抽取总量为 7 mL 的局部麻醉药。当治疗三叉神经痛、不典型的面部疼痛，或其他与上颌神经及下颌神经相关的疼痛时，第一次阻滞应在局部麻醉药内加入80 mg 缓释皮质类固醇，再次阻滞加入 40 mg 缓释皮质类固醇。

用消毒液消毒冠突切迹部覆盖的皮肤后，将一个 22 号、3.5 英寸长的鞘管针经颧弓下方朝冠突切迹的中央垂直刺入。在一个与颅骨垂直的平面上进针 1.5~2 英寸直到触及翼突外侧板(图 8-3)。在此处，若使上颌神经和下颌神经均被阻滞，应将针稍向回撤(图 8-4)。小心回吸无异常发现后，缓慢注入 7~8 mL 溶液。行此操作时，应严密观察患者是否出现局部麻醉药毒性反应。

副作用及并发症

翼腭窝处血管丰富，因此经冠突途径行三叉神经阻滞后可出现明显的面部血肿。因为局部血运丰富，所以医师应使用小剂量局部

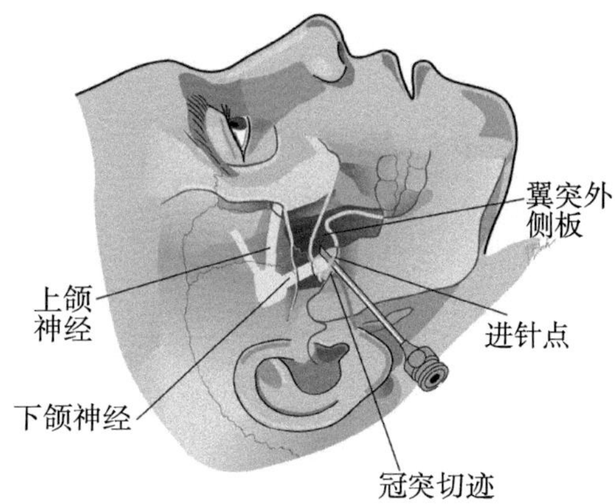

图 8-3　(From Waldman SD: Atlas of Interventional Pain Management, 2nd ed. Philadelphia, WB Saunders, 2003, p36.)

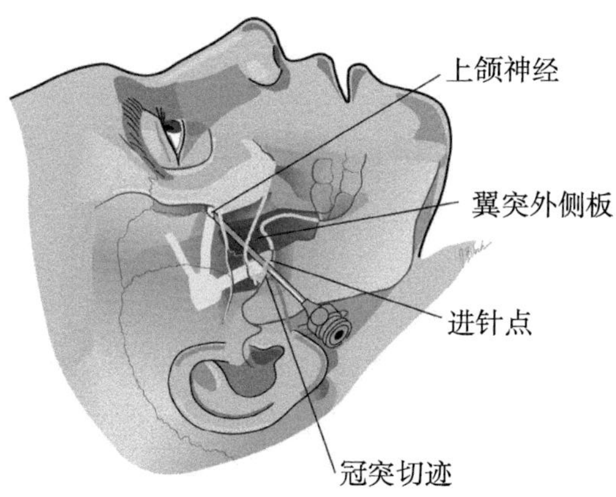

图 8-4　(From Waldman SD: Atlas of Interventional Pain Management, 2nd ed. Philadelphia, WB Saunders, 2003, p36.)

麻醉药并逐渐增量来避免局部麻醉药中毒。

在为了缓解三叉神经痛而施行三叉神经分支损毁性操作的少数患者中，可出现感觉迟钝，包括痛性感觉缺失。这种感觉迟钝可表现为轻拉或烧灼痛，甚至严重的操作后疼痛，其被称为痛性感觉缺失。这些症状可能是因操作未完全破坏神经结构所造成的。有时也可出现麻醉区的皮肤剥脱。

除感觉紊乱外，阻滞或破坏三叉神经分支可导致运动功能异常，包括咀嚼肌无力及因肌肉无力或本体感觉缺失所导致的两侧面部不对称。应告知患者这些并发症发生的可能。

临床精粹

对于药物治疗无效的严重三叉神经痛或等待药物起效过程中需快速缓解疼痛急性发作的患者，使用局部麻醉药及皮质类固醇经冠突途径施行的三叉神经阻滞是一个很好的方法。其主要的副作用与翼腭窝处的血管特性有关，应小心避免局部麻醉药的毒性反应。虽然此处血管丰富，对于接受抗凝治疗的患者，此操作可增加面部血肿发生的风险，但若临床提示可获得良好的风险 - 收益比，通过使用 25 或 27 号针，则此操作仍可安全地进行。

应告知患者，每天或者隔天的重复针刺阻滞可能使面部出现小的穿刺瘢痕。虽然感染的发生率低，但仍有可能出现，尤其在免疫功能低下的患者。因此早期发现感染对于避免可能出现的致命后遗症是很重要的。

第 9 章

斜方肌综合征

适应证及临床应用

后颈部肌肉易发生肌筋膜疼痛综合征。颈部的屈伸损伤或手提袋、背包、便携式电脑包的背带的压迫所引起的重复的微损伤均可导致斜方肌肌筋膜疼痛的发生。

肌筋膜疼痛综合征是一种影响身体局部或者某区域的慢性疼痛综合征，其诊断的必要条件是在体格检查中找到肌筋膜疼痛的扳机点。尽管这些扳机点多位于受累躯体的局部，但肌筋膜疼痛综合征的疼痛常可牵涉至其他的解剖区域。这种牵涉痛常被误诊或归因于其他器官系统，因此可导致诊断不明确和无效治疗。累及斜方肌的肌筋膜疼痛综合征患者常有颈部、乳突区、下颌角及上肢的牵涉痛，而上肢的牵涉痛易使患者误以为心脏病发作。

扳机点是肌筋膜疼痛的特异性病理损伤，是受累肌肉微损伤的结果。病变以受累肌肉局部的剧烈触痛为特点。通过机械刺激(触诊或牵拉)扳机点不仅可以产生强烈的局部疼痛而且还可引起牵涉痛。除了局部疼痛及牵涉痛外，通常还会出现受刺激肌肉的不自主收缩，即所谓的“跳跃征”。此现象也是肌筋膜疼痛综合征的特征性表现。

当触诊肌筋膜扳机点时，可以找到肌肉纤维的紧张束带。其为此类患者的共有体征，虽然医学界对此提出了很多理论，但肌筋膜扳机点的病理生理学机制尚未明了。所有理论都认为扳机点是受累肌肉微损伤的结果。这种微损伤可能是由对受累肌肉的一次创伤造成的，也可能是反复的微损伤或者主动肌和拮抗肌长期不协调的结果。

除了肌肉创伤，许多其他因素也可引起肌筋膜疼痛综合征。周末锻炼的人如果进行了不适当的体育活动也经常会发生肌筋膜疼痛综合征。在使用电脑或看电视时的不当姿势也是肌筋膜疼痛综合征的诱发因素。先前的创伤可能导致肌肉功能失常从而诱发肌筋膜疼痛综合征的发展。如果患者营养条件较差或同时存在心理学或行为学的异常，包括慢性应激或抑郁，则所有这些诱因可能会加剧筋膜疼痛综合征的发展。斜方肌似乎更易患应激导致的肌筋膜疼痛综合征。

在肌筋膜疼痛综合征中，僵硬、疲乏往往和疼痛并存，这种疾病引起的功能逐渐丧失使治疗变得复杂化。肌筋膜疼痛综合征可能以一种原发疾病的形式单独发生，也可能与其他疼痛性疾病(包括神经根病和慢性局部疼痛综合征)并存。心理学或行为学的异常，如抑郁，常与肌筋膜疼痛综合征引起的肌肉异常共存。任何一个成功的肌筋膜疼痛综合征治疗方案需要包含对这些心理学或行为学异常的治疗。

临床相关解剖

颈部肌肉作为一个功能性单位共同工作，以稳定及完成颈部及相关感觉器官的协调运动。对于个别肌肉的创伤可导致整个功能性单位的功能障碍。斜方肌是颈部一个主要的伸肌，也是肩胛轴肌肉组的一部分，肩胛轴肌肉组与肩胛骨的稳定和活动有关（图 9-1）。上斜角肌起始于项韧带以及颈椎和上胸椎棘突，附着于肩胛骨上缘。斜方肌的中间部

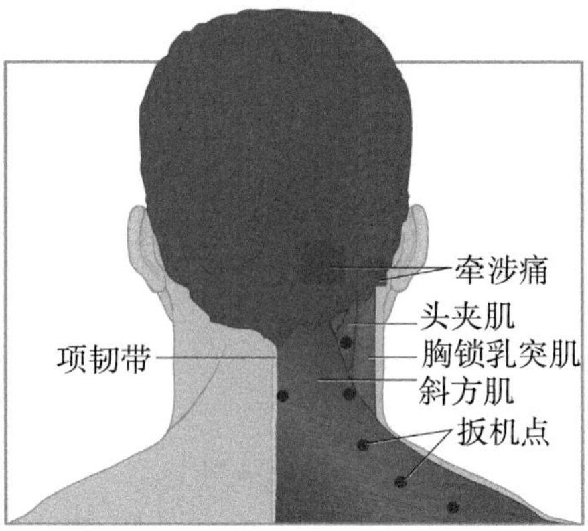

图 9-1

分起始于上胸椎棘突，附着于肩胛骨内侧缘。斜方肌的下部分纤维起始于下胸椎棘突，附着于肩胛冈内侧缘。这些斜方肌的起始点及附着点易于受到创伤从而发展为肌筋膜扳机点(见图 9-1)。扳机点注射既可用于诊断，也可用于治疗。

操作技术

为达到满意的治疗效果，在扳机点注射前应为患者做好充足的准备。应该在原发的扳机点处而不是牵涉痛区域进行扳机点注射。应向患者解释在扳机点注射是为了阻滞持续性疼痛，并希望得到长期缓解。得到患者的理解很重要，因为大多数肌筋膜疼痛综合征的患者都需要不止一种治疗方式来达到最佳的疼痛缓解效果。在对扳机点进行定位、标记和注射时，患者保持斜卧位或侧卧位有助于降低血管迷走神经反射的发生率。注射前应消毒被注射的扳机点表面的皮肤以防止感染。

在向患者解释了扳机点注射的目的，并对患者进行了充分准备后，应该用戴无菌手套的手指通过触诊再次确定扳机点的位置。用注射器抽取 10 mL 0.25%无防腐剂的布比卡因和 40 mg 甲泼尼龙，之后连接 25 或 27 号穿刺针，穿刺针的长度以能达到注射点为宜。除了下背部的肌肉之外，一般来说 1.5 英寸长的针就可以了。然后向每个扳机点注射 0.5~1.0 mL 的药液。一般需要连续治疗 2~5 个疗程才能彻底消除疼痛扳机点，这点需要告知患者。

副作用及并发症

因为阻滞区靠近脊髓及传出神经根，所以只有那些熟悉局部解剖及对介入疼痛治疗有经验的医师才能进行此操作。因为靠近椎动脉以及此解剖区域的血管特性，所以使注入血管的风险增加。即使小剂量的局部麻醉药注入椎动脉内也可导致癫痫发作。又因为其靠近脑及脑干，所以也常发生扳机点注射后局部麻醉药经血管吸收引起的共济失调。在斜方肌扳机点注射后，很多患者也会出现疼痛暂时加重。若使用的针过长，也可引起气胸。

临床精粹

只要熟悉注射区的临床相关解剖，那么扳机点注射是一个非常安全的操作。应注意无菌技术以防止感染；采取广泛的预防措施以减少操作者的风险。大多数扳机点注射的副作用与穿刺针所引起的注射部位及其深面组织的创伤有关。扳机点注射后立即在注射区域施行压迫可减少瘀斑及血肿的发生率。避免使用过长的针可减少其深部结构的损伤。当注射的扳机点靠近胸膜腔时，应特别注意，以避免发生气胸。

抗抑郁药是治疗肌筋膜疼痛综合征的基本药物。在治疗此类疼痛性疾病时，三环类抗抑郁药比选择性 5- 羟色胺再摄取抑制剂更有效。抗抑郁药治疗肌筋膜疼痛综合征的确切机制尚不清楚。一些研究者认为这类药物可以治疗许多肌筋膜疼痛综合征患者所合并的潜在抑郁。阿米替林和去甲替林是治疗的首选药物，每日一次，睡前服用，起始剂量为 10~25 mg，可在副作用允许范围内逐渐加量。

第 10 章

颈部劳损

适应证及临床应用

颈部的屈伸或侧弯损伤或手提袋、背包或便携式电脑包的背带压迫所引起的重复的微损伤，使后颈部肌肉易发生急性及慢性疼痛。慢性应激可对这些肌肉产生不利的影响，临床上表现为颈部劳损。伴有特异的病理性肌筋膜扳机点的肌筋膜疼痛综合征可单独发生,也可合并颈部劳损。

颈部劳损是由斜方肌及后颈部深部肌肉(包括头夹肌及颈夹肌)的肌纤维或肌腱单位的轻伤或者重伤所引起的。临床上,颈部劳损表现为酸痛、紧缩感、僵硬以及颈部和上肢的疼痛,并且疼痛向同侧肩部放射。如前所述，颈部劳损可与肌筋膜疼痛综合征同时存在，并且存在扳机点。颈椎向同侧旋转以及对侧弯曲时,可出现颈部劳损的症状。深触诊时可出现紧缩感，但除非合并有肌筋膜疼痛综合征,否则是不会出现扳机点的。疼痛、痉挛及与颈部劳损相关的其他症状，均可被生理应激或者情绪应激恶化。

临床相关解剖

颈部肌肉作为一个功能性单位共同工作，以稳定及完成颈部及相关感觉器官的协调运动。对于个别肌肉的创伤可导致整个功能性单位的功能障碍。斜方肌、颈夹肌、头夹肌以及头半棘肌是颈部主要的伸肌，也是肩胛轴肌肉组的一部分，肩胛轴肌肉组与肩胛骨的稳定和活动有关(图 10–1)。上斜角肌起始于项韧带以及颈椎和上胸椎棘突，附着于肩胛骨上缘。斜方肌的中间部分起始于上胸椎棘突,附着于肩胛骨内侧缘。斜方肌的下部分纤维起始于下胸椎棘突，附着于肩胛冈内侧缘。头夹肌起始于项韧带的下部以及上四个胸椎棘突,附着于枕骨的上项线。颈夹肌与头夹肌起源相似，但附着于上颈椎的上横突。这些肌肉的起始点及附着点易于受到创伤,从而发生劳损或者发展为肌筋膜扳机点(图 10–1)。扳机点注射既可用于诊断也可用于治疗。

操作技术

应向患者解释此操作的目的，用消毒液消毒受累肌肉处的皮肤。将内有 10 mL 0.25% 无防腐剂的布比卡因和 40 mg 甲泼尼龙的注射器与 25 或 27 号长度足以达到受累肌肉的针相连接。将针插入肌肉组织(图 10–1)。当针刺破肌筋膜时,会感到一个突破感。仔细回吸后，沿受累肌肉呈扇形缓慢注入 5~7 mL 药液。若存在肌筋膜扳机点，每个扳机点注入 0.5~1.0 mL 药液。一般需要连续治疗 2~5 个疗程才能彻底消除颈部劳损的症状及共存的扳机点,这点需要告知患者。

副作用及并发症

因为阻滞区靠近脊髓及传出神经根,所以只有那些熟悉局部解剖及对介入疼痛治疗有经验的医师才能进行此操作。因为靠近椎动脉以及此解剖区域的血管特性,所以使注入血管的风险增加。即使小剂量的局部麻醉药注入椎动脉内也可导致癫痫发作。又因为其靠近脑及脑干,所以也常发生扳机点注射后局部麻醉药经血管吸收引起的共济失调。在行上述肌肉注射后,很多患者也会出现疼痛暂时加重。若使用的针过长,也可引起气胸。

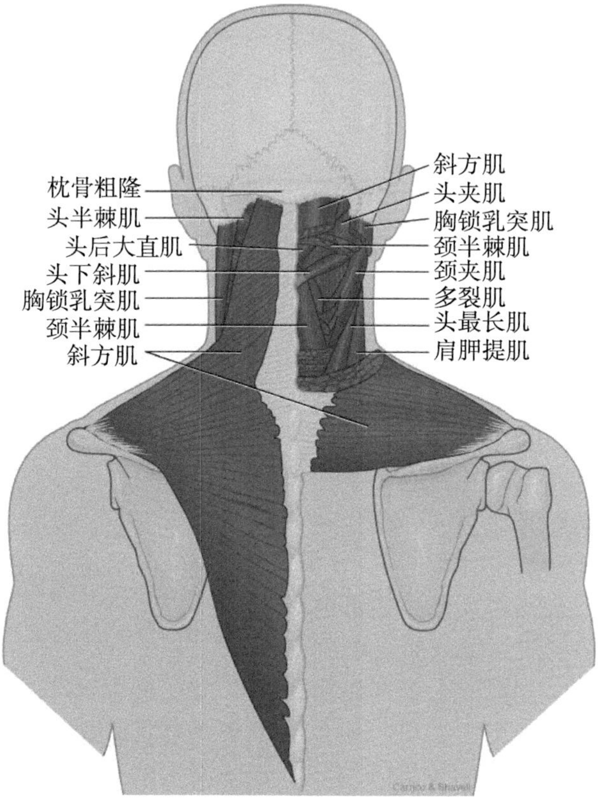

图 10–1

临床精粹

此注射技术对治疗颈部劳损是相当有效的。当共存有肌筋膜疼痛时应增加扳机点注射。只要熟悉注射区的临床相关解剖,此操作是非常安全的。应注意无菌技术以防止感染;采取广泛的预防措施以减少操作者的风险。颈部劳损注射的副作用大多与穿刺针所引起的注射部位及其深面组织的创伤有关。扳机点注射后立即在注射区域施行压迫可减少瘀斑及血肿的发生率。避免使用过长的针可减少其深部结构的损伤。当注射的扳机点或肌肉靠近胸膜腔时,应特别注意,以避免发生气胸。

应倡导患者在接受颈部劳损注射治疗几天后进行物理康复训练,包括局部热疗和轻微伸展运动。应避免剧烈运动,以防加重患者的症状。普通的镇痛药、非甾体抗炎药以及抗肌强直药物(如替扎尼定等)可与此注射技术同时使用。

若肌筋膜疼痛与颈部劳损症状同时存在,应考虑使用三环类抗抑郁药。抗抑郁药是治疗肌筋膜疼痛综合征的基本药物。在治疗此类疼痛性疾病时,三环类抗抑郁药比选择性 5- 羟色胺再摄取抑制剂更有效。抗抑郁药治疗肌筋膜疼痛综合征的确切机制尚不清楚。一些研究者认为这类药物可以治疗许多肌筋膜疼痛综合征患者所合并的潜在抑郁。阿米替林和去甲替林是治疗的首选药物,每日一次,睡前服用,起始剂量为 10~25 mg,可在副作用允许范围内逐渐加量。

第 11 章

胸锁乳突肌综合征

适应证及临床应用

胸锁乳突肌易发生肌筋膜疼痛综合征。颈部屈伸以及侧方伸展运动损伤或者需要长时间将手举过头的工作(例如粉刷房顶、在床上读书),或斜靠在沙发上看电视等所造成的重复微损伤，均可导致胸锁乳突肌肌筋膜疼痛综合征的发生。

肌筋膜疼痛综合征是一种影响身体局部或者某区域的慢性疼痛综合征，其诊断的必要条件是在体格检查中找到肌筋膜疼痛的扳机点。尽管这些扳机点多位于受累躯体的局部,但肌筋膜疼痛综合征的疼痛常可牵涉至其他的解剖区域。这种牵涉痛常被误诊或归因于其他器官系统,因此可导致诊断不明确和无效治疗。累及胸锁乳突肌肌筋膜疼痛综合征的患者常有上颈部、面部、下颌角及颞区的放射痛。

扳机点是肌筋膜疼痛的特异性病理损伤,其被认为是受累肌肉微损伤的结果。病变以受累肌肉局部的剧烈触痛为特点。通过机械刺激(触诊或牵拉)扳机点不仅可以产生强烈的局部疼痛而且还可引起牵涉痛。除了局部疼痛及牵涉痛外，通常还会出现受刺激肌肉的不自主收缩,即所谓的“跳跃征”。此现象也是肌筋膜疼痛综合征的特征性表现。

当触诊肌筋膜的扳机点时，可以找到肌肉纤维的紧张束带。其为此类患者的共有体征,虽然医学界对此提出了很多理论,但肌筋膜扳机点的病理生理学机制尚未明了。所有理论都认为扳机点是受累肌肉微损伤的结果。这种微损伤可能是由对受累肌肉的一次创伤造成的，也可能是反复的微损伤或者主动肌和拮抗肌长期不协调的结果。

除了肌肉创伤，许多其他因素也可引起肌筋膜疼痛综合征。周末锻炼的人如果进行了不适当的体育活动也经常会发生肌筋膜疼痛综合征。在使用电脑或看电视时的不当姿势也是肌筋膜疼痛综合征的诱发因素。先前的创伤可能导致肌肉功能失常从而诱发肌筋膜疼痛综合征的发展。如果患者营养条件较差或同时存在心理学或行为学的异常，包括慢性应激或抑郁，则所有这些诱因可能会加剧肌筋膜疼痛综合征的发展。胸锁乳突肌似乎更易患应激导致的肌筋膜疼痛综合征。

在肌筋膜疼痛综合征中,僵硬、疲乏往往和疼痛并存，这种疾病引起的功能逐渐丧失使治疗变得复杂化。肌筋膜疼痛综合征可能以一种原发疾病的形式单独发生，也可能与其他的疼痛性疾病（包括神经根病和慢性局部疼痛综合征）并存。心理学或行为学的异常,如抑郁,常与肌筋膜疼痛综合征引起的肌肉异常共存。任何一个成功的肌筋膜疼痛综合征治疗方案需要包含对这些心理学或行为学异常的治疗。

临床相关解剖

颈部肌肉作为一个功能性单位共同工作，以稳定及完成颈部及相关感觉器官的协调运动。对于个别肌肉的创伤可导致整个功能性单位的功能障碍。胸锁乳突肌延伸至头部寰枕关节并且旋转至对侧。其通过一肌肉头及一圆形的肌腱分别起始于锁骨的内 1/3 和胸骨柄前面，并附着于颞骨的乳突及枕骨(图 11-1)。胸锁乳突肌的起始点及附着点易于受到创伤从而发展为肌筋膜扳机点(见图 11-1)。扳机点注射既可用于诊断也可用于治疗。

操作技术

为达到满意的治疗效果，在扳机点注射前应为患者做好充足的准备。应该在原发的扳机点处而不是牵涉痛区域进行扳机点注射。应向患者解释在扳机点注射是为了阻滞持续性疼痛，并希望得到长期缓解。得到患者的理解很重要，因为大多数肌筋膜疼痛综合征的患者都需要不止一种治疗方式来达到最佳的疼痛缓解效果。在对扳机点进行定位、标记和注射时，患者保持斜卧位或侧卧位有助于降低血管迷走神经反射的发生率。注射前应消毒被注射的扳机点表面的皮肤以防止感染。

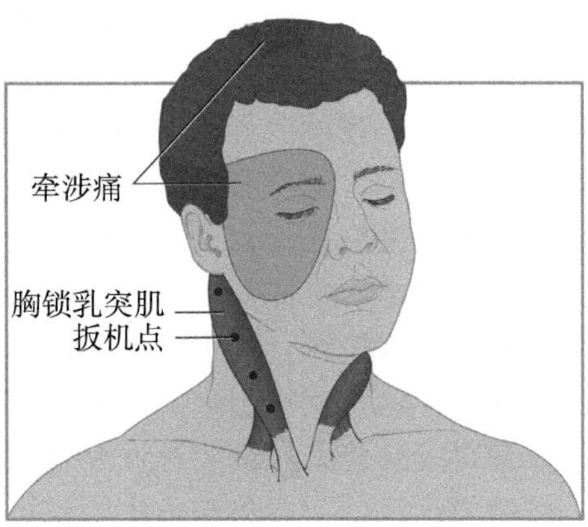

图 11-1

在向患者解释了扳机点注射的目的，并对患者进行了充分准备后，应该用戴无菌手套的手指通过触诊再次确定扳机点的位置。用注射器抽取 10 mL 0.25%无防腐剂的布比卡因和 40 mg 甲泼尼龙，之后连接 25 或 27 号穿刺针，穿刺针的长度以能达到注射点为宜。除了下背部的肌肉之外，一般来说 1.5 英寸长的针就可以了。然后向每个扳机点注射 0.5~1.0 mL 的药液。一般需要连续治疗 2~5 个疗程才能彻底消除疼痛扳机点，这点需要告知患者。

副作用及并发症

因为阻滞区靠近脊髓和传出神经根及颈部的大血管，所以只有那些熟悉局部解剖及对介入疼痛治疗有经验的医师才能进行此操作。因其靠近颈动脉、颈静脉以及此解剖区域的血管特性，所以使注入血管的风险增加。即使小剂量的局部麻醉药注入颈动脉内也可导致癫痫发作。又因为其靠近脑及脑干，所以也常发生扳机点注射后局部麻醉药经血管吸收引起的共济失调。在胸锁乳突肌扳机点注射后，很多患者也会出现疼痛暂时加重。若使用的针过长，也可引起气胸。

临床精粹

只要熟悉注射区的临床相关解剖，那么扳机点注射是一个非常安全的操作。应注意无菌技术以防止感染；采取广泛的预防措施以减少操作者的风险。大多数扳机点注射的副作用与穿刺针所引起的注射部位及其深面组织的创伤有关。扳机点注射后立即在注射区域施行压迫可减少瘀斑及血肿的发生率。避免使用过长的针可减少其深部结构的损伤。当注射的扳机点靠近胸膜腔时，应特别注意，以避免发生气胸。

抗抑郁药是治疗肌筋膜疼痛综合征的基本药物。在治疗此类疼痛性疾病时，三环类抗抑郁药比选择性 5- 羟色胺再摄取抑制剂更有效。抗抑郁药治疗肌筋膜疼痛综合征的确切机制尚不清楚。一些研究者认为这类药物可以治疗许多肌筋膜疼痛综合征患者所合并的潜在抑郁。阿米替林和去甲替林是治疗的首选药物，每日一次，睡前服用，起始剂量为 10~25 mg，可在副作用允许范围内逐渐加量。

第 12 章

枕神经痛

适应证及临床应用

枕神经阻滞可用于诊断和治疗枕神经痛。枕神经痛通常是由对枕大神经及枕小神经的钝性损伤造成的。因颈部长时间过伸(如粉刷房顶或者长时间注视焦点过高的电脑监视屏)导致的重复微损伤可引起枕神经痛。其疼痛以颅底部持续性疼痛伴有枕大神经及枕小神经分布区突发的、电击样感觉异常为特征。紧张性头痛有时与枕神经痛类似,其较枕神经痛更常见。

临床相关解剖

枕大神经起源于第二对颈神经背侧第一支,在少部分人,起源于第三对颈神经。枕大神经与枕动脉一同由上项脊穿出筋膜,支配后部头皮至头顶的内侧部分(图 12–1)。

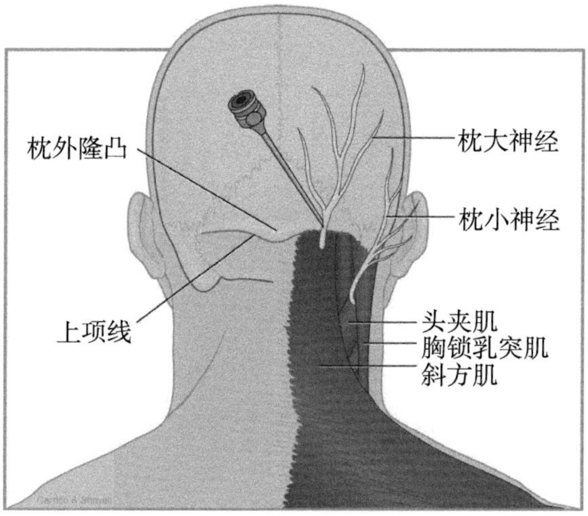

图 12–1

枕小神经起源于第二及第三对颈神经腹侧的第一支。枕小神经由胸锁乳突肌后缘表面走行,分为皮支,支配后部头皮及耳廓表面的皮肤(见图 12–1)。

操作技术

患者取坐位,使颈椎屈曲,前额置于垫有软垫的床头桌上。用 12 mL 无菌注射器抽取 8 mL 的局部麻醉药。治疗枕神经痛或累及枕大神经及枕小神经的其他疼痛性疾病时,首次阻滞在局部麻醉药内加入 80 mg 甲泼尼龙,再次阻滞时加入 40 mg 甲泼尼龙。

在上项脊水平触诊枕动脉。用消毒液消毒阻滞区皮肤, 将 22 号、1.5 英寸的针由动脉内侧插入,并垂直进针直到触及枕骨骨膜。应提前告知患者可能出现感觉异常。此时,向上重新调整进针方向, 应小心避开内侧的枕骨大孔, 仔细回吸后, 将 5 mL 溶液呈扇形注入(见图 12–1)。

将针沿着侧下方进入可阻滞枕小神经和许多枕大神经的表浅分支。小心回吸后,再注入 3~4 mL 溶液。

副作用及并发症

头皮血管丰富, 且枕大神经和枕小神经都非常靠近动脉, 这就意味着临床医师应仔细计算局部麻醉药的安全注射量, 尤其是行双侧神经阻滞时。这种多血管状态及靠近动脉增加了阻滞后瘀斑及血肿形成的发生率。若在注射后立即对阻滞区行手法压迫可减少这些并发症的发生。虽然此处血管丰富,对于接受抗凝治疗的患者，此操作可增加血肿发生的风险，但若临床情况提示有良好的风险-收益比，则通过使用25或27号针可安全进行此操作。在阻滞后20分钟内应用冰袋压迫可减少操作后疼痛和出血的发生率。

如前所述，应小心避免误将针置入枕骨大孔内，若在此区的蛛网膜下腔内注射局部麻醉药可立即导致全脊麻醉。

临床精粹

枕大神经及枕小神经阻滞后头痛不能减轻的最常见原因是其他的头痛综合征被误诊为枕神经痛。在引起头痛的原因中，枕神经痛并不常见，其很少发生在枕大神经及枕小神经无创伤的情况下。大多数枕区头痛的患者实际上是一种紧张性头痛。紧张性头痛对枕神经阻滞是无反应的，但应用抗抑郁药（如阿米替林）联合颈部类固醇药物硬膜外神经阻滞是很有效的。因此对于那些有持续枕神经痛而对枕大神经及枕小神经阻滞无反应的患者，临床医师应重新考虑其枕神经痛的诊断。

任何需要神经阻滞治疗的头痛患者，治疗前均应行头部MRI检查以排除可能的颅内病变。此外，还应考虑行颈椎放射学检查以排除引起患者枕部头痛的隐匿性先天性异常（如阿诺德－基亚里畸形）。

第 13 章

颈夹肌综合征

适应证及临床应用

颈夹肌易发生肌筋膜疼痛综合征。颈部和上背部屈伸及侧方伸展运动损伤，或需要长时间将手举过头或长时间向一侧看的工作(例如粉刷房顶,在床上读书,或斜靠在沙发上看电视等)所造成的重复微损伤,均可导致颈夹肌肌筋膜疼痛综合征的发生。

肌筋膜疼痛综合征是一种影响身体局部或者某区域的慢性疼痛综合征，其诊断的必要条件是在体格检查中找到肌筋膜疼痛的扳机点。尽管这些扳机点多位于受累躯体的局部，但肌筋膜疼痛综合征的疼痛常可牵涉至其他的解剖区域。这种牵涉痛常被误诊或归因于其他器官系统，因此可导致诊断不明确和无效治疗。累及颈夹肌的肌筋膜疼痛综合征患者通常有枕部以及颞区的放射痛，以及类似于紧张性头痛的环状疼痛。

扳机点是肌筋膜疼痛的特异性病理损伤，其被认为是受累肌肉微损伤的结果。病变以受累肌肉局部的剧烈触痛为特点。通过机械刺激(触诊或牵拉）扳机点不仅可以产生强烈的局部疼痛而且还可引起牵涉痛。除了局部疼痛及牵涉痛外,通常还会出现受刺激肌肉的不自主收缩,即所谓的“跳跃征”。此现象也是肌筋膜疼痛综合征的特征性表现。

当触诊肌筋膜扳机点时，可以找到肌肉纤维的紧张束带。其为此类患者的共有体征，虽然医学界对此提出了很多理论，但肌筋膜扳机点的病理生理学机制尚未明了。所有理论都认为扳机点是受累肌肉微损伤的结果。这种微损伤可能是由对受累肌肉的一次创伤造成的，也可能是反复的微损伤或者主动肌和拮抗肌长期不协调的结果。

除了肌肉创伤，许多其他因素也可引起肌筋膜疼痛综合征。周末锻炼的人如果进行了不适当的体育活动也经常会发生肌筋膜疼痛综合征。在使用电脑或看电视时的不当姿势也是肌筋膜疼痛综合征的诱发因素。先前的创伤可能导致肌肉功能失常从而诱发肌筋膜疼痛综合征的发展。如果患者营养条件较差或同时存在心理学或行为学的异常，包括慢性应激或抑郁，则所有这些诱因可能会加剧肌筋膜疼痛综合征的发展。颈夹肌似乎更易患应激导致的肌筋膜疼痛综合征。

在肌筋膜疼痛综合征中,僵硬、疲乏往往和疼痛并存,这种疾病引起的功能逐渐丧失使治疗变得复杂化。肌筋膜疼痛综合征可能以一种原发疾病的形式单独发生,也可能与其他疼痛性疾病(包括神经根病和慢性局部疼痛综合征)并存。心理学或行为学的异常,如抑郁,常与肌筋膜疼痛综合征引起的肌肉异常共存。任何一个成功的肌筋膜疼痛综合征治疗方案需要包含对这些心理学或行为学异常的治疗。

临床相关解剖

颈部肌肉作为一个功能性单位共同工作，以稳定及完成颈部及相关感觉器官的协调运动。对于个别肌肉的创伤可导致整个功能性单位的功能障碍。

颈夹肌通过一窄的肌腱带起始于第三至第六胸椎的棘突(图 13–1)。肌肉向上延伸,经由腱纤维束附着于第二及第三颈椎横突的后结节。颈夹肌受中下颈神经后部各侧支的支配。颈部两侧的肌肉均可独立地协助颈部完成侧转动及弯曲。颈夹肌共同工作以将头牵向后,完成颈部的伸展运动。这些肌肉的附属功能是支持及加强后颈部的深部肌肉。

颈夹肌在颈椎的附着点易于受到创伤从而发展为肌筋膜扳机点。扳机点注射既可用于诊断又可用于治疗。

操作技术

为达到满意的治疗效果,在扳机点注射前应为患者做好充足的准备。应该在原发的扳机点处而不是牵涉痛区域进行扳机点注射。应向患者解释在扳机点注射是为了阻滞持续性疼痛,并希望得到长期缓解。得到患者的理解很重要,因为大多数肌筋膜疼痛综合征的患者都需要不止一种治疗方式来达到最佳的疼痛缓解效果。在对扳机点进行定位、标记和注射时,患者保持斜卧位或侧卧位有助于降低血管迷走神经反射的发生率。注射前应消毒被注射的扳机点表面的皮肤以防止感染。

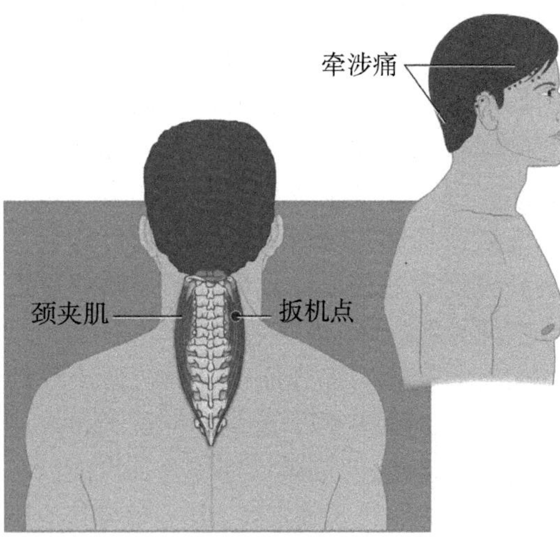

图 13-1

在向患者解释了扳机点注射的目的,并对患者进行了充分准备后,应该用戴无菌手套的手指通过触诊再次确定扳机点的位置。用注射器抽取 10 mL 0.25%无防腐剂的布比卡因和 40 mg 甲泼尼龙,之后连接 25 或 27 号穿刺针,穿刺针的长度以能达到注射点为宜。除了下背部的肌肉之外,一般来说 1.5 英寸长的针就可以了。然后向每个扳机点注射 0.5~1.0 mL 的药液。一般需要连续治疗 2~5 个疗程才能彻底消除疼痛扳机点,这点需要告知患者。

副作用及并发症

因为阻滞区靠近脊髓和传出神经根以及颈部大血管,所以只有那些熟悉局部解剖以及对介入疼痛治疗有经验的医师才能进行此操作。因为其靠近脑及脑干,所以也常发生扳机点注射后局部麻醉药经血管吸收引起的共济失调。在颈夹肌扳机点注射后,很多患者也会出现疼痛暂时加重。

临床精粹

只要熟悉注射区的临床相关解剖,那么扳机点注射是一个非常安全的操作。应注意无菌技术以防止感染;采取广泛的预防措施以减少操作者的风险。大多数扳机点注射的副作用与穿刺针所引起的注射部位及其深面组织的创伤有关。扳机点注射后立即在注射区域施行压迫可减少瘀斑及血肿的发生率。避免使用过长的针可减少其深部结构的损伤。当注射的扳机点靠近胸膜腔时,应特别注意,以避免发生气胸。

抗抑郁药是治疗肌筋膜疼痛综合征的基本药物。在治疗此类疼痛性疾病时,三环类抗抑郁药比选择性 5- 羟色胺再摄取抑制剂更有效。抗抑郁药治疗肌筋膜疼痛综合征的确切机制尚不清楚。一些研究者认为这类药物可以治疗许多肌筋膜疼痛综合征患者所合并的潜在抑郁。阿米替林和去甲替林是治疗的首选药物,每日一次,睡前服用,起始剂量为 10~25 mg,可在副作用允许范围内逐渐加量。

第 14 章 颈胸椎间滑囊炎疼痛

适应证及临床应用

因为日常活动频繁，所以下颈椎及上胸椎的椎间韧带及其相关肌肉易出现急性和慢性疼痛。这种疼痛综合征与滑囊炎有关。通常，需要长时间过度伸展颈部的活动(如粉刷房顶)，或者需长时间注视焦点过高的电脑监视屏的工作，易使患者出现后背中线的疼痛。疼痛局限于 C7–T1 椎间区域，不向其他部位放射。疼痛为持续性的钝痛和酸痛。为了缓解疼痛，患者常将背部脊柱后凸以使颈部前倾。颈胸椎间滑囊炎与颈部劳损疼痛的区别是：前者的疼痛常可通过活动改善，而休息及放松时加重。

临床相关解剖

行颈胸滑囊炎注射时，置于中线的穿刺针将穿过下列结构：穿过皮肤及皮下组织后，在 C7–T1 间穿刺针刺入垂直走行于棘突尖之间的棘上韧带。棘上韧带对进针有一定的阻力。此韧带足够致密，所以当医师松开手时，其可维持针的位置。

下一个碰到的是倾斜走行于棘突间的椎间韧带，其是进针的另一个阻力。此韧带也很致密，当医师松开手时，也可维持针的位置。椎间韧带与其深部的黄韧带是连续的，黄韧带形成硬膜外腔的外界。

当感到进针阻力明显增加时，提示针尖碰到了坚韧的黄韧带。因为该韧带几乎完全由弹性蛋白纤维组成，所以当针穿过黄韧带时阻力会持续增加，可阻碍进针。在穿刺过程中，若感到这个明显的阻力，提示针已碰到黄韧带，则在注射前应将针退回到椎间韧带。以下介绍的注射技术具有诊断和治疗的双重作用。

操作技术

应向患者解释此注射技术的目的，并用消毒液消毒C7–T1 椎间处皮肤。用注射器抽取 3.0mL 0.25%无防腐剂的布比卡因和 40 mg 甲泼尼龙，之后与 1.5 英寸、25 号的穿刺针相连。缓慢进针，使其穿过棘上韧带进入椎间韧带(图 14–1)。保持针处于正中位，不能进针过深，否则将可能发生硬膜外、硬膜下或蛛网膜下注射。小心回吸后，注入 2~3 mL 溶液。应告知患者要完全消除颈胸滑囊炎的症状，通常需要连续治疗 2~5 个疗程。

副作用及并发症

因为阻滞区靠近脊髓及传出神经根，所以只有那些熟悉局部解剖及对介入疼痛治疗有经验的医师才能进行此操作。因为其靠近椎动脉以及此解剖区域的血管特性，所以使注入血管的风险增加。即使小剂量的局部麻醉药注入椎动脉内也可导致癫痫发作。又由于其靠近脑及脑干，因此也常发生注射后局部麻醉药经血管吸收引起的共济失调。在上述解剖区域注射后，很多患者也会出现疼痛暂时加重。若使用的针过长，也可引起气胸。

因穿刺部位接近硬膜外、硬膜下及蛛网膜下腔，如进针过深可导致神经轴索阻滞。如刺入硬膜外、硬膜下或者硬膜而未及时发现，则可导致明显的运动及感觉阻滞并伴随有意识丧失、低血压及窒息的可能。若针置入硬膜下未被识别，则给予上述剂量的局部麻醉药可出现与蛛网膜下腔注射相似的症状和体征，但其运动和感觉阻滞的范围可能是不规则的。

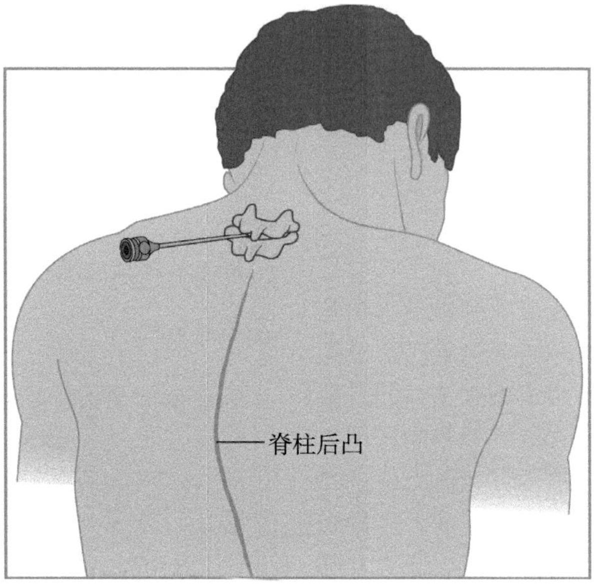

图 14–1

临床精粹

此注射技术对治疗颈胸滑囊炎是相当有效的。只要熟悉注射区的临床相关解剖，此操作是非常安全的。应注意无菌技术以防止感染；采取广泛的预防措施以减少操作者的风险。大多数颈胸滑囊炎注射的副作用大多与穿刺针所引起的注射部位及其深面组织的创伤有关。注射后立即在注射区域施行压迫可减少瘀斑及血肿的发生率。避免使用过长的针可减少其深部结构的损伤。当注射位置靠近其深面的胸膜腔时，应特别注意，以避免发生气胸。

应倡导患者在接受颈胸滑囊炎注射治疗几天后进行物理康复训练，包括局部热疗和轻微伸展运动。应避免剧烈运动，以防加重患者的症状。普通的镇痛药、非甾体抗炎药以及抗肌强直药物（如替扎尼定等）可与此注射技术同时使用。

第 2 部分

肩　部

第 15 章

肩关节内注射

适应证及临床应用

肩关节容易发生关节炎，因为很多情况均能导致关节软骨的损伤。骨关节炎是导致肩关节疼痛的最常见的关节炎类型。然而,类风湿性关节炎、创伤后关节炎和肩袖撕裂关节病也是引起肩关节疼痛的常见原因。关节炎诱发肩关节疼痛的少见原因有：胶原血管病、感染、绒毛结节性滑膜炎和莱姆病。急性感染性关节炎通常伴有明显的全身症状,包括发热、不适,并且很容易被有经验的临床医师识别，进行细菌培养并应用抗生素即可获得适当的治疗,而无需注射治疗。胶原血管病通常表现为多关节的病变而不是仅限于肩关节的单关节病变，但是胶原血管病所致的肩关节疼痛对下面即将介绍的关节内注射技术反应极好。

大多数由骨关节炎、创伤后关节炎和肩袖撕裂关节病引起的肩关节疼痛患者主诉疼痛局限于肩关节和上肢。活动可加重疼痛,休息和热敷可缓解疼痛。疼痛是持续的,并以酸痛为其显著特点,可影响睡眠。一些患者主诉活动关节时有摩擦感或弹响音，体检时有捻发音。

除了前述疼痛外，患有肩关节炎的患者常有功能的逐渐下降及肩关节活动范围的减小,导致简单的日常活动(如梳头、系紧胸罩或举手过头等)变得极其困难。长期废用会引起肌肉萎缩,并可能发展为冻结肩。

所有肩关节疼痛的患者均应行 X 线检查。根据患者的临床表现,还需进行其他的实验室检查,包括全血细胞计数、血沉和抗核抗体检查。如果怀疑肩袖撕裂，还应行肩关节 MRI 检查。

临床相关解剖

肩关节由肱骨圆头与肩胛骨的梨状窝相连接构成(图 15-1)。关节表面覆盖着易患关节炎的透明软骨。梨状窝的边缘由称为关节盂唇的纤维软骨层组成，其易于受到创伤而发生肱骨半脱位或错位。肩关节被相对较松弛的关节囊包围,因而活动范围较大,但是稳定性较低。关节囊内衬滑膜,其与关节软骨相连。滑膜形成腱鞘和滑膜囊,它们易于发生炎症。肩关节受腋神经和肩胛上神经支配。

肩关节的主要韧带包括肩胛骨前的盂肱韧带,横行于肱骨结节间的肱骨韧带,还有连接喙突和肱骨大结节的喙肱韧带（图 15-2)。

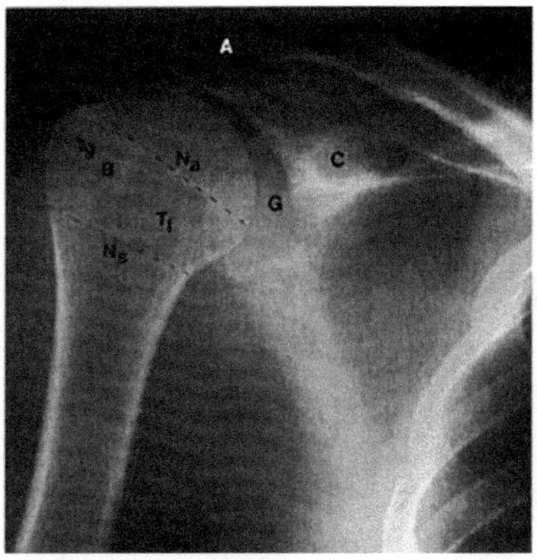

Tg—大结节
Ti—小结节
C—喙突
A—肩峰
B—结节间沟
Ns—外科颈
Na—解剖颈
G—关节盂

图 15-1 肩关节的正常解剖。(From Houston JD, Davis M: fundamentals of Fluoroscopy. Philadelphia, WB Saunders, 2001, p127.)

这些主要的韧带和其他的辅助韧带一同为肩关节提供力量。肩关节的活动同样依赖于关节周围肌肉的作用:肩胛下肌、冈上肌、冈下肌和小圆肌。这些肌肉及其连接的韧带都易受到创伤，或因过度使用和使用不当造成撕裂损伤。

操作技术

应向患者解释该注射技术的目的。患者仰卧于治疗床上，常规消毒肩关节周围皮肤和肩峰下区域。在严格无菌技术条件下,用无菌注射器抽取 2 mL 0.25%无防腐剂的布比卡因和 40 mg 甲泼尼龙，之后与 1.5 英寸、25 号穿刺针连接。找到肩峰中点,在其下约 1 英寸处即为肩关节腔。穿刺针经过皮肤、皮下组织,通过关节囊进入关节腔(图 15-2)。如果遇到骨质,则将穿刺针退回皮下组织,向上和稍向内侧调整方向后进针。进入关节腔后,将注射器内容物缓慢注入。注射时应无阻力,如果遇到阻力,则穿刺针可能在韧带或肌腱内,可稍向前进针入关节腔内，直至注射过程无明显阻力。退针后,在穿刺部位应用无菌敷料加压包扎并放置冰袋。

副作用及并发症

肩关节内注射的主要并发症是感染。只要严格遵守无菌操作，则这一并发症将极为罕见。约 25%的患者主诉在肩关节内注射后会出现疼痛暂时加重，应提前告知患者会有这种情况发生。

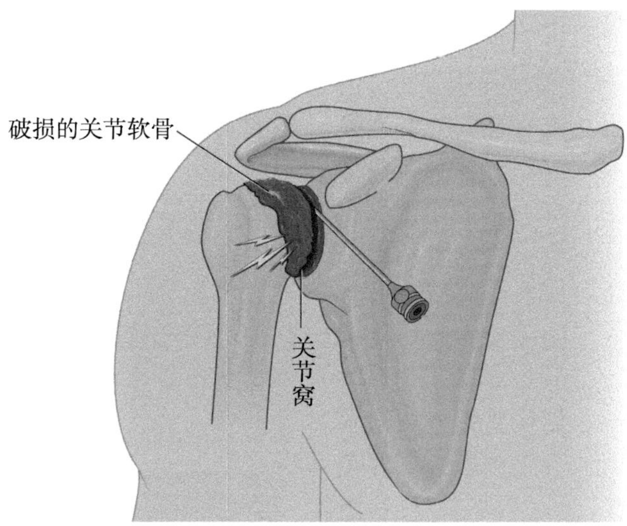

图 15-2

临床精粹

肩关节内注射技术对治疗前述肩关节炎引起的肩关节疼痛极为有效。伴发的滑囊炎和肌腱炎也会引起肩关节疼痛，需要使用更多的局部麻醉药和缓释皮质类固醇来治疗。只要注意该部位的临床相关解剖,这项技术还是很安全的。严格遵守无菌操作以避免感染，并采取广泛的预防措施以减少操作者的风险。注射后,在穿刺部位立即加压可降低瘀斑和血肿的发生率。应倡导患者在接受肩关节注射治疗几天后进行物理康复训练，包括局部热疗和小范围活动练习等。应避免剧烈运动,以防加重患者的症状。普通的镇痛药和非甾体类抗炎药可与该注射技术同时使用。

第 16 章

肩锁关节疼痛

适应证及临床应用

肩锁关节容易受到各种创伤（包括急性创伤和反复微损伤)的损伤。急性创伤包括运动或从自行车坠落时发生的肩关节直接损伤。反复的投掷损伤和上肢负重工作也会造成关节损伤。创伤后,关节可能出现急性炎症,如果变为慢性,将发展成为慢性肩锁关节炎。

肩锁关节疼痛的患者常主诉双臂抱胸时疼痛加剧。患者不能患侧卧位睡眠,并主诉有摩擦感,尤其是在刚睡醒时。体格检查显示关节肿胀伴有触痛。向下牵引或被动内收患侧肩关节可使疼痛加剧。颏下内收试验有助于证实这一诊断。该试验的步骤是:嘱患者外展患侧上肢 90°，然后内收上臂从颏下经过胸前,触到对侧肩部(图 16–1)。肩锁关节功能障碍的患者会出现剧烈的疼痛，通常不能完成要求。而且如果有肩锁韧带的断裂,这一操作会揭示关节的不稳定性。X 线片显示骨关节炎者关节缩窄硬化,而韧带损伤者关节增宽(图 16–2)。如果怀疑韧带断裂或患者疼痛原因不明,可行 MRI 检查(图 16–2)。以下介绍的注射技术既可作为诊断也可作为治疗手段。

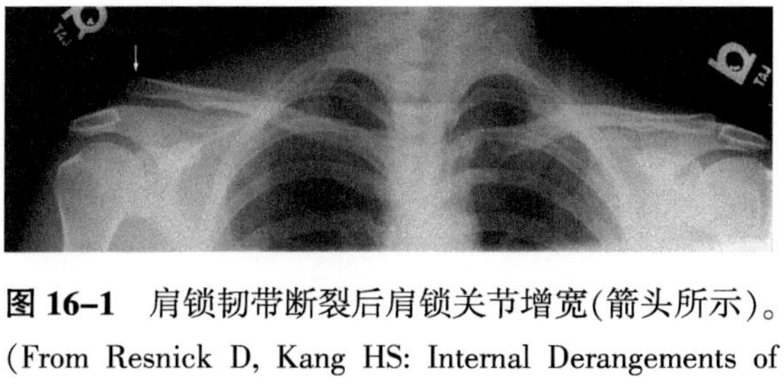

图 16–1 肩锁韧带断裂后肩锁关节增宽(箭头所示)。(From Resnick D, Kang HS: Internal Derangements of Joints: Emphasis on MR Imaging. Philadelphia, WB Saunders, 1997, p286.)

临床相关解剖

肩锁关节由锁骨远端和肩峰的前部和内侧组成(图 16–3)。致密的喙锁韧带有助于加强该关节的稳定性，它连接锁骨远端的底部和喙突。锁骨邻近肩峰处有一小的凹槽。该关节被关节囊完全包围。关节的上部覆盖有上肩锁韧带,它连接远端锁骨和肩峰上表面。关节的下部覆盖有下肩锁韧带，它连接远端锁骨和肩峰下表面。这些韧带进一步增加了关节的稳定性。肩锁关节可能有或没有关节盘。

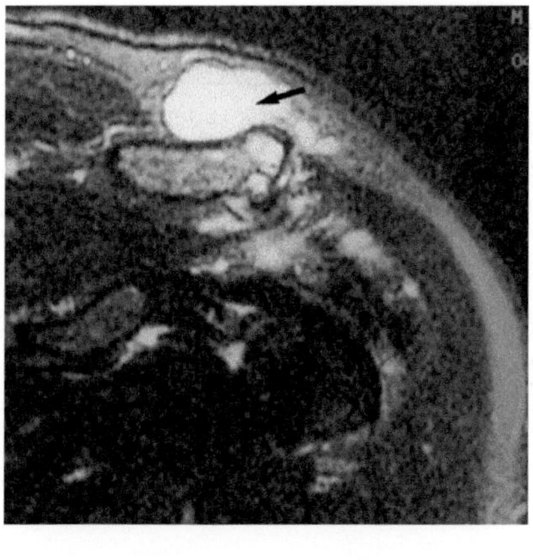

图 16–2 肩锁关节骨关节炎:滑囊囊肿形成。斜冠状位脂肪抑制快速自旋回波(TR/TE, 2750/100)MR 图像显示骨关节炎引起的锁骨远端畸形,肩锁关节出现内含液体的滑囊囊肿(箭头所示)。(From Resnick D: Diagnosis of Bone and Joint Disorders, 4th ed. Philadelphia, WB Saunders, 2002, p1324.)

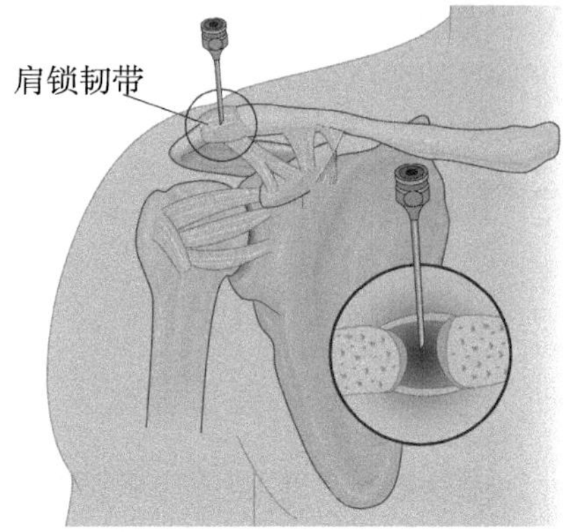

图 16-3

该关节腔的容量很小，因此在进行该操作时要小心，避免强力注射大量局部麻醉药和皮质类固醇而损伤关节腔。

操作技术

应向患者解释该注射技术的目的。患者仰卧于治疗床上，常规消毒肩关节周围皮肤和锁骨远端区域。在严格无菌技术条件下，用无菌注射器抽取 1 mL 0.25%无防腐剂的布比卡因和 40 mg 甲泼尼龙，之后与 1.5 英寸、25 号穿刺针相连。找到肩峰顶点，在其内侧约 1 英寸处即为肩锁关节腔。穿刺针以 20°角刺入皮肤、皮下组织，通过关节囊进入关节腔(见图 16-3)。如果遇到骨质，则将穿刺针退回至皮下组织，稍向内侧调整方向后进针。进入关节腔后，将注射器内药液缓慢注入。因为关节腔容量很小，关节囊较为致密，所以应该有一定阻力。如果遇到明显阻力，则穿刺针可能在韧带内，应稍向前进针或向后退针进入关节腔，直至没有明显的阻力。如果注射时没有遇到阻力，可能提示关节腔不完整，建议行 MRI 检查。退针后，在穿刺部位应用无菌敷料加压包扎并放置冰袋。

副作用及并发症

肩锁关节内注射的主要并发症是感染。只要严格遵守无菌操作，则这一并发症将极为罕见。如前所述，用力注射会造成关节囊撕裂，应该避免。约 25%的患者主诉在关节内注射后会出现疼痛暂时加重，应提前告知患者会有这种情况发生。

临床精粹

该注射技术对治疗前述肩锁关节炎引起的疼痛极为有效。伴随的滑囊炎和肌腱炎也会导致肩关节疼痛，需要使用更多的局部麻醉药和缓释皮质类固醇来治疗。只要注意该部位的临床相关解剖，这项技术还是很安全的。严格遵守无菌操作以避免感染，并应预防操作者所面临的风险。注射后，立即在穿刺部位加压可以降低瘀斑和血肿的发生率。应倡导患者在接受该注射治疗几天后进行物理康复训练，包括局部热疗及小范围活动练习。应避免剧烈运动，以防加重患者的症状。普通的镇痛药和非甾体类抗炎药可与该注射技术同时应用。

第 17 章

冈上肌腱炎

适应证及临床应用

一些原因可使肩关节的肌腱单位易于发生肌腱炎。首先,肩关节活动范围大,重复运动多。第二,喙突肩峰弓限制了肌腱单位的活动空间,当关节做极限运动时容易发生碰撞。第三,肌腱单位的血液供应少,微小损伤难以愈合。所有这些原因共同作用使得肩关节的一个或多个肌腱发生肌腱炎。如果炎症持续存在,钙质就会沉着在肌腱部位,使得随后的治疗更加困难。肩关节肌腱单位的肌腱炎常与相关滑囊的滑囊炎并存，导致疼痛和功能障碍加重。

肩袖的冈上肌肌腱尤其易于发生肌腱炎。冈上肌肌腱炎通常在肩关节过度使用或使用不当后急性发作。诱发因素包括举重物或过度使用健身器材。疼痛持续并严重,常影响睡眠。患者试图通过抬高肩胛骨来固定炎症肌腱，从而降低韧带的张力，造成患者的“耸肩”现象。冈上肌肌腱炎的患者呈 Dawbarn 征阳性,即当手臂下垂时,肱骨大结节处有触痛,当手臂完全外展时,疼痛消失。

除了上述疼痛外，患有冈上肌腱炎的患者常有功能的逐渐下降和肩关节活动范围的减小,导致简单的日常活动(如梳头、系紧胸罩、举手过头等)变得极其困难。长期废用可能会引起肌肉萎缩,从而发展成为冻结肩。

所有肩关节疼痛的患者均应行 X 线检查。根据患者的临床表现,还需进行其他的实验室检查,包括全血细胞计数、血沉和抗核抗体检查。如果怀疑肩袖撕裂关节病,还应行肩关节 MRI 检查。以下介绍的注射技术既可作为诊断也可作为治疗的手段。

临床相关解剖

冈上肌是肩袖最重要的肌肉。它为关节提供了稳定的连接，与三角肌一同将肱骨头紧紧地固定在梨状窝。冈上肌由肩胛上神经支配,起源于肩胛骨的冈上肌窝,附着于肱骨大结节的上关节面(图 17-1)。肌肉走行于肩关节的上表面，肌腱的下部与关节囊紧密连接。冈上肌和肌腱易于受到创伤,并易因过度使用和使用不当而发生磨损和撕裂。

操作技术

应向患者解释该注射技术的目的。患者仰卧于治疗床上,双上肢放于背后。如果患者不能耐受这个体位,也可采用坐位,不过发生血管迷走神经反射的风险增加。这样的上肢体位使肘关节的外上髁向前,易于定位。找到肘关节的外上髁以后，沿着肱骨向上到肩峰的前缘。肩峰前缘下的一个小切迹标志着冈上肌肌腱附着于肱骨大结节上关节面的点，标记此点。

常规消毒肩关节周围皮肤和肩峰下区域。在严格无菌技术条件下,用无菌注射器抽取 1 mL 0.25%无防腐剂的布比卡因和 40 mg 甲泼尼龙,之后与 1.5 英寸、25 号的穿刺针相连。用戴无菌手套的手指再次确定先前的定位点。穿刺针从此点垂直进入,经过皮肤、皮下组织,通过关节囊,直到碰到骨质(见图 17-1)。向外退针 1~2 mm,到肱骨骨膜以外,然后

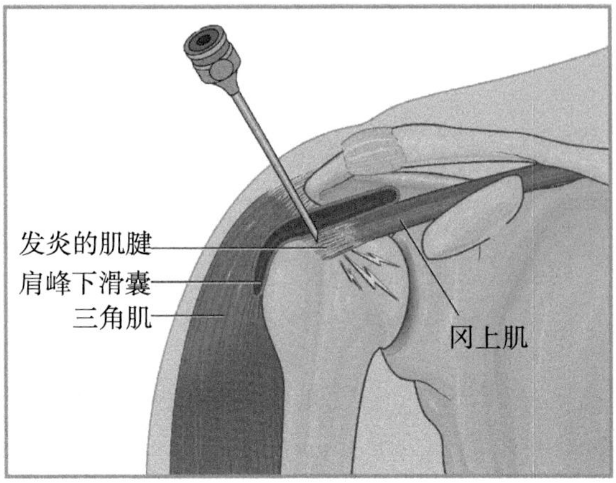

图 17-1

将注射器内药液缓慢注入。注射时应该会遇到轻微阻力。如果没有阻力,说明穿刺针可能在关节腔或者肌腱断裂。如果有明显的阻力,则穿刺针可能在肌腱或韧带的实质内,应稍向前进行或向后退针直至没有明显的阻力。退针后,在穿刺部位应用无菌敷料加压包扎并放置冰袋。

副作用及并发症

这一注射技术的主要并发症是感染。只要严格遵守无菌操作,则这一并发症将极为罕见。注射本身可能会造成冈上肌肌腱的损伤。直接在肌腱注射可能会使已经损伤严重的肌腱发生断裂。如果临床医师操作轻柔,并且遇到明显阻力时立即停止注射,将大大减少这一并发症的发生。应提前告知患者,约25%的患者在注射后会出现疼痛暂时加重。

临床精粹

该注射技术对于治疗前述各种原因引起的肩关节疼痛极为有效。伴发的滑囊炎和关节炎也会引起肩关节疼痛,可能需要应用更多的局部麻醉药和缓释皮质类固醇来治疗。只要注意该部位的临床相关解剖,这项技术还是很安全的。严格遵守无菌操作以避免感染,并应预防操作者所面临的风险。注射后,立即在穿刺部位加压可以降低瘀斑和血肿的发生率。应倡导患者在接受该注射治疗几天后进行物理康复训练,包括局部热疗及小范围活动练习。应避免剧烈运动,以防加重患者的症状。普通的镇痛药和非甾体类抗炎药可与该注射技术同时应用。

第 18 章

冈上肌综合征

适应证及临床应用

冈上肌易于发生肌筋膜疼痛综合征。颈部、肩部和上背部的屈曲伸展和侧向运动拉伸损伤，或需要抬头和向某处重复伸手的工作造成的重复微损伤，例如粉刷屋顶或生产线工作,可能导致冈上肌肌筋膜疼痛。

肌筋膜疼痛综合征是一种影响身体某个局部的慢性疼痛综合征。体检发现肌筋膜扳机点是诊断肌筋膜综合征的必要条件。尽管这些扳机点通常位于身体的受累区域，但是肌筋膜疼痛综合征的疼痛常牵涉到其他解剖区域。这种牵涉痛通常被误诊或归因于其他的器官系统，从而导致诊断不明确和无效治疗。累及冈上肌的肌筋膜疼痛综合征患者通常有肩关节牵涉痛并放射至上肢。

扳机点是肌筋膜疼痛的特异性病理损伤,被认为是受累肌肉的微损伤的结果。这一病理性损伤的特点是受累肌肉在某点上存在剧烈的压痛。机械刺激(触诊或牵拉)扳机点不仅引起强烈的局部疼痛而且引起牵涉痛。除此之外，通常还会出现受刺激肌肉的不自主收缩,称为“跳跃征”。这种“跳跃征”也是肌筋膜疼痛综合征的特征。冈上肌综合征的扳机点通常在肩胛骨上缘上(图 18-1)。

触诊肌筋膜扳机点常会发现肌纤维的紧张束带。对于肌筋膜疼痛综合征的这一特征表现,尽管已有许多新的理论,但是肌筋膜扳机点的病理生理学机制仍然不清楚。这些理论普遍认为扳机点是受累肌肉微损伤的结果。这种微损伤可能是由对受累肌肉的一次创伤造成的，也可能是反复的微损伤或主动肌和拮抗肌长期不协调的结果。

除了肌肉创伤，许多其他因素也被认为可以使患者易于发生肌筋膜疼痛综合征。周末锻炼的人如果进行了不适当的体育活动也经常会发生肌筋膜疼痛综合征。在使用电脑或看电视时的不当姿势也是肌筋膜疼痛综合征的诱发因素。先前的创伤可能导致肌肉功能失常从而诱发肌筋膜疼痛综合征的发展。如果患者的营养条件较差或同时存在心理学或行为学的异常,包括慢性应激或抑郁,则所有这些诱因可能会加剧肌筋膜疼痛综合征的发展。冈上肌似乎更易患应激导致的肌筋膜疼痛综合征。

在肌筋膜疼痛综合征中,僵硬、疲乏往往和疼痛并存，这种疾病引起的功能逐渐丧失使治疗变得复杂化。肌筋膜疼痛综合征可能以一种原发疾病的形式单独发生,也可能与其他疼痛性疾病(包括神经根病和慢性局部疼痛综合征)同时存在。心理学或行为学的异常,如抑郁,常和肌筋膜疼痛综合征引起的肌肉异常并存。对于心理学或行为学异常的治疗是任何一个成功的肌筋膜疼痛综合征治疗方案的必要组成部分。

临床相关解剖

肩关节的肌肉作为一个功能单位共同工作以稳定并协调上肢的运动。单一肌肉损伤会导致整个功能单位的功能异常。冈上肌是构成肩袖的最重要的肌肉。它和三角肌一同将上肢固定于肩关节的梨状窝。冈上肌由肩胛上神经支配,它起源于肩胛骨的冈上肌窝,附着于肱

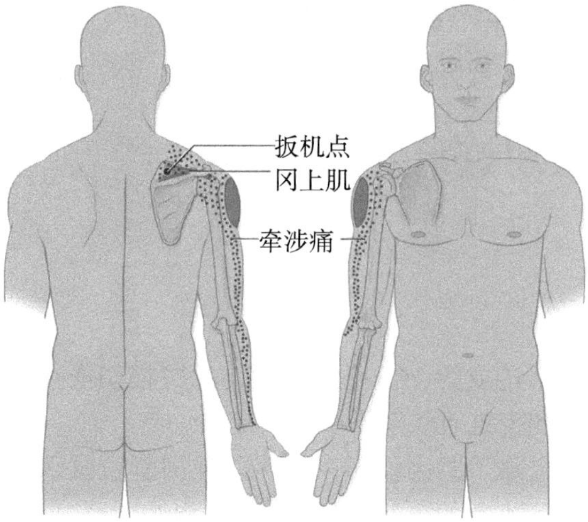

图 18-1

骨大结节的上关节面(图 18-1)。该肌肉走行于肩关节的上表面,肌腱的下部与关节囊紧密连接。冈上肌和肌腱易于受到创伤,并易因过度使用和使用不当而发生磨损和撕裂。

操作技术

在扳机点注射前对患者进行精心的准备可以优化治疗效果。应该在原发的扳机点处而不是牵涉痛区域进行扳机点注射。应该向患者解释在扳机点注射是为了阻滞持续性疼痛并希望得到长期缓解。得到患者的理解很重要，因为大多数肌筋膜疼痛综合征的患者都需要不止一种的治疗方式来达到最佳的疼痛缓解效果。在对扳机点进行定位、标记和注射时，患者采用斜卧位或侧卧位有助于降低血管迷走神经反射的发生率。注射前消毒扳机点部位的皮肤以防止感染。

在向患者解释了扳机点注射的目的,并对患者进行了充分准备后,应该用戴无菌手套的手指通过触诊再次确定扳机点的位置。用无菌注射器抽取 10 mL 0.25%无防腐剂的布比卡因和 40 mg 甲泼尼龙,之后连接 25 或 27 号的穿刺针,其长度以能达到扳机点为宜。除了下背部的肌肉之外,一般来说 1.5 英寸长的针就可以了。然后向每个扳机点注射 0.5~1.0 mL 药液。一般需要连续治疗 2~5 个疗程才能彻底消除疼痛扳机点,这点需要告知患者。

副作用及并发症

由于邻近脊髓和传出颈神经根，因此这一操作必须由精通局部解剖和有介入疼痛治疗经验的医师来进行。因为邻近脑和脑干,扳机点注射后由局部血管摄取局部麻醉药引起的共济失调也较常见。许多患者也主诉在冈上肌扳机点注射后有暂时的疼痛加剧。

临床精粹

如果对注射部位的临床相关解剖给予充分的重视,则扳机点注射是非常安全的。严格遵守无菌操作以避免感染,并应预防操作者所面临的风险。大多数扳机点注射的副作用与穿刺针引起的注射部位和其下组织的损伤有关。注射后,立即在穿刺部位加压可以降低瘀斑和血肿的发生率。避免使用过长的穿刺针也可以减少其下组织的损伤。当注射部位邻近胸膜时必须特别小心,避免发生气胸。注射前认真定位肩胛骨的边界将有助于减少这一严重并发症的发生。

抗抑郁药物是治疗肌筋膜疼痛综合征的代表性药物。在治疗这种疼痛性疾病时,一般认为三环类抗抑郁药比选择性 5- 羟色胺再摄取抑制剂有更好的疗效。抗抑郁药物治疗肌筋膜疼痛综合征的确切机制尚不清楚。一些研究者认为,此类药物可以治疗许多肌筋膜疼痛综合征患者存在的潜在抑郁。治疗的首选药物是阿米替林和去甲替林,睡觉前一次服用,一般起始用量为 10~25 mg，可在副作用允许范围内逐渐加量。

第 19 章

冈下肌腱炎

适应证及临床应用

一些原因可使肩关节的肌腱单位易于发生肌腱炎。首先，肩关节活动范围大，重复运动多。第二，喙突肩峰弓限制了肌腱单位的活动空间，当关节做极限运动时容易发生碰撞。第三，肌腱单位的血液供应少，微小损伤难以愈合。所有这些原因共同作用使得肩关节的一个或多个肌腱发生肌腱炎。如果炎症持续存在，钙质就会沉着在肌腱部位，使得随后的治疗更加困难。肩关节肌腱单位的肌腱炎常与相关滑囊的滑囊炎并存，导致疼痛和功能障碍加重。

肩袖的冈下肌肌腱尤其易于发生肌腱炎（图 19–1）。冈下肌肌腱炎通常在肩关节过度使用或使用不当后急性发作。诱发因素可能包括需要重复外展和侧向旋转肱骨的活动，例如在生产线上组装汽车制动摩擦衬块。过度使用健身器材也是一个诱发因素。疼痛持续并严重，位于三角肌区域，常影响睡眠。患者试图通过向前旋转肩胛骨来固定炎症肌腱，从而降低韧带的张力。冈下肌肌腱炎的患者在侧向旋转肱骨和主动外展时出现疼痛（图 19–2）。

除了上述疼痛外，患有冈下肌腱炎的患者常有功能的逐渐下降和肩关节活动范围的减小，导致简单的日常活动（如梳头、系紧胸罩、举手过头等）变得极其困难。长期废用可能会引起肌肉萎缩，从而发展成为冻结肩。

所有肩关节疼痛的患者均应行 X 线检

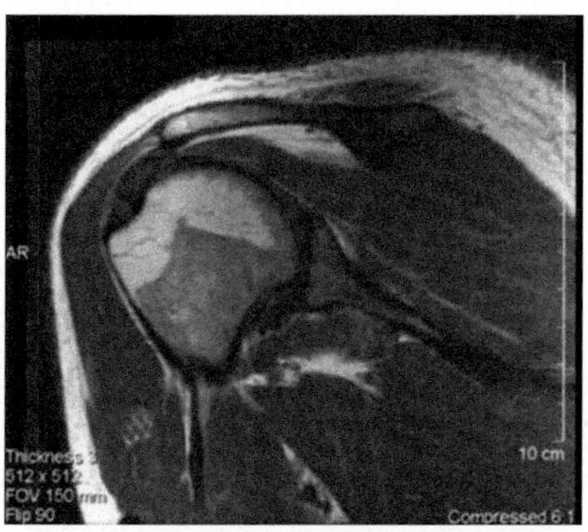

图 19–1 磁共振图像显示严重的冈下肌肌腱炎。(From Adler RS, Finzel KC: The complementary roles of MR imaging and ultrasound of tendons. Radiol Clin N Am 34: 771–807, 2005, with permission.)

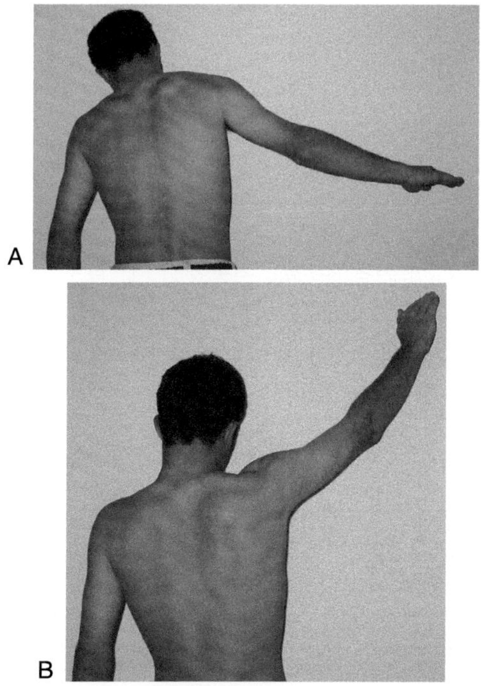

图 19–2 冈下肌肌腱炎的中等弧度外展试验提示中等幅度外展时出现严重的疼痛，到达外展弧度的顶部时疼痛缓解。(From Waldman SD: Physical Diagnosis of Pain. Philadelphia, WB Saunders, 2005.)

查。根据患者的临床表现,还需进行其他的实验室检查,包括全血细胞计数、血沉和抗核抗体检查。如果怀疑肩袖撕裂关节病,还应行肩关节 MRI 检查。以下介绍的注射技术既可作为诊断也可作为治疗的手段。

临床相关解剖

冈下肌是肩袖的一部分。它为关节提供了稳定的连接,与小圆肌一起作用使上肢向外旋转。冈下肌由肩胛上神经支配。它起源于肩胛骨的冈下肌窝,附着于肱骨大结节的中关节面。此处是冈下肌肌腱炎最常发生的部位(图 19–3)。冈下肌和肌腱易于受到创伤,并易因过度使用和使用不当而发生磨损和撕裂。

操作技术

应向患者解释该注射技术的目的。患者取坐位,患肢支撑在床旁的桌子上,肘关节屈曲 90°。然后上肢向外旋转,使得冈下肌肌腱

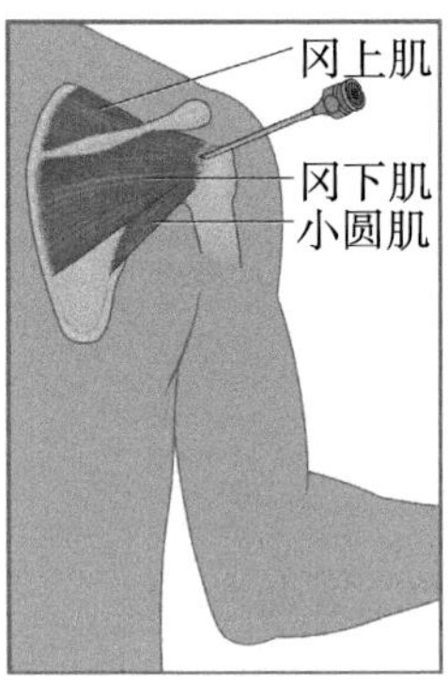

图 19–3

从三角肌下露出来。在进行这一操作时能感觉到冈下肌的收缩。找到肩峰的后角和肘关节的外上髁。在此体位,冈下肌肌腱的附着点和肘关节的外上髁在同一条直线上。附着点与肩峰后角下呈 45°角,标记此点。

常规消毒肩关节后部皮肤和肩峰区域。在严格无菌技术条件下,用无菌注射器抽取 1.0 mL 0.25%无防腐剂的布比卡因和 40 mg 甲泼尼龙,之后与 1.5 英寸、25 号的穿刺针相连。用戴无菌手套的手指再次确定先前的定位点。穿刺针从此点小心进入,经过皮肤、皮下组织、三角肌的边缘和其下的冈下肌,直到碰到骨质(见图 19–3)。向外退针 1~2 mm,到达肱骨骨膜以外,然后将注射器内药液缓慢注入。注射时应该会遇到轻微阻力。如果没有阻力,说明穿刺针可能在关节腔或者肌腱断裂。如果有明显的阻力,则穿刺针可能在肌腱或韧带的实质内,应稍向前进针或向后退针直至没有明显的阻力。退针后,在穿刺部位应用无菌敷料加压包扎并放置冰袋。

副作用及并发症

这一注射技术的主要并发症是感染。只要严格遵守无菌操作,则这一并发症将极为罕见。注射本身可能会造成冈下肌肌腱的损伤。直接在肌腱注射可能会使已经损伤严重的肌腱发生断裂。如果临床医师操作轻柔,并且遇到明显阻力时立即停止注射,将大大减少这一并发症的发生。应提前告知患者,约 25%的患者在注射后会出现疼痛暂时加重。

临床精粹

该注射技术对于治疗前述各种原因引起的肩关节疼痛极为有效。伴发的滑囊炎和关节炎也会引起肩关节疼痛,可能需要应用更多的局部麻醉药和缓释皮质类固醇来治疗。只要注意该部位的临床相关解剖,这项技术还是很安全的。严格遵守无菌操作以避免感染,并应预防操作者所面临的风险。注射后,立即在穿刺部位加压可以降低瘀斑和血肿的发生率。应倡导患者在接受该注射治疗几天后进行物理康复训练,包括局部热疗及小范围活动练习。应避免剧烈运动,以防加重患者的症状。普通的镇痛药和非甾体类抗炎药可与该注射技术同时应用。

第 20 章

冈下肌综合征

适应证及临床应用

冈下肌易于发生肌筋膜疼痛综合征。颈部、肩部和上背部的屈曲伸展和侧向运动拉伸损伤,或需要抬头和向后或某处重复伸手的工作造成的重复微损伤,例如粉刷屋顶或在生产线工作,或斜躺在沙发上看电视,可能导致冈下肌肌筋膜疼痛。

肌筋膜疼痛综合征是一种影响身体某个局部的慢性疼痛综合征。体检发现肌筋膜扳机点是诊断肌筋膜综合征的必要条件。尽管这些扳机点通常位于身体的受累区域,但是肌筋膜疼痛综合征的疼痛常牵涉到其他解剖区域。这种牵涉痛通常被误诊或归因于其他的器官系统,从而导致诊断不明确和无效治疗。累及冈下肌的肌筋膜疼痛综合征患者通常有肩关节牵涉痛并放射至上肢。

扳机点是肌筋膜疼痛的特异性病理损伤,被认为是受累肌肉的微损伤的结果。这一病理性损伤的特点是受累肌肉在某点上存在剧烈的压痛。机械刺激(触诊或牵拉)扳机点不仅引起强烈的局部疼痛而且引起牵涉痛。除此之外,通常还会出现受刺激肌肉的不自主收缩,称为“跳跃征”。这种“跳跃征”也是肌筋膜疼痛综合征的特征。冈下肌综合征的扳机点通常在肩胛骨下缘上(图 20-1)。

触诊肌筋膜扳机点常会发现肌纤维的紧张束带。对于肌筋膜疼痛综合征的这一特征表现,尽管已有许多新的理论,但是肌筋膜扳机点的病理生理学机制仍然不清楚。这些理论普遍认为扳机点是受累肌肉微损伤的结果。这种微损伤可能是由对受累肌肉的一次创伤造成的,也可能是反复的微损伤或主动肌和拮抗肌长期不协调的结果。

除了肌肉创伤,许多其他因素也被认为可以使患者易于发生肌筋膜疼痛综合征。周末锻炼的人如果进行了不适当的体育活动也经常会发生肌筋膜疼痛综合征。在使用电脑或看电视时的不当姿势也是肌筋膜疼痛综合征的诱发因素。先前的创伤可能导致肌肉功能失常从而诱发肌筋膜疼痛综合征的发展。如果患者的营养条件较差或同时存在心理学或行为学的异常,包括慢性应激或抑郁,则所有这些诱因可能会加剧肌筋膜疼痛综合征的发展。冈下肌似乎更易患应激导致的肌筋膜疼痛综合征(见第 19 章)。

在肌筋膜疼痛综合征中,僵硬、疲乏往往和疼痛并存,这种疾病引起的功能逐渐丧失使治疗变得复杂化。肌筋膜疼痛综合征可能以一种原发疾病的形式单独发生,也可能与其他疼痛性疾病(包括神经根病和慢性局部疼痛综合征)同时存在。心理学或行为学的异常,如抑郁,常和肌筋膜疼痛综合征引起的肌肉异常并存。对于心理学或行为学异常的治疗是任何一个成功的肌筋膜疼痛综合征治疗方案的必要组成部分。

临床相关解剖

肩关节的肌肉作为一个功能单位共同工作以稳定并协调上肢的运动。单一肌肉损伤会导致整个功能单位的功能异常。冈下肌是肩袖的一部分。它为关节提供了稳定的连接,与小圆肌一起作用使上肢向外旋转。冈下肌由肩胛上神经支配。它起源于肩胛骨的冈下肌窝,附着于肱骨大结节的中关节面。此处是冈下肌肌腱炎最常发生的部位(图20–1)。冈下肌和肌腱易于受到创伤，并易因过度使用和使用不当而发生磨损和撕裂。

操作技术

在扳机点注射前对患者进行精心的准备可以优化治疗效果。应该在原发的扳机点处而不是牵涉痛区域进行扳机点注射。应该向患者解释在扳机点注射是为了阻滞持续性疼痛,并希望得到长期的缓解。得到患者的理解很重要，因为大多数肌筋膜疼痛综合征的患者都需要不止一种的治疗方式来达到最佳的疼痛缓解效果。在对扳机点进行定位、标记和注射时，患者采用斜卧位或侧卧位有助于降低血管迷走神经反射的发生率。注射前消毒扳机点部位的皮肤以防止感染。

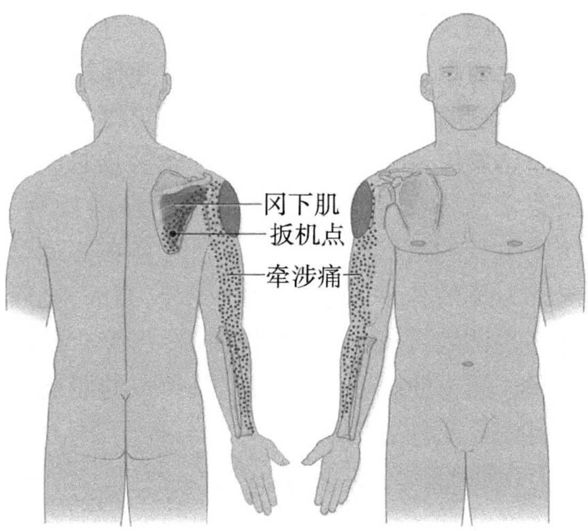

图 20–1

在向患者解释了扳机点注射的目的,并对患者进行了充分准备后,应该用戴无菌手套的手指通过触诊再次确定扳机点的位置。用无菌注射器抽取 10 mL 0.25%无防腐剂的布比卡因和 40 mg 甲泼尼龙,之后连接 25 或 27 号的穿刺针,其长度以能达到扳机点为宜。除了下背部的肌肉之外,一般来说 1.5 英寸长的针就可以了。然后向每个扳机点注射 0.5~1.0 mL 药液。一般需要连续治疗 2~5 个疗程才能彻底消除疼痛扳机点,这点需要告知患者。

副作用及并发症

由于邻近脊髓和传出颈神经根，因此这一操作必须由精通局部解剖和有介入疼痛治疗经验的医师来进行。因为邻近脑和脑干,扳机点注射后由局部血管摄取局部麻醉药引起的共济失调也较常见。许多患者也主诉在冈下肌扳机点注射后有暂时的疼痛加剧。

临床精粹

如果对注射部位的临床相关解剖给予充分的重视,则扳机点注射是非常安全的。严格遵守无菌操作以避免感染,并应预防操作者所面临的风险。大多数扳机点注射的副作用与穿刺针引起的注射部位和其下组织的损伤有关。注射后,立即在穿刺部位加压可以降低瘀斑和血肿的发生率。避免使用过长的穿刺针也可减少其下组织的损伤。当注射部位邻近胸膜时必须特别小心,避免发生气胸。注射前认真定位肩胛骨的边界将有助于减少这一严重并发症的发生。

抗抑郁药物是治疗肌筋膜疼痛综合征的代表性药物。在治疗这种疼痛性疾病时,一般认为三环类抗抑郁药比选择性 5- 羟色胺再摄取抑制剂有更好的疗效。抗抑郁药物治疗肌筋膜疼痛综合征的确切机制尚不清楚。一些研究者认为,此类药物可以治疗许多肌筋膜疼痛综合征患者存在的潜在抑郁。治疗的首选药物是阿米替林和去甲替林,睡觉前一次服用,一般起始用量为 10~25 mg，可在副作用允许范围内逐渐加量。

第 21 章

肩胛下肌腱炎

适应证及临床应用

一些原因可使肩关节的肌腱单位易于发生肌腱炎。首先,肩关节活动范围大,重复运动多。第二,喙突肩峰弓限制了肌腱单位的活动空间,当关节做极限运动时容易发生碰撞。第三,肌腱单位的血液供应少,微小损伤难以愈合。所有这些原因共同作用使得肩关节的一个或多个肌腱发生肌腱炎。如果炎症持续存在,钙质就会沉着在肌腱部位,使得随后的治疗更加困难。肩关节肌腱单位的肌腱炎常与相关滑囊的滑囊炎并存,导致疼痛和功能障碍加重。

肩袖的肩胛下肌肌腱尤其易于发生肌腱炎和滑囊炎。肩胛下肌肌腱炎通常在肩关节过度使用或使用不当后急性发作。诱发因素可能包括需要重复内收和内旋肱骨的活动,如在生产线的重复动作。疼痛持续并严重,位于三角肌前面和肩部。疼痛严重常影响睡眠。患者通过限制肱骨内旋试图固定炎症肌腱。肩胛下肌肌腱炎的患者在抵抗内旋和主动旋转和内收肱骨时出现疼痛。正如前面提到的,滑囊炎常和肩胛下肌肌腱炎同时发生。

除了上述疼痛外,患有肩胛下肌肌腱炎的患者常有功能的逐渐下降和肩关节活动范围的减小,导致简单的日常活动(如梳头、系紧胸罩、举手过头等)变得极其困难。长期废用可能会引起肌肉萎缩,从而发展成为冻结肩。

所有肩关节疼痛的患者均应行 X 线检查。根据患者的临床表现,还需进行其他的实验室检查,包括全血细胞计数、血沉和抗核抗体检查。如果怀疑肩袖撕裂关节病,还应行肩关节 MRI 检查。以下介绍的注射技术既可作为诊断也可作为治疗的手段。

临床相关解剖

肩胛下肌是肩袖的一部分。它与冈上肌、冈下肌和小圆肌一同为关节提供了稳定的连接。肩胛下肌使上肢向内侧旋转。肩胛下肌由臂丛神经的后束和肩胛下神经的上下支支配。它起源于肩胛骨的肩胛下肌窝,附着于肱骨小结节。此处是肩胛下肌肌腱炎最常发生的部位(图 21-1)。肩胛下肌和肌腱易于受到创伤,并易因过度使用和使用不当而发生磨损和撕裂。

操作技术

应向患者解释该注射技术的目的。患者

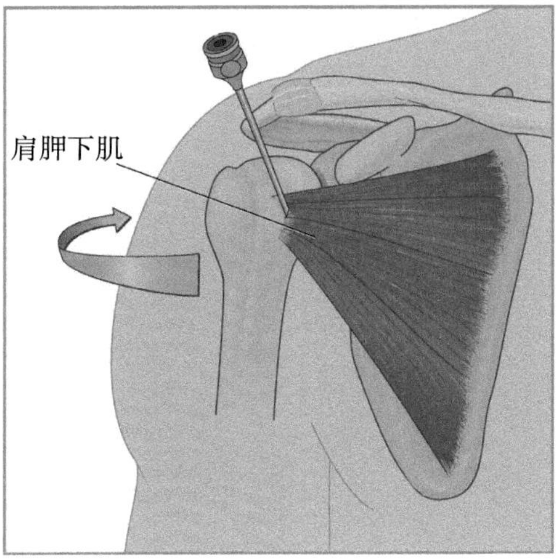

图 21-1

取俯卧位。上肢向外旋转约 45°。向前找到喙突。小结节就在喙突的侧面。如果上肢被动旋转,则更易触到小结节。标记此点。

常规消毒肩部后面的皮肤。在严格无菌技术条件下,用无菌注射器抽取 1.0 mL 0.25% 无防腐剂的布比卡因和 40 mg 甲泼尼龙,之后与 1.5 英寸、25 号的穿刺针相连。用戴无菌手套的手指再次确定先前的定位点。穿刺针从此点小心进入,经过皮肤、皮下组织、肩胛下肌的肌腱直到碰到骨质(见图 21-1)。向外退针 1~2 mm,到达肱骨骨膜以外,然后将注射器内药液缓慢注入。注射时应该会遇到轻微阻力,如果没有阻力,说明穿刺针可能在关节腔或者肌腱断裂。如果有明显的阻力,则穿刺针可能在肌腱或韧带的实质内,应稍向前进针或向后退针直至没有明显的阻力。退针后,在穿刺部位应用无菌敷料加压包扎并放置冰袋。

副作用及并发症

这一注射技术的主要并发症是感染。只要严格遵守无菌操作,则这一并发症将极为罕见。注射本身可能会造成肩胛下肌肌腱的损伤。直接在肌腱注射可能会使已经损伤严重的肌腱发生断裂。如果临床医师操作轻柔, 并且遇到明显阻力时立即停止注射,将大大减少这一并发症的发生。应提前告知患者,约 25%的患者在注射后会出现疼痛暂时加重。

临床精粹

该注射技术对于治疗前述各种原因引起的肩关节疼痛极为有效。伴发的滑囊炎和关节炎也会引起肩关节疼痛,可能需要应用更多的局部麻醉药和缓释皮质类固醇来治疗。只要注意该部位的临床相关解剖,这项技术还是很安全的。严格遵守无菌操作以避免感染,并应预防操作者所面临的风险。注射后,立即在穿刺部位加压可以降低瘀斑和血肿的发生率。应倡导患者在接受该注射治疗几天后进行物理康复训练,包括局部热疗及小范围活动练习。应避免剧烈运动,以防加重患者的症状。普通的镇痛药和非甾体类抗炎药可与该注射技术同时应用。

第 22 章

三角肌综合征

适应证及临床应用

三角肌易于发生肌筋膜疼痛综合征。长时间举重物或肩关节和上肢的反复前后运动可能导致三角肌的重复微损伤，可能导致三角肌肌筋膜疼痛的发生。一些钝性损伤，例如从马上坠落或足球运动中反复撞击肩部，也会导致三角肌肌筋膜综合征的发生。

肌筋膜疼痛综合征是一种影响身体某个局部的慢性疼痛综合征。体检发现肌筋膜扳机点是诊断肌筋膜综合征的必要条件。尽管这些扳机点通常位于身体的受累区域，但是肌筋膜疼痛综合征的疼痛常牵涉到其他解剖区域。这种牵涉痛通常被误诊或归因于其他的器官系统，从而导致诊断不明确和无效治疗。累及三角肌的肌筋膜疼痛综合征患者通常有肩关节牵涉痛并放射至上肢。

扳机点是肌筋膜疼痛的特异性病理损伤，被认为是受累肌肉的微损伤的结果。这一病理性损伤的特点是受累肌肉在某点上存在剧烈的压痛。机械刺激(触诊或牵拉)扳机点不仅引起强烈的局部疼痛而且引起牵涉痛。除此之外，通常还会出现受刺激肌肉的不自主收缩，称为“跳跃征”。这种“跳跃征”也是肌筋膜疼痛综合征的特征。三角肌综合征的扳机点通常在肌纤维的前部和后面(图 22-1)。

触诊肌筋膜扳机点常会发现肌纤维的紧张束带。对于肌筋膜疼痛综合征的这一特征表现，尽管已有许多新的理论，但是肌筋膜扳机点的病理生理学机制仍然不清楚。这些理论普遍认为扳机点是受累肌肉微损伤的结果。这种微损伤可能是由对受累肌肉的一次创伤造成的，也可能是反复的微损伤或主动肌和拮抗肌长期不协调的结果。

除了肌肉创伤，许多其他因素也被认为可以使患者易于发生肌筋膜疼痛综合征。周末锻炼的人如果进行了不适当的体育活动也经常会发生肌筋膜疼痛综合征。在使用电脑或看电视时的不当姿势也是肌筋膜疼痛综合征的诱发因素。先前的创伤可能导致肌肉功能失常从而诱发肌筋膜疼痛综合征的发展。如果患者的营养条件较差或同时存在心理学或行为学的异常，包括慢性应激或抑郁，则所有这些诱因可能会加剧肌筋膜疼痛综合征的发展。三角肌似乎更易患应激导致的肌筋膜疼痛综合征。

在肌筋膜疼痛综合征中，僵硬、疲乏往往和疼痛并存，这种疾病引起的功能逐渐丧失使治疗变得复杂化。肌筋膜疼痛综合征可能以一种原发疾病的形式单独发生，也可能与其他疼痛性疾病(包括神经根病和慢性局部疼痛综合征)同时存在。心理学或行为学的异常，如抑郁，常和肌筋膜疼痛综合征引起的肌肉异常并存。对于心理学或行为学异常的治疗是任何一个成功的肌筋膜疼痛综合征治疗方案的必要组成部分。

临床相关解剖

肩关节的肌肉作为一个功能单位共同工作以稳定并协调上肢的运动。单一肌肉损伤会导致整个功能单位的功能异常。三角肌使肩带和上肢的连接更加稳定。三角肌的纤维起源于喙突、肩脊和锁骨外侧1/3的下表面，附着于三角肌粗隆。三角肌有助于上肢外展，前面的肌纤维帮助上肢屈曲和向内侧旋转，后面的肌纤维帮助上肢伸展和向外侧旋转。三角肌由腋神经支配(图22-1)。三角肌和肌腱易于受到创伤，并易因过度使用和使用不当而发生磨损和撕裂以及肌腱炎。

操作技术

在扳机点注射前对患者进行精心的准备可以优化治疗效果。应该在原发的扳机点处而不是牵涉痛区域进行扳机点注射。应该向患者解释在扳机点注射是为了阻滞持续性疼痛,并希望得到长期的缓解。得到患者的理解很重要，因为大多数肌筋膜疼痛综合征的患者都需要不止一种的治疗方式来达到最佳的疼痛缓解效果。在对扳机点进行定位、标记和注射时，患者采用斜卧位或侧卧位有助于降低血管迷走神经反射的发生率。注射前消毒扳机点部位的皮肤以防止感染。

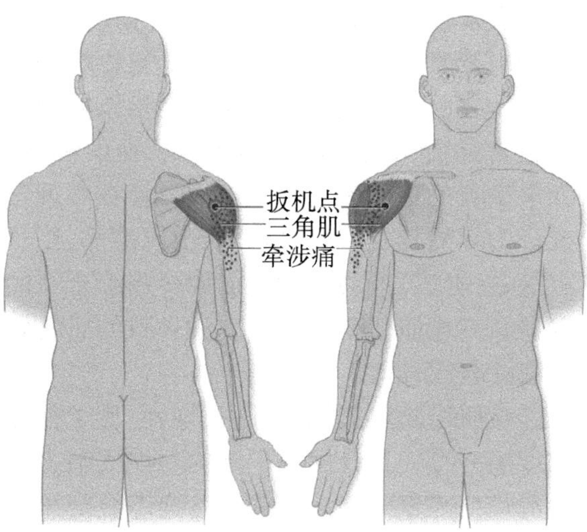

图22-1

在向患者解释了扳机点注射的目的,并对患者进行了充分准备后，应该用戴无菌手套的手指通过触诊再次确定扳机点的位置。用无菌注射器抽取10 mL 0.25%无防腐剂的布比卡因和40 mg甲泼尼龙，之后连接25号或27号的穿刺针，其长度以能达到扳机点为宜。除了下背部的肌肉之外,一般来说1.5英寸长的针就可以了。然后向每个扳机点注射0.5~1.0 mL药液。一般需要连续治疗2~5个疗程才能彻底消除疼痛扳机点，这点需要告知患者。

副作用及并发症

由于邻近脊髓和传出颈神经根，因此这一操作必须由精通局部解剖和有介入疼痛治疗经验的医师来进行。因为邻近脑和脑干,扳机点注射后由局部血管摄取局部麻醉药引起的共济失调也较常见。许多患者也主诉在三角肌扳机点注射后有暂时的疼痛加剧。

临床精粹

如果对注射部位的临床相关解剖给予充分的重视,则扳机点注射是非常安全的。严格遵守无菌操作以避免感染,并应预防操作者所面临的风险。大多数扳机点注射的副作用与穿刺针引起的注射部位和其下组织的损伤有关。注射后,立即在穿刺部位加压可以降低瘀斑和血肿的发生率。避免使用过长的穿刺针也可以减少其下组织的损伤。当注射部位邻近胸膜时必须特别小心,避免发生气胸。

抗抑郁药物是治疗肌筋膜疼痛综合征的代表性药物。在治疗这种疼痛性疾病时,一般认为三环类抗抑郁药比选择性5-羟色胺再摄取抑制剂有更好的疗效。抗抑郁药物治疗肌筋膜疼痛综合征的确切机制尚不清楚。一些研究者认为,此类药物可以治疗许多肌筋膜疼痛综合征患者存在的潜在抑郁。治疗的首选药物是阿米替林和去甲替林,睡觉前一次服用,一般起始用量为10~25 mg，可在副作用允许范围内逐渐加量。

第 23 章

胸大肌综合征

适应证及临床应用

胸大肌易于发生肌筋膜疼痛综合征。长时间举重物或上肢固定姿势举重物，例如使用链锯,可能导致胸大肌肌筋膜疼痛的发生。钝性损伤，例如机动车事故中的前外侧胸部损伤或足球运动中的撞伤，也会导致胸大肌肌筋膜疼痛综合征的发生。

肌筋膜疼痛综合征是一种影响身体某个局部的慢性疼痛综合征。体检发现肌筋膜扳机点是诊断肌筋膜综合征的必要条件。尽管这些扳机点通常位于身体的受累区域，但是肌筋膜疼痛综合征的疼痛常牵涉到其他解剖区域。这种牵涉痛通常被误诊或归因于其他的器官系统，从而导致诊断不明确和无效治疗。累及胸大肌的肌筋膜疼痛综合征患者通常有前肩部的牵涉痛并放射至上胸壁。

扳机点是肌筋膜疼痛的特异性病理损伤,被认为是受累肌肉的微损伤的结果。这一病理性损伤的特点是受累肌肉在某点上存在剧烈的压痛。机械刺激(触诊或牵拉)扳机点不仅引起强烈的局部疼痛而且引起牵涉痛。除此之外,通常还会出现受刺激肌肉的不自主收缩,称为“跳跃征”。这种“跳跃征”也是肌筋膜疼痛综合征的特征。胸大肌综合征的扳机点通常在该肌肉的锁骨和胸骨端(图 23-1)。

触诊肌筋膜扳机点常会发现肌纤维的紧张束带。对于肌筋膜疼痛综合征的这一特征表现,尽管已有许多新的理论,但是肌筋膜扳机点的病理生理学机制仍然不清楚。这些理论普遍认为扳机点是受累肌肉微损伤的结果。这种微损伤可能是由对受累肌肉的一次创伤造成的，也可能是反复的微损伤或主动肌和拮抗肌长期不协调的结果。

除了肌肉创伤，许多其他因素也被认为可以使患者易于发生肌筋膜疼痛综合征。周末锻炼的人如果进行了不适当的体育活动也经常会发生肌筋膜疼痛综合征。在使用电脑或看电时的不当姿势也是肌筋膜疼痛综合征的诱发因素。先前的创伤可能导致肌肉功能失常从而诱发肌筋膜疼痛综合征的发展。如果患者的营养条件较差或同时存在心理学或行为学的异常,包括慢性应激或抑郁,则所有这些诱因可能会加剧肌筋膜疼痛综合征的发展。胸大肌似乎更易患应激导致的肌筋膜疼痛综合征。

在肌筋膜疼痛综合征中，僵硬、疲乏往往和疼痛并存,这种疾病引起的功能逐渐丧失使治疗变得复杂化。肌筋膜疼痛综合征可能以一种原发疾病的形式单独发生,也可能与其他疼痛性疾病(包括神经根病和慢性局部疼痛综合征)同时存在。心理学或行为学的异常,如抑郁,常和肌筋膜疼痛综合征引起的肌肉异常并存。对于心理学或行为学异常的治疗是任何一个成功的肌筋膜疼痛综合征治疗方案的必要组成部分。

临床相关解剖

胸大肌与肩部和前胸壁的其他肌肉一同使肱骨内收和向内侧旋转，通过向前和向下牵拉肩胛骨使之固定。胸大肌通过它的锁骨

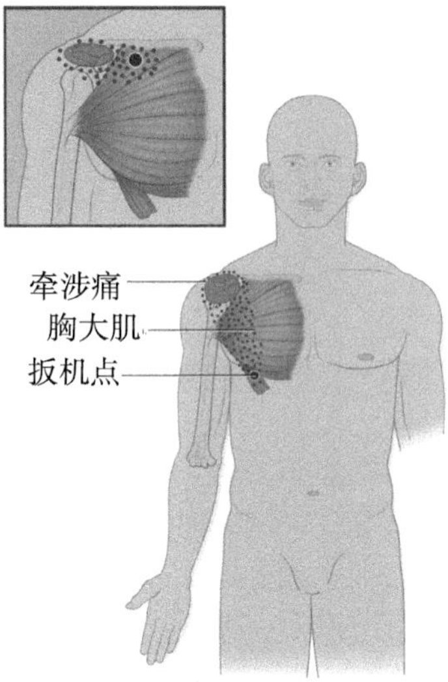

图 23–1

头使肱骨屈曲，通过它的胸肋骨头使肱骨伸展。胸大肌由外侧和内侧胸神经支配(图 23–1)。胸大肌和肌腱易于受到创伤,并易因过度使用和使用不当而发生磨损和撕裂，以及肌筋膜疼痛综合征和肌腱炎。

操作技术

在扳机点注射前对患者进行精心的准备可以优化治疗效果。应该在原发的扳机点处而不是牵涉痛区域进行扳机点注射。应该向患者解释在扳机点注射是为了阻滞持续性疼痛,并希望得到长期的缓解。得到患者的理解很重要，因为大多数肌筋膜疼痛综合征的患者都需要不止一种的治疗方式来达到最佳的疼痛缓解效果。在对扳机点进行定位、标记和注射时，患者采用斜卧位或侧卧位有助于降低血管迷走神经反射的发生率。注射前消毒扳机点部位的皮肤以防止感染。

在向患者解释了扳机点注射的目的,并对患者进行了充分准备后，应该用戴无菌手套的手指通过触诊再次确定扳机点的位置。用无菌注射器抽取 10 mL 0.25%无防腐剂的布比卡因和 40 mg 甲泼尼龙，之后连接 25 或 27 号的穿刺针,其长度以能达到扳机点为宜。除了下背部的肌肉之外,一般来说 1.5 英寸长的针就可以了。然后向每个扳机点注射 0.5~1.0 mL 药液(见图 23–1)。一般需要连续治疗 2~5 个疗程才能彻底消除疼痛扳机点,这点需要告知患者。

副作用及并发症

由于邻近脊髓和传出颈神经根，因此这一操作必须由精通局部解剖和有介入疼痛治疗经验的医师来进行。因为邻近脑和脑干,扳机点注射后由局部血管摄取局部麻醉药引起的共济失调也较常见。许多患者也主诉在胸大肌扳机点注射后有暂时的疼痛加剧。

临床精粹

如果对注射部位的临床相关解剖给予充分的重视,则扳机点注射是非常安全的。严格遵守无菌操作以避免感染,并应预防操作者所面临的风险。大多数扳机点注射的副作用与穿刺针引起注射部位和其下组织的损伤有关。注射后,立即在穿刺部位加压可以降低瘀斑和血肿的发生率。避免使用过长的穿刺针也可以减少其下组织的损伤。当注射部位邻近胸膜时必须特别小心,避免发生气胸。

抗抑郁药物是治疗肌筋膜疼痛综合征的代表性药物。在治疗这种疼痛性疾病时,一般认为三环类抗抑郁药比选择性 5- 羟色胺再摄取抑制剂有更好的疗效。抗抑郁药物治疗肌筋膜疼痛综合征的确切机制尚不清楚。一些研究者认为,此类药物可以治疗许多肌筋膜疼痛综合征患者存在的潜在抑郁。治疗的首选药物是阿米替林和去甲替林,睡觉前一次服用，一般起始用量为 10~25 mg，可在副作用允许范围内逐渐加量。

第 24 章

大圆肌综合征

适应证及临床应用

大圆肌易于发生肌筋膜疼痛综合征。长时间举重物或需要内旋肱骨的重复性活动，例如使用螺丝刀，可能导致大圆肌肌筋膜疼痛的发生。钝性损伤，例如机动车事故中的后外侧胸部损伤，或足球运动中的撞伤，或坠落时对外侧肩胛骨的损伤，也会导致大圆肌肌筋膜疼痛综合征的发生。

肌筋膜疼痛综合征是一种影响身体某个局部的慢性疼痛综合征。体检发现肌筋膜扳机点是诊断肌筋膜综合征的必要条件。尽管这些扳机点通常位于身体的受累区域，但是肌筋膜疼痛综合征的疼痛常放射到其他解剖区域。这些疼痛常被误诊或归因于其他的器官系统，从而导致诊断不明确和无效治疗。累及大圆肌的肌筋膜疼痛综合征患者通常有同侧肩关节和上肢的牵涉痛。

扳机点是肌筋膜疼痛的特异性病理损伤，被认为是受累肌肉的微损伤的结果。病变以受累肌肉局部的剧烈触痛为特点。机械刺激(触诊或牵拉)扳机点不仅可引起强烈的局部疼痛而且还可引起牵涉痛。除此之外，通常还会出现受刺激肌肉的不自主收缩，称为“跳跃征”。这种“跳跃征”也是肌筋膜疼痛综合征的特征。大圆肌综合征的扳机点通常在腋窝或该肌的后部(图 24-1)。

触诊肌筋膜扳机点可发现肌纤维的紧张束带。对于肌筋膜疼痛综合征的这一特征性表现，尽管已有许多新的理论，但是肌筋膜扳机点的病理生理学机制仍然不清楚。这些理论普遍认为扳机点是受累肌肉微损伤的结果。这种微损伤可能是由对受累肌肉的一次创伤造成的，也可能是反复的微损伤或主动肌和拮抗肌长期不协调的结果。

除了肌肉损伤，许多其他因素也可引起肌筋膜疼痛综合征。周末锻炼的人如果进行了不适当的体育活动也经常会发生肌筋膜疼痛综合征。在使用电脑或看电视时的不当姿势也是肌筋膜疼痛综合征的诱发因素。先前的创伤可能导致肌肉功能失常从而诱发肌筋膜疼痛综合征的发展。如果患者营养条件较差或同时存在心理学或行为学的异常，包括慢性应激或抑郁，则所有这些诱因可能会加剧肌筋膜疼痛综合征的发展。大圆肌似乎更易患应激导致的肌筋膜疼痛综合征。

在肌筋膜疼痛综合征中，僵硬、疲乏往往和疼痛并存，这种疾病引起的功能逐渐丧失使治疗变得复杂化。肌筋膜疼痛综合征可能以一种原发疾病的形式单独发生，也可能与其他疼痛性疾病(包括神经根病和慢性局部疼痛综合征)并存。心理学或行为学的异常，如抑郁，常和肌筋膜疼痛综合征引起的肌肉异常并存。对于这些心理学和行为学异常的治疗是任何一个成功的肌筋膜疼痛综合征治疗方案的必要组成部分。

临床相关解剖

大圆肌与肩部和后胸壁的其他肌肉一同保持肩关节的稳定，并使肱骨内收和内旋。大圆肌是块较厚的扁平肌，起源于肩胛骨下角的背面，通过一个扁平肌腱附着于肱骨小结节嵴

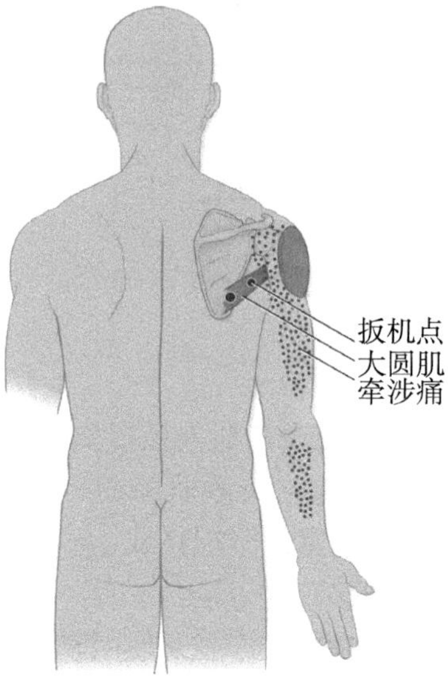

图 24-1

上。大圆肌由肩胛下神经支配。大圆肌和肌腱易于受到创伤，并易因过度使用和使用不当而发生磨损和撕裂，以及肌筋膜疼痛综合征和肌腱炎。

操作技术

在扳机点注射前对患者进行精心的准备有助于优化治疗效果。应该在原发的扳机点处而不是牵涉痛区域进行扳机点注射。应向患者解释在扳机点注射是为了阻滞持续性疼痛,并希望得到长期的缓解。得到患者的理解很重要，因为大多数肌筋膜疼痛综合征的患者都需要不止一种的治疗方式来达到最佳的疼痛缓解效果。在对扳机点进行定位、标记和注射时，患者采用斜卧位或侧卧位有助于降低血管迷走神经反射的发生率。注射前应消毒扳机点部位的皮肤以防止感染。

在向患者解释了扳机点注射的目的,并对患者进行了充分准备后,应该用戴无菌手套的手指通过触诊再次确定扳机点的位置。用无菌注射器抽取 10 mL 0.25%无防腐剂的布比卡因和 40 mg 甲泼尼龙,之后连接 25 或 27 号的穿刺针,其长度以能达到扳机点为宜。除了下背部的肌肉之外,一般来说 1.5 英寸长的针就可以了。然后向每个扳机点注射 0.5~1.0 mL 药液(见图 24-1)。一般需要连续治疗 2~5 个疗程才能彻底消除疼痛扳机点，这点需要告知患者。

副作用及并发症

由于邻近脊髓和传出颈神经根，因此这一操作必须由精通局部解剖和有介入疼痛治疗经验的医师来进行。因为邻近脑和脑干,所以扳机点注射后由局部血管摄取局部麻醉药引起的共济失调也较常见。许多患者也主诉在大圆肌扳机点注射后会出现暂时的疼痛加剧。

临床精粹

如果对注射部位的临床相关解剖给予充分的重视,则扳机点注射是非常安全的。严格遵守无菌操作以避免感染,并应预防操作者所面临的风险。大多数扳机点注射的副作用与穿刺针引起注射部位和其下组织的损伤有关。注射后,立即在穿刺部位加压可以降低瘀斑和血肿的发生率。避免使用过长的穿刺针也可以减少其下组织的损伤。当注射部位邻近胸膜时必须特别小心,避免发生气胸。

抗抑郁药物是治疗肌筋膜疼痛综合征的代表性药物。在治疗这种疼痛性疾病时,一般认为三环类抗抑郁药比选择性 5- 羟色胺再摄取抑制剂有更好的疗效。抗抑郁药物治疗肌筋膜疼痛综合征的确切机制尚不清楚。一些研究者认为,此类药物可以治疗许多肌筋膜疼痛综合征患者存在的潜在抑郁。治疗的首选药物是阿米替林和去甲替林,睡觉前一次服用,一般起始用量为 10~25 mg，可在副作用允许范围内逐渐加量。

第 25 章

肱二头肌肌腱炎

适应证及临床应用

一些原因可使肩关节的肌腱单位易于发生肌腱炎。第一,肩关节活动范围大,重复运动多。第二,肌腱局限在肩峰喙突弓,肩关节活动时可能产生摩擦。第三,肌腱单位的血液供应差,使得微小损伤的愈合更困难。所有这些因素可导致肩关节的一个或多个肌腱发生肌腱炎。如果炎症继续发展,则肌腱周围可能出现钙质沉着和骨刺,使随后的治疗更加困难(图25-1)。肱二头肌肌腱炎常伴随肩关节相关滑囊的滑囊炎,导致疼痛和功能障碍更加严重。

肱二头肌的长头、短头或者两头都可能发展为肌腱炎,统称为肱二头肌肌腱炎。发病原因通常(至少部分)与肱二头肌肌腱和肩峰喙突弓的摩擦有关。肱二头肌肌腱炎常在肩关节过度使用或使用不当后急性发作。诱因包括以下行为,例如使用不顺手的割草机,网球发球时举手过头, 打高尔夫球时过度地挥杆。肱二头肌肌腱炎的疼痛是持续的、剧烈的,局限于肱骨结节间沟上方肩关节前面。也可能伴有“牵绊感”。常影响睡眠。患者试图通过内旋肱骨使肱二头肌肌腱从肩峰喙突弓下移走,以固定炎症肌腱。肱二头肌肌腱炎患者

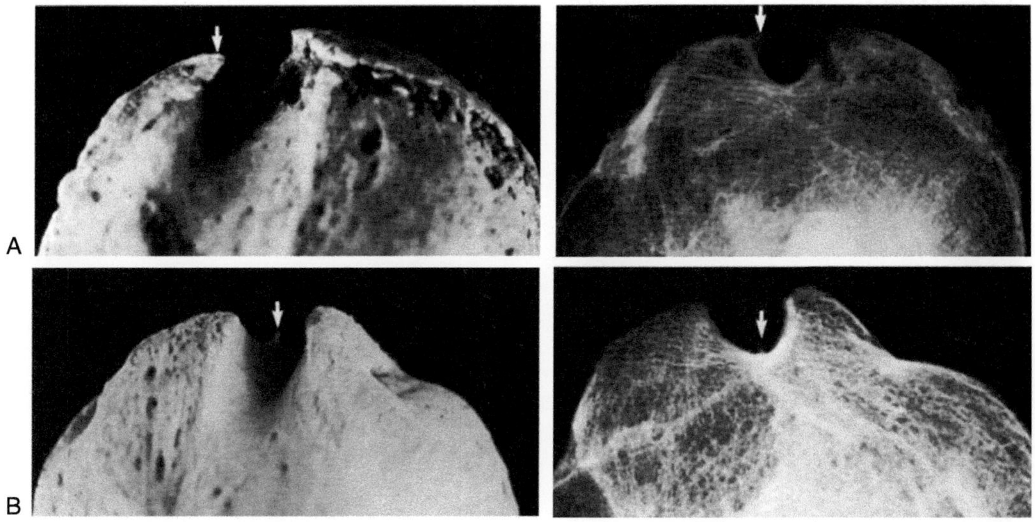

图 25-1 肩关节退行性疾病:结节间沟骨赘生物。照片(A)和 X 线片(B)显示在肱骨横韧带水平结节间沟的内壁有一个大的骨赘生物(箭头所示)。(C,D)肱二头肌基底的骨赘生物。在不同的样本,观察到结节间沟基底发生的小的骨赘生物 (箭头所示)。(A and B from Resnick D: Diagnosis of Bone and Joint Disorders, 4th ed. Philadelphia. WB Saunders 2002, p1318; C and D from Cone RO, Danzig L, Resnick D, Goldman AB: The bicipital groove: Radiographic, anatomic, and pathologic study. AJR Am J Roentgenol 141:781, 1983, Copyright 1983, American Roentgen Ray Society.)

呈 Yergason 征阳性，即抗阻力屈肘及前臂旋后时出现剧烈疼痛(图 25-2)。滑囊炎常伴随肱二头肌肌腱炎。

除了上述疼痛，肱二头肌肌腱炎患者常出现功能的逐渐下降和肩关节活动范围的减小，导致简单的日常活动(例如梳头、系紧文胸或者举手过头）变得极其困难。若长期废用，则可能发生肌肉萎缩，形成冻结肩。

所有肩关节疼痛的患者都应行 X 线检查。根据患者的临床表现，还需进行其他的实验室检查，包括全血细胞计数、血沉和抗核抗体检测。如果怀疑肩袖撕裂，则应进行肩关节 MRI 检查。以下介绍的注射技术既可作为诊断也可作为治疗手段。

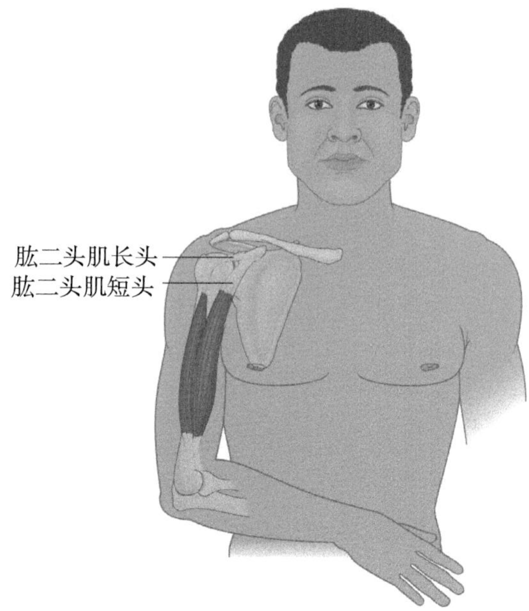

图 25-3

临床相关解剖

肱二头肌肌腱协同肩袖肌腱对肩关节起稳定作用。肱二头肌由肌皮神经支配，具有使前臂旋后和屈肘作用。肱二头肌有长头和短头(图 25-3)。长头起自肩胛骨的盂上结节，短头起自肩胛骨喙突。长头经过肩关节与结节间沟下行，易患肌腱炎。肱二头肌长头在前臂的中部与短头融合，止于桡骨粗隆后面。肱二头肌和肌腱易于受到创伤，并易于因过度使用和使用不当而发生撕脱和磨损。如果损伤严重，长头的肌腱可能撕裂，出现典型的"Popeye"肱二头肌(图 25-4)。患者进行 Luningston 操作，即手举到头后和屈曲肱二头肌可以突出这种畸形。

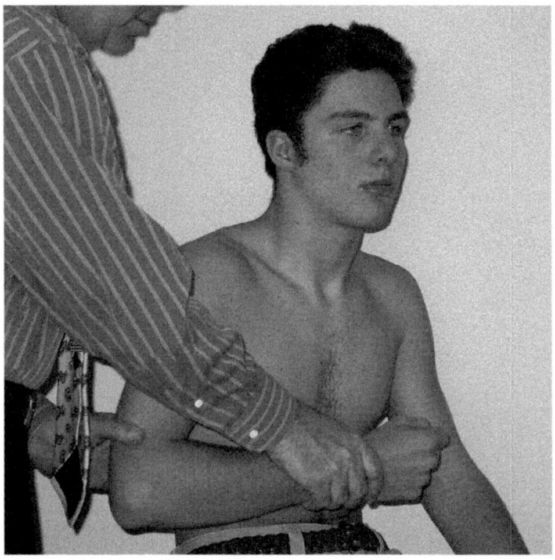

图 25-2 肱二头肌肌腱炎 Yergason 试验。(From Waldman SD: Physical Diagnosis of Pain. Philadelphia, WB Saunders, 2005, p76.)

操作技术

应向患者解释该注射技术的目的。患者

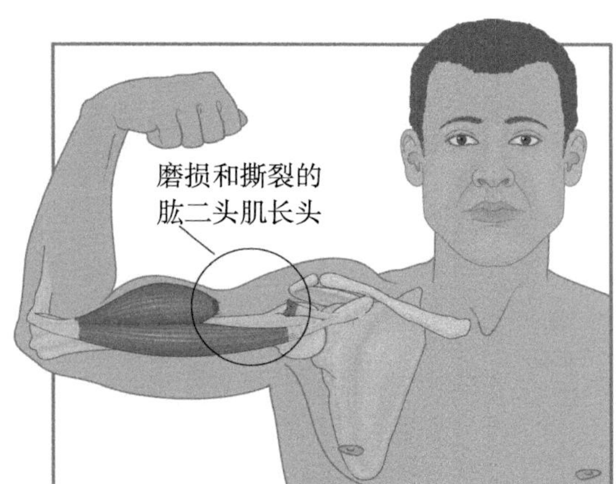

图 25-4

取仰卧位，上臂外旋约 45°，先确定喙突的位置，喙突外侧是小结节，如果上臂被动旋转，则更容易触到小结节，用无菌标志标记小结节的位置。

常规消毒肩关节前面的皮肤。在严格无菌技术条件下，用注射器抽取 1.0 mL 0.25%无防腐剂的布比卡因和 40 mg 甲泼尼龙，之后连接 1.5 英寸、25 号的穿刺针。用戴无菌手套的手指再次确定先前的标记点和肱二头肌肌腱止点。穿刺针在标记点处小心刺入皮肤、皮下组织和肌腱，直至抵达骨质(图 25–5)。将穿刺针退出 1~2 mm，离开肱骨的骨膜，缓慢注入药物。注射时应有轻微阻力，如果没有阻力，说明针尖可能在关节腔或者肌腱断裂。如果遇到明显阻力，则针尖可能在韧带或肌腱上，应稍微向前进针或向后退针直到没有明显阻力。穿刺针退出后，立即在注射部位应用无菌敷料加压包扎并放置冰袋。

副作用及并发症

该注射技术的主要并发症是感染。如果严格执行无菌操作，则感染的发生率很低。该注射技术可能导致肱二头肌肌腱损伤。如果肌腱有很严重的炎症或以前有过损伤，则直接注射可导致肌腱断裂(见图 25–4)。如果医师操作轻柔，在遇到明显阻力时立即停止注射，则大大减少这一并发症的发生。大约 25%的患者主诉注射后疼痛暂时加重，这一点应提前告知患者。

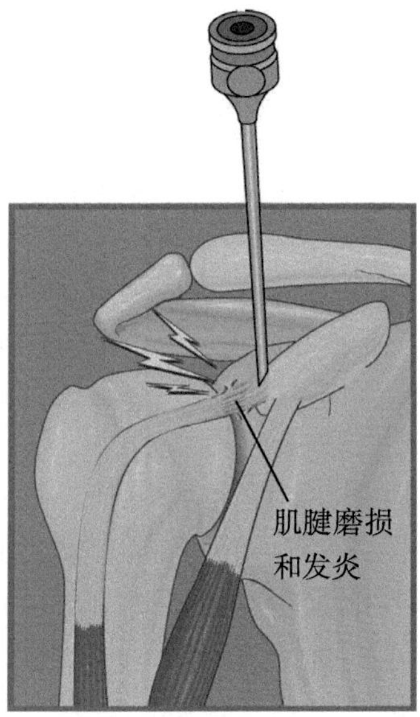

图 25–5

临床精粹

该注射技术对于治疗上述各种原因引起的肩关节疼痛十分有效。伴随的滑囊炎和关节炎也会引起肩关节疼痛，可能需要应用更多的局部麻醉药和缓释皮质类固醇来治疗。如果重视注射部位的临床相关解剖，则该注射技术是很安全的。严格遵守无菌操作以避免感染，并应预防操作者所面临的风险。注射后立即在注射部位加压可以减少瘀斑和血肿的发生。应倡导患者在接受该注射治疗几天后进行物理康复训练，包括局部热疗和小范围活动练习。应避免剧烈运动，以防加重患者的症状。普通的镇痛药和非甾体类抗炎药可以与这种注射治疗同时使用。

第 26 章

肱二头肌综合征

适应证及临床应用

肱二头肌易于发生肌筋膜疼痛综合征。长时间举重物或重复弯曲上臂的动作，如举重锻炼,可能导致肱二头肌综合征的发生。钝性损伤,例如在机动车事故中肱骨、肘部前面和前臂受创或足球运动中的撞伤，也会导致肱二头肌肌筋膜疼痛的发生。

肌筋膜疼痛综合征是一种影响身体某个局部的慢性疼痛综合征。体检发现肌筋膜扳机点是诊断肌筋膜疼痛综合征的必要条件。尽管这些扳机点通常位于身体的受累区域，但是疼痛常放射到其他解剖区域。这些疼痛常被误诊或归因于其他的器官系统，从而导致诊断不明确和无效治疗。肱二头肌肌筋膜疼痛综合征的疼痛经常放射到同侧上臂。

扳机点是肌筋膜疼痛的特异性病理损伤,被认为是受累肌肉的微损伤的结果。病变以受累肌肉局部的剧烈触痛为特点。机械刺激(触诊或牵拉)扳机点不仅会产生强烈的局部疼痛,还会引起牵涉痛。除此之外,通常还会出现受刺激肌肉的不自主收缩,称为“跳跃征”。这种“跳跃征”也是肌筋膜疼痛综合征的特征。肱二头肌综合征的扳机点通常在该肌腹的下 1/3(图 26–1)。

触诊肌筋膜扳机点可发现肌纤维的紧张束带。对于肌筋膜疼痛综合征的这一特征性表现,尽管已有许多新的理论,但是肌筋膜扳机点的病理生理学机制仍然不清楚。所有这些理论都认为扳机点是受累肌肉微损伤的结果。这种微损伤可能是由对受累肌肉的一次创伤造成的，也可能是反复的微损伤或主动肌和拮抗肌长期不协调的结果。

除了肌肉损伤，许多其他因素也可引起肌筋膜疼痛综合征。周末锻炼的人如果进行了不适当的体育活动也经常会发生肌筋膜疼痛综合征。在使用电脑或看电视时的不当姿势也是肌筋膜疼痛综合征的诱发因素。先前的创伤可能导致肌肉功能失常从而诱发肌筋膜疼痛综合征的发展。如果患者营养条件较差或同时存在心理学或行为学的异常，包括慢性应激或抑郁，则所有这些诱因可能会加剧肌筋膜疼痛综合征的发展。肱二头肌似乎更易患应激导致的肌筋膜疼痛综合征。

在肌筋膜疼痛综合征中,僵硬、疲乏往往和疼痛并存，这种疾病引起的功能逐渐丧失使治疗变得复杂化。肌筋膜疼痛综合征可能以一种原发疾病的形式单独发生，也可能与其他疼痛性疾病(包括神经根病和慢性局部疼痛综合征)并存。心理学或行为学的异常,如抑郁,常和肌筋膜疼痛综合征引起的肌肉异常并存。对于心理学和行为学异常的治疗是任何一个成功的肌筋膜疼痛综合征治疗方案的必要组成部分。

临床相关解剖

肱二头肌有助于稳定肘关节，以及使前臂旋后,并且仰卧时可使前臂屈曲。肱二头肌有两个头,短头起自肩胛骨喙突尖部,长头起自肩胛骨的盂上结节(图 26–1)。该肌肉经过肱二头肌腱膜止于桡骨粗隆和前臂筋膜。肱二头肌由肌皮神经支配。

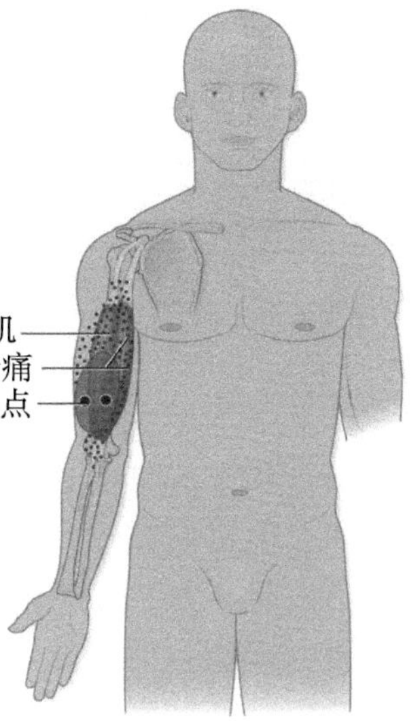

图 26-1

操作技术

在扳机点注射前对患者进行精心的准备有助于优化治疗效果。应该在原发的扳机点处而不是牵涉痛区域进行扳机点注射。应向患者解释在扳机点注射是为了阻滞持续性疼痛,并希望得到长期缓解。得到患者的理解很重要，因为大多数肌筋膜疼痛综合征的患者都需要不止一种的治疗方式来达到最佳的疼痛缓解效果。在对扳机点进行定位、标记和注射时，患者采用斜卧位或侧卧位有助于降低血管迷走神经反射的发生率。注射前应消毒扳机点部位的皮肤以防止感染。

在向患者解释了扳机点注射的目的,并对患者进行了充分的准备后，应该用戴无菌手套的手指通过触诊再次确定扳机点的位置。用无菌注射器抽取 10 mL 0.25%无防腐剂的布比卡因和 40 mg 甲泼尼龙，之后连接 25 或 27 号的穿刺针,其长度以能达到扳机点为宜。除了下背部的肌肉之外,一般来说 1.5 英寸长的穿刺针就可以了。然后向每个扳机点注射 0.5~1.0 mL 药液(见图 26–1)。一般需要连续治疗 2~5 个疗程才能彻底消除疼痛扳机点,这点需要告知患者。

副作用及并发症

由于邻近脊髓和传出颈神经根，因此这一操作必须由精通局部解剖和有介入疼痛治疗经验的医师来进行。因为邻近大脑和脑干,所以扳机点注射后由局部血管摄取局部麻醉药引起的共济失调也较常见。许多患者也主诉在肱二头肌扳机点注射后会出现暂时的疼痛加剧。

临床精粹

只要对注射部位的临床相关解剖给予足够的重视,则扳机点注射是十分安全的。严格遵守无菌操作以避免感染,并应预防操作者所面临的风险。扳机点注射的副作用大多数是由穿刺针引起的皮肤和皮下组织的损伤。注射后立即在注射点加压可以降低瘀斑和血肿的发生率。避免使用过长的穿刺针可以降低皮下组织损伤的发生率。

抗抑郁药物是治疗肌筋膜疼痛综合征的代表性药物。在治疗这种疼痛性疾病时，三环类抗抑郁药比选择性 5- 羟色胺再摄取抑制剂更有效。抗抑郁药治疗肌筋膜疼痛综合征的确切机制尚不清楚。一些研究者认为此类药物可以治疗许多肌筋膜疼痛综合征患者存在的潜在抑郁。治疗的首选药物是阿米替林和去甲替林,睡前服用一次,初始剂量为 10~25 mg ，可在副作用允许的范围内逐渐加量。

第27章

肱三头肌综合征

适应证及临床应用

肱三头肌易于发生肌筋膜疼痛综合征。长时间胸前举臂的动作，如开车、编织，或者重复伸展前臂的动作，例如做俯卧撑或过度使用锻炼器械，可能导致肱三头肌综合征的发生。钝性损伤，例如机动车事故中持续的肱骨损伤或在足球运动中的撞伤，也会导致肱三头肌肌筋膜疼痛综合征的发生。

肌筋膜疼痛综合征是一种影响身体某个局部的慢性疼痛综合征。体检发现肌筋膜扳机点是诊断肌筋膜疼痛综合征的必要条件。尽管这些扳机点通常位于身体的受累区域，但是疼痛常放射到其他解剖区域。这些疼痛常被误诊或归因于其他器官系统，从而导致诊断不明确和无效治疗。肱三头肌肌筋膜疼痛综合征的疼痛经常放射到同侧上臂和前臂的背部。

扳机点是肌筋膜疼痛的特异性病理损伤，被认为是受累肌肉的微损伤的结果。病变以受累肌肉局部的剧烈触痛为特点。机械刺激(触诊或牵拉）扳机点不仅会产生强烈的局部疼痛，还会引起牵涉痛。除此之外，通常还会出现受刺激肌肉的不自主收缩，称为“跳跃征”。这种“跳跃征”也是肌筋膜疼痛综合征的特征。肱三头肌综合征的扳机点遍及肱三头肌(图27-1)。

触诊肌筋膜扳机点可发现肌纤维的紧张束带。对于肌筋膜疼痛综合征的这一特征性表现，尽管已有许多新的理论，但是肌筋膜扳机点的病理生理学机制仍然不清楚。所有这些理论都认为扳机点是受累肌肉微损伤的结果。这种微损伤可能是由对受累肌肉的一次创伤造成的，也可能是反复的微损伤或主动肌和拮抗肌长期不协调的结果。

除了肌肉损伤，许多其他因素也可引起肌筋膜疼痛综合征。周末锻炼的人如果进行了不适当的体育活动也经常会发生肌筋膜疼痛综合征。在使用电脑或看电视时的不当姿势也是肌筋膜疼痛综合征的诱发因素。先前的创伤可能导致肌肉的功能失常从而诱发肌筋膜疼痛综合征的发展。如果患者营养条件较差或同时存在心理学或行为学的异常，包括慢性应激或抑郁，则所有这些诱因可能会加剧肌筋膜疼痛综合征的发展。肱三头肌似乎更易患应激导致的肌筋膜疼痛综合征。

在肌筋膜疼痛综合征中，僵硬、疲乏往往和疼痛并存，这种疾病引起的功能逐渐丧失使治疗变得复杂化。肌筋膜疼痛综合征可能以一种原发疾病的形式单独发生，也可能与其他疼痛性疾病（包括神经根病和慢性局部疼痛综合征)并存。心理学或行为学的异常，如抑郁，常和肌筋膜疼痛综合征引起的肌肉异常并存。对于心理学和行为学异常的治疗是任何一个成功的肌筋膜疼痛综合征治疗方案的必要组成部分。

临床相关解剖

肱三头肌是前臂的主要伸肌，对外展的肱骨头起固定作用。肱三头肌有三头，长头起自肩胛骨的盂下粗隆，外侧头起自肱骨背侧面，内侧头起自肱骨背侧面桡神经沟的下方(见图27-1)。肱三头肌由桡神经支配。

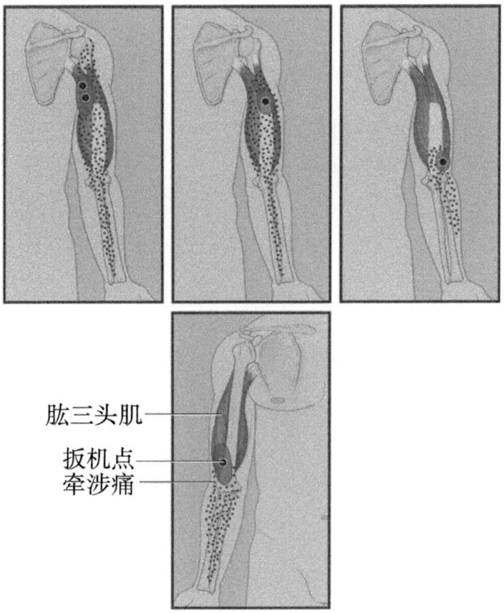

图 27–1

操作技术

在扳机点注射前对患者进行精心的准备有助于优化治疗效果。应该在原发的扳机点处而不是牵涉痛区域进行扳机点注射。应向患者解释在扳机点注射是为了阻滞持续性疼痛，并希望得到长期缓解。得到患者的理解很重要，因为大多数肌筋膜疼痛综合征的患者都需要不止一种的治疗方式来达到最佳的疼痛缓解效果。在对扳机点进行定位、标记和注射时，患者采取斜卧位或侧卧位有助于降低血管迷走神经反射的发生率。注射前应消毒扳机点部位的皮肤以防止感染。

在向患者解释了扳机点注射的目的，并对患者进行了充分准备后，应该用戴无菌手套的手指通过触诊再次确定扳机点的位置。用无菌注射器抽取 10 mL 0.25%无防腐剂的布比卡因和 40 mg 甲泼尼龙，之后连接 25 或 27 号的穿刺针，其长度以能达到扳机点为宜。除了下背部的肌肉之外，一般来说 1.5 英寸长的穿刺针就可以了。然后向每个扳机点注射 0.5~1.0 mL 药液（见图 27–1）。一般需要连续治疗 2~5 个疗程才能彻底消除疼痛扳机点，这点需要告知患者。

副作用及并发症

由于邻近脊髓和传出颈神经根，因此这一操作必须由精通局部解剖和有介入疼痛治疗经验的医师来进行。因为邻近大脑和脑干，所以扳机点注射后由局部血管摄取局部麻醉药引起的共济失调也较常见。许多患者也主诉在肱三头肌扳机点注射后会出现暂时的疼痛加剧。

临床精粹

只要对注射部位的临床相关解剖给予足够的重视，则扳机点注射是十分安全的。严格遵守无菌操作以避免感染，并应预防操作者所面临的风险。扳机点注射的副作用大多数是由穿刺针引起的皮肤和皮下组织的损伤。注射后立即在注射点加压可以降低瘀斑和血肿的发生率。避免使用过长的穿刺针可以降低皮下组织损伤的发生率。

抗抑郁药物是治疗肌筋膜疼痛综合征的代表性药物。在治疗这种疼痛性疾病时，三环类抗抑郁药比选择性 5- 羟色胺再摄取抑制剂更有效。抗抑郁药治疗肌筋膜疼痛综合征的确切机制尚不清楚。一些研究者认为此类药物可以治疗许多肌筋膜疼痛综合征患者存在的潜在抑郁。治疗的首选药物是阿米替林和去甲替林，睡前服用一次，初始剂量为 10~25 mg，可在副作用允许的范围内逐渐加量。

第 28 章

肩袖撕裂

适应证及临床应用

肩袖撕裂经常发生于肩关节肌腱单位的微小损伤后。然而病理性撕裂通常是长时间作用的结果,最常见的是肌腱炎。一些原因可使冈上肌和冈下肌肌腱易于发生肌腱炎。第一,关节活动范围大,重复性高。第二,肌腱单位的空间受限于喙突弓,该关节的极端运动可能会对肌腱产生摩擦。第三,肌腱单位的血液供应差,使得微小损伤的愈合更加困难。所有这些因素可导致肩关节的一个或多个肌腱发生肌腱炎。如果炎症继续发展,则肌腱周围可能出现钙质沉着,使随后的治疗更加困难。

肩关节肌腱单位的肌腱炎常合并相关滑囊的滑囊炎,导致患者的疼痛和功能障碍加重。这种持续的疼痛和功能障碍使患者夹紧肩部,导致肩部异常活动,从而增加了肩袖的压力,造成进一步的损伤。

由于肩袖撕裂常在微小损伤后发生,因此诊断经常被延迟。撕裂可能是部分的或者是全层的,这使得诊断更加困难,尽管详细的体格检查和 MRI 可以帮助鉴别二者(图 28-1)。肩袖撕裂的患者常主诉如果不用另一只手帮忙,手臂上举不能超过肩部。

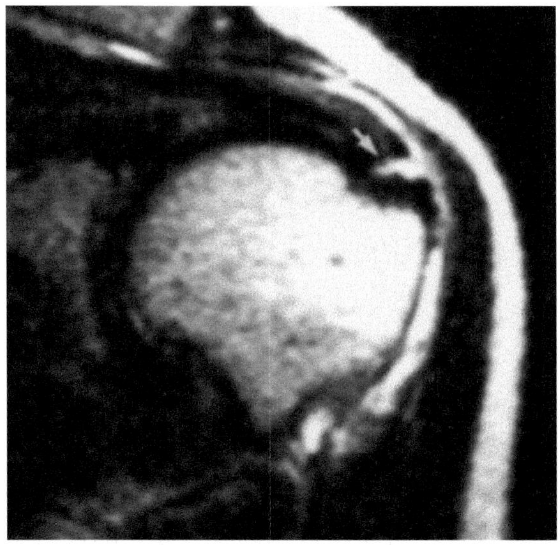

图 28-1 肩袖撕裂。对于急性肩袖撕裂的年轻患者,X 线平片可能是正常的。MRI 是分辨撕裂伤更敏感的手段。斜冠状位 T2 加权(TR/TE, 1800/90)自旋回波 MR 图像显示冈上肌肌腱撕裂处高信号强度的液体(箭头所示)。在肩峰下-三角肌下滑囊也可见高信号强度的液体。(From Resnick D: Diagnosis of Bone and Joint Disorders, 4th ed. Philadelphia, WB Saunders, 2002, p1320.)

体格检查发现,如果患者的冈下肌撕裂则上臂外旋无力,如果冈上肌撕裂则上臂在肩关节水平以上外展无力。肩峰下部位触诊时常有压痛。肩袖部分撕裂的患者表现手臂不能顺利举过头顶,肩袖全层撕裂的患者表现为肱骨头向前移位,且手臂完全不能举过肩部。垂臂试验阳性提示肩袖全层撕裂,即去掉支撑后,在肩关节水平无法保持上臂外展(图 28-2)。如果肩袖全层撕裂,Moseley 试验也呈阳性,即患者上臂外展 80°时,施加轻柔阻力会使上臂下垂。肩关节的被动活动正常,主动活动受限。

肩袖撕裂的疼痛是持续的、剧烈的,外展和外旋都可加剧疼痛。常影响睡眠。患者通过限制肱骨内旋试图固定有炎症的冈上肌肌腱。肩袖撕裂常合并滑囊炎,可能需要特别治疗。

除了上述疼痛，肩袖撕裂的患者常出现功能的逐渐下降和肩关节活动范围的减小，导致简单的日常活动(如梳头、系紧文胸或举手过头)变得极其困难。若长期废用,则可能发生肌肉萎缩,形成冻结肩。

所有肩关节疼痛的患者都应行 X 线检查。根据患者的临床表现,还需进行其他的实验室检查,包括全血细胞计数、血沉和抗核抗体检测。如果怀疑肩袖撕裂,则应进行肩关节 MRI 检查(见图 28-1)。

临床相关解剖

肩袖由肩胛下肌、冈上肌、冈下肌、小圆肌和相关肌腱组成(图 28-3)。肩袖的功能是旋转上臂,协同其他肌肉、肌腱和韧带稳定肩关节。肩袖撕裂通常发生在冈上肌或冈下肌的肌腱单位,但是肩袖其他肌腱单位也可以发生。

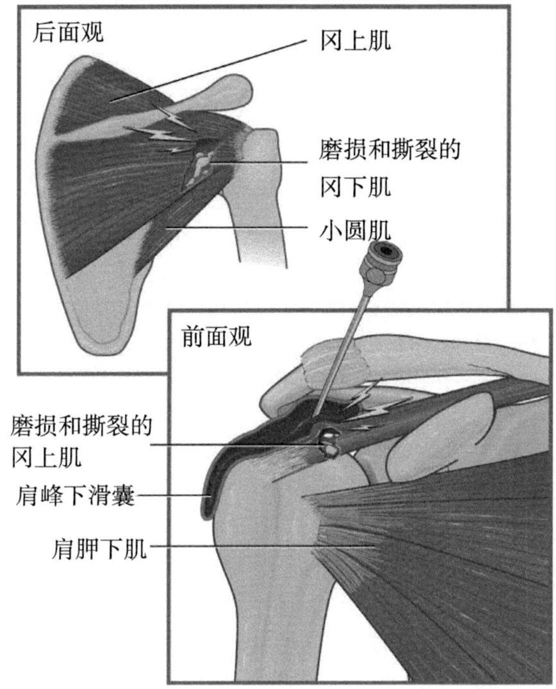

图 28-3

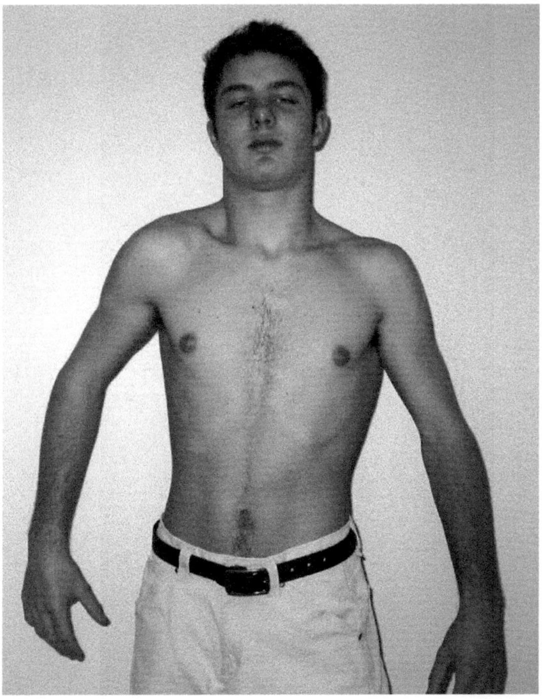

图 28-2　肩袖全层撕裂的患者不能外展上臂,上臂下垂在身体同侧。患者常耸肩或通过肩袖处肌肉和三角肌拉住肩部,保持上臂外展。(From Waldman SD: Physical Diagnosis of Pain. Philadelphia, WB Saunders, 2005, p92.)

操作技术

应向患者解释这种注射技术的目的。患者取仰卧位,消毒肩部上方、肩峰和锁骨远端的皮肤,进行术前准备。在严格无菌技术条件下,用无菌注射器抽取 4.0 mL 0.25%无防腐剂的布比卡因和 40 mg 甲泼尼龙，之后连接 1.5 英寸、25 号的穿刺针。在严格无菌操作下确定肩峰外缘,外缘的中点即是注射点。穿刺针略微向头部方向进针,小心地穿过皮肤、皮下组织和肩峰下的三角肌(见图 28-3)。如果遇到骨质,则稍微退针到皮下组织,稍向下调整方向后再进针。当穿刺针到位后，缓慢注入药物。除非存在肩峰下滑囊钙化,否则注药时应该几乎没有阻力。若进针时有阻力伴随沙砾样感觉,则证明有滑囊钙化。严重的滑囊钙化需要手术切除以达到完全缓解症状的效果。注药后将针拔出，在注射部位用无菌敷料加压包扎并放置冰袋。

副作用及并发症

这种注射技术的主要并发症是感染，如果能够严格执行无菌操作，则发生率很低。注射本身造成的肩袖损伤经常发生。如果肌腱有很严重的炎症或以前有过损伤，则直接注射可导致肌腱断裂。肩袖部分撕裂可以转变为全层撕裂。如果医师操作轻柔，在遇到明显阻力时立即停止注射，则大大减少这一并发症的发生。约25%的患者主诉注射后会出现暂时的疼痛加重，这一点要提前告知患者。

临床精粹

该注射技术对于治疗肩袖撕裂引起的疼痛非常有效。该注射技术虽然不能替代手术，但是可以减轻肩袖部分和全层撕裂引起的疼痛。伴随的滑囊炎和关节炎也可引起疼痛，可能需要应用更多的局部麻醉药和缓释皮质类固醇来进行治疗。如果重视注射部位的临床相关解剖，则该注射技术是很安全的。必须严格遵守无菌操作以避免感染，并应预防操作者所面临的风险。注射后即刻在注射部位加压可减少瘀斑和血肿的发生。应倡导患者在接受这种注射治疗几天后进行物理康复训练，包括局部热疗和小范围活动练习。应避免剧烈运动，以防加重患者的症状和导致肌腱完全断裂。普通的镇痛药和非甾体类抗炎药可以与这种注射治疗同时使用。

在肩袖撕裂的患者，被动运动是正常的，而主动运动受限。而冻结肩患者的主动运动和被动运动都受限。除非肩部受到严重急性创伤，否则肩袖撕裂很少在40岁之前发生。

第 29 章

三角肌下滑囊炎疼痛

适应证及临床应用

滑囊的作用是使肌肉和肌腱在反复运动的区域得到润滑。这些滑囊内衬的滑膜分布有血管网,可以分泌滑液。滑囊的炎症会导致滑液分泌增加,表现为滑囊肿胀。过度使用或使用不当,这些滑囊就会出现炎症、肿大,少数情况下还会出现感染。虽然滑囊的数目、大小和位置存在个体差异,但是解剖学家已确定了很多临床相关的滑囊,包括三角肌下滑囊。三角肌下滑囊位于肩峰下(图 29-1),在三角肌和关节囊之间横向扩展。可能是一个单独的囊,一些患者也存在多房的囊。

急性损伤或重复性微损伤都可以损伤三角肌下滑囊。运动或自行车摔倒时的急性损伤经常对肩关节造成直接损伤。重复性损伤,例如投掷、打保龄球、拿重的公务包、举高上臂的工作、肩袖损伤或流水线重复性动作,都会引起三角肌下滑囊炎症。如果炎症转为慢性,则可能发生滑囊钙化。

三角肌下滑囊炎的患者常主诉活动肩关节,特别是外展时出现疼痛。疼痛局限于三角

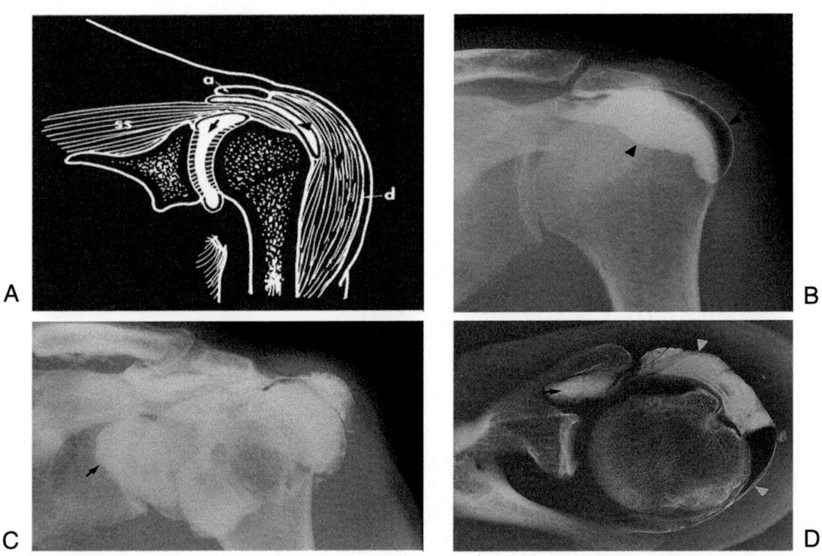

图 29-1 肩峰下(三角肌下)滑囊:正常解剖。(A)肩关节的冠状断面图可见肩关节(箭头所示)和肩峰下(三角肌下)滑囊(三角箭头所示)被部分肩袖(冈上肌肌腱)分离,标记冈上肌(ss)、三角肌(d)和肩峰(a)。(B)三角肌下-肩峰下滑囊造影照相,注射造影剂和空气,显示滑囊(三角箭头所示)像帽子一样位于肱骨头和肱骨大结节之上,肩关节不显影提示肩袖完整。(C)在不同尸体,三角肌下-肩峰下滑囊造影照相可见更大的不显影结构,是肩峰下、三角肌下和喙突下(箭头所示)滑囊形成的结果。(D)C 图所示标本横截面的 X 线片显示滑囊的三角肌下部分(三角箭头所示)和喙突下部分(箭头所示),肩关节不显影。(From Resnick D: Diagnosis of Bone and Joint Imaging, 4th ed. Philadelphia, WB Saunders, 2002, p3072.)

肌下方，并放射到肱骨上 1/3 的三角肌粗隆。患者经常不能患侧入睡，可能会主诉外展肩部时出现尖锐的“牵绊”感，特别是刚醒来的时候。

体格检查在肩峰部位可能发现压痛点，有时肿胀的滑囊使三角肌有水肿的感觉。被动举高和内旋受累肩关节可引起疼痛，抗阻力外展和侧旋时亦然。此时如果突然降低阻力可以加剧疼痛。

肩部 X 线片和 MRI 可以显示滑囊钙化和慢性炎症引起的相关结构改变(见图 29–1)。如果怀疑韧带撕裂，MRI 可以确诊。以下介绍的注射技术具有诊断和治疗的双重作用。

临床相关解剖

肩峰弓覆盖肩关节上部，在肩锁关节处与锁骨相接。肩锁关节是由锁骨的末端和肩峰的前内侧组成(图 29–2)。致密的喙锁韧带有助于加强关节的稳定性，它连接锁骨的末端和喙突。关节的上部由肩锁韧带的上部覆盖，连接锁骨末端和肩峰上表面。关节的下部由肩锁韧带的下部覆盖，连接锁骨远端的下部和肩峰。三角肌下滑囊主要位于肩峰下，在三角肌和关节囊间横向扩展(见图 29–1，图 29–2)。

操作技术

应向患者解释这种注射技术的目的。患者取仰卧位，消毒肩关节上部、肩峰和锁骨远端的皮肤，做好术前准备。在严格无菌技术条件下，用无菌注射器抽取 4.0 mL 0.25%无防腐剂的布比卡因和 40 mg 甲泼尼龙，之后连接 1.5 英寸、25 号的穿刺针。在严格无菌操作下确定肩峰外侧缘，外缘的中点即是注射点。穿刺针朝略偏向头部的方向进针，小心地穿过皮肤、皮下组织和肩峰到达滑囊(图 29–2)。如果触到骨质，则稍微退针到皮下组织，稍向下调整方向后再进针。当穿刺针进入滑囊后，轻柔注入药物并缓慢退针。除非存在滑囊钙化，否则注药时应该几乎没有阻力。若进针时有阻力伴随沙砾样感觉，则证明有滑囊钙化。严重的滑囊钙化需要手术切除以达到完全缓解症状的效果。注药后将针拔出，在注射部位用无菌敷料加压包扎并放置冰袋。

副作用及并发症

三角肌下滑囊注射技术的主要并发症是感染，如果能够严格执行无菌操作，则发生率很低。约 25%的患者在三角肌下滑囊注射后会出现暂时的疼痛加重，这一点要提前告知患者。

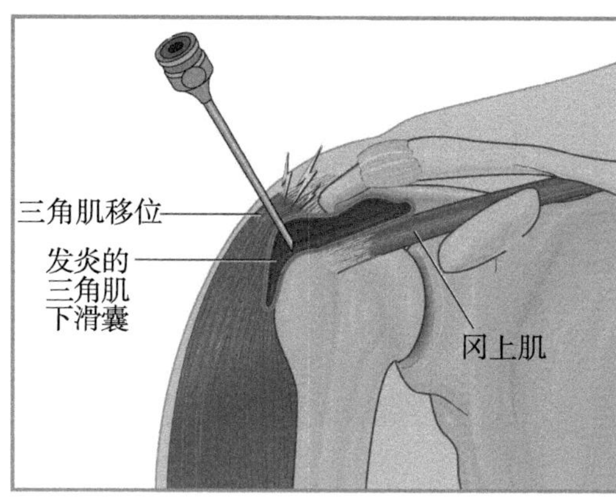

图 29–2

临床精粹

该注射技术对于治疗三角肌下滑囊炎引起的疼痛非常有效。伴随的关节炎和肌腱炎也可导致肩部疼痛，可能需要应用更多的局部麻醉药和缓释皮质类固醇来进行治疗。如果重视注射部位的临床相关解剖，那么该注射技术是很安全的。必须严格遵守无菌操作以避免感染，并应预防操作者所面临的风险。注射后即刻在注射部位加压可减少瘀斑和血肿的发生。应倡导患者在接受这种注射治疗几天后进行物理康复训练，包括局部热疗和小范围的活动练习。应避免剧烈运动，以防加重患者的症状。普通的镇痛药和非甾体类抗炎药可以与这种注射治疗同时使用。

第 30 章

喙突下滑囊炎疼痛

适应证及临床应用

滑囊的作用是使肌肉和肌腱在反复运动的区域得到润滑。这些滑囊内衬的滑膜分布有血管网,可以分泌滑液。滑囊的炎症会导致滑液分泌增加,表现为滑囊肿胀。过度使用或使用不当,这些滑囊就会出现炎症、肿大,少数情况下还会出现感染。虽然滑囊的数目、大小和位置存在个体差异,但是解剖学家已确定了很多临床相关的滑囊,包括喙突下滑囊。喙突下滑囊位于关节囊和喙突之间(图 30-1)。可能是一个单独的囊,一些患者也存在多房的囊。

急性损伤或重复性微损伤都可以损伤喙突下滑囊。运动或摔倒时的急性损伤经常对肩关节造成直接的创伤。重复性损伤可能引起喙突下滑囊炎症。如果炎症转为慢性,则可能发生滑囊钙化。

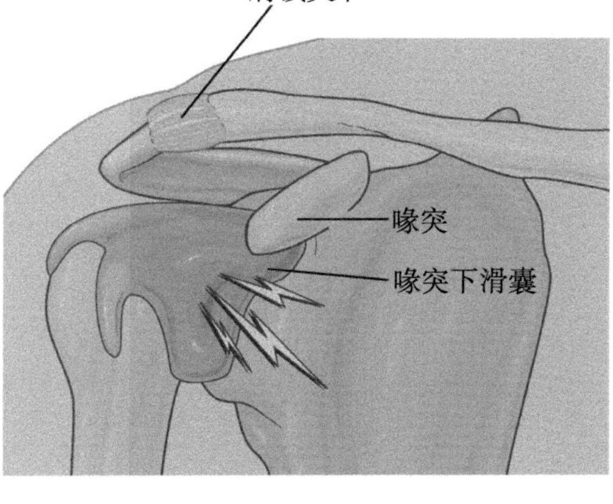

图 30-1

喙突下滑囊炎的患者常主诉伸直和内收肩关节时出现疼痛。疼痛局限于喙突下方,并放射到肩关节内侧。患者经常不能患侧入睡,可能会主诉外展肩部时出现尖锐的“牵绊”感,特别是刚睡醒的时候。体格检查在喙突下方可能发现压痛点(图 30-2)。被动举高和主动内旋受累肩关节时可引起疼痛,抗阻力内收和内旋时同样可引发疼痛(图 30-3)。内收抗阻力试验对喙突下滑囊炎也有很高的诊断意义。内收抗阻力试验的步骤是:嘱患者内收受累肩关节对抗检查者的阻力(图 30-4),检查者忽然撤销阻力,患者疼痛症状加剧则提示该试验阳性(图 30-5)。

肩部 X 线片可以显示滑囊钙化和慢性炎

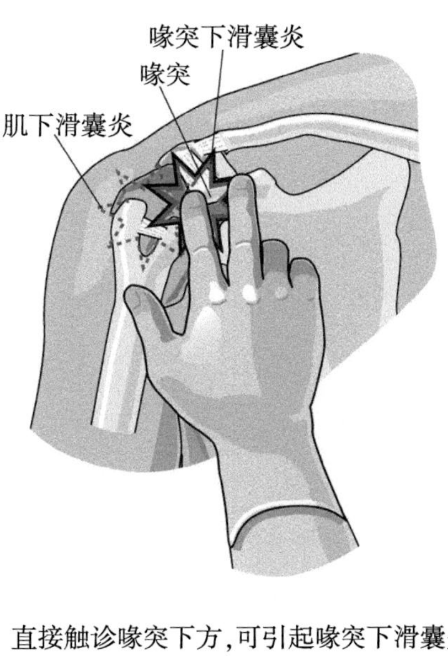

图 30-2 直接触诊喙突下方,可引起喙突下滑囊炎疼痛。(From Waldman SD: Physical Diagnosis of Pain. Philadelphia, WB Saunders, 2005, p100.)

症引起的相关结构改变。如果怀疑韧带撕裂，MRI 可以确诊。以下介绍的注射技术具有诊断和治疗的双重作用。

临床相关解剖

肩胛骨的喙突位于关节窝的前上方（见图 30-1,图 30-6)。喙突连接喙锁韧带和肱二头肌短头。肱二头肌长头起自喙突下方的盂下结节。长头经过肩关节与结节间沟下行,易患肌腱炎。肱二头肌长头在前臂的中部与短头融合,止于桡骨粗隆后面。

喙突下滑囊位于关节囊和喙突之间。当在上臂大范围活动中喙突和肱骨头方向相反时，或当先前肩关节肌腱单位的损伤导致肱骨头在关节窝异常运动时，都可能增加滑囊的压力,引发炎症。

操作技术

应向患者解释这种注射技术的目的。患者取仰卧位,消毒肩关节上部、肩峰和锁骨远

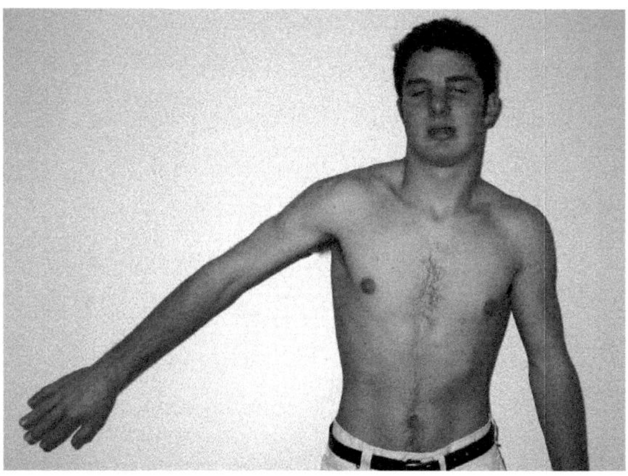

图 30-3 喙突下滑囊炎的内收抗阻力试验，患者内旋患侧上肢直到引发疼痛。(From Waldman SD: Physical Diagnosis of Pain. Philadelphia, WB Saunders, 2005, p100.)

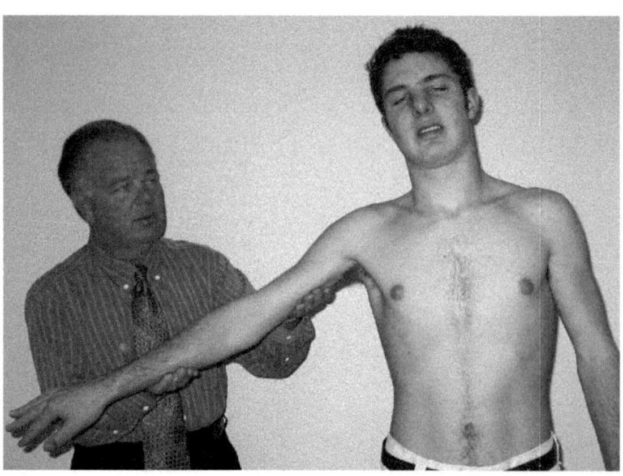

图 30-4 喙突下滑囊炎的内收抗阻力试验;检查者扶住患侧上肢，嘱患者内收上肢对抗检查者的阻力。(From Waldman SD: Physical Diagnosis of Pain. Philadelphia, WB Saunders, 2005.)

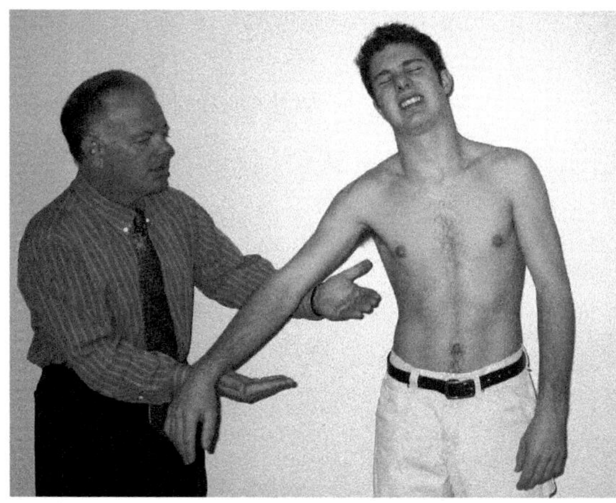

图 30-5 喙突下滑囊炎的内收抗阻力试验。如果喙突下滑囊炎的患者突然失去内收阻力,则疼痛症状明显加重 。(From Waldman SD: Physical Diagnosis of Pain. Philadelphia, WB Saunders, 2005.)

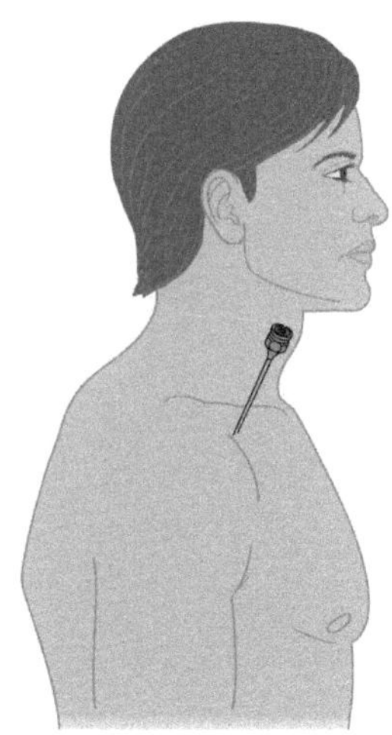

图 30-6

端的皮肤，做好术前准备。在严格无菌技术条件下，用无菌注射器抽取 4.0 mL 0.25%无防腐剂的布比卡因和 40 mg 甲泼尼龙，之后连接 1.5 英寸、25 号的穿刺针。在严格无菌操作下，触诊锁骨外侧前缘，进一步触诊更深的锁骨凹。在这一点，手指沿锁骨前缘向下移 1 英寸。喙突在前外侧走行，手指可以触到喙突的尖端和内侧，标记此点。

穿刺针在标记点朝稍偏向外侧的方向向后小心进针，穿过皮肤、喙突尖端的皮下组织到达滑囊(见图 30-6)。如果遇到骨质，则稍微退针到皮下组织，稍向下调整方向后再进针。当穿刺针进入滑囊后，轻柔注入药物并缓慢退针。除非存在滑囊钙化，否则注药时应该几乎没有阻力。当进针时有阻力伴随沙砾样感觉，则证明有滑囊钙化。严重的滑囊钙化需要手术切除以达到完全缓解症状的效果。注药后将针拔出，在注射部位用无菌敷料加压包扎并放置冰袋。

副作用及并发症

喙突下滑囊注射技术的主要并发症是感染，如果能够严格执行无菌操作，则发生率很低。约 25%的患者在喙突下滑囊注射后会出现暂时的疼痛加重，这一点要提前告知患者。

临床精粹

该注射技术对于治疗喙突下滑囊炎引起的疼痛非常有效。伴随的关节炎和肌腱炎也会引起肩部疼痛，可能需要应用更多的局部麻醉药和缓解皮质类固醇来进行治疗。如果重视注射部位的临床相关解剖，那么这种技术是很安全的。必须严格遵守无菌操作以避免感染，并应预防操作者所面临的风险。注射后即刻在注射部位加压可减少瘀斑和血肿的发生。应倡导患者在接受这种注射治疗几天后进行物理康复训练，包括局部热疗和小范围的活动练习。应避免剧烈运动，以防加重患者的症状。普通的镇痛药和非甾体类抗炎药可以与这种注射治疗同时使用。

第 31 章

冻结肩

适应证及临床应用

“冻结肩”这一术语描述的是一系列临床症候群，包括肩部主动运动和被动运动时的不对称进行性活动受限和疼痛。通常,患者首先表现为背后系紧衣服(如文胸)的动作变得困难。患者呈 Apley 摸背试验阳性,即患肢不能触到后背。肩关节活动受限可进一步发展为肩关节不能上举。疼痛是持续的,活动肩关节后加剧。疼痛局限于肩关节前外侧,可能放射到颈侧部或前胸上部。有些患者主诉活动关节时出现摩擦感或弹响音，体格检查可发现捻发音。冻结肩与肩关节的其他疼痛性疾病(如肌腱炎和滑囊炎)不同,因为冻结肩的主动和被动运动都受限，而肌腱炎和滑囊炎只是主动运动受限。

冻结肩形成的原因可能与肩关节慢性炎症引起的粘连性滑囊炎有关(图 31-1)。虽然可能合并肌腱病变或滑囊炎，但是冻结肩的炎症改变选择性作用于韧带和关节囊。糖尿病患者或者胶原血管疾病(如风湿性多肌痛)患者比一般患者更容易发展为冻结肩。胶原血管疾病患者一般表现为多个关节病变而非仅限于肩关节的单关节病变。

冻结肩也可能在心肌梗死、肱骨头骨折和麻痹性中风后发生。在这种情况下,若不治疗冻结肩,可能进一步发展为反射性交感神经营养不良。

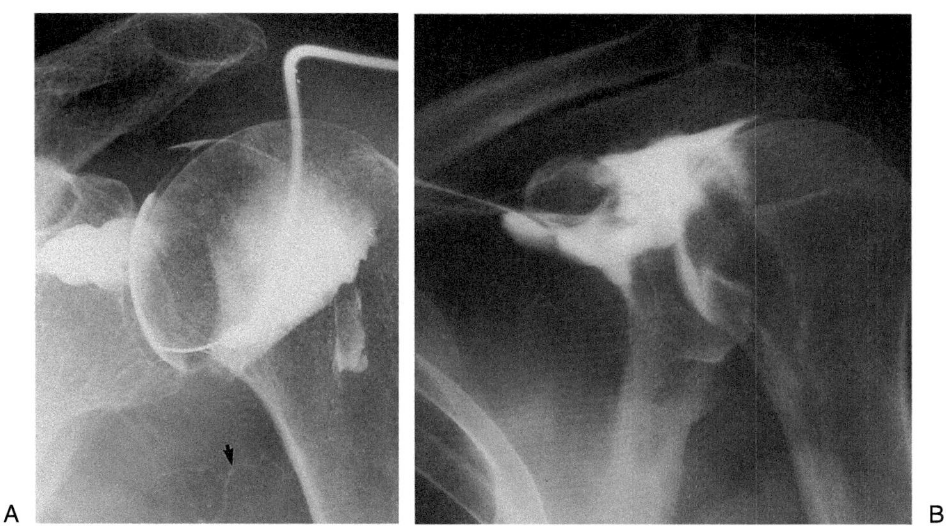

图 31-1 粘连性关节炎:关节造影。(A)肩关节注射 5 mL 造影剂后,正位 X 线片可见伴有淋巴回流(箭头所示)完整的关节影像,未见腋袋。(B)在另一位患者,部分肩关节不显影提示粘连性关节炎。(From Resnick D: Diagnosis of Bone and Joint Disorders, 4th ed. Philadelphia, WB Saunders, 2002, p3108.)

所有肩关节疼痛的患者都应行 X 线检查。根据患者的临床表现,还需进行其他的实验室检查,包括全血细胞计数、血沉和抗核抗体检测。如果怀疑肩袖撕裂,还应进行肩关节 MRI 检查。

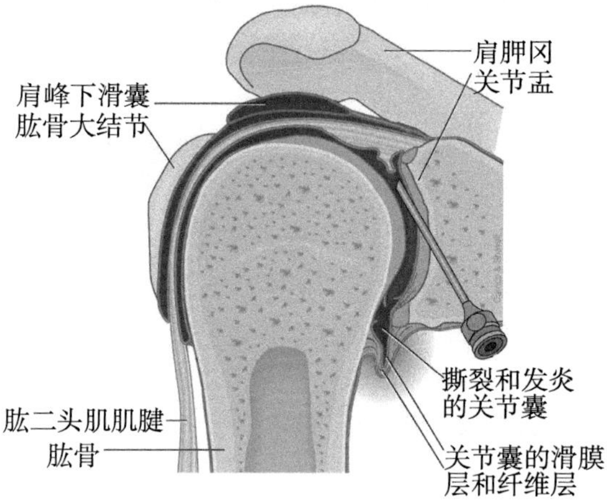

图 31-2

临床相关解剖

肱骨的圆头与肩胛骨的梨状关节窝连接。关节面由透明软骨覆盖,易于发展为关节炎。关节边缘由纤维软骨环构成,称为关节盂唇,当肱骨半脱位或脱臼时容易受到损伤。肩关节周围环绕松弛的关节囊,允许肩关节大范围活动,但是稳定性较低。在冻结肩,受累最严重的是与肩部韧带相连的囊。关节囊内衬与关节软骨相连的滑膜,滑膜构成肌腱鞘膜和滑囊,易于发生炎症。肩关节由腋神经和肩胛上神经支配。

肩关节主要的韧带是位于关节囊前面的盂肱韧带,在肱骨结节之间的肱骨横韧带和连接喙突和肱骨大粗隆的喙肱韧带(图 31-2)。这些主要的韧带和附近其他的韧带共同加强肩关节的稳定性。肩关节的稳定性也取决于关节周围的短小肌肉:肩胛下肌、冈上肌、冈下肌和小圆肌。这些肌肉和肌腱易因过度使用和使用不当而受到损伤并发生磨损和撕裂。

操作技术

应向患者解释这种注射技术的目的。患者取仰卧位,消毒肩关节、肩峰下的皮肤,做好术前准备。在严格无菌技术条件下,用无菌注射器抽取 2.0 mL 0.25%无防腐剂的布比卡因和 40 mg 甲泼尼龙,之后连接 1.5 英寸、25 号的穿刺针。在严格无菌操作下确定肩峰中点,在肩峰中点下大约 1 英寸处确定肩关节腔。穿刺针小心地穿过皮肤、皮下组织,通过关节囊到达关节腔(见图 31-2)。如果遇到骨质,则稍微退针到皮下组织,稍向上和内侧调整方向后再进针。当穿刺针进入关节腔后,缓慢注入药物。注射时应该无阻力,如果阻力很大,说明针尖可能在韧带或肌腱内,应稍向前进入关节腔,直到注射时没有明显阻力。注药后将针拔出,在注射部位用无菌敷料加压包扎并放置冰袋。

副作用及并发症

治疗冻结肩的关节腔注射技术的主要并发症是感染,如果能够严格执行无菌操作,则发生率很低。约 25%的患者在注射后会出现暂时的疼痛加重,这一点要提前告知患者。

临床精粹

该注射技术对于治疗冻结肩引起的疼痛和运动受限非常有效。伴随的滑囊炎和肌腱炎也可引起肩部疼痛,可能需要应用更多的局部麻醉药和缓释皮质类固醇来进行治疗。如果重视注射部位的临床相关解剖,那么这种技术是很安全的。必须严格遵守无菌操作以避免感染,并应预防操作者所面临的风险。注射后即刻在注射部位加压可减少瘀斑和血肿的发生。应倡导患者在接受这种注射治疗几天后进行物理康复训练,包括局部热疗和小范围活动练习。应避免剧烈运动,以防加重患者的症状。普通的镇痛药和非甾体类抗炎药可以与这种注射治疗同时使用。

第 32 章

肩胛-肋骨综合征

适应证及临床应用

肩胛-肋骨综合征描述的是一系列临床症候群，包括肩胛骨内侧不对称的感觉障碍和疼痛，从三角肌放射到手背部的疼痛和肩胛骨活动受限(图 32-1)。肩胛-肋骨综合征常常被称为旅行推销员肩，因为其常见于越过座位重复性向后伸手从汽车后座拿东西的人。肩胛-肋骨综合征是肩胛肌肉过度使用引起的综合征，累及肩胛提肌，胸小肌，前锯肌，大小菱肌，以及小部分的冈下肌和小圆肌。

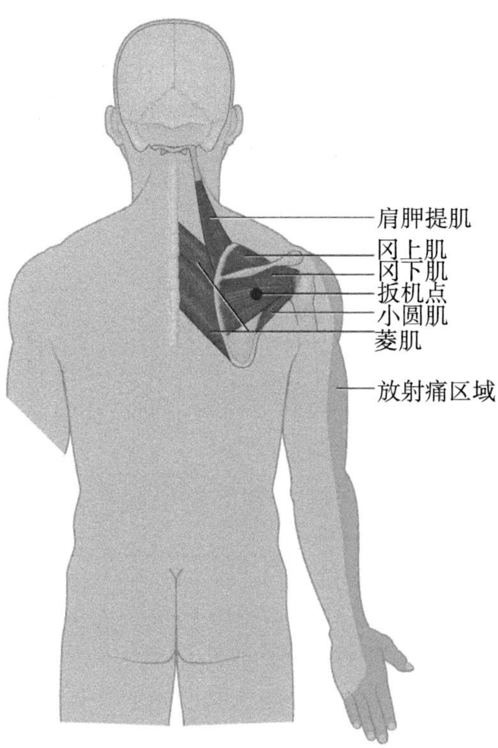

图 32-1

体格检查发现受累肩胛骨活动受限。患侧上肢向后伸展时产生疼痛。几乎所有肩胛-肋骨综合征患者都有冈下肌扳机点。当患者把患侧手放在对侧肩部的三角肌时，冈下肌扳机点最明显。这个动作会横向旋转患侧肩胛骨，使得更容易对冈下肌的扳机点进行触诊和注射。在肩胛骨内侧也可能存在其他疼痛扳机点，也适合应用注射治疗。

对所有怀疑肩胛-肋骨综合征的患者都应进行 X 线检查以排除隐匿的骨病变，包括转移病变。根据患者的临床表现，还需进行其他的实验室检查，包括全血细胞计数、前列腺特异性抗原、血沉和抗核抗体检测。如果怀疑肩袖撕裂，应该做肩关节 MRI 检查。肩胛-肋骨综合征患者应该做肌电图检查以排除颈椎神经根病变或神经丛病变。以下介绍的注射技术既可作为诊断也可作为治疗手段。

临床相关解剖

肩胛提肌、胸小肌、前锯肌、大小菱肌对肩胛骨起稳定作用，易于发展为过度使用综合征。此外，在肩胛-肋骨综合征患者，也可能有冈下肌受累；这些肌肉都可能存在扳机点(见图 32-1)。冈下肌对肩关节起稳定作用，可以协同小圆肌外旋上臂。冈下肌起自肩胛骨的冈下窝，止于肱骨大结节中部。如前所述，这些肌肉易于受到创伤，并易因过度使用和使用不当而发生磨损和撕裂，引起一系列临床症候群，称为肩胛-肋骨综合征。

操作技术

应向患者解释这种注射技术的目的。患者取坐位,患侧手触到对侧三角肌(图 32–2)。触诊肩胛下区域确定冈下肌扳机点。当确定扳机点时,可出现“跳跃”征阳性,用无菌标示器标记该点。

消毒肩关节、肩胛下区域的皮肤,做好术前准备。用无菌注射器抽取 1.0 mL 0.25%无防腐剂的布比卡因和 40 mg 甲泼尼龙,之后连接 1.5 英寸、25 号的穿刺针。在严格无菌操作下,触诊标记点并再次确定冈下肌扳机点。穿刺针小心地穿过皮肤、皮下组织到达冈下肌扳机点(图 32–2)。固定针头,轻柔注入药物。注射时应没有明显阻力。注射后拔出针头,在注射部位用无菌敷料加压包扎并放置冰袋。确定肩胛骨内侧的其他扳机点,采用相同方式注射。

副作用及并发症

这种注射技术的主要并发症是气胸,是由于进针太深刺破胸膜而发生。虽然感染的发生率很低,但是如果没有严格进行无菌操作也可能发生。注射技术本身造成的肌腱损伤经常发生。如果肌腱有很严重的炎症或以前有过损伤,则直接注射可导致肌腱断裂。如果医师操作轻柔,在遇到明显阻力时立即停止注射,则大大减少这一并发症的发生。约 25%的患者主诉注射后会出现暂时的疼痛加重,这一点要提前告知患者。

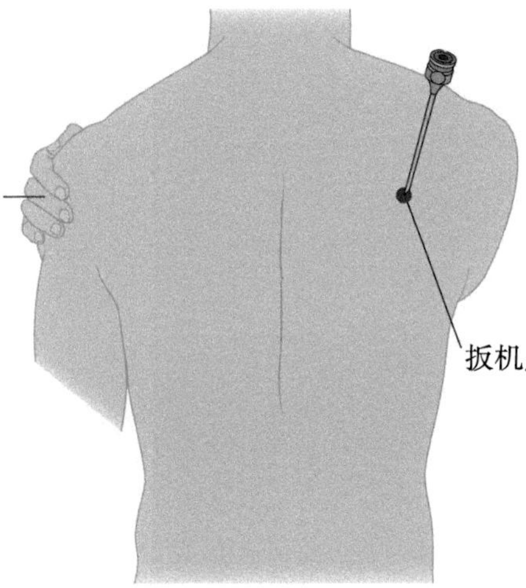

图 32–2

临床精粹

肩胛 – 肋骨综合征患者常怀疑心脏病发作而来急诊就诊,也经常被误诊为颈神经根病变。肌电图检查可以帮助判断原因和神经损害的程度。

这种注射技术对治疗肩胛 – 肋骨综合征非常有效。伴随的滑囊炎和关节炎也可引起肩部疼痛,可能需要应用更多的局部麻醉药和缓释皮质类固醇来进行治疗。如果重视注射部位的临床相关解剖,那么这种技术是很安全的。如果使用短一些的针头或进针不要太深可以避免气胸的发生。必须严格遵守无菌操作以避免感染,并应预防操作者所面临的风险。注射后即刻在注射部位加压可减少瘀血和血肿的发生。应倡导患者在接受这种注射治疗几天后进行物理康复训练,包括局部热疗和小范围的活动练习。应避免剧烈运动,以防加重患者的症状。普通的镇痛药和非甾体类抗炎药可以与这种注射治疗同时使用。

第 3 部分

肘部和前臂

第 33 章

肘关节的关节内注射

适应证及临床应用

肘关节极易在各种能损伤关节软骨的条件下发展成关节炎。骨关节炎是导致肘部疼痛的最常见的一种类型。在肘部,骨关节炎通常由先前的创伤和工伤所导致。然而,类风湿性关节炎、创伤后关节炎和银屑病性关节炎也是导致肘部疼痛的常见原因。其中,35%的患者患有类风湿性关节炎(图 33-1)。关节炎导致肘部疼痛的其他罕见病因包括胶原血管性疾病、感染、莱姆病。急性感染性关节炎通常伴有明显的全身症状,包括发热和不适,有经验的临床医师应该会很容易诊断,并进行细菌培养和给予适当的抗生素,而不是给予注射疗法。胶原血管性疾病通常表现为多关节病变,而不是仅限于肘关节,尽管后面介绍的关节内注射技术对胶原血管性疾病引起的肘关节疼痛的疗效非常好。

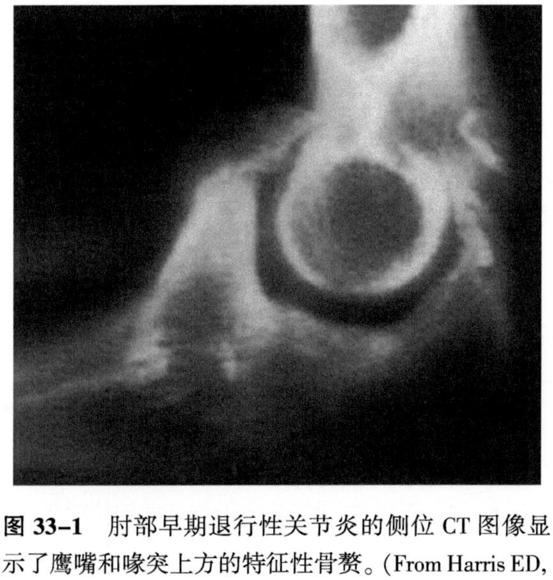

图 33-1 肘部早期退行性关节炎的侧位 CT 图像显示了鹰嘴和喙突上方的特征性骨赘。(From Harris ED, Budd RC, Firestein GS, et al. Kelley's Textbook of Rheumatology, 7th ed. Philadelphia, Saunders, 2005, with permission.)

大多数骨关节炎和创伤后关节炎患者主诉疼痛定位于肘部和前臂。活动使疼痛加剧,休息和热疗后得到一定的缓解。疼痛是持续的,并以酸痛为其显著特点。疼痛可能会影响睡眠。一些患者主诉在活动关节时会有摩擦感或弹响音,而在体格检查时可能会有捻发音。

除了以上提到的疼痛,肘关节炎患者通常会因肘部活动度下降而致功能障碍,导致一些简单的日常活动(如使用计算机键盘、持咖啡杯或旋转门把手等)变得极其困难。由于长期废用,可能会出现肌肉萎缩,从而发展为粘连性关节炎和继发的关节僵硬。

所有表现为肘关节疼痛的患者均需做 X 线平片检查。根据患者的临床表现,可做一些辅助检查,如全血细胞计数、血沉和抗核抗体检测。如果怀疑关节结构不稳定则需要做肘部 MRI。

临床相关解剖

肘关节是一个含有滑液的复合型关节,包绕肱桡、肱尺和桡尺近侧关节(图 33-2)。该关节最主要的功能是为腕关节定位,以实现最佳的手部功能。该关节允许肘部做屈和伸的运动以及前臂的旋前和旋后。关节内衬滑膜,所形成的滑膜腔为关节内注射提供了条件。整个关节被致密的关节囊覆盖,并在内侧

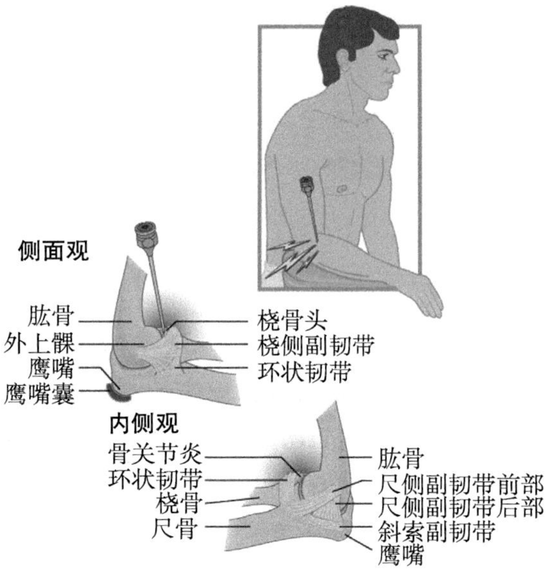

图 33-2

增厚形成尺侧副韧带及在外侧增厚形成桡侧副韧带。这些致密的韧带和关节唇使关节极其稳定，对关节半脱位和脱位有相当强的抵抗力。关节囊前壁和后壁的结构不是很致密，而且在关节积液的情况下可能会扩大。鹰嘴囊位于肘关节的后部，在直接创伤和过度活动后可能会发炎。滑囊位于肱二头肌附着部和桡骨头之间，在肘前部和肘部区域，极易发生滑囊炎。

肘关节主要受肌皮神经和桡神经的支配，同时受尺神经和正中神经不同程度的支配。在上臂的中央，尺神经在内侧走行穿过鹰嘴囊和肱骨内上髁之间。这个部位的神经极易受到损伤。在肘部，正中神经位于肱动脉的内侧，在为血气分析做肱动脉穿刺时偶尔会被损伤。

操作技术

患者取仰卧位，手臂完全内旋置于患者旁边，肘部弯曲，同时将手背放于一块折叠的毛巾上面。将 5 mL 局部麻醉药和 40 mg 甲泼尼龙抽取到一个 12 mL 的无菌注射器中。

对关节后外侧的皮肤进行无菌消毒准备后，对桡骨头进行定位。在桡骨头的上方有一个切迹，其是桡骨头和肱骨之间的间隙的体表标志。在严格的无菌操作下，将一个 1 英寸 25 号的针头在肱骨头的上方通过皮肤、皮下组织、关节囊进而穿刺进入关节(见图 33-2)。如果遇到骨质，将针头退至皮下组织重新定位。针头进入关节腔后，将注射器内的药物全量注射。注射时应该无阻力，如果遇到阻力，则针头可能在韧带或肌腱上，这时应该稍稍进针，直至注射时无明显阻力。然后退针，在穿刺部位用无菌敷料加压包扎并放置冰袋。

副作用及并发症

肘部关节内注射最主要的并发症是感染，在严格的无菌技术下，这种并发症应该非常罕见。如前所述，肘部的尺神经极易受损。大约 25%的患者主诉在肘关节内注射后会出现疼痛的暂时加重，我们应该提醒患者这一点。

临床精粹

这一注射技术对于治疗上述原因导致的肘关节炎疼痛是非常有效的。同时存在的滑囊炎和腱鞘炎也会引起肘部疼痛，这将需要更大剂量的局部麻醉药和缓释皮质类固醇来进行治疗。如果仔细注意注射部位的临床相关解剖，则这项技术是安全的。必须注意无菌技术的应用以避免感染的发生，并应预防操作者所面临的风险。如果注射结束后立即在注射部位加压则可使瘀斑和血肿形成的发生率降低。在患者进行注射疗法数天后，可以进行物理治疗，包括局部热疗和适当程度的运动练习。但是应该避免剧烈运动，因为其能加重患者的症状。普通的镇痛药和非甾体类抗炎药可以与该注射技术同时应用。

第 34 章

肘肌综合征

适应证及临床应用

肘肌是极易发生肌筋膜疼痛综合征的部位。反复的轻微损伤经常会导致疼痛的发生，如长时间的熨烫、握手、挖掘等动作。在网球运动中，不适当的单反技术对肌肉的慢性损伤也被视为这种肌筋膜疼痛综合征的诱因。

肌筋膜疼痛综合征是一种影响病灶局部的慢性疼痛综合征。肌筋膜疼痛综合征诊断的必要条件是体格检查时发现肌筋膜的扳机点。尽管这些扳机点通常定位于受累的身体部位，但肌筋膜疼痛综合征的疼痛经常牵涉到其他解剖部位。这种牵涉痛经常被误诊或将其原因归于其他器官系统，因此导致诊断不明确和无效治疗。肘肌筋膜疼痛综合征患者的疼痛经常放射到同侧前臂。

扳机点是肌筋膜疼痛的特异性病理损伤，是受累肌肉微损伤的结果。病变以受累肌肉局部的剧烈触痛为特点。通过机械刺激(触诊或牵拉）扳机点可以导致局部疼痛和牵涉痛的加剧，同时伴有肌肉的不自主收缩，称为"跳跃征"，这一体征也是肌筋膜疼痛综合征的一个特征。肘肌综合征患者的疼痛扳机点在该肌肉止点的上部(图 34–1)。

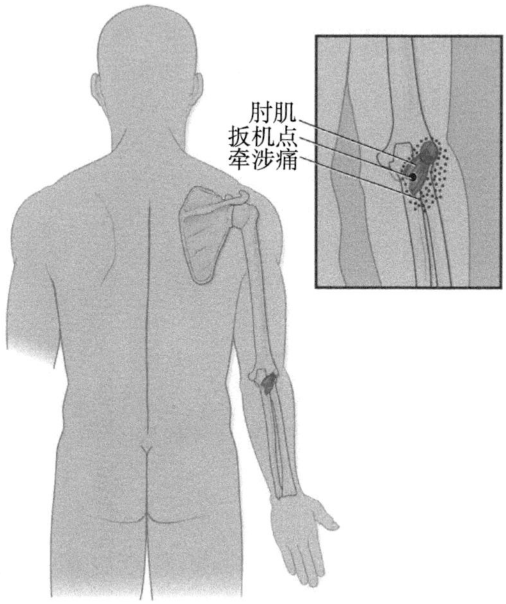

图 34–1

触诊肌筋膜扳机点时常出现成束肌纤维的紧张。对于肌筋膜疼痛综合征患者的这一常见表现，尽管已有许多新的理论，但是肌筋膜疼痛扳机点的病理生理学机制仍然不清楚。这些理论普遍认为扳机点是微损伤作用于受累肌肉所产生的结果。这种微损伤可能是由对受累肌肉的一次创伤造成的，也可能是反复的微损伤或主动肌和拮抗肌长期不协调的结果。

除了肌肉创伤，许多其他因素也可能导致患者发生肌筋膜疼痛综合征。周末锻炼的人如果进行了不适当的体育活动就常常可能发展为肌筋膜疼痛综合征。在使用电脑或看电视时的不良姿势也是肌筋膜疼痛综合征的诱因。先前的损伤会导致肌肉功能的异常，并且诱发肌筋膜疼痛综合征的发展。如果患者的营养条件较差或同时存在心理学和行为学异常，包括慢性应激和抑郁，则所有这些诱因可能会加剧肌筋膜疼痛综合征的发展。肘肌似乎更易患应激导致的肌筋膜疼痛综合征。

在肌筋膜疼痛综合征中，僵硬、疲乏通常与疼痛同时存在，这种疾病导致的功能逐渐丧失将使其治疗变得复杂化。肌筋膜疼痛综合征可能以一种原发疾病的形式单独发生,也可能与其他疼痛性疾病(包括神经根病和慢性局部疼痛综合征)同时存在。心理学和行为学的异常,包括抑郁,通常和肌筋膜疼痛综合征引起的肌肉异常同时存在。在任何一个肌筋膜疼痛综合征的成功治疗方案中,对于心理学和行为学异常的治疗都是必不可少的一部分。

临床相关解剖

与其他前臂的肌肉协同工作，肘肌可以通过防止前臂旋前过程中近端尺骨半脱位，以及通过肱骨的内收和内旋来帮助稳定肘部。肘肌位于肘关节后方,为三角形,起始于肱骨外上髁，终止于鹰嘴的外侧和尺骨的后方(图 34–2)。其受桡神经支配。肘肌非常容易受到创伤，常因过度用力或用力不当而受损或撕裂,进而可能发展为肌筋膜疼痛综合征,以及肱骨外上髁炎。

操作技术

在进行扳机点注射之前，对患者进行充分的准备可以帮助实现最佳的治疗效果。扳机点注射是在原始的扳机点直接进行，而不

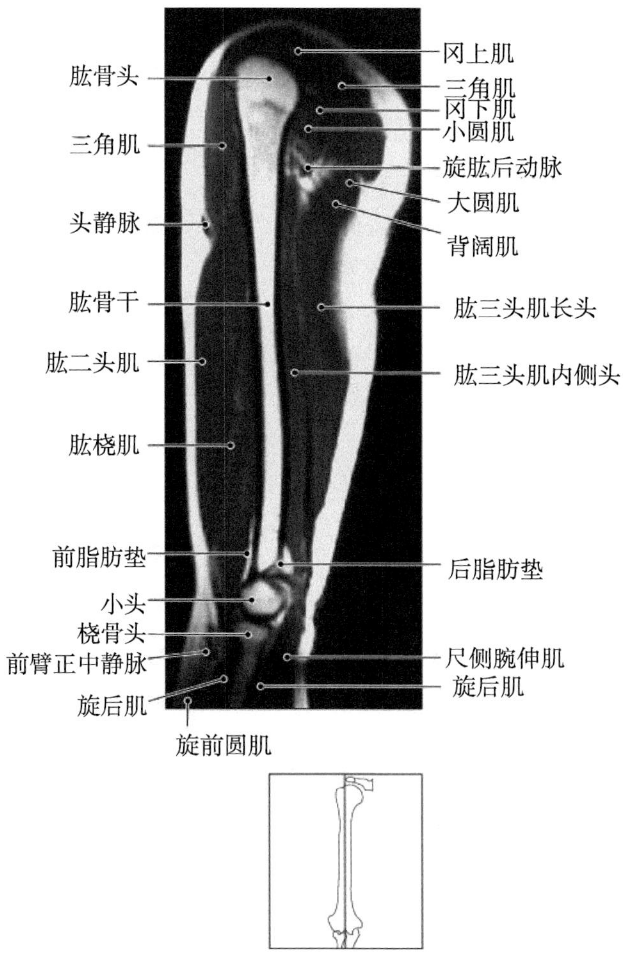

图 34–2 肘肌位于肘部的后方,使肘部稍微丰满,并且可以防止在旋前过程中尺骨半脱位以实现肘部的稳定。(From Kang HS, Ahn JM, Resnick D: MRI of the Extremities: An Anatomic Atlas, 2nd ed. Philadelphia, WB Saunders, 2002, p70.)

是在牵涉痛的部位进行。我们应该向患者说明扳机点注射的目的是阻滞扳机点的持续性疼痛,而且希望可以达到较长时间的缓解。要让患者明白，大多数肌筋膜疼痛综合征患者往往需要一种以上的治疗形式才能达到疼痛的最大缓解,这一点是非常重要的。在对扳机点进行定位、标记以及注射的过程中,采取半卧位或侧卧位可以帮助降低迷走神经反射的发生率。为了避免感染的发生,在进行注射之前，扳机点所在部位的皮肤必须进行无菌处理。

在对患者说明扳机点注射治疗的目的以及对患者进行适当的准备之后，我们应该用戴无菌手套的手指触诊并对扳机点再次定位。将一个装有 10 mL 0.25%布比卡因和 40 mg 甲泼尼龙的注射器连接到一个 25 或 27 号的针头上,这个长度的针头对于到达扳机点是足够长的。然后将 0.5~1.0 mL 的药物注射到每一个扳机点(见图 34–1)。我们应该向患者说明,为了完全阻滞扳机点将可能需要 2~5 个疗程。

副作用及并发症

因为解剖部位接近尺神经，所以这个注射过程需要那些精通局部解剖并且对疼痛的介入治疗技术非常有经验的人去实施，这一点是十分重要的。如果肘肌综合征的患者患有严重的外上髁炎，那么可能持续存在肘肌肌腱断裂的可能性。在进行肘肌扳机点注射治疗之后，也有许多患者主诉疼痛会暂时性加重。

临床精粹

如果对注射部位的局部相关解剖给予充分的注意，则扳机点注射是非常安全的。为了避免感染，必须注意无菌技术的应用，并应预防操作者所面临的风险。扳机点注射的副作用大多数是与针头导致的注射部位及其下组织的创伤相关的。如果在注射之后立即在注射点给予加压处理,则瘀斑和血肿形成的发生率将会降低。避免使用过长的针头会降低注射部位及其下结构创伤的发生率。当在肘后部进行注射时，应当特别小心以避免对尺神经的损伤。

治疗肌筋膜疼痛综合征最主要的药物是抗抑郁药。三环类抗抑郁药被认为比 5– 羟色胺再摄取抑制剂更为有效。抗抑郁药治疗肌筋膜疼痛综合征的确切机制尚不清楚。一些研究显示，这类药物最主要的功能是治疗肌筋膜疼痛综合征患者存在的潜在抑郁。阿米替林、去甲替林为首选药物，应该在睡前给药一次，在副作用允许的范围内,从 10~25 mg 开始并逐渐加量。

第 35 章

网球肘综合征

适应证及临床应用

网球肘(也称肱骨外上髁炎)是由于对前臂伸肌肌腱的重复微损伤所导致的。网球肘的病生理是由桡侧腕伸肌和尺侧腕伸肌起始点的微小撕裂所导致的。继而发展为炎症,炎症在长期过度或不当的前臂伸展活动过程中可能转化为慢性炎症。若合并有滑囊炎、关节炎和痛风,则可能使疼痛长期存在,并使肘部的功能丧失。

网球肘的患者多有重复的活动动作,包括政客之间的握手和在冰激凌店铲冰激凌时的腕部扭转。网球运动员发展为网球肘有两种不同的机制:①因为使用过重的球拍,增加了握力而导致损伤。②用主力侧的肩和肘进行的反击技术,使肩部和肘部不平行于球网(图 35-1)。其他球拍类的体育运动员也很容易患网球肘。

网球肘的疼痛定位于外上髁区域。疼痛是持续的,并且在腕部主动收缩时加重。患者发现自己不能握住咖啡杯或锤子。疼痛影响睡眠的情况常见。体格检查时,在外上髁或其下方会出现沿着伸肌肌腱的触痛。许多网球

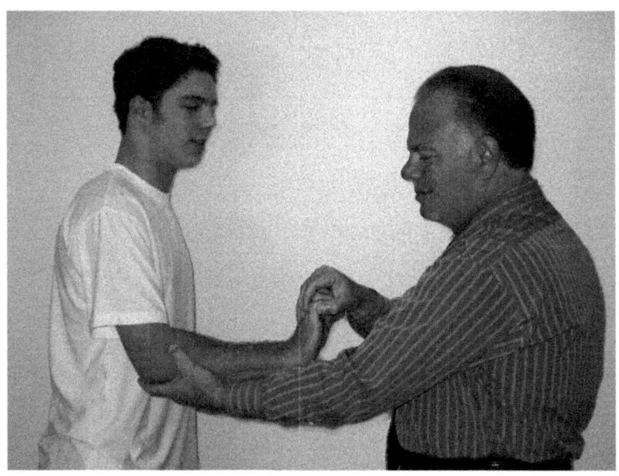

图 35-2 网球肘试验。(From Waldman SD: Physical Diagnosis of Pain. Philadelphia, WB Saunders, 2005, p138.)

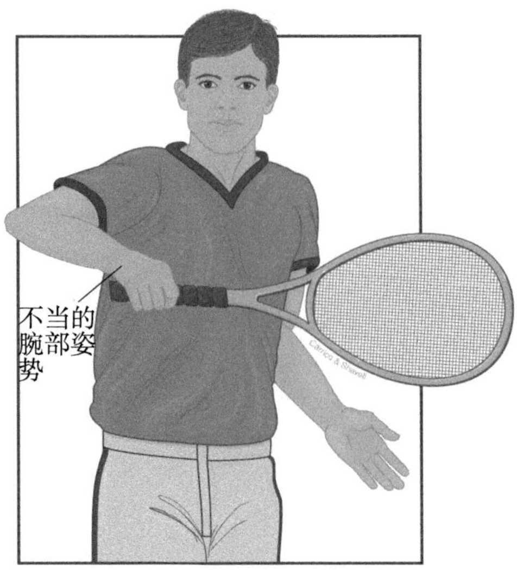

图 35-1

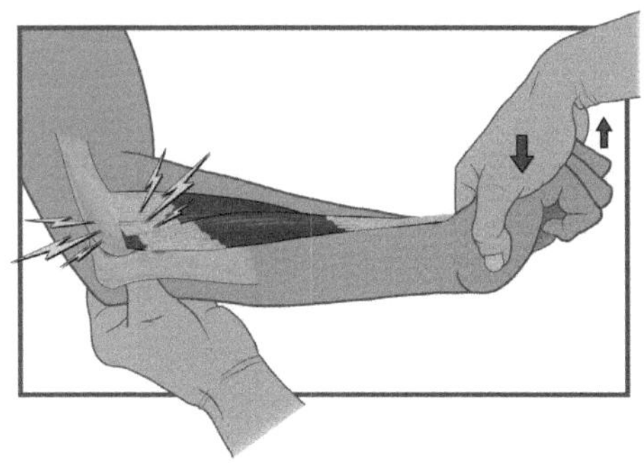

图 35-3

肘的患者伴有受累肌腱的带状增厚，但肘部的活动范围是正常的，患侧的握力下降。网球肘患者的网球肘试验呈阳性（图 35–2 和图 35–3）。该试验的步骤为：首先固定患者的前臂，然后让患者握紧拳头并主动伸展其腕部，检查者则尝试使腕部被动屈曲，这时如果出现突发剧烈的疼痛，则高度提示网球肘。

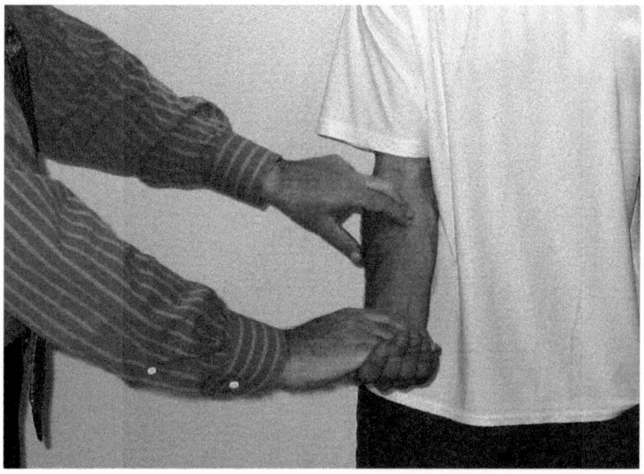

图 35–4　网球肘的最强扳机点位于外上髁，而桡侧腕管综合征的最强扳机点位于桡神经处。（From Waldman SD: Physical Diagnosis of Pain. Philadelphia, WB Saunders, 2005, p138.）

桡管综合征和偶发的 C6–C7 神经根病与网球肘极其相似。桡管综合征是由于肘下方的桡神经受到压迫而导致的压迫性神经病变。桡管综合征的最强压痛点是在远离外上髁的桡神经处，而网球肘的最强压痛点则在外上髁处(图 35–4)，从而可对二者进行鉴别。肌电描记有助于鉴别颈神经根病、桡管综合征和网球肘。为了排除关节游离体和其他隐匿的骨骼病理改变，所有网球肘患者均需要拍摄 X 线平片。根据患者的临床表现，可以进行其他的实验室检查，包括全血细胞计数、尿酸、血沉和抗核抗体检查等。如果怀疑关节不稳定，则需做肘部的 MRI。接下来要介绍的注射技术具有诊断和治疗的双重作用。

临床相关解剖

网球肘最常见的疼痛病灶定位于外上髁前方的桡侧腕短伸肌肌腱的起始点（图 35–5 和图 35–6）。较少见的疼痛来自髁上嵴的桡侧腕长伸肌起点处，最少见的疼痛点位于桡侧腕短伸肌在桡骨头的附着处。如前所述，网球肘可能伴有滑囊炎。位于肘关节后方的鹰嘴

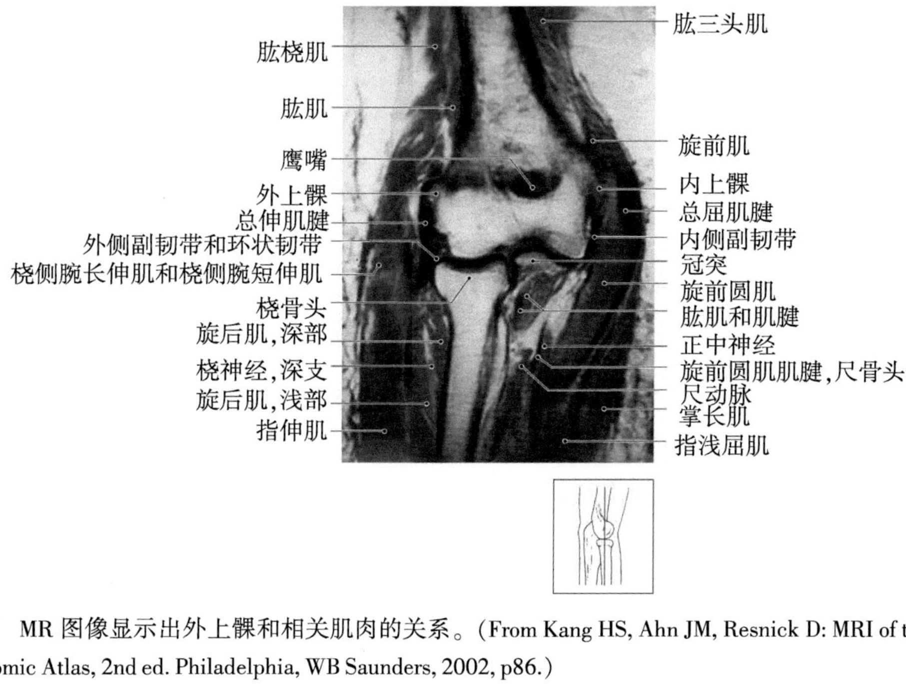

图 35–5　MR 图像显示出外上髁和相关肌肉的关系。（From Kang HS, Ahn JM, Resnick D: MRI of the Extremities: An Anatomic Atlas, 2nd ed. Philadelphia, WB Saunders, 2002, p86.）

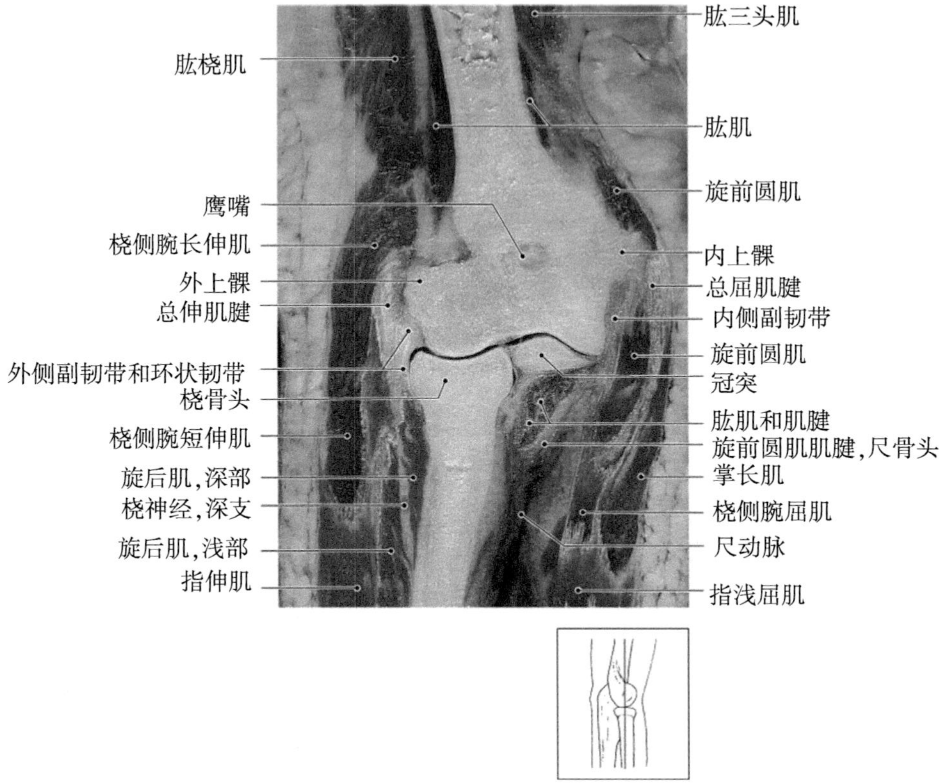

图 35-6 肘部的冠状面显示外上髁和相关肌肉的关系。(From Kang HS, Ahn JM, Resnick D: MRI of the Extremities: An Anatomic Atlas, 2nd ed. Philadelphia, WB Saunders, 2002, p87.)

囊也可能因为关节的直接创伤或过度活动而发生炎症。其他位于肱二头肌止点和桡骨头之间的滑囊,以及在肘前部和肘部的滑囊,也极易发展为滑囊炎。

操作技术

患者取仰卧位，将手臂完全内收置于患者的两侧,将肘关节屈曲,手背置于一块折叠的毛巾上，从而使受累的肌腱放松。将 1 mL 局部麻醉药和 40 mg 甲泼尼龙抽取到一个 5 mL 的无菌注射器中。

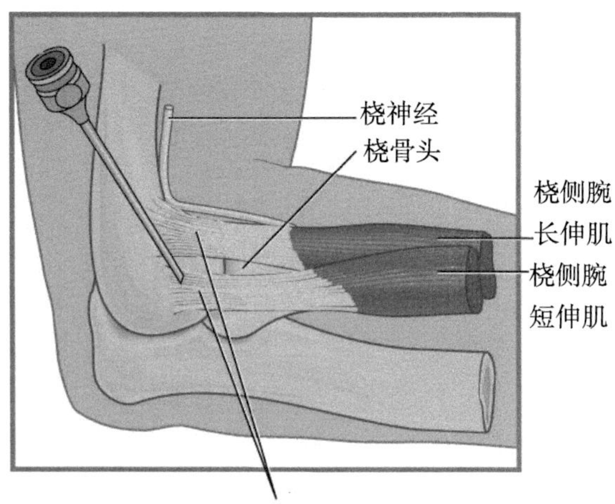

图 35-7

对关节后外方的皮肤进行无菌消毒准备,对外上髁进行定位。在严格的无菌技术下,将一个 1 英寸、25 号的针头通过受累肌腱所在部位的皮肤及皮下组织垂直穿刺到外上髁(图 35-7)。如果遇到骨质，则将针头退至皮下组织。将注射器内的药物全量注射,注射过程应该无阻力。如果遇到阻力,则针头可能在肌腱上,将针头向外退,直至注射过程中无明显阻力。然后退出针头,在注射部位用无菌敷料加压包扎并放置冰袋。

副作用及并发症

这一注射技术的主要并发症是与对有炎症的和先前受损的肌腱的创伤相关的。如果直接进行注射,肌腱将可能断裂,所以为了避免这一并发症,我们应该在注射之前确保针头定位于肌腱的外方。另一并发症是感染,如果注意严格的无菌技术,则这一并发症将非常罕见。肘部的尺神经非常容易受损,所以当在这一解剖部位进行注射时,必须注意避免损伤该神经。大约 25%的患者主诉注射后疼痛会暂时性加重,我们应该提醒患者这一点。

临床精粹

这一注射技术对于治疗网球肘所致的疼痛是非常有效的。同时合并滑囊炎和肌腱炎也会导致肘部疼痛,这将需要更大剂量的局部麻醉药和缓释皮质类固醇来实施局部注射治疗。如果对注射部位的局部相关解剖给予充分的注意,则这一技术是安全的。为了避免感染,必须注意无菌技术的应用,并应预防操作者所面临的风险。如果在注射之后立即在注射点给予加压处理,则瘀斑和血肿形成的发生率将会降低。在患者进行注射疗法数天后,可以进行物理治疗,包括局部热疗和适当程度的运动练习。将一尼龙扣带置于伸肌腱的周围也可缓解网球肘的症状。但是应该避免剧烈运动,因为其能加重患者的症状。普通的镇痛药和非甾体类抗炎药可以与该注射技术同时应用。如前所述,颈神经根病和桡管综合征与网球肘极其相似,为了更好的治疗,我们必须做好鉴别诊断。

第 36 章

桡管综合征

适应证及临床应用

桡管综合征是桡神经的压迫性损害，经常被误诊为网球肘。在桡管综合征中，桡神经的骨间后神经可以因多种机制而被压迫，但其临床表现却是相似的。这些机制包括桡骨头前方迷行的纤维带，异常血管对神经的压迫，或者是桡侧腕短伸肌肌腱，这些压迫物可能单独或同时存在。

无论是哪种压迫机制，桡管综合征最主要的临床特征是位于肱骨外上髁下方的疼痛。对桡神经的骨间后神经支所在部位软组织的急性扭伤或直接创伤将会引起疼痛，也许疼痛在开始的时候并不明显，也可能疼痛并无明显的诱因。疼痛是持续的，在腕部做主动旋后运动时将会加重。患者经常发现自己不能握住咖啡杯或锤子。疼痛常会影响睡眠。体格检查时，在肱骨外上髁处有骨间后神经的扳机点。肘部的活动范围是正常的，患侧的握力将会下降。患者在主动抵抗前臂的旋后运动时会出现疼痛。

颈神经根病和网球肘与桡管综合征很相似。桡管综合征和网球肘可以通过最强扳机点来鉴别，前者的最强扳机点位于远离肱骨外上髁的桡神经的骨间后神经处，后者的最强扳机点位于肱骨外上髁(图 36–1)。肌电描记法有助于鉴别颈神经根病、桡管综合征和网球肘。为了排除潜在的骨骼病理改变，所有的桡管综合征患者均需做 X 线平片。根据患者的临床表现，可以做一些其他的辅助检查，包括全血细胞计数、尿酸、血沉、抗核抗体等。如果怀疑关节不稳定，则需做肘部的 MRI。接下来要介绍的注射技术具有诊断和治疗的双重作用。

临床相关解剖

桡神经是由来自 C5–T1 脊神经根的纤维组成的，位于腋动脉的后下方，然后走行于肱三头肌的内侧头和长头之间，在肱骨的后方走行，分出支配肱三头肌的运动支，继而向下行走，分出若干个支配上臂的感觉支。在肱骨外上髁和桡神经沟之间，桡神经分成两终支(图 36–1)。其中，浅支沿着桡动脉继续向下行走，支配腕部背面的感觉，以及拇指、食指和中指的背部感觉。骨间后神经的深支则组成了支配前臂外展的大部分运动支。

操作技术

患者取仰卧位，将手臂外展 35°~45°，将手置于腹部。将 7~10 mL 的局部麻醉药抽取到一个 12 mL 的无菌注射器中。当治疗与桡神经相关的疼痛和炎症时，第一次阻滞时在局部麻醉药中加入 80 mg 甲泼尼龙，以后每次阻滞则加入 40 mg 甲泼尼龙。

然后操作者对肱骨外上髁进行定位，在外上髁上方大约 3 英寸的地方，通过深触诊找到位于肱三头肌各个头之间的桡神经沟。在对患者进行皮肤的无菌消毒之后，将一个 1 英寸、25 号针头垂直于肱骨外侧面穿刺，然后缓慢地向桡神经沟进针(图 36–1)。当针头到达肱骨，在桡神经分布的区域会引出一种强烈的异感。如果异感没被引出或者针头碰到骨质，则将针头向外退出，并且在其前方或后方稍微调整以重新定位直至出现异感。我们应该告诉患者会有异感出现，而且让患者在感觉到异感出现后马上告诉医师。当异感出现后，回吸注射器以观察是否误入血管。如果回吸无血并且桡神经分布区域的异感没有持续存在，则将7~10 mL 的药物缓慢注入，并且密切监测患者有无局部麻醉药中毒的表现。

副作用及并发症

桡神经阻滞是比较安全的神经阻滞，主要的并发症是由于疏忽导致药物注入血管和针头损伤神经导致异感的持续存在。即使对正接受抗凝治疗的患者使用 25 或 27 号针头进行这一技术也是安全的，尽管增加了血肿形成的风险。如果在阻滞完成后立即在穿刺部位给予人工加压处理，则可以降低这些并发症的发生率。阻滞完成后在穿刺部位放置冰袋 20 分钟左右，可以降低穿刺后疼痛和出血的发生率。

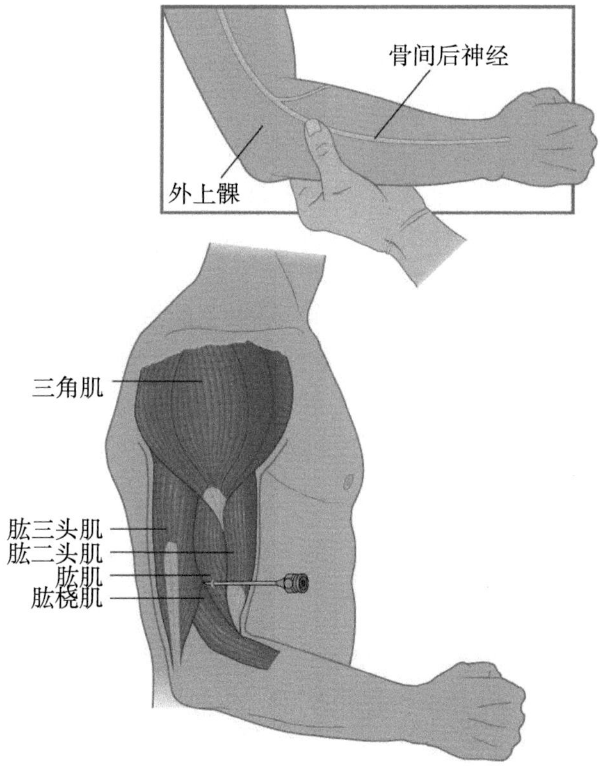

图 36-1

临床精粹

前臂桡神经阻滞是一项简单且安全的技术，并且对于治疗桡管综合征非常有效。这种疼痛经常被误诊为网球肘，这也解释了许多“网球肘”患者经保守治疗后无效的情况。桡管综合征和网球肘可以通过最强扳机点的不同来鉴别，前者的最强扳机点位于桡神经处，后者的最强扳机点位于外上髁（见图 35-2 和图 35-3）。如果诊断为桡管综合征，那么在肱骨桡神经处注射局部麻醉药和皮质类固醇后疼痛几乎可以立即缓解。

在进行桡神经阻滞之前，我们应该给所有患者进行仔细的神经检查，以发现先前存在的神经损伤，以免治疗后误以为是神经阻滞造成的。

第 37 章

高尔夫球肘综合征

适应证及临床应用

高尔夫球肘(也称内上髁炎)是由于对前臂屈肌腱的重复微损伤造成的,其损伤方式和网球肘很相似。高尔夫球肘的病生理学机制主要是由于对旋前圆肌、桡侧腕屈肌、尺侧腕屈肌和掌长肌的起始点的微损伤造成的(图 37-1)。继而可能发展为炎症,如果长期过度或不当地做前臂的屈曲运动,则炎症可能转化为慢性。若同时合并有滑囊炎、关节炎和痛风,将可能使疼痛长期存在,也可能使关节功能丧失。

高尔夫球肘患者常有重复的屈曲活动,包括打棒球、搬运重的行李箱和打高尔夫球。这些活动都有对腕部的反复屈曲,以及由于过大的重量或突然的制动对屈肌腱造成的压力。有趣的是,许多导致网球肘的因素也是高尔夫球肘的诱因。

高尔夫球肘的疼痛定位于内上髁区域。疼痛是持续存在的,并且在腕部主动收缩时疼痛加重。患者常发现自己不能握住咖啡杯或锤子。疼痛常常影响睡眠。体格检查时,在内上髁或其下方存在沿着屈肌腱的扳机点。高尔夫球肘患者的受累屈肌肌腱呈带样增厚,但肘部的活动范围是正常的,患侧的握力下降。患者的高尔夫球肘试验呈阳性。该试验的步骤为:首先固定患者的前臂,然后令患者主动弯曲其腕部,检查者则尝试着使其被动伸展(图37-2)。若出现突然、剧烈的疼痛则高

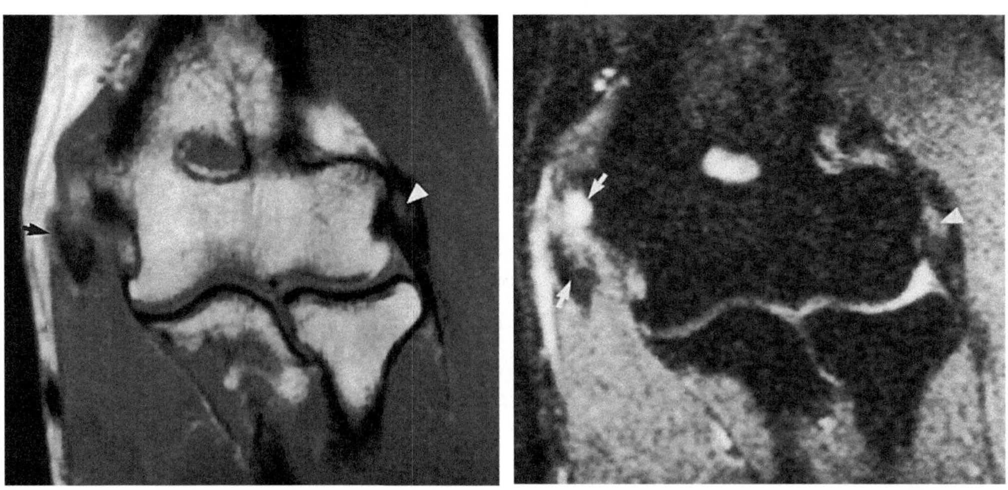

A B

图 37-1 屈肌腱:撕裂。总屈肌腱的撕脱性损伤。(A)冠状位 T1 加权(TR/TE,600/30)自旋回波 MRI 显示屈肌腱(箭头所示)从肱骨内上髁撕脱。总伸肌腱也表现异常的信号密度(三角箭头所示)。(B) 冠状位 STIR MRI 显示屈肌腱撕脱处(箭头所示)的高密度信号,以及总伸肌腱(三角箭头所示)信号密度的改变和关节积液。(Courtesy of C. Ho, MD, Palo Alto, CA.)

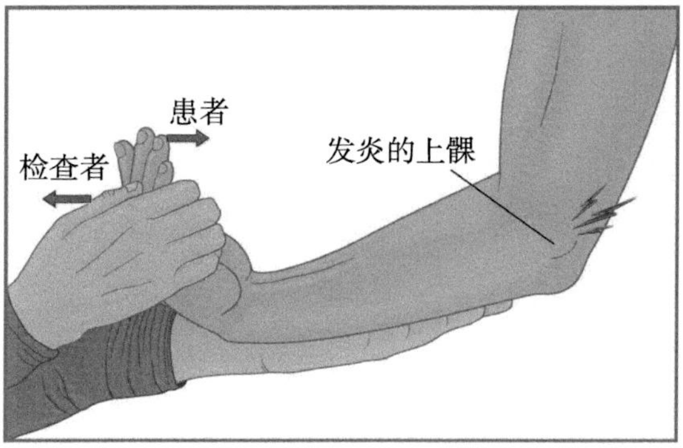

图 37-2

度提示高尔夫球肘。

偶发性的 C6-C7 神经根病与高尔夫球肘很相似。颈神经根病患者除了肘部的症状外还伴有颈部的疼痛和上肢近端的疼痛。肌电描记法有助于颈神经根病和高尔夫球肘的鉴别。为了排除关节游离体和其他骨骼病理改变，所有的高尔夫球肘患者均需做 X 线平片检查。根据患者的临床表现，还可以做一些实验室检查，包括全血细胞计数、尿酸、血沉和抗核抗体等。如果怀疑关节不稳定，则需做肘部的 MRI。接下来要介绍的穿刺注射技术则具有诊断和治疗的双重作用。

临床相关解剖

高尔夫球肘最主要的疼痛病灶是桡侧腕屈肌腱起始点、肱骨头处尺侧腕屈肌腱和肱骨内上髁的旋前圆肌(图 37-3 至图 37-5)。其次是位于鹰嘴突内侧方的尺骨头处尺侧腕屈肌腱病灶。如前所述，高尔夫球肘可能伴有滑囊炎。位于肘后部的鹰嘴囊也可能由于关节的直接创伤或过度使用而发生炎症。其他位于肱二头肌止点和桡骨头之间的滑囊也极易发展为滑囊炎。

操作技术

患者取仰卧位，将其手臂完全内收置于患者的两侧，将肘部完全伸展，使手背置于一块折叠的毛巾上，以放松受累肌腱。将 1 mL 局部麻醉药和 40 mg 甲泼尼龙抽取到一个 5 mL 的无菌注射器中。

在对关节内侧面的皮肤进行无菌准备后，对内上髁进行定位。在严格的无菌操作下，将一个 1 英寸、25 号针头通过受累肌腱所在部位的皮肤、皮下组织垂直穿刺到内上髁(图 37-3)。如果遇到骨质，则将针头退至皮下组织。然后将注射器内的药物全量注射。注射过程应该无阻力。如果遇到阻力，则针头有可能在肌腱上，这时应该将针头向外退直至注射过程中无明显阻力。然后将针头退出，并在注射部位应用无菌敷料加压包扎并放置冰袋。

副作用及并发症

这一注射技术最主要的并发症是与对受累肌腱的创伤相关的。如果在受累肌腱处直接注射则其可能断裂，为了避免这一并发症，我们必须在注射之前确保针头定位于肌腱外方。另一并发症是感染，如果注意严格的无菌技术，则这一并发症非常罕见。肘部的尺神经极易受损，在肘部进行注射时必须避免穿刺到尺神经。大约 25%的患者主诉穿刺后疼痛会暂时性加重，我们应该提醒患者这一点。

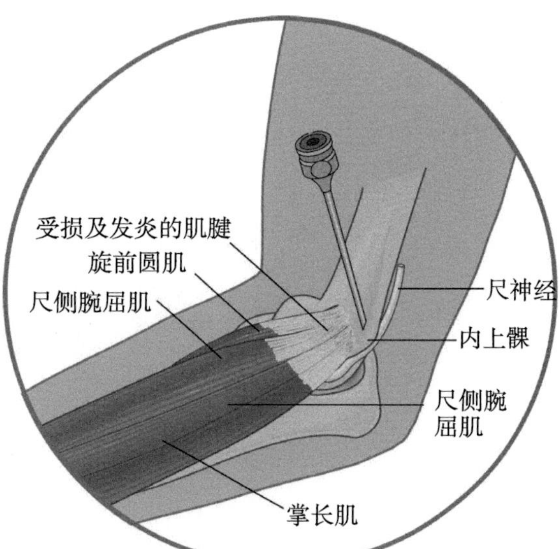

图 37-3

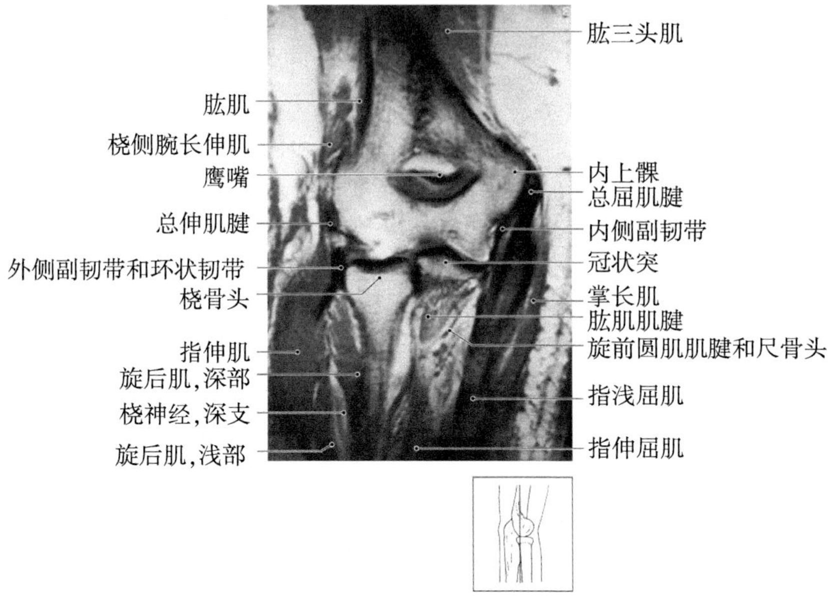

图 37-4 MR 图像显示内上髁与旋前圆肌、桡侧腕屈肌和尺侧腕屈肌的关系。（From Kang HS, Ahn JM, Resnick D: MRI of the Extremities: An Anatomical Atlas, 2nd ed. Philadelphia, WB Saunders, 2002, p84.）

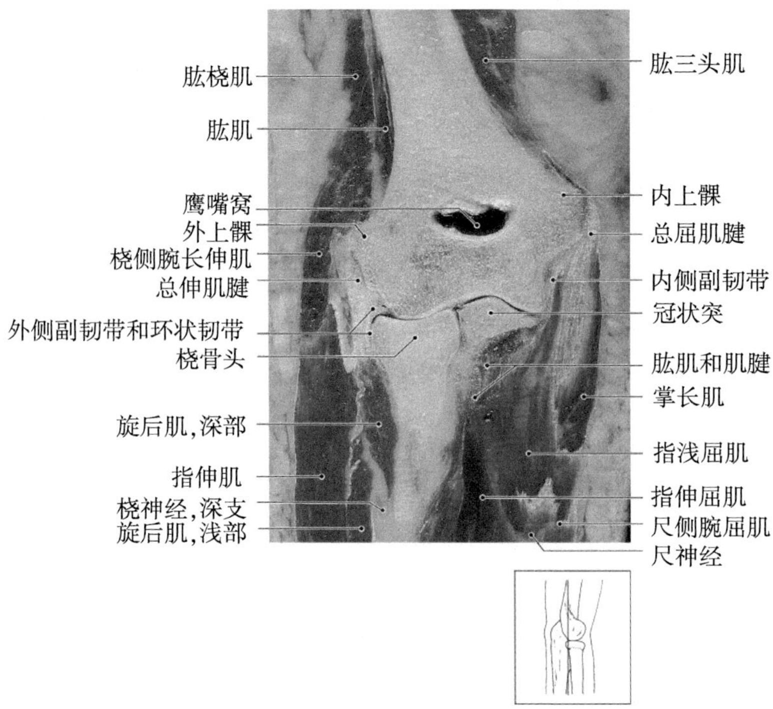

图 37-5 肘部的冠状面显示内上髁与旋前圆肌、桡侧腕屈肌和尺侧腕屈肌的关系 。（From Kang HS, Ahn JM, Resnick D: MRI of the Extremities: An Anatomical Atlas, 2nd ed. Philadelphia, WB Saunders, 2002.）

临床精粹

这项注射技术对于治疗高尔夫球肘所致的疼痛是非常有效的。同时合并滑囊炎和肌腱炎也会导致肘部疼痛，这可能需要更大剂量的局部麻醉药和缓释皮质类固醇来实施局部注射治疗。如果对注射部位局部的临床相关解剖给予充分的注意，则这一技术将十分安全。为了避免感染，我们必须注意无菌技术的应用，并应预防操作者所面临的风险。如果在注射结束之后就立即在穿刺部位给予加压处理，那么瘀斑和血肿形成的发生率将会降低。在患者进行注射疗法数天后，可以进行物理治疗，包括局部热疗和适当程度的运动练习。在屈肌腱的周围应用一尼龙束带也将有助于高尔夫球肘症状的缓解。但应该避免剧烈活动，因为其能加重患者的症状。普通的镇痛药和非甾体类抗炎药可以与该注射技术同时应用。如前所述，颈神经根病和高尔夫球肘很相似，为了更有效的治疗，我们应该做好鉴别诊断。

第 38 章

旋后肌综合征

适应证及临床应用

旋后肌极易发生肌筋膜疼痛综合征，通常是由于对肌肉的重复微损伤造成的，如旋转螺丝刀、长时间熨烫、握手或用铲子挖掘等。网球运动中不适当的反手技术由于存在对肌肉的钝性损伤，也被视为肌筋膜疼痛综合征的诱因。

肌筋膜疼痛综合征是影响病灶局部的慢性疼痛综合征。肌筋膜疼痛综合征诊断的必要条件是体格检查时发现肌筋膜的扳机点。尽管这些扳机点通常定位于受累的身体部位，但肌筋膜疼痛综合征的疼痛经常牵涉到其他解剖部位。这种牵涉痛经常被误诊或将其原因归于其他器官系统，因此导致诊断不明确和无效的治疗。旋后肌肌筋膜疼痛综合征患者的疼痛经常放射到同侧前臂。

扳机点是肌筋膜疼痛特异性的病理损伤，是受累肌肉微损伤的结果。病变以受累肌肉局部的剧烈触痛为特点。机械刺激(触诊或牵拉)扳机点可以导致局部疼痛和牵涉痛的加剧；同时伴有肌肉的不自主收缩，称为“跳跃征”，这一体征也是肌筋膜疼痛综合征的一个特征。旋后肌综合征患者的扳机点通常位于该肌肉的上部(图 38–1)。

触诊肌筋膜扳机点时常出现成束肌纤维

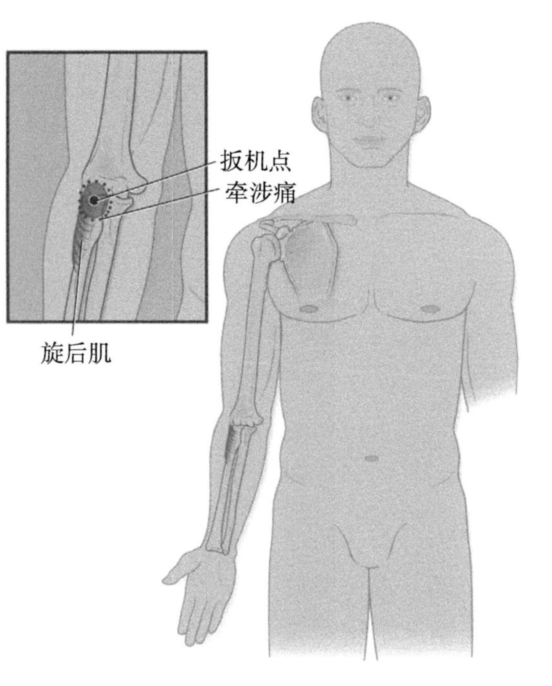

图 38–1

的紧张。对于肌筋膜疼痛综合征患者的这一常见表现，尽管已有许多新的理论，但是肌筋膜疼痛扳机点的病理生理学机制仍然不清楚。这些理论普遍认为扳机点是微损伤作用于受累肌肉所产生的结果。这种微损伤可能是由对受累肌肉的一次创伤造成的，也可能是反复的微损伤或主动肌和拮抗肌长期不协调的结果。

除了肌肉创伤，许多其他因素也可以诱发肌筋膜疼痛综合征。周末锻炼的人如果进行了不适当的体育活动，就常常可能发展为肌筋膜疼痛综合征。在使用电脑或看电视时的不良姿势也是肌筋膜疼痛综合征的诱因。先前的损伤会导致肌肉功能的异常，并且诱发肌筋膜疼痛综合征的发展。如果患者的营养条件较差或同时存在心理学和行为学异常，包括慢性应激和抑郁，则所有这些诱因将会加剧肌筋膜疼痛综合征的发展。而旋后肌似乎更易患应激导致的肌筋膜疼痛综合征。

在肌筋膜疼痛综合征中，僵硬、疲乏和疼痛通常同时存在，这种疾病导致的功能逐渐丧失将使其治疗变得复杂化。肌筋膜疼痛综合征可能以一种原发疾病的形式单独发生，也可能与其他疼痛性疾病(包括神经根病和慢性局部疼痛综合征)同时存在。心理学和行为学的异常，包括抑郁，通常和肌筋膜疼痛综合征引起的肌肉异常同时存在。在任何一个肌筋膜疼痛综合征的成功治疗方案中，对于心理学和行为学异常的治疗都是必不可少的一部分。

临床相关解剖

旋后肌主要负责使前臂旋后，其由深浅两层组成，浅层的起点位于肱骨外上髁、肘部桡侧副韧带和旋后肌嵴的环状韧带，并通过肌腱连接(图 38-2)。深层的起点和浅支相同，只是通过肌纤维连接。该肌肉受桡神经深支支配，并极易因过度或不当应用而受到创伤或发生撕裂，从而发展为肌筋膜疼痛综合征以及在肱骨外上髁处发生外上髁炎。

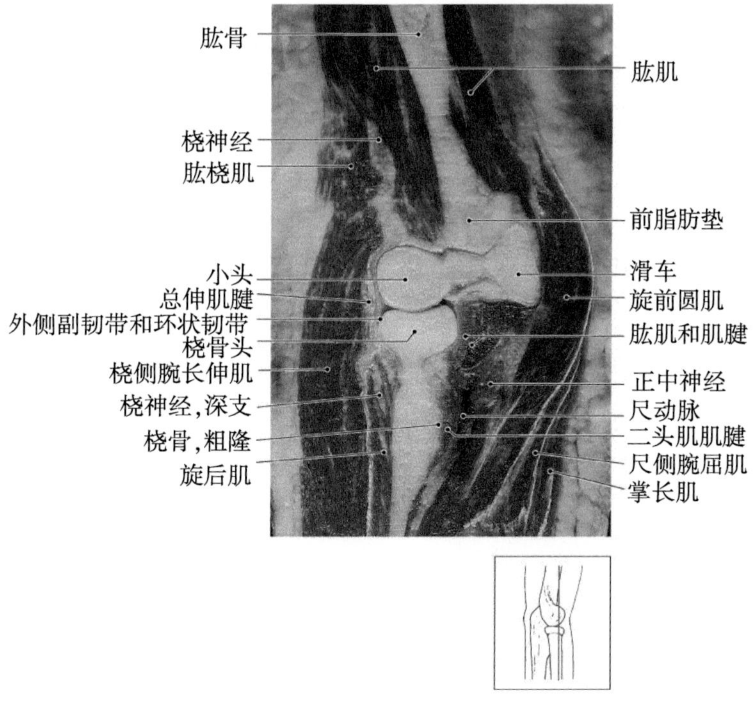

图 38-2　旋后肌及其与桡骨的关系。(From Kang HS, Ahn JM, Resnick D: MRI of the Extremities: An Anatomical Atlas, 2nd ed. Philadelphia, WB Saunders, 2002, p91.)

操作技术

在扳机点注射之前对患者进行充分的准备可以帮助达到更好的治疗效果。扳机点注射是在原发的扳机点直接进行，而不是在牵涉痛的部位。我们应该向患者说明该治疗的目的是阻滞扳机点持续性的疼痛，并且希望能够提供长时间的缓解。为了使疼痛得到最大的缓解，大多数患者往往需要一种以上的治疗方法，患者对这一点的理解是很重要的。当对扳机点进行定位、标记及注射时，患者取半卧位或侧卧位将有助于降低迷走神经反射的发生率。为了避免感染，在注射之前必须对穿刺部位的皮肤进行无菌消毒准备。

在对患者说明扳机点治疗的目的及适当的准备之后，我们应该戴上无菌手套并对扳机点再次定位。将一个装有 10 mL 0.25%布比卡因和 40 mg 甲泼尼龙的注射器接到一个 25 或 27 号针头上，这个长度的针头对于扳机点注射是足够的。除了位置较深的肌肉，一般 1.5 英寸的针头就足够实施穿刺了。然后将 0.5~1.0 mL 的药液注射到每个扳机点（见图 38–1）。为了完全阻滞扳机点，一般需要 2~5 个疗程，我们应该向患者说明这一点。

副作用及并发症

因为解剖部位接近神经血管结构，所以这一穿刺技术必须由精通局部解剖并对疼痛的介入治疗非常有经验的医师来操作。如果旋后肌综合征的患者存在明显的外上髁炎，则旋后肌肌腱及其止点的纤维断裂的可能性将一直存在。在旋后肌扳机点注射治疗后，也有许多患者主诉有疼痛的暂时性加重。

临床精粹

如果对穿刺部位的局部解剖给予充分的注意，则扳机点注射是非常安全的。为了避免感染，必须注意无菌技术的应用，并应预防操作者所面临的风险。该技术最常见的并发症是与针头导致的注射点及其下组织的创伤相关的。如果在穿刺结束之后就立即在穿刺部位给予加压处理，则会降低瘀斑和血肿形成的发生率。避免使用过长的针头则会降低穿刺部位组织结构创伤的发生率。同时还必须注意避免损伤肘部的神经血管。

肌筋膜疼痛综合征的药物治疗首选抗抑郁药。对于这种疼痛的治疗，三环类抗抑郁药被认为比 5–羟色胺再摄取抑制剂更为有效。该类药物治疗作用的确切机制尚不清楚。一些研究表明，该类药物主要治疗许多肌筋膜疼痛综合征患者存在的潜在抑郁。治疗的首选药物是阿米替林和去甲替林，在睡前给予一次，从 10~25 mg 开始，并在副作用允许的范围内逐渐加量。

第 39 章

肱桡肌综合征

适应证及临床应用

肱桡肌易发生肌筋膜疼痛综合征。这种疼痛常是由于对肌肉的反复微损伤导致的，如拧螺丝、长时间的熨烫衣服、锻炼时过度使用运动器材反复屈曲前臂、握手，或使用泥刀或园艺铲子进行挖掘工作等。在网球运动中不适当的单反技术也被认为是这种肌筋膜疼痛综合征的诱发因素，因为在这种情况下肌肉容易受到钝性损伤。

肌筋膜疼痛综合征是一种慢性疼痛综合征，它影响着身体的局部或一部分区域。治疗肌筋膜疼痛综合征首先要通过触摸找到肌筋膜疼痛扳机点。尽管这些扳机点一般都位于身体的受累区域，但是肌筋膜疼痛综合征引起的疼痛往往牵涉到其他解剖区域。这种牵涉痛往往被误诊或者被认为是其他器官系统的疾病，从而导致诊断不明确和无效治疗。在累及肱桡肌的肌筋膜疼痛综合征中，疼痛往往牵涉到同侧前臂，有时高过肘部。

疼痛扳机点是肌筋膜疼痛的特异性病理损伤，并且被认为是受累肌肉微小损伤的结果。这种病理性损伤的特点为受累肌肉在某点上存在剧烈的压痛。机械刺激（触诊或牵拉）扳机点可以导致局部疼痛和牵涉痛加剧。除此之外，还会出现受刺激肌肉的不自主收缩，这被称为“跳跃征”。“跳跃征”是肌筋膜疼痛综合征所特有的。肱桡肌综合征患者的疼痛扳机点位于肌腹上端(图 39–1)。

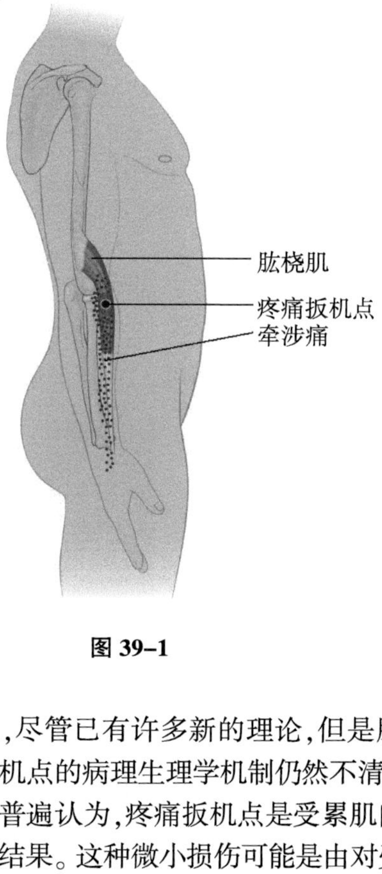

图 39–1

当触按肌筋膜扳机点时经常可以看到肌纤维收紧。对于肌筋膜疼痛综合征患者的这一表现，尽管已有许多新的理论，但是肌筋膜疼痛扳机点的病理生理学机制仍然不清楚。这些理论普遍认为，疼痛扳机点是受累肌肉微小损伤的结果。这种微小损伤可能是由对受累肌肉的一次创伤造成的，也可能是反复的微损伤或主动肌和拮抗肌长期不协调的结果。

除肌肉损伤之外，还有许多其他因素可使患者发生肌筋膜疼痛综合征。周末锻炼的人如果进行了不适当的体育活动，常常可能发展为肌筋膜疼痛综合征。在使用电脑或看电视时的不良姿势也是肌筋膜疼痛综合征的诱因。先前的损伤会导致肌肉功能的异常，并且诱发肌筋膜疼痛综合征的发展。如果患者的营养条件较差或同时存在心理学或行为学异常,包括慢性应激和抑郁,则所有的这些诱因将会加剧肌筋膜疼痛综合征的发展。肱桡肌似乎更易患应激导致的肌筋膜疼痛综合征。

在肌筋膜疼痛综合征中,肌肉僵硬、疲乏往往和疼痛并存,这种疾病导致的功能逐渐丧失使其治疗变得复杂化。肌筋膜疼痛综合征可能以一种原发疾病的形式单独发生,也可与其他疼痛性疾病(包括神经根病和慢性局部疼痛综合征)同时存在。心理学或行为学的异常,包括抑郁,通常和肌筋膜疼痛综合征引起的肌肉异常同时存在。在任何一个肌筋膜疼痛综合征的成功治疗方案中,对于心理学和行为学异常的治疗都是必不可少的一部分。

临床相关解剖

肱桡肌可以使前臂屈曲,并且可以使旋后的前臂转为旋前,使旋前的前臂转为旋后。肱桡肌起于肱骨外侧髁嵴上部和肱骨外侧肌间膜(图39-2)。下端嵌到桡骨茎突上方,桡骨远端外侧以及前臂筋膜。肱桡肌受桡神经支配。肱桡肌易受损伤,过度使用和使用不当都可造成肱桡肌的磨损及撕裂,从而导致肌筋膜疼痛综合征的发生。

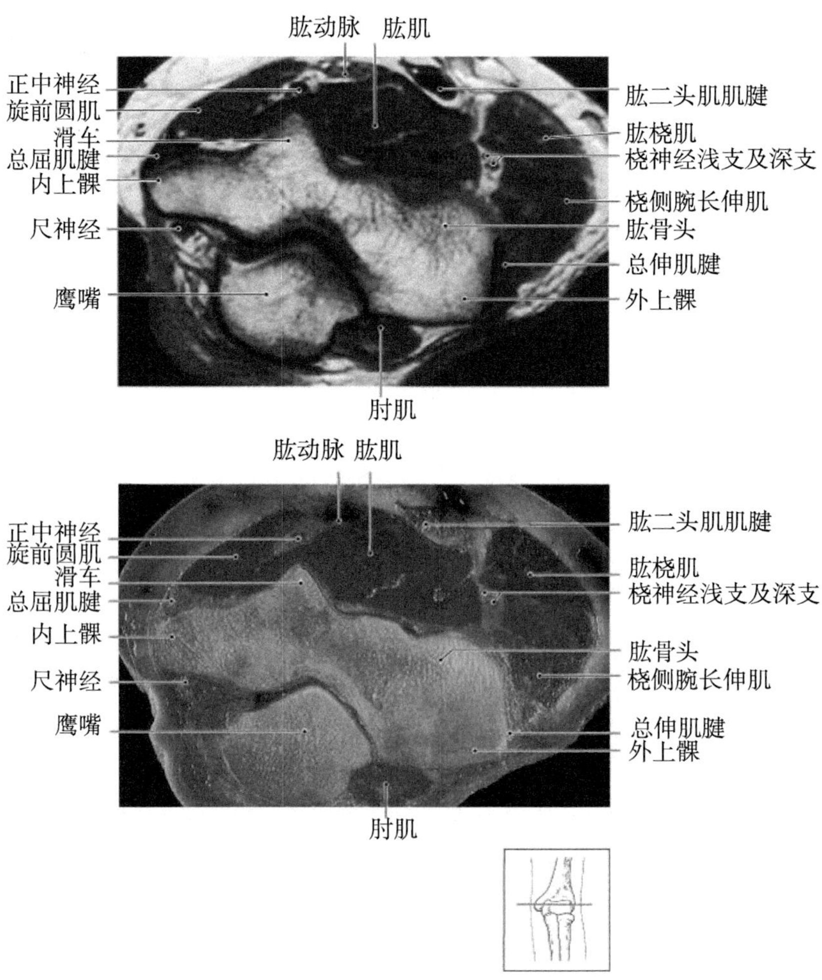

图 39-2 肱桡肌及其与桡神经浅支和深支以及周围组织结构的关系。(From Kang HS, Ahn JM, Resnick D: MRI of the Extremities: An Anatomical Atlas, 2nd ed. Philadelphia, WB Saunders, 2002, p99.)

操作技术

注射前的仔细准备是得到良好治疗效果的保证。扳机点注射是在原发的扳机点直接进行,而不是在牵涉痛区域。要向患者说明扳机点注射是为了阻断持续性疼痛,并希望得到长期的缓解。得到患者的理解很重要,因为大多数肌筋膜疼痛综合征患者都需要不止一种的治疗方式来达到最佳缓解疼痛的效果。当对扳机点进行定位、标记和注射时,患者采取半卧位或侧卧位有助于降低迷走神经反射的发生率。注射前应消毒穿刺部位的皮肤以防止感染。

在对患者说明扳机点注射的目的以及适当的准备之后，我们应该戴上无菌手套对扳机点再次定位。用注射器抽取 10 mL 0.25%无防腐剂的布比卡因及 40 mg 甲泼尼龙,之后连接 25 或 27 号穿刺针，穿刺针的长度以能达到注射点为宜。除了下背部的肌肉之外,一般来说 1.5 英寸长的针就可以了。之后向每个疼痛扳机点注射 0.5~1.0 mL 的药液（见图 39-1)。一般需要连续治疗 2~5 个疗程才能彻底消除疼痛扳机点,这点需要告知患者。

副作用及并发症

由于比较邻近神经和血管，如桡神经的浅支和深支，因此这一穿刺技术必须由精通局部解剖并对疼痛的介入治疗非常有经验的医师来操作。许多患者也主诉在接受肱桡肌疼痛扳机点注射治疗后,疼痛反而暂时加重。

临床精粹

如果仔细注意注射部位的相关解剖关系的话，疼痛扳机点注射还是很安全的。此外，必须要注意无菌技术的应用以避免感染的发生，并应预防操作者所面临的风险。许多疼痛扳机点注射的副作用是穿刺针引起的，如穿刺点及皮下组织的损伤。在注射后迅速按压注射点可以减少瘀斑和血肿的发生。避免使用过长的穿刺针也能减少皮下组织的损伤。当对肱桡肌进行注射时，要特别注意避免损伤神经血管等结构，如肘部的桡神经浅支和深支。

在治疗肌筋膜疼痛综合征的药物中，首先要考虑使用抗抑郁药。三环类抗抑郁药对于治疗此种疼痛的效果要优于选择性 5- 羟色胺再摄取抑制剂。抗抑郁药治疗肌筋膜疼痛综合征的确切机制尚不清楚。一些研究者认为，此类药物可以治疗许多肌筋膜疼痛综合征患者存在的潜在抑郁。治疗的首选药物是阿米替林和去甲替林，在睡前用药一次，一般起始用量为 10 ~ 25mg，可在副作用允许范围内逐渐增量。

第 40 章

尺侧腕伸肌综合征

适应证及临床应用

尺侧腕伸肌易发生肌筋膜疼痛综合征。这种疼痛往往是一些活动(如捶打、拧螺丝、重复伸直手腕或其他一些需要腕关节反复尺偏的动作等）引起的肌肉反复性微小损伤所导致的。肌肉的钝性损伤也可引起尺侧腕伸肌肌筋膜疼痛综合征。

肌筋膜疼痛综合征是一种慢性疼痛综合征,它影响着身体的局部或一部分区域。治疗肌筋膜疼痛综合征首先要通过触摸找到肌筋膜疼痛扳机点。尽管这些扳机点一般都位于身体的受累区域，但是肌筋膜疼痛综合征引起的疼痛往往牵涉到其他解剖区域。这种牵涉痛往往被误诊或者被认为是其他器官系统的疾病,从而导致诊断不明确和无效治疗。在累及尺侧腕伸肌的肌筋膜疼痛综合征中,疼痛主要出现在前臂并牵涉到前臂尺侧，有时放射到手部。

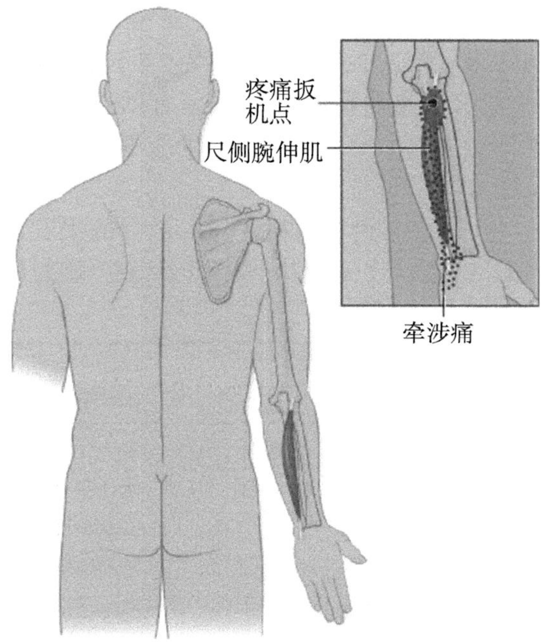

图 40-1

疼痛扳机点是肌筋膜疼痛的特异性病理损伤，并且被认为是受累肌肉微小损伤的结果。这种病理性损伤的特点是受累肌肉在某点上存在剧烈的压痛。机械刺激（触诊或拉伸)扳机点可导致局部疼痛和牵涉痛的加剧。除此之外，还会出现受刺激肌肉的不自主收缩,这被称为“跳跃征”。“跳跃征”是肌筋膜疼痛综合征所特有的。尺侧腕伸肌综合征患者的疼痛扳机点位于该肌肉的上部(图 40-1)。

当触按肌筋膜扳机点时经常可以看到肌纤维的收紧。对于肌筋膜疼痛综合征患者的这一常见表现,尽管已有许多新的理论,但是肌筋膜疼痛扳机点的病理生理学机制仍然不清楚。这些理论普遍认为疼痛扳机点是受累肌肉微小损伤的结果。这些微小损伤可能是由对受累肌肉的一次创伤造成的,也可能是反复的微损伤或主动肌和拮抗肌长期不协调的结果。

除肌肉损伤之外，还有许多其他因素可使患者发生肌筋膜疼痛综合征。周末锻炼的人如果进行了不适当的体育活动，则往往会患上肌筋膜疼痛综合征。在使用电脑或看电视时的不良姿势也是肌筋膜疼痛综合征的诱发因素。先前的损伤可能导致肌肉功能异常,从而诱发肌筋膜疼痛综合征的发展。如果患者的营养条件较差或同时存在心理学或行为学的异常，包括慢性应激和抑郁，则所有这些诱因可能会加剧肌筋膜疼痛综合征的发展。尺侧腕伸肌似乎更易患应激导致的肌筋膜疼痛综合征。

在肌筋膜疼痛综合征中，肌肉僵硬、疲乏往往和疼痛并存，这种疾病导致的功能逐渐丧失使治疗变得复杂化。肌筋膜疼痛综合征可能以一种原发疾病的形式单独发生，也可能与其他一些疼痛性疾病（包括神经根病和慢性局部疼痛综合征）同时存在。心理学或行为学异常，如抑郁，常常与肌筋膜疼痛综合征引起的肌肉异常共存。所以，对于心理学或行为学异常的治疗是任何一个成功的肌筋膜疼痛综合征治疗方案的必要组成部分。

临床相关解剖

尺侧腕伸肌可以伸直手腕以及使手部尺偏。尺侧腕伸肌起于肱骨外上髁，通过指总伸肌腱连接尺骨体和前臂筋膜(图 40–2)。下端嵌入第五掌骨基部内廉。受骨间后神经支配，骨间后神经是桡神经的分支。尺侧腕伸肌易受损伤，过度使用和使用不当都可造成尺侧腕伸肌的磨损及撕裂，从而导致肌筋膜疼痛综合征的发生，且易合并外上髁炎。

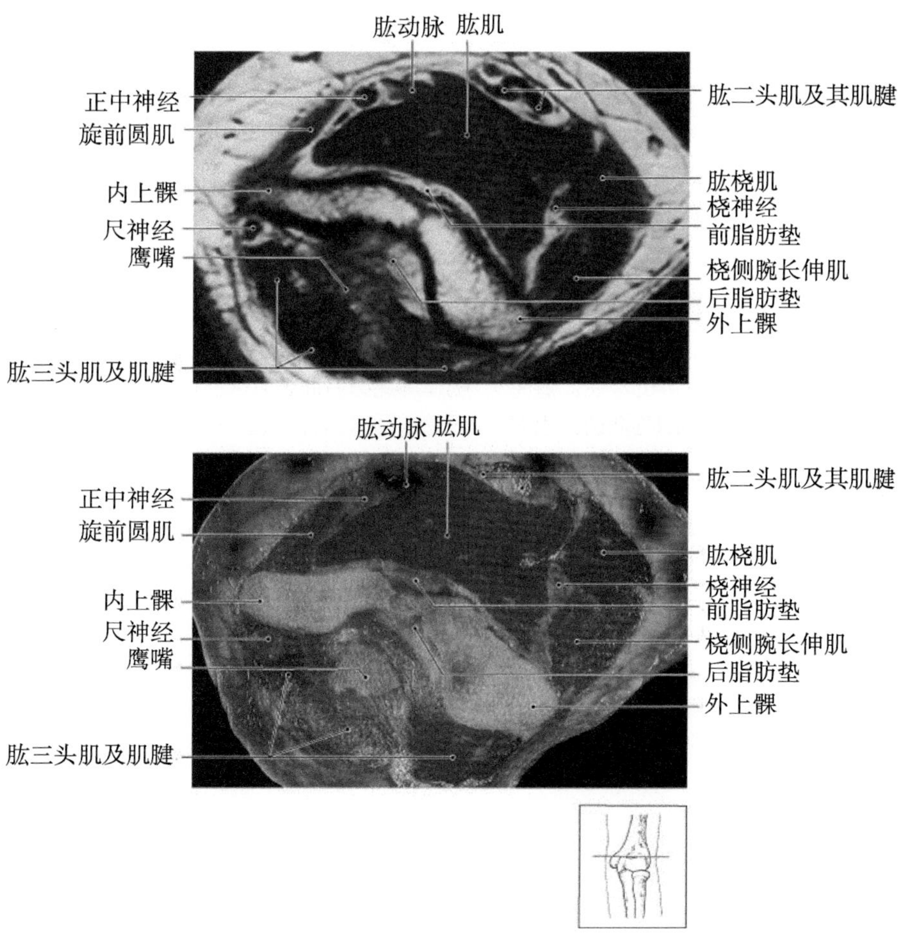

图 40–2　尺侧腕伸肌及其与尺神经的关系。(From Kang HS, Ahn JM, Resnick D: MRI of the Extremities: An Anatomical Atlas, 2nd ed. Philadelphia, WB Saunders, 2002,p107.)

操作技术

注射前的仔细准备是得到良好治疗效果的保证。应该直接在原发的疼痛扳机点进行注射,而不是在其牵涉痛区域注射。要向患者说明在疼痛扳机点注射是为了阻断持续性的疼痛,并希望得到长期缓解。得到患者的理解很重要,因为大多数肌筋膜疼痛综合征的患者都需要不止一种的治疗方式来达到最佳的疼痛缓解效果。在对扳机点进行定位、标记和注射时,患者采用半卧位或侧卧位有助于降低迷走神经反射的发生率。注射前应消毒穿刺部位的皮肤以防止感染。

在向患者说明疼痛扳机点注射的目的以及适当的准备之后,需用戴无菌手套的手指再次确认疼痛扳机点的位置。用注射器抽取 8 mL 0.25%无防腐剂的布比卡因及 40 mg 甲泼尼龙,之后连接 25 或 27 号穿刺针,穿刺针的长度以能达到注射点为宜。除了下背部的肌肉之外,一般来说 1.5 英寸长的针就可以了。之后向每个疼痛扳机点注射 0.5~1.0 mL 的药液（见图 40-1）。一般需要连续治疗 2~5 个疗程才能彻底消除疼痛扳机点,这点需要告知患者。

副作用及并发症

由于比较邻近神经和血管,如尺神经,因此这一穿刺技术必须由精通局部解剖并对疼痛的介入治疗非常有经验的医师来操作。许多患者也主诉在接受尺侧腕伸肌疼痛扳机点注射治疗后,疼痛反而暂时加重。

临床精粹

如果仔细注意注射部位的相关解剖关系的话,疼痛扳机点注射还是很安全的。此外,必须要注意无菌技术的应用以避免感染的发生，并应预防操作者所面临的风险。许多疼痛扳机点注射的副作用是穿刺针引起的,如穿刺点及皮下组织的损伤。在注射后迅速按压注射点可以减少瘀斑和血肿的发生。避免使用过长的穿刺针也能减少皮下组织的损伤。当对尺侧腕伸肌进行注射时，要特别注意避免损伤神经血管等结构,如肘部的尺神经。

在治疗肌筋膜疼痛综合征的药物中,首先要考虑使用抗抑郁药。三环类抗抑郁药对于治疗此种疼痛的效果要优于选择性 5- 羟色胺再摄取抑制剂。抗抑郁药治疗肌筋膜疼痛综合征的确切机制尚不清楚。一些研究者认为,此类药物可以治疗许多肌筋膜疼痛综合征患者存在的潜在抑郁。治疗的首选药物是阿米替林和去甲替林，在睡前用药一次,一般起始用量为 10~25 mg，可在副作用允许范围内逐渐增量。

第 41 章

桡侧腕短伸肌综合征

适应证及临床应用

桡侧腕短伸肌易发生肌筋膜疼痛综合征。这种疼痛往往是一些活动(如捶打、拧螺丝、重复伸直手腕或其他一些需要腕关节反复桡偏的动作等) 引起的肌肉反复性微小损伤所导致的。肌肉的钝性损伤也可引起桡侧腕短伸肌肌筋膜疼痛综合征。

肌筋膜疼痛综合征是一种慢性疼痛综合征,它影响着身体的局部或一部分区域。治疗肌筋膜疼痛综合征首先要通过触摸找到肌筋膜疼痛扳机点。尽管这些扳机点一般都位于身体的受累区域，但是肌筋膜疼痛综合征引起的疼痛往往牵涉到其他解剖区域。这种牵涉痛往往被误诊或者被认为是其他器官系统的疾病,从而导致诊断不明确和无效治疗。在累及桡侧腕短伸肌的肌筋膜疼痛综合征中，疼痛主要出现在前臂并向手背部放射。

疼痛扳机点是肌筋膜疼痛的特异性病理损伤，并且被认为是受累肌肉微小损伤的结果。这种病理性损伤的特点是受累肌肉在某点上存在剧烈的压痛。机械刺激(触诊或拉伸)疼痛扳机点可导致局部疼痛和牵涉痛的加剧。除此之外,还会出现受刺激肌肉的不自主收缩,这被称为“跳跃征”。“跳跃征”是肌筋膜疼痛综合征所特有的。桡侧腕短伸肌综合征患者的疼痛扳机点位于该肌腹的上部(图 41-1)。

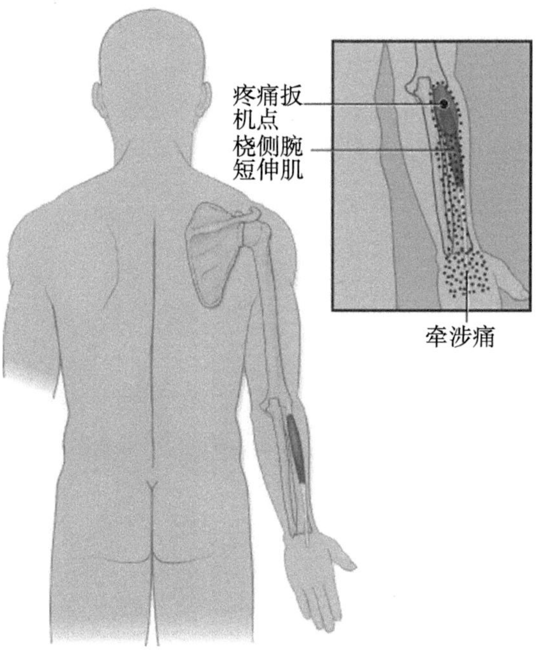

图 41-1

当触按肌筋膜扳机点时经常可以看到肌纤维的收紧。对于肌筋膜疼痛综合征患者的这一常见表现,尽管已有许多新的理论,但是肌筋膜疼痛扳机点的病理生理学机制仍然不清楚。这些理论普遍认为疼痛扳机点是受累肌肉微小损伤的结果。这些微小损伤可能是由对受累肌肉的一次创伤造成的,也可能是反复微损伤或主动肌和拮抗肌长期不协调的结果。

除肌肉损伤之外，还有许多其他因素可使患者发生肌筋膜疼痛综合征。周末锻炼的人如果进行了不适当的体育活动，则往往会患上肌筋膜疼痛综合征。在使用电脑或看电视时的不良姿势也是肌筋膜疼痛综合征的诱发因素。先前的损伤可能导致肌肉功能异常，从而诱发肌筋膜疼痛综合征的发展。如果患者的营养条件较差或同时存在心理学或行为学的异常，包括慢性应激和抑郁，则所有这些诱因可能会加剧肌筋膜疼痛综合征的发展。桡侧腕短伸肌似乎更易患应激导致的肌筋膜疼痛综合征。

在肌筋膜疼痛综合征中，肌肉僵硬、疲乏往往和疼痛并存，这种疾病导致的功能逐渐丧失使治疗变得复杂化。肌筋膜疼痛综合征可能以一种原发疾病的形式单独发生，也可能与其他一些疼痛性疾病（包括神经根病和慢性局部疼痛综合征）同时存在。心理学或行为学的异常，如抑郁，常常与肌筋膜疼痛综合征引起的肌肉异常共存。所以，对于心理学或行为学异常的治疗是任何一个成功的肌筋膜疼痛综合征治疗方案的必要组成部分。

临床相关解剖

桡侧腕短伸肌可以伸直手腕以及使手部桡偏。桡侧腕短伸肌的起点在肱骨外上髁，通过指总伸肌腱连接桡侧副韧带和前臂筋膜（图 41–2）。下端嵌到第三掌骨基部。受桡神经深支支配。桡侧腕短伸肌易受损伤，过度使用和使用不当都可造成桡侧腕短伸肌的磨损及撕裂，从而导致肌筋膜疼痛综合征的发生，且易合并外上髁炎。

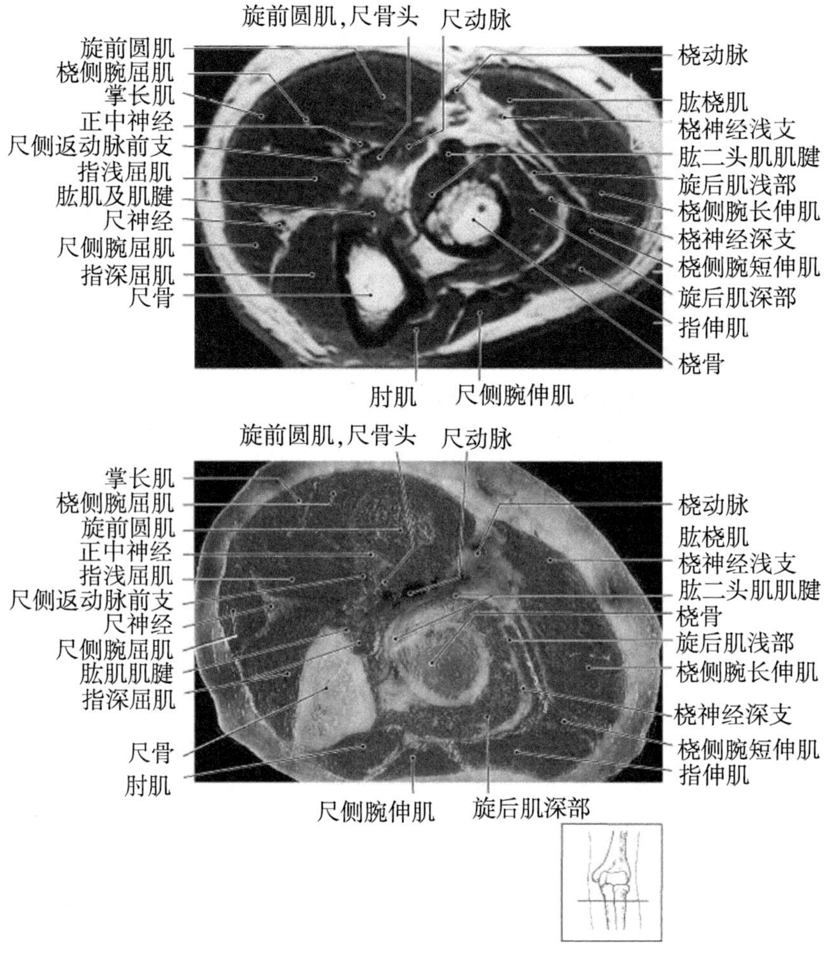

图 41–2 桡侧腕短伸肌及其与桡神经深支和周围组织结构的关系。（From Kang HS, Ahn JM, Resnick D: MRI of the Extremities: An Anatomical Atlas, 2nd ed. Philadelphia, WB Saunders, 2002, p106.）

操作技术

注射前的仔细准备是得到良好治疗效果的保证。应该直接在原发的疼痛扳机点进行注射而不是牵涉痛区域。要向患者说明在疼痛扳机点注射是为了阻断持续性疼痛,并希望得到长期缓解。得到患者的理解很重要,因为大多数肌筋膜疼痛综合征患者都需要不止一种的治疗方式来达到最佳的疼痛缓解效果。在对扳机点进行定位、标记和注射时,患者采用半卧位或侧卧位有助于降低迷走神经反射的发生率。注射前应消毒穿刺部位的皮肤以防止感染。

在向患者说明疼痛扳机点注射的目的以及适当准备之后,需用戴无菌手套的手指再次确认疼痛扳机点的位置。用注射器抽取 10 mL 0.25%无防腐剂的布比卡因和 40 mg 甲泼尼龙,之后连接 25 或 27 号穿刺针,穿刺针的长度以能达到注射点为宜。除了背部的肌肉之外,一般来说 1.5 英寸长的针就可以了。之后向每个疼痛扳机点注射 0.5~1.0 mL 的药液(见图 41-1)。一般需要连续治疗 2~5 个疗程才能彻底消除疼痛扳机点,这点需要告知患者。

副作用及并发症

由于比较邻近神经和血管,如桡神经深支,因此这一穿刺技术必须由精通局部解剖并对疼痛的介入治疗非常有经验的医师来操作。许多患者也主诉在接受桡侧腕短伸肌疼痛扳机点注射治疗后,疼痛反而暂时加重。

临床精粹

如果仔细注意注射部位的相关解剖关系的话,疼痛扳机点注射还是很安全的。此外,必须要注意无菌技术的应用以避免感染的发生,并应预防操作者所面临的风险。许多疼痛扳机点注射的副作用是穿刺针引起的,如穿刺点及皮下组织的损伤。在注射后迅速按压注射点可以减少瘀斑和血肿的发生。避免使用过长的穿刺针也能减少皮下组织的损伤。当对桡侧腕短伸肌进行注射时,要特别注意避免损伤神经血管等结构,如肘部的桡神经深支。

在治疗肌筋膜疼痛综合征的药物中,首先要考虑使用抗抑郁药。三环类抗抑郁药对于治疗此种疼痛的效果要优于选择性 5- 羟色胺再摄取抑制剂。抗抑郁药治疗肌筋膜疼痛综合征的确切机制尚不清楚。一些研究者认为,此类药物可以治疗许多肌筋膜疼痛综合征患者存在的潜在抑郁。治疗的首选药物是阿米替林和去甲替林,在睡前用药一次,一般起始用量为 10 ~25 mg,可在副作用允许范围内逐渐增量。

第 42 章

桡侧腕长伸肌综合征

适应证及临床应用

桡侧腕长伸肌易发生肌筋膜疼痛综合征。这种疼痛往往是一些活动(如捶打、拧螺丝、重复伸直手腕或其他一些需要腕关节反复桡偏的动作等）引起的肌肉反复性微小损伤所导致的。肌肉的钝性损伤也可引起桡侧腕长伸肌肌筋膜疼痛综合征。

肌筋膜疼痛综合征是一种慢性疼痛综合征,它影响着身体的局部或一部分区域。治疗肌筋膜疼痛综合征首先要通过触摸找到肌筋膜疼痛扳机点。尽管这些扳机点一般都位于身体的受累区域,但是肌筋膜疼痛综合征引起的疼痛往往牵涉到其他解剖区域。这种牵涉痛往往被误诊或者被认为是其他器官系统的疾病,从而导致诊断不明确和无效治疗。在累及桡侧腕长伸肌的肌筋膜疼痛综合征中,疼痛主要出现在前臂并向拇指根部桡侧放射。

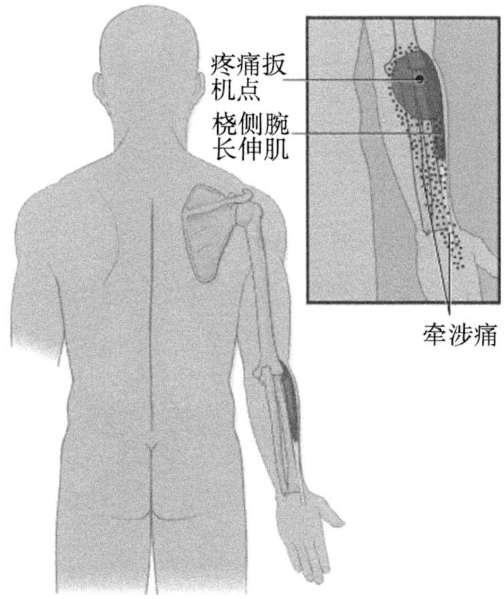

图 42–1

疼痛扳机点是肌筋膜疼痛的特异性病理损伤，并且被认为是受累肌肉微小损伤的结果。这种病理性损伤的特点是受累肌肉在某点上存在剧烈的压痛。机械刺激（触诊或拉伸）疼痛扳机点可导致局部疼痛和牵涉痛的加剧。除此之外,还会出现受刺激肌肉的不自主收缩,这被称为“跳跃征”。“跳跃征”是肌筋膜疼痛综合征所特有的。桡侧腕长伸肌综合征患者的疼痛扳机点位于该肌腹的上部（图 42–1)。

当触按肌筋膜扳机点时经常可以看到肌纤维的收紧。对于肌筋膜疼痛综合征患者的这一常见表现,尽管已有许多新的理论,但是肌筋膜疼痛扳机点的病理生理学机制仍然不清楚。这些理论普遍认为疼痛扳机点是受累肌肉微小损伤的结果。这些微小损伤可能是由对受累肌肉的一次创伤造成的,也可能是反复的微损伤或主动肌和拮抗肌长期不协调的结果。

除肌肉损伤之外，还有许多其他因素可使患者发生肌筋膜疼痛综合征。周末锻炼的人如果进行了不适当的体育活动，则往往会患上肌筋膜疼痛综合征。在使用电脑或看电视时的不良姿势也是肌筋膜疼痛综合征的诱发因素。先前的损伤可能导致肌肉功能异常，从而诱发肌筋膜疼痛综合征的发展。如果患者的营养条件较差或同时存在心理学或行为学的异常,包括慢性应激和抑郁,则所有这些诱因可能会加剧肌筋膜疼痛综合征的发展。

桡侧腕长伸肌似乎更易患应激导致的肌筋膜疼痛综合征。

在肌筋膜疼痛综合征中,肌肉僵硬、疲乏往往和疼痛并存，这种疾病导致的功能逐渐丧失使治疗变得复杂化。肌筋膜疼痛综合征可能以一种原发疾病的形式单独发生，也可能与其他一些疼痛性疾病（包括神经根病和慢性局部疼痛综合征)同时存在。心理学或行为学的异常,如抑郁,常常与肌筋膜疼痛综合征引起的肌肉异常共存。所以,对于心理学或行为学异常的治疗是任何一个成功的肌筋膜疼痛综合征治疗方案的必要组成部分。

临床相关解剖

桡侧腕长伸肌可以伸直手腕以及使手部桡偏，同时有轻微的使前臂屈曲及旋后的功能。桡侧腕长伸肌在肱桡肌和肱骨外侧肌间隔下方起于外侧髁上嵴下部(见图 41-2)。下端嵌于第二掌骨基部。受桡神经支配。桡侧腕长伸肌易受损伤,过度使用和使用不当都可造成桡侧腕长伸肌的磨损及撕裂,从而导致肌筋膜疼痛综合征的发生,且易合并外上髁炎。

操作技术

注射前的仔细准备是得到良好治疗效果的保证。应该直接在原发的疼痛扳机点进行注射而不是牵涉痛区域。要向患者说明在疼痛扳机点注射是为了阻断持续性疼痛,并希望得到长期缓解。得到患者的理解很重要,因为大多数肌筋膜疼痛综合征患者都需要不止一种的治疗方式来达到最佳的疼痛缓解效果。在对扳机点进行定位、标记和注射时,患者采用半卧位或侧卧位有助于降低迷走神经反射的发生率。注射前应消毒穿刺部位的皮肤以防止感染。

在向患者说明疼痛扳机点注射的目的以及适当准备之后,需用戴无菌手套的手指再次确认疼痛扳机点的位置。用注射器抽取 10 mL 0.25%无防腐剂的布比卡因及 40 mg 甲泼尼龙,之后连接 25 或 27 号穿刺针,穿刺针的长度以能达到注射点为宜。除了下背部的肌肉之外,一般来说 1.5 英寸长的针就可以了。之后向每个疼痛扳机点注射 0.5~1.0 mL 的药液(见图 42-1)。一般需要连续治疗 2~5 个疗程才能彻底消除疼痛扳机点，这点需要告知患者。

副作用及并发症

由于比较邻近神经和血管，如桡神经浅支和深支以及桡动脉，因此这一穿刺技术必须由精通局部解剖并对疼痛的介入治疗非常有经验的医师来操作。许多患者也主诉在接受桡侧腕长伸肌疼痛扳机点注射治疗后,疼痛反而暂时加重。

临床精粹

如果仔细注意注射部位的相关解剖关系的话,疼痛扳机点注射还是很安全的。此外,必须要注意无菌技术的应用以避免感染的发生，并应预防操作者所面临的风险。许多疼痛扳机点注射的副作用是穿刺针引起的,如穿刺点及皮下组织的损伤。在注射后迅速按压注射点可以减少瘀斑和血肿的发生。避免使用过长的穿刺针也能减少皮下组织的损伤。当对桡侧腕长伸肌进行注射时,要特别注意避免损伤神经血管等结构,如桡神经浅支和深支以及桡动脉。

在治疗肌筋膜疼痛综合征的药物中，首先要考虑使用抗抑郁药。三环类抗抑郁药对于治疗此种疼痛的效果要优于选择性 5- 羟色胺再摄取抑制剂。抗抑郁药治疗肌筋膜疼痛综合征的确切机制尚不清楚。一些研究者认为,此类药物可以治疗许多肌筋膜疼痛综合征患者存在的潜在抑郁。治疗的首选药物是阿米替林和去甲替林，在睡前用药一次,一般起始用量为 10 ~25 mg，可在副作用允许范围内逐渐增量。

第 43 章

尺侧腕屈肌综合征

适应证及临床应用

尺侧腕屈肌易发生肌筋膜疼痛综合征。这种疼痛往往是一些活动(如键盘操作、重复屈曲手腕或其他一些需要腕关节反复尺偏的动作等）引起的肌肉反复性微小损伤所导致的。肌肉的钝性损伤也可引起尺侧腕屈肌肌筋膜疼痛综合征。

肌筋膜疼痛综合征是一种慢性疼痛综合征,它影响着身体的局部或一部分区域。治疗肌筋膜疼痛综合征首先要通过触摸找到肌筋膜疼痛扳机点。尽管这些扳机点一般都位于身体的受累区域，但是肌筋膜疼痛综合征引起的疼痛往往牵涉到其他解剖区域。这种牵涉痛往往被误诊或者被认为是其他器官系统的疾病,从而导致诊断不明确和无效治疗。在累及尺侧腕屈肌的肌筋膜疼痛综合征中,疼痛主要出现在前臂尺侧并向腕关节掌面及小指根部放射。

疼痛扳机点是肌筋膜疼痛的特异性病理损伤，并且被认为是受累肌肉微小损伤的结果。这种病理性损伤的特点是受累肌肉在某点上存在剧烈的压痛。机械刺激（触诊或拉伸）疼痛扳机点可导致局部疼痛和牵涉痛的加剧。除此之外,还会出现受刺激肌肉的不自主收缩,这被称为“跳跃征”。“跳跃征”是肌筋膜疼痛综合征所特有的。尺侧腕屈肌综合征患者的疼痛扳机点位于该肌腹的上部（图43-1)。

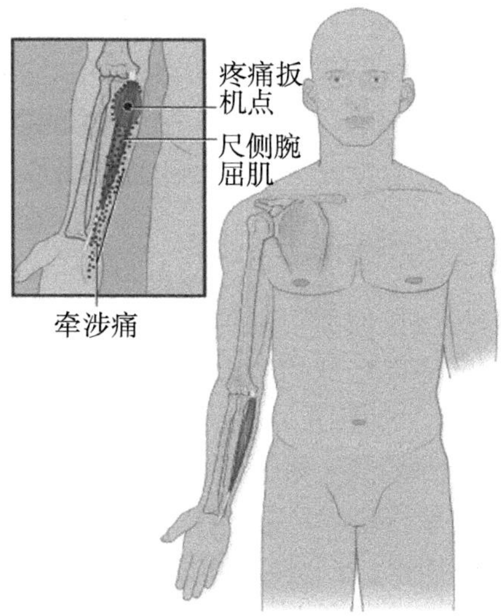

图 43-1

当触按肌筋膜扳机点时经常可以看到肌纤维的收紧。对于肌筋膜疼痛综合征患者的这一常见表现,尽管已有许多新的理论,但是肌筋膜疼痛扳机点的病理生理学机制仍然不清楚。这些理论普遍认为疼痛扳机点是受累肌肉微小损伤的结果。这些微小损伤可能是由对受累肌肉的一次创伤造成的,也可能是反复微损伤或主动肌和拮抗肌长期不协调的结果。

除肌肉损伤之外,还有许多其他因素可使患者发生肌筋膜疼痛综合征。周末锻炼的人如果进行了不适当的体育活动，则往往会患上肌筋膜疼痛综合征。在使用电脑或看电视时的不良姿势也是肌筋膜疼痛综合征的诱发因素。先前的损伤可能导致肌肉功能异常,从而诱发肌筋膜疼痛综合征的发展。如果患者的营养条件较差或同时存在心理学或行为学的异常,包括慢性应激和抑郁,则所有这些诱因可能会加剧肌筋膜疼痛综合征的发展。尺侧腕屈肌似乎更易患应激导致的肌筋膜疼痛综合征。

在肌筋膜疼痛综合征中，肌肉僵硬、疲乏往往和疼痛并存，这种疾病导致的功能逐渐丧失使治疗变得复杂化。肌筋膜疼痛综合征可能以一种原发疾病的形式单独发生，也可能与其他一些疼痛性疾病（包括神经根病和慢性局部疼痛综合征）共同存在。心理学或行为学的异常，如抑郁，常常与肌筋膜疼痛综合征引起的肌肉异常共存。所以，对于心理学或行为学异常的治疗是任何一个成功的肌筋膜疼痛综合征治疗方案的必要组成部分。

临床相关解剖

尺侧腕屈肌可以屈曲手腕以及使手部尺偏，同时稳定腕部，从而使拇指可以自由活动。尺侧腕屈肌通过指总屈肌腱连接到肱骨内上髁以及尺骨头（见图 41–2）。下端通过豆状骨钩骨间韧带连接到豆状骨、钩骨及第五掌骨基部。尺侧腕屈肌受尺神经支配。尺侧腕屈肌易受损伤，过度使用和使用不当都可造成尺侧腕屈肌的磨损及撕裂，从而导致肌筋膜疼痛综合征的发生，且易合并内上髁炎。

操作技术

注射前的仔细准备是得到良好治疗效果的保证。应该直接在原发的疼痛扳机点进行注射而不是牵涉痛区域。要向患者说明在疼痛扳机点注射是为了阻断持续性疼痛，并期望得到长期缓解。得到患者的理解很重要，因为大多数肌筋膜疼痛综合征的患者都需要不止一种的治疗方式来达到最佳的疼痛缓解效果。在对扳机点进行定位、标记和注射时，患者采用半卧位或侧卧位有助于降低迷走神经反射的发生率。注射前应消毒穿刺部位的皮肤以防止感染。

在向患者说明疼痛扳机点注射的目的以及适当准备之后，需用戴无菌手套的手指再次确认疼痛扳机点的位置。用注射器抽取 10 mL 0.25%无防腐剂的布比卡因及 40 mg 甲泼尼龙，之后连接 25 或 27 号穿刺针，穿刺针的长度以能达到注射点为宜。除了下背部的肌肉之外，一般来说 1.5 英寸长的针就可以了。之后向每个疼痛扳机点注射 0.5~1.0 mL 的药液（见图 43–1）。一般需要连续治疗 2~5 个疗程才能彻底消除疼痛扳机点，这点需要告知患者。

副作用及并发症

由于比较邻近神经和血管，如尺神经及尺侧返动脉，因此这一穿刺技术必须由精通局部解剖并对疼痛的介入治疗非常有经验的医师来操作。许多患者也主诉在接受尺侧腕屈肌疼痛扳机点注射治疗后，疼痛反而暂时加重。

临床精粹

如果仔细注意注射部位的相关解剖关系的话，疼痛扳机点注射还是很安全的。此外，必须要注意无菌技术的应用以避免感染的发生，并应预防操作者所面临的风险。许多疼痛扳机点注射的副作用是穿刺针引起的，如穿刺点及皮下组织的损伤。在注射后迅速按压注射点可以减少瘀斑和血肿的发生。避免使用过长的穿刺针也能减少皮下组织的损伤。当对尺侧腕屈肌进行注射时，要特别注意避免损伤神经血管等结构，如尺神经及尺侧返动脉。

在治疗肌筋膜疼痛综合征的药物中，首先要考虑使用抗抑郁药。三环类抗抑郁药对于治疗此种疼痛的效果要优于选择性 5– 羟色胺再摄取抑制剂。抗抑郁药治疗肌筋膜疼痛综合征的确切机制尚不清楚。一些研究者认为，此类药物可以治疗许多肌筋膜疼痛综合征患者存在的潜在抑郁。治疗的首选药物是阿米替林和去甲替林，在睡前用药一次，一般起始用量为 10~25 mg，可在副作用允许范围内逐渐增量。

第 44 章

桡侧腕屈肌综合征

适应证及临床应用

桡侧腕屈肌易发生肌筋膜疼痛综合征。这种疼痛往往是一些活动(如键盘操作、拧螺丝、重复屈曲手腕或其他一些需要腕关节反复桡偏的动作等）引起的肌肉反复性微小损伤所导致的。肌肉的钝性损伤也可引起桡侧腕屈肌肌筋膜疼痛综合征。

肌筋膜疼痛综合征是一种慢性疼痛综合征,它影响着身体的局部或一部分区域。治疗肌筋膜疼痛综合征首先要通过触摸找到肌筋膜疼痛扳机点。尽管这些扳机点一般都位于身体的受累区域，但是肌筋膜疼痛综合征引起的疼痛往往牵涉到其他解剖区域。这种牵涉痛往往被误诊或者被认为是其他器官系统的疾病,从而导致诊断不明确和无效治疗。在累及桡侧腕屈肌的肌筋膜疼痛综合征中,疼痛主要出现在前臂桡侧并向腕关节掌面及拇指根部放射。

疼痛扳机点是肌筋膜疼痛的特异性病理损伤，并且被认为是受累肌肉微小损伤的结果。这种病理性损伤的特点是受累肌肉在某点上存在剧烈的压痛。机械刺激（触诊或拉伸)疼痛扳机点可导致局部疼痛和牵涉痛的加剧。除此之外,还会出现受刺激肌肉的不自主收缩,这被称为“跳跃征”。“跳跃征”是肌筋膜疼痛综合征所特有的。桡侧腕屈肌综合征患者的疼痛扳机点位于该肌腹的上部(图 44–1)。

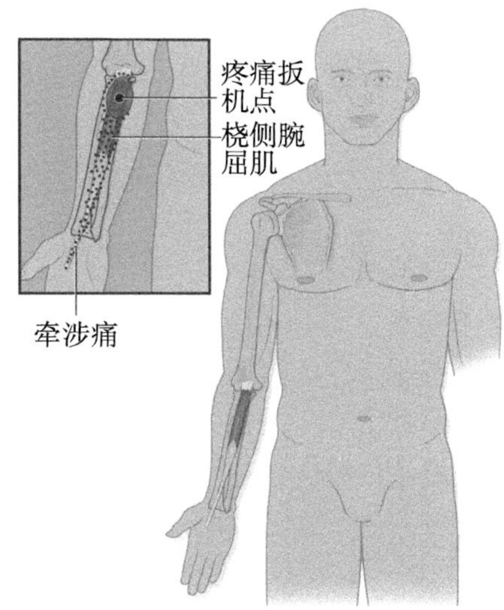

图 44–1

当触按肌筋膜扳机点时经常可以看到肌纤维的收紧。对于肌筋膜疼痛综合征患者的这一常见表现,尽管已有许多新的理论,但是肌筋膜疼痛扳机点的病理生理学机制仍然不清楚。这些理论普遍认为疼痛扳机点是受累肌肉微小损伤的结果。这些微小损伤可能是由对受累肌肉的一次创伤造成的,也可能是反复微损伤或主动肌和拮抗肌长期不协调的结果。

除肌肉损伤之外，还有许多其他因素可使患者发生肌筋膜疼痛综合征。周末锻炼的人如果进行了不适当的体育活动，则往往会患上肌筋膜疼痛综合征。在使用电脑或看电视时的不良姿势也是肌筋膜疼痛综合征的诱发因素。先前的损伤可能导致肌肉功能异常，从而诱发肌筋膜疼痛综合征的发展。如果患者的营养条件较差或同时存在心理学或行为学的异常,包括慢性应激和抑郁,则所有这些诱因可能会加剧肌筋膜疼痛综合征的发展。

桡侧腕屈肌似乎更易患应激导致的肌筋膜疼痛综合征。

在肌筋膜疼痛综合征中，肌肉僵硬、疲乏往往和疼痛并存，这种疾病引起的功能逐渐丧失使治疗变得复杂化。肌筋膜疼痛综合征可能以一种原发疾病的形式单独发生，也可能与其他一些疼痛性疾病（包括神经根病和慢性局部疼痛综合征）同时存在。心理学或行为学的异常，如抑郁，常常与肌筋膜疼痛综合征引起的肌肉异常共存。所以，对于心理学或行为学异常的治疗是任何一个成功的肌筋膜疼痛综合征治疗方案的必要组成部分。

临床相关解剖

桡侧腕屈肌可以屈曲手腕以及使手部桡偏，使前臂旋前。桡侧腕屈肌通过指总屈肌腱连接到肱骨内上髁以及前臂筋膜（见图 41-2）。下端嵌于第二或第三掌骨基部。桡侧腕屈肌受正中神经支配。桡侧腕屈肌易受损伤，过度使用和使用不当都可造成桡侧腕屈肌的磨损及撕裂，从而导致肌筋膜疼痛综合征的发生，且易合并内上髁炎。

操作技术

注射前的仔细准备是得到良好治疗效果的保证。应该直接在原发的疼痛扳机点进行注射而不是牵涉痛区域。要向患者说明在疼痛扳机点注射是为了阻断持续性疼痛，并希望得到长期缓解。得到患者的理解很重要，因为大多数肌筋膜疼痛综合征的患者都需要不止一种的治疗方式来达到最佳的疼痛缓解效果。在对扳机点进行定位、标记和注射时，患者采用半卧位或侧卧位有助于降低迷走神经反射的发生率。注射前应消毒穿刺部位的皮肤以防止感染。

在向患者说明疼痛扳机点注射的目的以及适当准备之后，需用戴无菌手套的手指再次确认疼痛扳机点的位置。用注射器抽取 10 mL 0.25%无防腐剂的布比卡因及 40 mg 甲泼尼龙，之后连接 25 或 27 号穿刺针，穿刺针的长度以能达到注射点为宜。除了下背部的肌肉之外，一般来说 1.5 英寸长的针就可以了。之后向每个疼痛扳机点注射 0.5~1.0 mL 的药液（见图 44-1）。一般需要连续治疗 2~5 个疗程才能彻底消除疼痛扳机点，这点需要告知患者。

副作用及并发症

由于比较邻近神经和血管，如正中神经、尺神经及尺侧返动脉前支，因此这一穿刺技术必须由精通局部解剖并对疼痛的介入治疗非常有经验的医师来操作。许多患者也主诉在接受桡侧腕屈肌疼痛扳机点注射治疗后，疼痛反而暂时加重。

临床精粹

如果仔细注意注射部位的相关解剖关系的话，疼痛扳机点注射还是很安全的。此外，必须要注意无菌技术的应用以避免感染的发生，并应预防操作者所面临的风险。许多疼痛扳机点注射的副作用是穿刺针引起的，如穿刺点及皮下组织的损伤。在注射后迅速按压注射点可以减少瘀斑和血肿的发生。避免使用过长的穿刺针也能减少皮下组织的损伤。当对桡侧腕屈肌进行注射时，要特别注意避免损伤神经血管等结构，如正中神经、尺神经及尺侧返动脉前支。

在治疗肌筋膜疼痛综合征的药物中，首先要考虑使用抗抑郁药。三环类抗抑郁药对于治疗此种疼痛的效果要优于选择性 5- 羟色胺再摄取抑制剂。抗抑郁药治疗肌筋膜疼痛综合征的确切机制尚不清楚。一些研究者认为，此类药物可以治疗许多肌筋膜疼痛综合征患者存在的潜在抑郁。治疗的首选药物是阿米替林和去甲替林，在睡前用药一次，一般起始用量为 10~25 mg，可在副作用允许范围内逐渐增量。

第 45 章

鹰嘴滑囊炎疼痛

适应证及临床应用

滑囊由滑膜囊形成，滑膜囊的作用是:有助于反复运动部位的肌肉和肌腱之间更易滑动。滑膜囊内衬被覆血管网的滑膜,这些血管能分泌滑液。滑囊的炎症导致滑液的产生增加并伴随滑囊的肿胀。因为过度的使用或误用,这些滑囊可能会出现炎症、肿胀,在极少数情况下甚至可出现感染。虽然滑囊的数量、大小和位置有很大的变异,但是解剖学家已鉴别出许多与临床相关的滑囊，其中包括鹰嘴滑囊。鹰嘴滑囊位于肘的后部,在尺骨鹰嘴突和皮肤之间。一般以一个单独的囊存在,而在一些患者可能以多囊形式存在。

鹰嘴滑囊很容易因剧烈创伤和重复的微损伤受到损伤。急性损伤经常是在进行曲棍球等体育运动或坠落时鹰嘴突着地造成肘部的直接损伤。依靠肘部上升或在制图桌前长时间的工作给肘部带来的重复压力可能会导致鹰嘴滑囊炎症和肿胀。罕见情况下,痛风或细菌感染可能诱发急性鹰嘴滑囊炎(图 45-1)。如果鹰嘴滑囊炎转为慢性,则囊钙化可能会出现砾石样的残留结节。

鹰嘴滑囊炎患者经常主诉在肘关节运动时出现疼痛及肿胀,尤其伸展时。鹰嘴区的局部疼痛往往放射至肘关节。通常,患者更担心囊周围的肿胀而非疼痛。体格检查可发现在鹰嘴处有压痛和滑囊肿胀，有时肿胀范围可相当广泛(图 45-2)。被动伸展和抵抗肩前屈可引发疼痛，就像任何直接作用于滑囊的压力

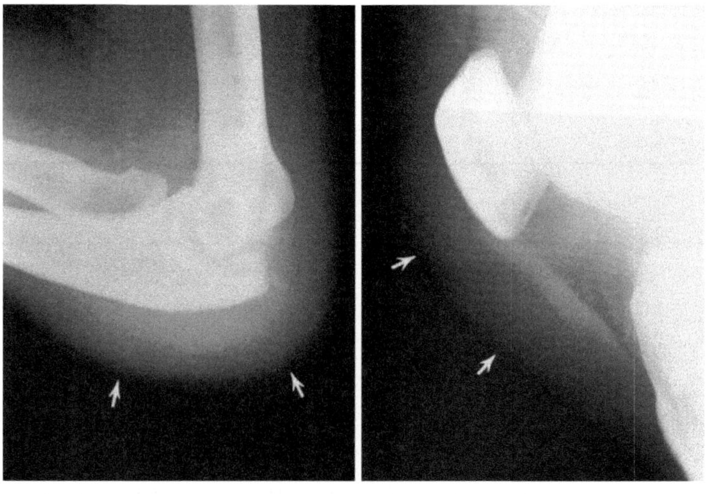

图 45-1 化脓性鹰嘴滑囊炎。金黄色葡萄球菌感染致使鹰嘴肿胀(箭头所示)和软组织水肿。先前的手术和外伤是相邻骨骼异常的原因。(From Resnick D:Diagnosis of Bone and Joint Disorders,4th ed. Philadelphia, Saunders, 2002, p 2438.)

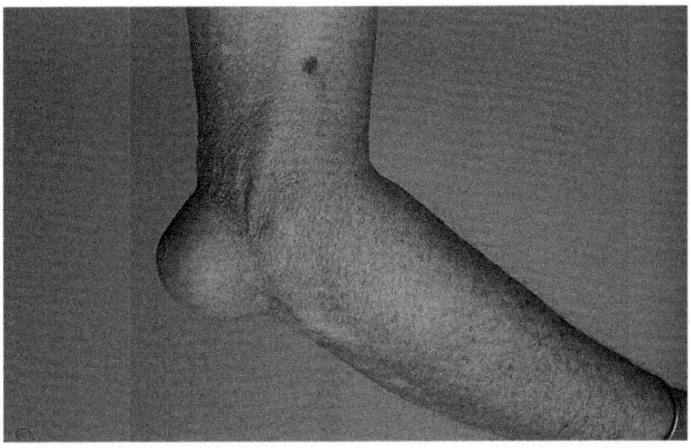

图 45-2　早期类风湿性关节炎的鹰嘴滑囊炎。(From Klippel JH, Dieppe PA : Rheumatology, 2nd ed. St.Louis, Mosby, 1997, p 4.)

一样。滑囊感染可出现发热和寒战。如果怀疑感染,应立即抽吸滑液,进行革兰染色和囊液培养,然后给予适当的抗生素治疗。后肘的 X 线平片可显示囊的钙化及慢性炎症表现。

临床相关解剖

肘关节是含有滑液的铰链型关节,起到衔接肱骨、桡骨和尺骨的作用(图 45-3)。此关节的主要功能是调节手腕的位置，以优化手功能。该关节允许肘的屈伸运动,以及前臂的旋前和旋后。关节内衬滑膜。整个关节覆盖着致密的囊,内侧增厚形成尺侧副韧带,外侧形成桡侧副韧带。这些密集的韧带联合肘部关节的骨性连接,使这个关节极为稳定,不易形成半脱位或脱位。前后关节囊密度较小,因此如果有关节积液可能从此处膨出。鹰嘴滑囊位于肘的后部,在尺骨鹰嘴突和皮肤之间。鹰嘴滑囊的炎症可能由于直接创伤或关节的过度应用所致。

肘部关节主要由肌皮神经和桡神经支配,尺神经和正中神经亦提供不同程度的神经支配。在上臂中部,尺神经由内侧从鹰嘴突和肱骨内上髁间穿过。此处,尺神经易受挤压和损伤。在肘部,正中神经恰位于肱动脉的内侧,在为血气分析进行肱动脉置管时偶尔会被损伤。

操作技术

患者仰卧位,前臂内收于身体侧方,肘部屈曲,手掌放于患者腹部。用 5 mL 无菌注射器抽取 2 mL 局部麻醉药和 40 mg 甲泼尼龙。

常规消毒剂消毒关节后部皮肤后，辨别鹰嘴突及上覆的滑囊。然后在中线用 25 号、1 英寸穿刺针穿过皮肤及皮下组织直接穿刺进入囊内(图 45-3)。如果遇到骨质,回撤穿刺针,待进入囊后缓慢注入药物。注入药物过

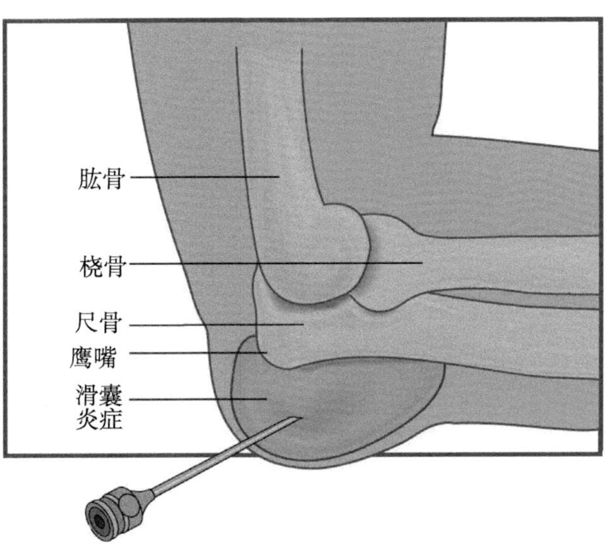

图 45-3

程中应该无任何阻力。然后将针退出,用无菌敷料加压包扎并将冰袋置于注射部位。

副作用及并发症

鹰嘴滑囊穿刺最主要的并发症为感染,但若严格遵循无菌操作则此并发症极其罕见。如前所述,尺神经于肘部极容易受到损伤。大约 25%的患者主诉在鹰嘴滑囊穿刺后疼痛暂时加重,故应提前告知患者。

临床精粹

这种注射技术对治疗继发于鹰嘴滑囊炎的疼痛和肿胀非常有效。同时存在的腱鞘炎和上髁炎也使肘部疼痛加重,这将需要更大剂量的局部麻醉药和皮质类固醇来进行局部治疗。如果十分注意注射部位的临床相关解剖,尤其应注意避让尺神经,确保针走行于正中线,则这项技术是安全的。为避免感染必须注意应用无菌技术,并应预防操作者所面临的风险。如果注射结束后立即在注射部位进行加压包扎可降低瘀斑及血肿的发生率。患者在接受肘部疼痛注射治疗数天之后可应用物理疗法,包括局部热敷及适度的活动训练。应避免剧烈运动,因为其可加剧患者的症状。普通的镇痛药和非甾体类抗炎药可与这种注射技术同时应用。

第 46 章

尺骨滑囊炎疼痛

适应证及临床应用

滑囊由滑膜囊形成，滑膜囊的作用是：有助于反复运动部位的肌肉和肌腱之间更易滑动。滑膜囊内衬被覆血管网的滑膜，这些血管能分泌滑液。滑囊的炎症导致滑液的产生增加并伴随滑囊的肿胀。因为过度的使用或误用，这些滑囊可能会出现炎症、肿胀，在极少数情况下甚至可出现感染。虽然滑囊的数量、大小和位置有很大的变异，但是解剖学家已鉴别出许多与临床相关的滑囊，其中包括尺骨滑囊。尺骨滑囊位于肘的前部。一般以一个单独的囊存在，而在一些患者可能以多囊形式存在。

尺骨滑囊很容易因剧烈创伤和重复的微损伤受到损伤。急性损伤经常是对肘的前部的直接损伤。肘部的重复动作，包括投掷标枪和棒球，可能会导致尺骨滑囊的炎症和肿胀。罕见情况下，痛风或类风湿性关节炎可能诱发急性尺骨滑囊炎。如果尺骨滑囊炎转为慢性，则可能会出现囊的钙化。

尺骨滑囊炎患者经常主诉肘关节运动时出现疼痛及肿胀，疼痛局限于肘部，经常放射到前臂和手部。体格检查可发现在肘前方的尺骨囊压痛及肿胀。被动伸展和抵抗屈肘可引发疼痛，就像任何直接作用于滑囊的压力一样。后肘的 X 线平片可显示囊的钙化及慢性炎症表现。

临床相关解剖

肘关节是含有滑液的铰链型关节，起到衔接肱骨、桡骨和尺骨的作用(图 46–1)。此关节的主要功能是调节手腕的位置，以优化手功能。该关节允许肘的屈伸运动，以及前臂的旋前和旋后。关节内衬滑膜。整个关节覆盖着致密的囊，内侧增厚形成尺侧副韧带，外侧形成桡侧副韧带。这些密集的韧带联合肘部关节的骨性连接，使这个关节极为稳定，不易形成半脱位或脱位。前后关节囊密度较小，因此如果有关节积液可能从此处膨出。

肘窝位于肘关节前方，外侧以肱桡肌为界，内侧以旋前圆肌为界。正中神经走行于肘窝内，易受肿胀和发炎的尺骨滑囊的刺激和压迫。肘部关节主要由肌皮神经和桡神经支配，尺神经和正中神经亦提供不同程度的神经支配。在上臂中部，尺神经由内侧从鹰嘴突和肱骨内上髁间穿过。此处，尺神经易受挤压和损伤。在肘部，正中神经恰位于肱动脉的内侧，在为血气分析进行肱动脉置管时偶尔会被损伤。另外正中神经亦可能在尺骨滑囊注射时被损伤。

操作技术

患者仰卧位，前臂内收于身体侧方，折叠的毛巾垫于手背下方使肘部外展。用 5 mL 无菌注射器抽取 2 mL 局部麻醉药和 40 mg 甲泼尼龙。

常规消毒剂消毒关节前部皮肤后，在肘痕处触及肱动脉搏动。皮肤消毒后于肘痕处肱动脉的内侧用 25 号 1 英寸穿刺针穿刺，针尖指向头侧，沿稍偏内侧轨迹缓慢穿过皮肤和皮下组织(图 46–1)。如果遇到骨质，回撤穿刺针到皮下组织，缓慢注入药物。注入药物过程中应该无任何阻力。如果遇到阻力,则针尖可能位于肌腱上,此时应回撤针尖直至注射过程中没有明显阻力。然后将针退出,用无菌敷料加压包扎并将冰袋置于注射部位。

副作用及并发症

肘部的尺骨滑囊注射是一个比较安全的阻滞技术。主要的并发症是由于疏忽导致血管内注射和继发于穿刺针损伤正中神经后的持久性感觉异常。在抗凝治疗的情况下,尽管存在血肿的风险,但是如果临床上可得到良好的风险–收益比,则使用 25 或 27 号穿刺针可以安全地完成此技术。如果在阻滞完成后立即在穿刺部位给予人工加压处理,则可以降低这些并发症的发生率。阻滞完成后在穿刺部位放置冰袋 20 分钟左右,也可以降低穿刺后疼痛和出血的发生率。

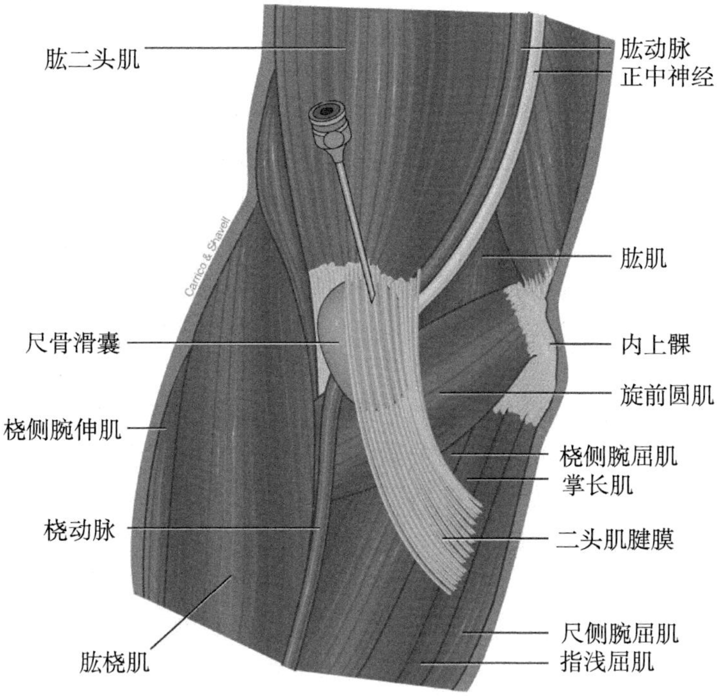

图 46–1

临床精粹

这种注射技术对治疗继发于尺骨滑囊炎的疼痛和肿胀非常有效。同时存在的腱鞘炎和上髁炎也使肘部疼痛加重,这将需要更大剂量的局部麻醉药和皮质类固醇来进行局部治疗。如果十分注意注射部位的临床相关解剖,尤其应注意避让正中神经,确保针在肱动脉侧方走行,则这项技术是安全的。为避免感染必须注意应用无菌技术,并应预防操作者所面临的风险。如果注射结束后立即在注射部位进行加压包扎可降低瘀斑及血肿的发生率。患者在接受肘部疼痛注射治疗数天之后可应用物理疗法,包括局部热敷及适度的活动训练。应避免剧烈运动,因为其可加剧患者的症状。普通的镇痛药和非甾体类抗炎药可与这种注射技术同时应用。

第 47 章

旋前圆肌综合征

适应证及临床应用

旋前圆肌综合征的注射技术对治疗肘部正中神经压迫综合征引起的疼痛是有效的，正中神经压迫综合征包括旋前圆肌综合征和 Struthers 韧带对正中神经的压迫。旋前肌综合征是由于旋前圆肌压迫正中神经而引起。症状通常出现在反复肘部运动后，如砍柴、划船和清理鱼(图 47-1)。临床上，旋前圆肌综合征表现为一种前臂的慢性疼痛，有时，疼痛可放射到肘部。旋前圆肌综合征患者主诉即使微小活动时前臂也有劳累和沉重感，以及患肢的笨拙。与腕管综合征相反，旋前圆肌综合征的夜间症状很少发生。

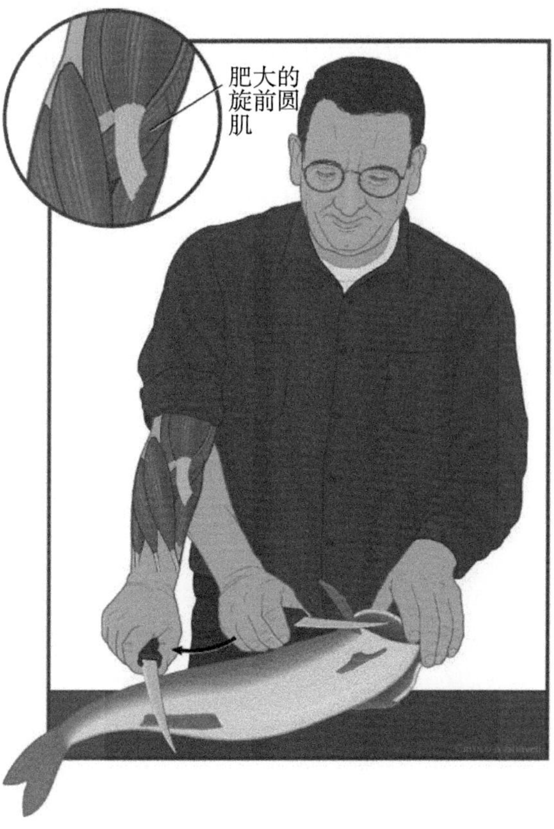

图 47-1

阳性体征包括前臂旋前圆肌压痛。可见旋前圆肌的单侧肥大畸形。在正中神经于旋前圆肌下方走行处其也可呈 Tinel 征阳性。徒手肌力试验显示正中神经所支配的前臂和手内在肌肌力减弱。旋前圆肌综合征试验阳性，即强迫患者完全旋后的手臂旋前时出现疼痛，则高度提示旋前圆肌压迫正中神经(图 47-2)。

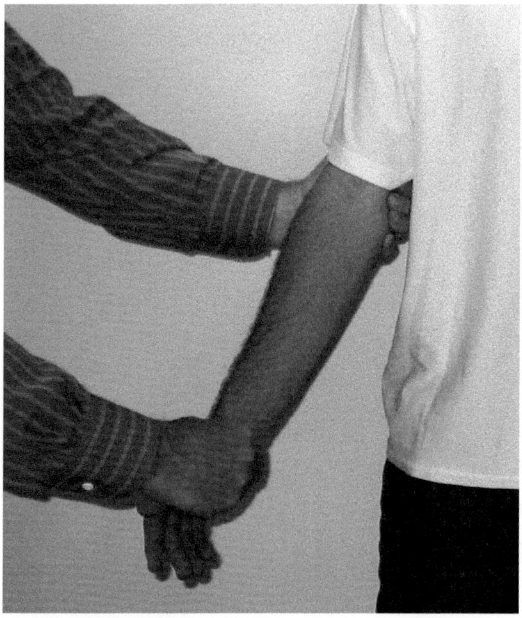

图 47-2 旋前圆肌综合征的强迫旋前试验。(From Waldman SD: Physical Diagnosis of Pain. Philadelphia, Saunders, 2005,p147.)

Struthers 韧带引起正中神经压迫在临床上表现为不明原因的持续性前臂疼痛，可由走行于髁上突至内上髁的异常韧带导致的正中神经受压引起。临床上,很难与旋前圆肌综合征鉴别。肌电图和神经传导速度测试结合髁上突的 X 线检查可做出诊断，其中前两者可显示在肘部正中神经是否被压迫。

这些神经压迫病变可与单独的骨间前神经的压迫区分开，骨间前神经的压迫发生在肘部以下 6~8 cm 处。这些神经压迫病变还应与 C6 或 C7 神经根病变进行鉴别，有时后者的表现可能类似正中神经压迫症状。此外,我们必须记住颈椎神经根病变和正中神经压迫可能共存,即所谓的双重挤压综合征。双重挤压综合征最常见于腕部正中神经压迫或腕管综合征。

临床相关解剖

正中神经由来自 C5–T1 神经根的纤维组成,位于腋动脉的前上方。正中神经伴随肱动脉出腋窝到达上臂。在肘关节水平,肱动脉恰好位于肱二头肌内侧。在这个层面上,正中神经位于肱动脉内侧。正中神经降至前臂,分出无数运动神经分支支配前臂屈肌。这些分支容易受到异常韧带、肥厚肌肉或直接创伤的压迫。接近腕部时与桡神经重叠。在腕部其位于掌长肌肌腱与桡侧腕屈肌肌腱之间。正中神经的终末支感觉神经支配部分手掌皮肤，拇指、食指和中指的掌侧皮肤,以及无名指桡侧皮肤。正中神经也支配食指和中指的背面远端感觉,以及无名指桡侧的感觉。

操作技术

患者取仰卧位,前臂内收于身体侧方,肘部微屈,手背置于折叠的毛巾上。用 12 mL 无菌注射器抽取 5~7 mL 局部麻醉药和 40 mg 甲泼尼龙。临床医师可在肘痕处触及肱动脉搏动。皮肤消毒后于肘痕处肱动脉的内侧用 25 号、1.5 英寸穿刺针穿刺,针尖指向头侧,沿稍偏内侧轨迹缓慢前进(图 47–3)。当穿刺针进入

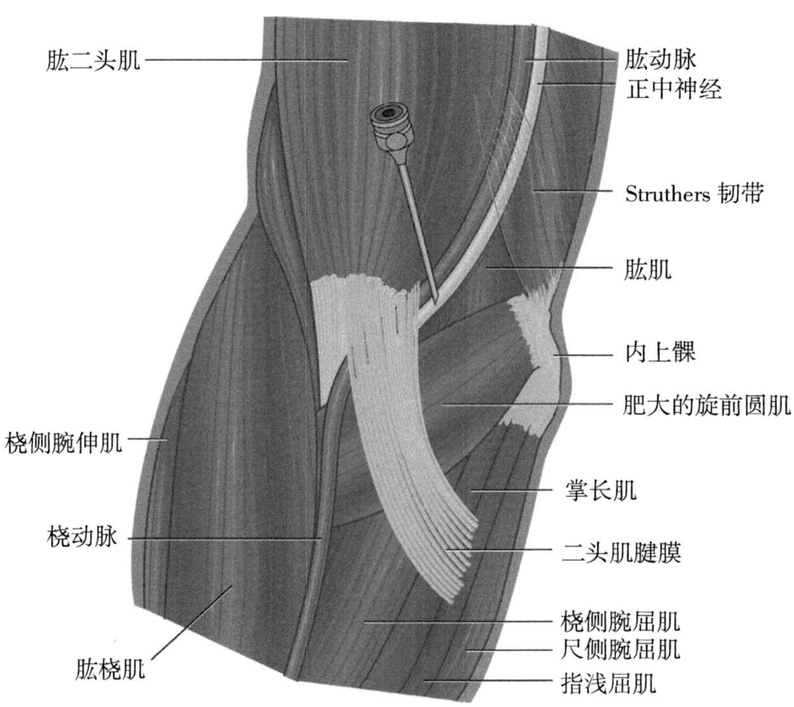

图 47–3

0.5~0.75 英寸时在正中神经分布区域内会引出强烈感觉异常。如果没有引出感觉异常及穿刺针遇到骨质，则回撤穿刺针，向内侧轻微更改针的方向直至引出感觉异常。提前告知患者会出现感觉异常，并让患者在异常感觉出现时告诉医师。异常感觉被引出，其分布被确定后，小心回吸确认是否有血液。如果回吸未见血液以及正中神经分布区域无持续感觉异常，则缓慢注入 5~7 mL 的溶液，注意密切监测患者是否有局部麻醉药中毒的迹象。如果未引出感觉异常，可于肱动脉内侧以相同的量扇形注射，此时应注意不要注入动脉内。

副作用及并发症

正中神经阻滞是一个相对安全的治疗措施，主要的并发症是由于疏忽导致血管内注射和继发于穿刺针损伤该神经后的持久性感觉异常。在抗凝治疗的情况下，尽管存在血肿的风险，但是如果临床上可得到良好的风险-收益比，则使用 25 或 27 号穿刺针可以安全地完成此技术。如果在阻滞完成后立即在穿刺部位给予人工加压处理，则可以降低这些并发症的发生率。阻滞完成后在穿刺部位放置冰袋 20 分钟左右，也可以降低穿刺后疼痛和出血的发生率。

临床精粹

肘部正中神经阻滞是一个评估和治疗上述疼痛性疾病的简单且安全的技术。对所有肘部正中神经阻滞的患者事前均应仔细进行神经病学检查，确定是否存在神经病变，以免治疗后误以为是神经阻滞引起的。

此注射技术对治疗肘部继发于正中神经压迫综合征的疼痛是非常有效的，正中神经压迫综合征包括旋前圆肌综合征和 Struthers 韧带的压迫。Struthers 韧带引起正中神经压迫在临床上表现为不明原因的持续性前臂疼痛，可由走行于髁上突至内上髁的异常韧带导致的正中神经受压引起。肌电图和神经传导速度测试结合髁上突的 X 线检查可做出诊断，其中前两者可显示在肘部正中神经是否被压迫。旋前圆肌综合征的特征是不明原因的持续前臂疼痛，伴旋前圆肌处的触痛、压痛。此外 Tinel 征阳性。Struthers 韧带引起的正中神经压迫和旋前圆肌综合征可与孤立的骨间前神经压迫区分开，后者发生于肘部以下 6~8 cm 处。这些神经压迫病变还应与 C6 或 C7 神经根病变进行鉴别，有时 C6 或 C7 神经根病变的表现可能类似正中神经压迫症状。此外，我们必须记住颈椎神经根病变和正中神经压迫可能共存，即所谓的双重挤压综合征。双重挤压综合征最常见于腕部正中神经压迫或腕管综合征。

第 48 章

骨间前综合征

适应证及临床应用

骨间前神经综合征的注射技术对治疗肘下部正中神经压迫综合征引起的疼痛和肌无力非常有效，此处正中神经受压一般由旋前圆肌肌腱和中指指浅屈肌或异常血管导致。症状通常出现于前臂的急性损伤或反复的前臂及肘部运动后，如使用碎冰锥。类似 Parsonage–Turner 综合征的致炎因素也被认为是导致骨间前综合征的原因。

临床上，骨间前综合征表现为在前臂近端的剧烈疼痛。随着病情的进展，骨间前综合征患者主诉即使微小活动时前臂也有劳累和沉重感，以及由于拇长屈肌和指深屈肌的瘫痪导致拇指和食指无法捏物(图 48–1)。

阳性体征包括由于拇长屈肌和指深屈肌的瘫痪导致拇指指间关节和食指远端指间关节无法屈曲。部分骨间前综合征患者上臂旋前圆肌部位压痛。肘关节下 6~8 cm 处正中神经骨间前分支可呈现 Tinel 征阳性。

骨间前综合征也应与 C6 或 C7 颈椎神经根病变进行鉴别，有时后者的表现可能类似正中神经压迫症状。此外,我们必须记住颈椎神经根病变和正中神经压迫可能共存，即所谓的双重挤压综合征。双重挤压综合征最常见于腕部正中神经压迫或腕管综合征。

临床相关解剖

正中神经由来自 C5–Tl 神经根的纤维组成,位于腋动脉的前上方。正中神经伴随肱动脉出腋窝到达上臂。在肘关节水平,肱动脉恰好位于肱二头肌内侧。在这个层面上,正中神经位于肱动脉内侧。正中神经降至前臂,分出无数运动神经分支支配前臂屈肌，包括骨间前神经 (图 48–2)。这些分支容易受到异常韧带、肥厚肌肉或直接创伤的压迫。接近腕部时

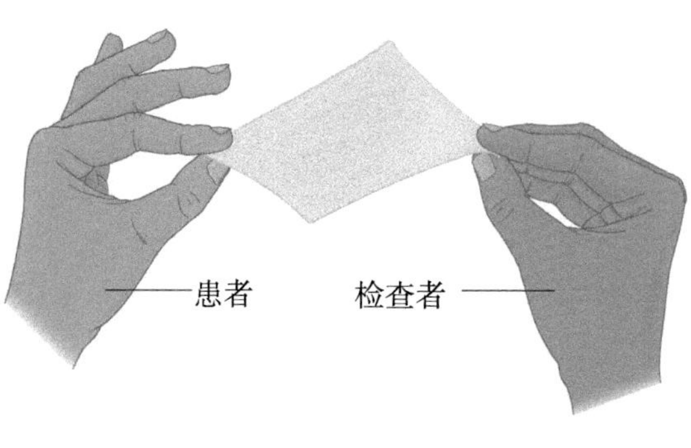

图 48–1

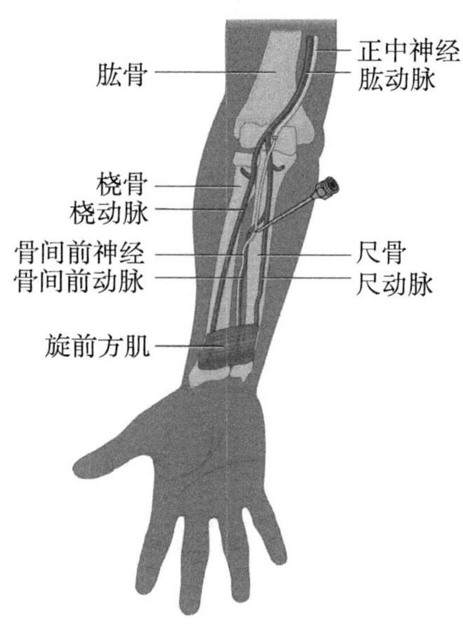

图 48–2

与桡神经重叠。在腕部其位于掌长肌肌腱与桡侧腕屈肌肌腱之间。正中神经的终末支感觉神经支配部分手掌皮肤，拇指、食指和中指的掌侧皮肤，以及无名指桡侧皮肤。正中神经也支配食指和中指的背面远端感觉，以及无名指桡侧的感觉。

操作技术

患者取仰卧位，前臂内收于身体侧方，肘部微屈，手背置于折叠的毛巾上。用 12 mL 无菌注射器抽取 5~7 mL 局部麻醉药和 40 mg 甲泼尼龙。要求患者屈曲前臂对抗检查以确定位于肘部横纹处的肱二头肌肌腱。二头肌肌腱下 6~8 cm 处为穿刺点，标记此点。

皮肤消毒后，于上述标记点用 25 号 1.5 英寸穿刺针穿刺，针尖稍偏向头侧缓慢前进(见图 48-2)。当穿刺针进入 0.5~0.75 英寸时在正中神经分布区域内会引出强烈感觉异常。如果没有引出感觉异常及穿刺针遇到骨质，则回撤穿刺针，向内侧轻微更改针的方向直至引出感觉异常。应告知患者此操作会引起感觉异常，并让患者在异常感觉出现时告诉医师。异常感觉被引出，其分布被确定后，小心回吸确认是否有血液。如果回吸未见血液以及正中神经分布区域无持续感觉异常，则缓慢注入 5~7 mL 的溶液，注意密切监测患者是否有局部麻醉药中毒的迹象。如果未引出感觉异常，可于肱动脉内侧以相同的量扇形注射，此时应注意不要注入动脉内。

副作用及并发症

肘下部正中神经阻滞是一个相对安全的治疗措施，主要的并发症是由于疏忽导致血管内注射和继发于穿刺针损伤该神经后的持久性感觉异常。在抗凝治疗的情况下，尽管存在血肿的风险，但是如果临床上可得到良好的风险-收益比，则使用 25 或 27 号穿刺针可以安全地完成此技术。如果在阻滞完成后立即在穿刺部位给予人工加压处理，则可以降低这些并发症的发生率。阻滞完成后在穿刺部位放置冰袋 20 分钟左右，也可以降低穿刺后疼痛和出血的发生率。

临床精粹

肘下部正中神经阻滞是一个评估和治疗骨间前综合征的简单且安全的技术。对所有肘部正中神经阻滞的患者事前均应仔细进行神经病学检查，确定是否存在神经病变，以免治疗后误以为是神经阻滞引起的。

此注射技术对治疗继发于骨间前综合征的疼痛非常有效。骨间前综合征应与旋前圆肌综合征和 Struthers 韧带导致的正中神经压迫综合征区分开，骨间前综合征引起的疼痛位于远端，并伴随拇指和食指不能捏物。这些神经压迫病变还应与 C6 或 C7 颈椎神经根病变进行鉴别，有时后者的表现可能类似正中神经压迫症状。此外，我们必须记住颈椎神经根病变和正中神经压迫可能共存，即所谓的双重挤压综合征。双重挤压综合征最常见于腕部正中神经压迫或腕管综合征。

第 49 章

肘管综合征

适应证及临床应用

肘管综合征是由走行于肱骨内上髁至鹰嘴内侧缘的腱膜带压迫尺神经引起（图 49-1）。这种神经卡压症表现为疼痛以及前臂外侧放射至手腕、无名指及小指的感觉异常。如果不进行治疗，可发展为运动障碍，最终可导致受累手指的屈曲挛缩。症状通常出现于重复的肘部运动或对肘部施加反复压力之后，如利用肘部从床上起来。在进入肘管时尺神经的直接创伤也可能导致类似的临床表现。

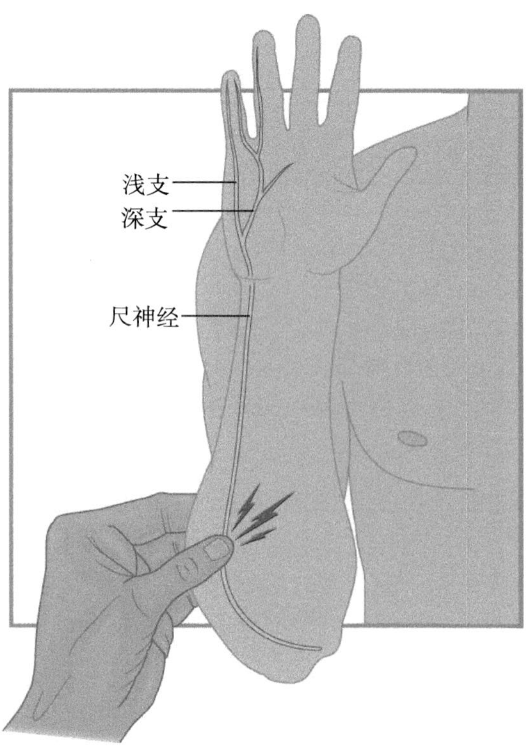

图 49-1

阳性体征包括尺神经肘部压痛。因为尺神经于腱膜下方走行，所以 Tinel 征经常为阳性。虽然在肘管综合征发展过程的早期除了神经压痛外，唯一的阳性体征可能是小指尺侧感觉丧失，但仔细的徒手肌力试验可见尺神经所支配的前臂和手内在肌肌力减弱。

肘管综合征往往被误诊为高尔夫球肘，这种情况解释了为什么许多“高尔夫球肘”患者经保守治疗失败。肘管综合征可与高尔夫球肘进行鉴别：肘管综合征最大压痛位置为尺神经上方内上髁下 1 英寸处，而高尔夫球肘最大压痛位置为内上髁（见图 49-1）。肘管综合征还应与 C7 或 C8 颈椎神经根病变进行鉴别。此外，我们必须记住颈椎神经根病变和尺神经压迫可以共存，即所谓的双重挤压综合征。双重挤压综合征最常见的是与腕部正中神经压迫或腕管综合征共存。

肌电图可以帮助将颈椎神经根病变和肘管综合征与高尔夫球肘区分开。对所有肘管综合征的患者进行 X 线平片和 MRI 检查以排除隐匿性骨病变（图 49-2）。根据患者的临床表现，可能会进行其他检查，包括全血细胞计数，尿酸水平，血沉和抗核抗体检查。如果怀疑关节不稳定，可行肘部 MRI。以下介绍的注射技术具有诊断和治疗的双重作用。

临床相关解剖

尺神经由来自 C6-T1 神经根的纤维组成，位于腋动脉的前下方 3 点至 6 点的位置。尺神经伴随肱动脉出腋窝到达上臂。在上臂中部，该神经走行于内侧穿过鹰嘴突和肱骨

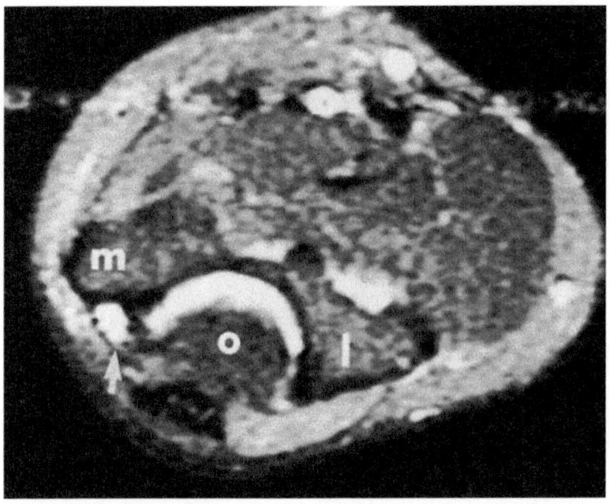

图 49-2　压迫性神经病变：肘管综合征。横断面 T2 加权(TR/TE,2000/70) 自旋回波 MR 图像，完成脂肪抑制，肘管内尺神经显示为增强的信号强度(箭头所示)。可见肱骨内上髁(m)、外上髁(l)和尺骨鹰嘴突(o)。可见关节积液。(Courtesy of S.K. Brahme, MD, La Jolla, CA; from Resnick D: Diagnosis of Bone and Joint Disorders, 4th ed. Philadelphia, WB Saunders,2002,p 3064.)

内上髁。正是在此位置，尺神经压迫易发生肘管综合征。随后该神经进入肘管，在尺侧腕屈肌肌头间穿过，随着尺动脉继续下行。在近腕痕大约 1 英寸处，尺神经分为背侧支和掌侧支。背侧支支配手背尺侧、小指背侧和无名指尺侧半的感觉。掌侧支支配手掌尺侧半、小指掌侧和无名指尺侧半的感觉。

操作技术

患者取仰卧位，前臂内收于身体侧方，肘部微屈，手背置于折叠的毛巾上。用 12 mL 无菌注射器抽取 5~7 mL 局部麻醉药。治疗尺神经引起的疼痛或炎症疾病时，在第一次治疗时可以在局部麻醉药中加入 80 mg 的甲泼尼龙，再次治疗时使用相同剂量的局部麻醉药和 40 mg 的甲泼尼龙。

临床医师可识别出鹰嘴突和肱骨内上髁。因而可识别位于这两个骨性标志之间的尺神经沟。皮肤消毒后用 25 号、5/8 英寸穿刺针于沟的近端穿刺，针尖稍偏向头侧缓慢前进(图 49-3)。当穿刺针进入 0.5 英寸时在尺神经分布区域内会引出强烈的感觉异常。应告知患者此操作会引起感觉异常，并让患者在异常感觉出现时告诉医师。引出感觉异常并确定其分布后，小心回吸确认是否有血液。如果回吸未见血液以及尺神经分布区域无持续感觉异常，则缓慢注入 5~7 mL 的溶液，注意密切监测患者是否有局部麻醉药中毒的迹象。如果未引出感觉异常，可于沟的邻近位置以相同的量扇形注射，此时应注意不要注入血管内。

副作用及并发症

肘部尺神经阻滞是一个相对安全的治疗措施，主要的并发症是由于疏忽导致血管内注射和继发于穿刺针损伤该神经后的持久性感觉异常。因为在尺神经通过尺神经沟时由致密纤维带包绕，所以于沟的近端注射时应格外小心，以避免对神经额外的损伤。在抗凝治疗的情况下，尽管存在血肿的风险，但是如果临床上可得到良好的风险-收益比，则使用 25 或 27 号穿刺针可以安全地完成此技术。如果在阻滞完成后立即在穿刺部位给予人工加压处理，则可以降低这些并发症的发生率。阻

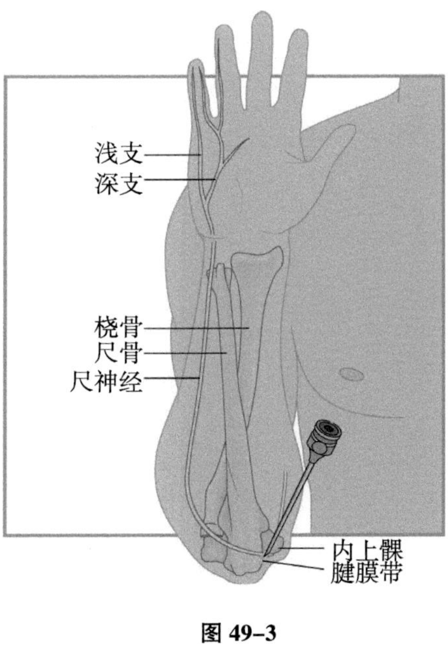

图 49-3

滞完成后在穿刺部位放置冰袋 20 分钟左右，也可以降低穿刺后疼痛和出血的发生率。

临床精粹

肘部尺神经阻滞是一个评估和治疗肘管综合征的简单且安全的技术。对所有肘部尺神经阻滞的患者事前均应仔细进行神经病学检查，确定是否存在神经病变，以免治疗后误以为是神经阻滞引起，因为当进行肘部尺神经阻断时，似乎有持续性感觉异常的倾向。尺神经沟近端阻滞和缓慢注射可减少持续性感觉异常的发病率。

尺神经阻滞对治疗肘部继发于尺神经压迫综合征的疼痛非常有效，包括肘管综合征。肘管综合征往往被误诊为高尔夫球肘，这种情况解释了为什么许多“高尔夫球肘”患者经保守治疗失败。肘管综合征可与高尔夫球肘进行鉴别：肘管综合征最大压痛位置为尺神经上方内上髁下 1 英寸处，而高尔夫球肘最大压痛位置为内上髁。如果怀疑为肘管综合征，则于肘部尺神经注射局部麻醉剂和皮质类固醇，症状几乎可瞬间缓解。

腕管综合征还应与 C8 颈椎神经根病变进行鉴别，有时 C8 神经根病变与尺神经压迫的症状相似。此外，我们必须记住颈椎神经根病变和尺神经压迫可以共存，即所谓的双重挤压综合征。双重挤压综合征最常见的是与腕部正中神经压迫或腕管综合征共存。侵犯臂丛神经内侧束的肺上沟瘤可与单独的尺神经压迫症状相似，可应用胸部前弓位平片辅助诊断。

第 50 章

前臂外侧皮神经卡压综合征

适应证及临床应用

前臂外侧皮神经卡压综合征是二头肌肌腱或肱肌卡压前臂外侧皮神经造成的。临床上，前臂外侧皮神经卡压综合征患者主诉从肘部放射到拇指基底部的疼痛和感觉异常。前臂桡侧钝痛也是常见的主诉。前臂外侧皮神经卡压综合征的疼痛可能由于肘部的急性扭伤，或覆盖前臂外侧皮神经的软组织的直接创伤，或者疼痛发作更加隐匿，没有明显的诱发因素。疼痛是持续不断的，并随肘的使用越发严重。前臂外侧皮神经卡压综合征患者通常在使用键盘或弹钢琴后疼痛加重。疼痛常常影响睡眠。体格检查显示在前臂外侧皮神经的肱二头肌肌腱外侧缘有压痛。肘关节活动范围正常。前臂外侧皮神经卡压综合征患者在主动对抗前臂屈曲或旋转时可出现疼痛。

颈椎神经根病变和网球肘类似前臂外侧皮神经卡压综合征。前臂外侧皮神经卡压综合征与网球肘的区别在于：前臂外侧皮神经卡压综合征最大压痛位置在二头肌肌腱水平，而网球肘最大压痛位置在外上髁(见第 35 章)。肌电图可以帮助将颈椎神经根病变和前臂外侧皮神经卡压综合征与网球肘区别开。对前臂外侧皮神经卡压综合征患者进行 X 线平片检查，以排除隐匿性骨病变。根据患者的临床表现，可能会进行其他检查，包括全血细胞计数，尿酸水平，血沉和抗核抗体检查。如果怀疑关节不稳定，可行肘部 MRI。以下介绍的注射技术具有诊断和治疗的双重作用。

临床相关解剖

前臂外侧皮神经是肌皮神经的延续。在到达前臂成为前臂外侧皮神经之前，肌皮神经穿过侧筋膜至二头肌肌腱(图 50–1)。在此位置该神经容易受到压迫。前臂外侧皮神经在头静脉后穿过，在此处分出掌支沿前臂桡侧缘延续，支配前臂掌侧半的皮肤感觉。它在桡动脉前方穿过腕部支配拇指基底的感觉。背侧支支配前臂背侧面感觉。

操作技术

患者取仰卧位，前臂内收于身体侧方，肘

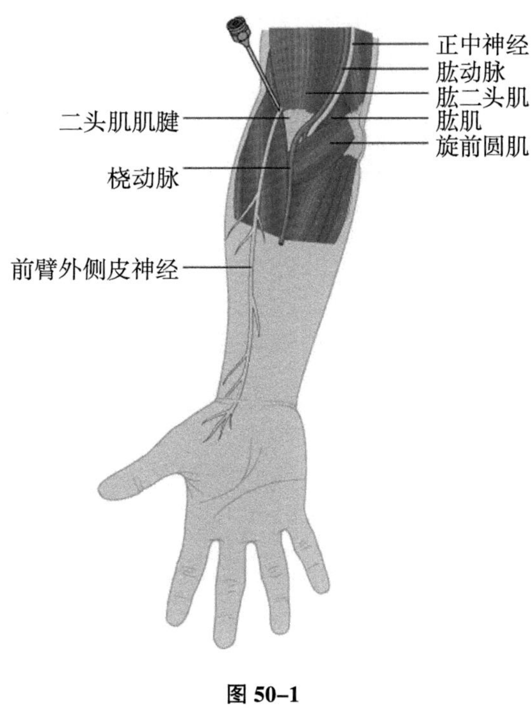

图 50–1

部微屈，手背置于折叠的毛巾上。用12 mL无菌注射器抽取5~7 mL局部麻醉药。治疗前臂外侧皮神经卡压时，在第一次治疗时可以在局部麻醉药中加入80mg甲泼尼龙，再次治疗时使用相同剂量的局部麻醉药和40mg甲泼尼龙。

临床医师可识别出二头肌肌腱。皮肤消毒后用25号、1.5英寸穿刺针于肘痕处二头肌肌腱的外侧端穿刺，针尖稍偏向头侧缓慢前进(图50-1)。当穿刺针进入0.5~0.75英寸时在前臂外侧皮神经分布区域内会引出强烈的感觉异常。如果没有引出感觉异常及穿刺针遇到骨质，则回撤穿刺针，向内侧轻微更改针的方向直至引出感觉异觉。应告知患者此操作会引起感觉异常，并让患者在异常感觉出现时告诉医师。引出异常感觉并确定其分布后，小心回吸确认是否有血液。如果回吸未见血液以及前臂外侧皮神经分布区域无持续感觉异常，则缓慢注入5~7 mL的溶液，注意密切监测患者是否有局部麻醉药中毒的迹象。如果未引出感觉异常，可于肱动脉内侧以相同的量扇形注射，此时应注意不要注入动脉内。

副作用及并发症

前臂外侧皮神经阻滞是一个相对安全的治疗措施，主要的并发症是由于疏忽导致血管内注射和继发于穿刺针损伤该神经后的持久性感觉异常。在抗凝治疗的情况下，尽管存在血肿的风险，但是如果临床上可得到良好的风险-收益比，则使用25或27号穿刺针可以安全地完成此技术。如果在阻滞完成立即在穿刺部位给予人工加压处理，则可以降低这些并发症的发生率。阻滞完成后在穿刺部位放置冰袋20分钟左右，也可以降低穿刺后疼痛和出血的发生率。

临床精粹

肘部前臂外侧皮神经阻滞是一个简单和安全的技术。对治疗前臂外侧皮神经卡压综合征非常有效。这种疼痛性疾病可能会被误诊为颈椎神经根病变或网球肘。前臂外侧皮神经卡压综合征与网球肘的区别在于：前臂外侧皮神经卡压综合征最大的压痛位置为前臂外侧皮神经处，而网球肘最大的压痛位置为外上髁。如果怀疑为前臂外侧皮神经卡压综合征，则于肘部前臂外侧皮神经处注射局部麻醉剂和皮质类固醇，症状几乎可瞬间缓解。

对所有肘部前臂外侧皮神经阻滞的患者事前均应仔细进行神经病学检查，确定是否存在神经病变，以免治疗后误以为是神经阻滞引起的。

第 4 部分

腕部和手部

第 51 章

下桡尺关节的关节内注射

适应证及临床应用

桡尺联合容易发生关节炎，因为很多情况均能导致关节软骨的损伤。骨关节炎是导致桡尺关节疼痛的最主要的关节炎类型。然而,类风湿性关节炎、创伤后关节炎和银屑病关节炎也是引起桡尺关节疼痛的常见关节炎类型。关节炎诱发桡尺关节痛的少见原因有：胶原血管病、感染和莱姆病。急性感染性关节炎通常伴有明显的全身症状，包括发热、不适,并且很容易被有经验的临床医师识别,进行细菌培养并应用抗生素即可获得适当的治疗,而无需注射治疗。胶原血管病一般存在多关节病而不是仅限于桡尺关节的单关节病，但是胶原血管病所致的桡尺关节痛对下面即将介绍的关节内注射技术反应极好。

大多数由骨关节炎和创伤后关节炎引起的桡尺关节痛的患者主诉疼痛局限于前臂远端。活动,尤其是关节的旋后、旋前可加重疼痛,休息或加热可缓解。疼痛是持续的,并以酸痛为其显著特点,可影响睡眠,一些患者主诉活动关节时有摩擦感或弹响音，并且在检查时存在捻发音。

除了前述疼痛外，患有桡尺关节炎的患者常有功能的逐渐下降及桡尺关节活动范围的减小,导致简单的日常活动(如拧螺丝刀、拔塞钻或转门把手等)变得极其困难。长期废用会引起肌肉萎缩,以及粘连性关节囊炎症,继而发生关节强直。

桡尺骨疼痛的患者均需做 X 线平片检查。基于患者的临床表现,还需要进行全血细胞计数、血沉和抗核抗体检测等其他实验室检查。如果怀疑关节不稳定可行桡尺关节的 MRI 检查。

临床相关解剖

桡尺关节是一个含有滑液的车轴关节，用以连接尺骨圆头和桡骨的尺骨切迹(图 51-1)。该关节的主要作用是优化手的功能。它可使前臂旋前、旋后。关节内衬滑膜,所形成的滑膜腔使关节内注射成为可能。整个关节由相对薄弱的囊覆盖。

直接的创伤或过度使用均可导致桡尺关节发生炎症。桡尺关节主要受前、后骨间神经支配。该关节的前方为指深屈肌,后方为小指伸肌。

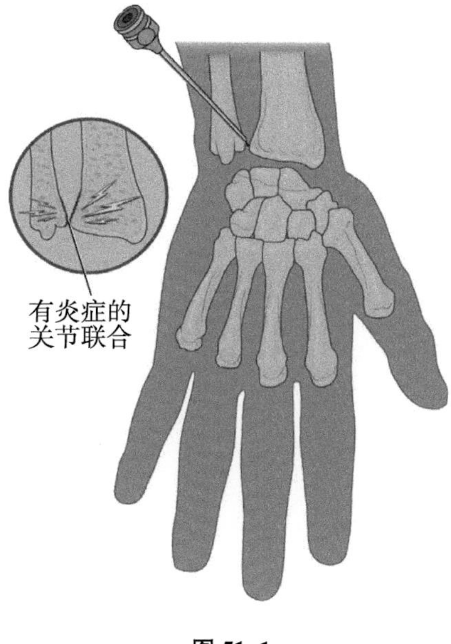

图 51-1

操作技术

患者处于仰卧位，手臂完全内收于体侧，肘部微屈，手掌置于折叠的毛巾上。用 5 mL 无菌注射器抽取总量为 1.5 mL 的局部麻醉药与 40 mg 甲泼尼龙的混合剂。

对关节背部皮肤进行消毒后，找到尺骨颈。桡尺关节位于腕横纹内侧约 1/3 处，同时在桡骨和尺骨远端间滑动更易于找到该关节。严格消毒后，以 1 英寸、25 号针穿过皮肤、皮下组织和关节囊刺入关节（见图 51-1）。如遇骨质，将针退至皮下组织，向内侧改换方向后进针。进入关节腔后，缓慢地推注药物，注射时应无阻力，如果遇到阻力，则针尖可能位于韧带或肌腱内，可稍向前进针入关节腔内，直至注射过程无明显阻力。将针拔出后，在注射部位用无菌敷料加压包扎并放置冰袋。

副作用及并发症

桡尺关节内注射的主要并发症是感染，如果严格执行无菌操作，则发生率极低。约 25%的患者主诉在桡尺关节内注射后有暂时疼痛加重，应提醒患者会有这种情况发生。

临床精粹

该技术对于治疗前述桡尺关节炎引起的疼痛非常有效。伴发的滑囊炎和肌腱炎也会引起桡尺关节痛，需要使用更多的局部麻醉药和缓释皮质类固醇来治疗。只要注意该部位的临床相关解剖，这项技术还是很安全的。应注意无菌操作以防感染，并应预防操作者所面临的风险。如在注射完成后即刻在注射部位施以压力可降低瘀斑及血肿的发生率。应倡导患者在接受桡尺关节注射治疗的几天后进行物理康复训练，包括局部热疗及小范围活动练习等。应避免剧烈运动，以防加重患者的症状。普通的镇痛药及非甾体类抗炎药可与该注射治疗配合使用。

第 52 章

腕关节的关节内注射

适应证及临床应用

腕关节容易发生关节炎，因为很多情况均能导致关节软骨的损伤。骨关节炎是导致腕关节疼痛的最主要的关节炎类型。然而，类风湿性关节炎、创伤后关节炎和银屑病关节炎也是引起继发于炎症的腕关节痛的常见原因。关节炎诱发腕关节痛的少见原因有：胶原血管病、感染和莱姆病。急性感染性关节炎通常伴有明显的全身症状，包括发热、不适，并且很容易被有经验的临床医师识别，进行细菌培养并应用抗生素即可获得适当的治疗，而无需注射治疗。胶原血管病一般存在多关节病而不是仅限于腕关节的单关节病，但是胶原血管病所致的腕关节疼痛对下面即将介绍的关节内注射技术反应极好。

大多数由骨关节炎和创伤后关节炎引起的腕关节疼痛的患者主诉疼痛局限于腕部和手(图 52-1)。活动可加重疼痛，休息或加热可缓解。疼痛是持续的，并以酸痛为其显著特点，可影响睡眠，一些患者主诉活动关节时有摩擦感或弹响音，并且在检查时存在捻发音。

除了前述疼痛外，患有腕关节炎的患者常有功能的逐渐下降及腕关节活动范围的减小，导致简单的日常活动(如使用电脑键盘、

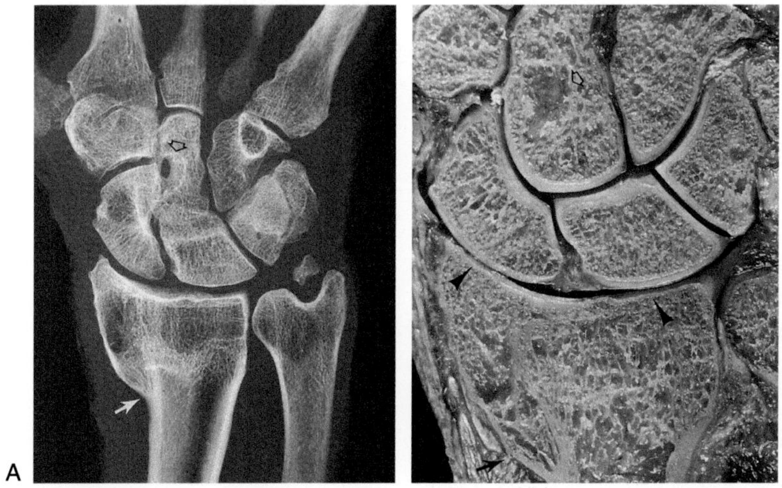

图 52-1 与创伤相关的腕部骨关节炎：桡骨骨折。与先前桡骨远端骨折(实心箭头所示)相关的腕关节的冠状切面 X 线片(A)和照片(B)显示创伤后的改变。与软骨丢失(三角箭头所示)有关的桡腕部的不规则表现和头状骨囊肿(空心箭头所示)。有趣的是，在头状骨和舟状骨之间的间隙和三角形纤维软骨内可见微小的钙沉积(焦磷酸钙的二水合物晶体沉积)。(From Resnick D: Diagnosis of Bone and Joint Imaging 4th ed. Philadelphia, Saunders, 2002, p1310.)

端咖啡杯或转门把手等)变得极其困难。长期废用会引起肌肉萎缩，以及粘连性关节囊炎症,继而发生关节强直(图 52-2)。

腕关节疼痛的患者均需做 X 线平片检查。基于患者的临床表现,还需要进行全血细胞计数、血沉和抗核抗体检测等其他实验室检查。如果怀疑关节不稳定可行腕部的 MRI 检查。

临床相关解剖

腕关节是一个双轴、椭圆形关节,用以连接桡骨远端和其上关节盘及其下的舟状骨、月状骨和三角骨(图 52-3 和图 52-4)。该关节的主要作用是优化手的功能。此关节能完成屈伸、内收外展及环行运动。关节内衬滑膜,所形成的滑膜腔使关节内注射成为可能,尽管滑膜腔内的隔膜限制了注射物的流动。整个关节由向上附着于桡尺骨远端和向下附着于近端掌骨的致密囊包裹。前后关节由前后韧带加强,而内侧和外侧韧带则分别加强关节的内外侧。直接的创伤或过度使用均可导致腕关节发生

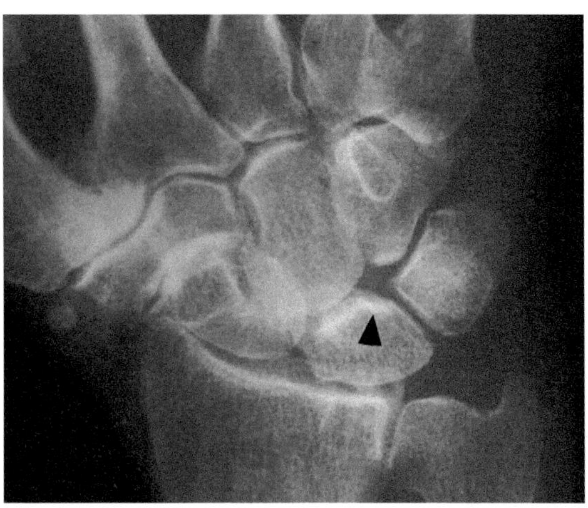

图 52-2 月-钩关节病:月状骨小面。月状骨的第二关节面(三角箭头所示)与钩状骨形成关节,此处的骨质硬化和增宽明显。小多角骨-舟状骨间关节和第一腕掌关节有明显的骨关节炎。(From Resnick D: Diagnosis of Bone and Joint Imaging 4th ed. Philadelphia, Saunders, 2002, p1313.)

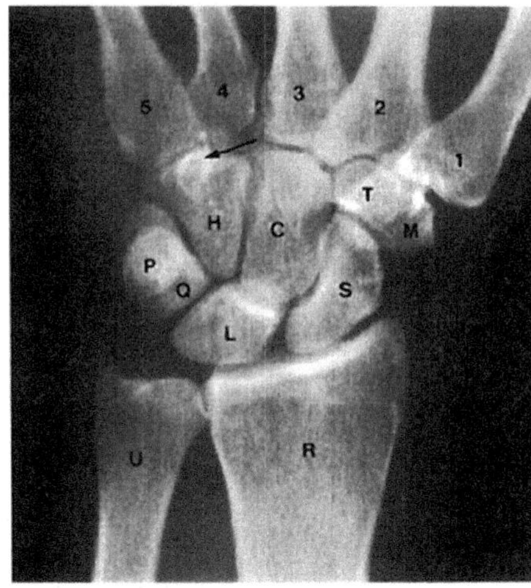

图 52-3 腕部的正常解剖。H:钩状骨;C:头状骨;M:大多角骨;T:小多角骨;P:豌豆骨;Q:三角骨;L:月状骨;S:舟状骨;箭头:钩状骨的钩;U:尺骨;R:桡骨;**1-5**:掌骨。(From Houston JD, Davis M: Fundamentals of Fluoroscopy. Philadelphia, Saunders, 2001, p135.)

炎症。

腕关节主要受尺神经的深支和前、后骨间神经支配。腕关节的前方为屈肌腱和正中神经及尺神经,腕关节的后方为伸肌腱。关节外侧可找到桡动脉。尺神经的背支在关节的内侧走行,尺骨远端骨折常引起该神经的损伤。

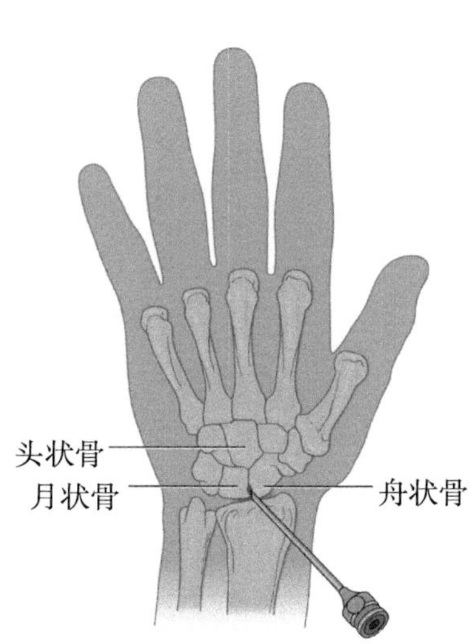

图 52-4

操作技术

患者处于仰卧位,手臂完全内收于体侧,肘部微屈,手掌置于折叠的毛巾上。用 5 mL 无菌注射器抽取总量为 1.5 mL 的局部麻醉药与 40 mg 甲泼尼龙的混合剂。对关节背部皮肤进行消毒后,找到邻近头状骨凹陷处的腕中部。在紧邻头状骨凹陷处的部位更容易进入腕关节。严格消毒后,用 1 英寸、25 号针穿过皮肤、皮下组织和关节囊,刺入腕中央凹陷,进入关节(见图 52-4)。如遇骨质,将针退至皮下组织,向上改换方向后进针。进入关节腔后,缓慢地推注药物,注射时应无阻力,如果遇到阻力,则针尖可能位于韧带或肌腱内,可稍向前进针入关节腔内,直至注射过程无明显阻力。将针拔出后,在注射部位用无菌敷料加压包扎并放置冰袋。

副作用及并发症

腕关节内注射的主要并发症是感染,如果严格执行无菌操作,则发生率极低。如前所述,在腕部尺神经特别容易受到损伤。约 25% 的患者主诉在腕关节内注射后有暂时疼痛加重,应提醒患者会有这种情况发生。

临床精粹

该技术对于治疗前述腕关节炎引起的疼痛非常有效。伴发的滑囊炎和肌腱炎也会引起腕关节疼痛,需要使用更多的局部麻醉药和缓释皮质类固醇来治疗。只要注意该部位的临床相关解剖,这项技术还是很安全的。应注意无菌操作以防感染;并应预防操作者所面临的风险。如在注射完成后即刻在注射部位施以压力可降低瘀斑及血肿的发生率。应倡导患者在接受腕关节注射治疗几天后进行物理康复训练,包括局部热疗及小范围活动练习等。应避免剧烈运动,以防加重患者的症状。普通的镇痛药及非甾体类抗炎药可与该注射治疗配合使用。

第 53 章

感觉异常性手痛

适应证及临床应用

在腕部桡神经的感觉支特别容易受到创伤。骨折或裂伤常造成该神经的完全断裂，导致桡神经分布区的感觉缺失。桡神经感觉支也可能在手术治疗 de Quervain 腱鞘炎的过程中受到损伤。紧手铐、手表带或管型物的压迫也常导致桡神经功能障碍的发生（图 53-1）。这种压迫性神经病变被称为感觉异常性手痛，表现为手背部桡侧到拇指根部的疼痛、感觉异常和麻木。因为与前臂外侧皮神经的交错使得桡神经感觉支的分布具有明显的个体差异，所以感觉异常性手痛患者的症状和体征也各不相同。如前所述，感觉异常性手痛在桡神经感觉支受压后开始出现症状。直接的创伤也会导致相似的临床表现。

体格检查常发现腕部桡神经支配区的触痛，以及前臂远端桡神经支配区的 Tinel 征阳性(图 53-2)。尽管桡神经的感觉支分布区的感觉降低，但如前所述，与前臂外侧皮神经的交错会干扰这种临床表现。腕关节的屈曲、旋前及尺偏常引起感觉异常性手痛患者桡神经感觉支分布区的感觉异常。手表试验阳性高度提示感觉异常性手痛。该试验的步骤为：嘱患者将腕关节充分尺偏，检查者在尺神经支配的皮肤区施加强力(图 53-3)，再嘱患者充分屈腕，如出现感觉异常、疼痛或麻木，则该试验为阳性。

感觉异常性手痛常被误诊为前臂外侧皮神经综合征。肌电图可帮助确认神经功能障碍的来源。感觉异常性手痛也应与 C6 或 C7 颈椎神经根病变相鉴别，但后者除表现有疼

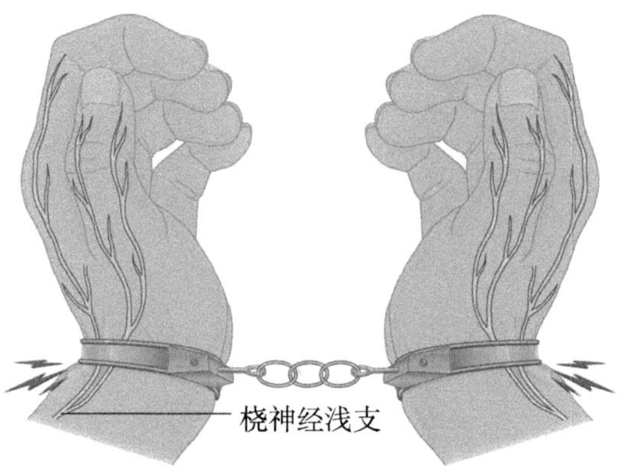

图 53-1

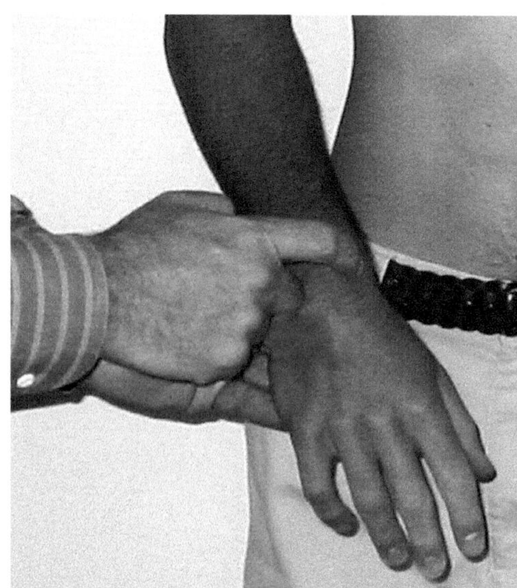

图 53-2　感觉异常性手痛时桡神经的 Tinel 征阳性。(From Waldman SD: Physical Diagnosis of Pain. Philadelphia, Saunders, 2005, p168.)

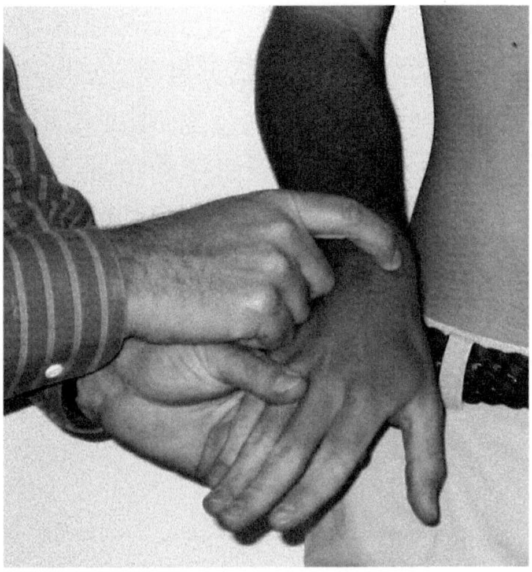

图 53-3　感觉异常性手痛的手表试验。(From Waldman SD: Physical Diagnosis of Pain. Philadelphia, Saunders, 2005, p169.)

痛和麻木外还伴有反射和运动功能的改变。此外，颈椎神经根病变和桡神经卡压可能并存，称为双重挤压综合征。双重挤压综合征最常见于腕部正中神经卡压或腕管综合征。

感觉异常性手痛患者均需做 X 线平片检查，以排除隐匿性骨质病变。基于患者的临床表现，还需要进行全血细胞计数、尿酸、血沉和抗核抗体检测等其他实验室检查。如果怀疑关节不稳定可行腕部 MRI 检查。以下介绍的注射技术具有诊断和治疗的双重作用，并可用以鉴别桡神经感觉支或前臂外侧皮神经的损伤。

临床相关解剖

桡神经由 C5-T1 脊神经根的神经纤维组成。该神经位于腋动脉的后下方 6 点至 9 点的象限内。出腋窝后，桡神经在三头肌的内侧头和长头间穿行。当桡神经绕至肱骨后方时，分出运动支支配三头肌。在下行途中，桡神经分出一些感觉支支配上臂。在肱骨外上髁与桡神经沟之间的部位，桡神经分为两个终末支。浅支与桡动脉一起继续下行，支配腕背部及拇指、食指、中指背侧的感觉(图 53-4)。深支主要支配前臂伸肌的运动。浅支的大部分从桡侧腕屈肌肌腱和桡动脉之间穿过。然而，分出相当数量的小分支支配手背侧的感觉。为达到桡神经的完全阻滞，这些小分支也应被阻滞。

操作技术

患者处于仰卧位，手臂完全内收于体侧，肘部微屈，手背置于折叠的毛巾上。用 12 mL 无菌注射器抽取总量为 7~8 mL 的局部麻醉药。治疗感觉异常性手痛时的第一次阻滞需在局部麻醉药中加入 80 mg 甲泼尼龙，再次治疗时加入 40 mg 甲泼尼龙。

嘱患者屈腕以利于疼痛治疗医师找到桡侧腕屈肌肌腱。然后找到桡骨远端隆凸。严格消毒后，以 1.5 英寸、25 号针在桡骨远端隆凸水平紧贴桡侧腕屈肌腱外侧和桡动脉内侧进针(图 53-4)。进针要缓慢。当针接近桡神经时，会引起桡神经分布区的强烈异感，应告知患者在发生异感时立即告诉医师。在引出异感并准确定位后，小心回吸以确认是否有血液。如回吸无血液且桡神经分布区域无持续异感，则缓慢注射药物 3~4 mL，同时密切观察患者有无局部麻醉药中毒征象。如果未能引

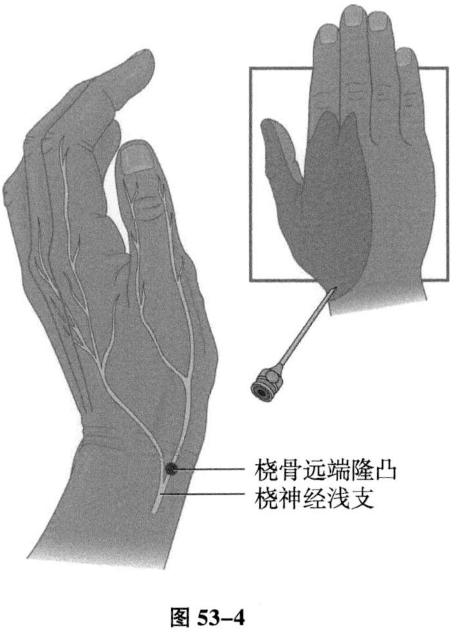

图 53-4

出异感和针触到骨质,则将针退出骨膜,仔细回吸后注射 3~4 mL 药液。

然后嘱患者将腕关节充分内收,在自解剖结构鼻咽窝至腕背中线的皮下组织内再连续注入 3~4 mL 药液。

副作用及并发症

腕部的桡神经阻滞是相对安全的,主要的并发症是不慎将药物注入血管内和继发于针尖损伤该神经的持续性感觉异常。如果临床情况提示有良好的风险-收益比,则在使用 25 或 27 号注射针并应用抗凝治疗的情况下施行这种技术是安全的,即使形成血肿的危险性增加。在注射完成后即刻在阻滞部位施以压力可减少这些并发症的发生。阻滞后应用冰袋敷 20 分钟也能降低术后疼痛和出血的发生率。

临床精粹

腕部桡神经阻滞是治疗感觉异常性手痛的有效手段。在应用桡神经阻滞治疗感觉异常性手痛患者之前,应进行仔细的神经学检查,以确定是否存在神经病变,以免治疗后误以为是神经阻滞引起的。如早期确诊感觉异常性手痛,去除致病的压力,并使用局部麻醉药和皮质类固醇进行桡神经阻滞,可使绝大部分患者病情明显改善。

第 54 章

de Quervain 腱鞘炎

适应证及临床应用

de Quervain 腱鞘炎是由拇长展肌肌腱和拇短伸肌肌腱在桡骨茎突水平的炎症和肿胀引起的。这种炎症和肿胀通常是反复扭转运动导致肌腱损伤的结果。如炎症和肿胀转为慢性,可使腱鞘增厚,因而导致腱鞘活动受限(图 54-1 和图 54-2)。肌腱被腱鞘卡住,引起拇指交锁或“扳机”,称为扳机现象。第一腕掌关节的关节炎和痛风可与 de Quervain 腱鞘炎同时发生,并且加重疼痛和功能障碍。

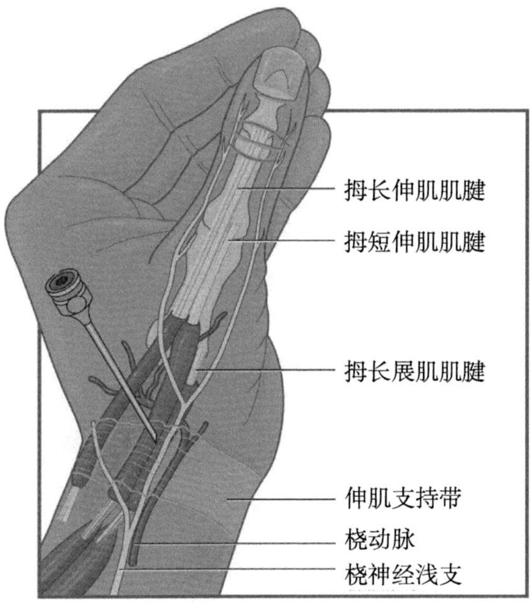

图 54-2

de Quervain 腱鞘炎的患者多进行重复的活动动作,包括抓握动作(如政治家握手),或大扭矩转腕动作(如冰激凌店内铲冰激凌)。de Quervain 腱鞘炎也可发生于没有明显创伤史的产妇。

de Quervain 腱鞘炎的疼痛局限于桡骨茎突的区域。疼痛为持续性,在拇指主动做捏物动作或腕关节尺偏时加重。患者经常发现自己无法完成握咖啡杯或拧螺丝刀等动作。患者常出现睡眠障碍。体格检查时,在桡骨远端肌腱和腱鞘处有压痛和肿胀, 桡骨茎突处也有压痛。许多 de Quervain 腱鞘炎患者表现为拇指屈伸时有弹响感。拇指的活动范围因疼痛而减小,并有拇指扳机现象。在 de Quervain 腱鞘炎患者,Finkelstein 试验阳性(图 54-3)。该试验的步骤是:固定患者的前臂,让患者的拇指向掌心屈曲,然后使腕关节尺偏,若出现突发剧烈疼痛,则高度提示 de Quervain 腱鞘炎。

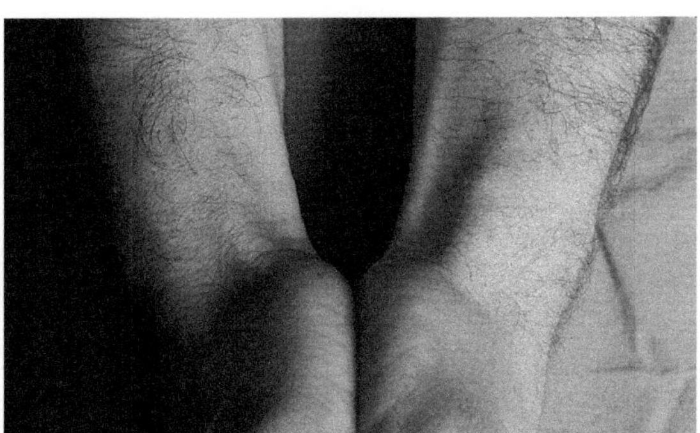

图 54-1 de Quervain 腱鞘炎。(From Klippel JH, Dieppe PA: Rheumatology, 2nd ed. St. Louis, Mosby, 1997.)

前臂外侧皮神经卡压、第一腕掌关节关节炎、痛风、感觉异常性手痛与 de Quervain 腱鞘炎症状相似, 少数情况下 C6-C7 神经根病变也与之相似。感觉异常性手痛是由腕部桡神

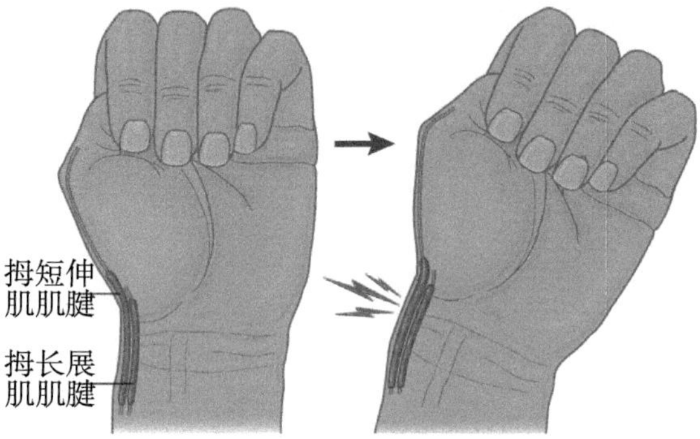

图 54-3

经浅支卡压引起的卡压性神经病变。肌电图有助于将颈椎神经根病变和感觉异常性手痛与 de Quervain 腱鞘炎相鉴别。de Quervain 腱鞘炎患者均需做 X 线平片检查，以排除隐匿性骨质病变。基于患者的临床表现，还需要进行全血细胞计数、尿酸、血沉和抗核抗体检测等其他实验室检查。如果怀疑关节不稳定可行腕部 MRI 检查。以下介绍的注射技术具有诊断和治疗的双重作用。

临床相关解剖

de Quervain 腱鞘炎的疼痛点在桡骨茎突水平的拇长展肌和拇短伸肌的肌腱和腱鞘上（见图 54-1 和图 54-2）。如前所述，第一腕掌关节的关节炎和痛风可与 de Quervain 腱鞘炎伴发，并且加重疼痛症状。桡动脉和桡神经浅支邻近 de Quervain 腱鞘炎的注射点，如果进针点过于靠内侧可能使它们受到损伤。

操作技术

患者处于仰卧位，手臂完全内收于体侧，腕和手的尺侧面置于折叠的毛巾上，使受累肌腱松弛。用 5 mL 无菌注射器抽取总量为 2 mL 的局部麻醉药与 40 mg 甲泼尼龙的混合剂。

对受累肌腱的相应皮区进行皮肤消毒后，找到桡骨茎突。严格消毒后，将 1 英寸、25 号针与皮肤呈 45°角沿桡骨茎突穿过皮肤刺入受累肌腱的相应皮下组织（见图 54-2）。如遇骨质，将针退至皮下组织。然后缓慢地推注药物。注射时应无阻力，如果遇到阻力，则针尖可能位于肌腱内，可稍退针直至注射过程无明显阻力。将针拔出后，在注射部位用无菌敷料加压包扎并放置冰袋。

副作用及并发症

这项注射技术的主要并发症是对已有炎症及病损肌腱的创伤。如果直接在肌腱内注射，会导致肌腱断裂，所以在注射前应将针的位置固定于肌腱外，以避免这种并发症的发生。这项注射技术的另一个并发症是感染，如果严格执行无菌操作，则发生率极低。如果进针点过于靠内侧，则桡动脉和桡神经浅支易受损伤，因此注射时应注意避开这些结构。约 25%的患者主诉在腕关节内注射后有暂时疼痛加重，应提醒患者会有这种情况发生。

临床精粹

该技术对于治疗 de Quervain 腱鞘炎引起的疼痛非常有效。伴发的关节炎和痛风也会加重疼痛，需要使用更多的局部麻醉药和缓释皮质类固醇来治疗。只要注意该部位的临床相关解剖，这项技术还是很安全的。应注意无菌操作以防感染，并应预防操作者所面临的风险。在注射完成后即刻在注射部位施以压力可降低瘀斑及血肿的发生率。应倡导患者在接受注射治疗几天后进行物理康复训练，包括局部热疗及小范围运动练习等。应用手夹板使拇指制动也有助于缓解 de Quervain 腱鞘炎的症状。应避免剧烈运动，以防加重患者的症状。普通的镇痛药及非甾体类抗炎药可与该注射治疗配合使用。如前所述，第一腕掌关节的关节炎、痛风、感觉异常性手痛及颈椎神经根病变与 de Quervain 腱鞘炎的症状相似，需要进行鉴别从而有效治疗潜在病变。

第 55 章

拇指腕掌关节的关节内注射

适应证及临床应用

腕掌关节容易发生关节炎，因为很多情况均能导致关节软骨的损伤。骨关节炎是导致腕掌关节疼痛的最主要的关节炎类型。骨关节炎更多发生于女性。然而，类风湿性关节炎、创伤后关节炎和银屑病关节炎也是引起腕掌关节痛的常见关节炎类型。关节炎诱发腕掌关节痛的少见原因有：胶原血管病、感染和莱姆病。急性感染性关节炎通常伴有明显的全身症状，包括发热、不适，并且很容易被有经验的临床医师识别，进行细菌培养并应用抗生素即可获得适当的治疗，而无需注射治疗。胶原血管病一般存在多关节病而不是仅限于腕掌关节的单关节病，但是胶原血管病所致的腕掌关节痛对下面即将介绍的关节内注射技术反应极好。

大多数由骨关节炎和创伤后关节炎引起的腕掌关节痛的患者主诉疼痛局限于拇指根部。活动（尤其是捏、握等动作）可加重疼痛，休息或加热可缓解。疼痛是持续的，并以酸痛为其显著特点，可影响睡眠，一些患者主诉活动关节时有摩擦感或弹响音，并且在检查时存在捻发音。拇指腕掌关节炎症和关节炎的患者表现为 Watson 压力试验阳性。该试验的步骤是：嘱患者将手背置于桌面上，手指充分伸展，然后朝桌面按压患者的拇指（图 55–1），如果引起患者疼痛即为阳性。

除了上述疼痛外，患有腕掌关节炎的患者常有功能的逐渐下降及捏、握力量的减小，导致简单的日常活动（如使用铅笔或开瓶盖等）变得极其困难。长期废用会引起肌肉萎缩，以

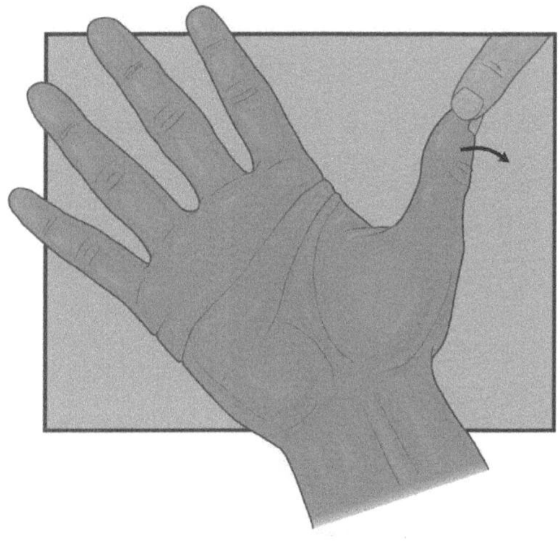

图 55–1

及粘连性关节囊炎症，继而发生关节强直。

腕掌关节疼痛的患者均需做 X 线平片检查。基于患者的临床表现，还需要进行全血细胞计数、血沉和抗核抗体检测等其他实验室检查。如果怀疑关节不稳定可行腕掌关节的 MRI 检查。

临床相关解剖

腕掌关节是一个含有滑液的马鞍形关节，用以连接大多角骨和第一掌骨基底部（图 55–2）。该关节的主要作用是优化手的捏物动作的功能。使关节完成屈曲、伸展、外展、内收及小幅度的旋转动作。关节内衬滑膜，所形成的滑膜腔使关节内注射成为可能。整个关节由相对薄弱的囊覆盖，在关节半脱位时其易受到损伤。直接的创伤或过度使用也可导致腕掌关节发生炎症。

操作技术

患者处于仰卧位，手臂完全内收于体侧，手置于中立位，尺侧靠于桌面上。牵引受累拇指以拉开关节腔(图 55–2)。用 5 mL 无菌注射器抽取总量为 1.5 mL 的局部麻醉药与 40 mg 甲泼尼龙的混合剂。

对拇指腕掌关节的相应皮区进行皮肤消毒后，找到掌骨和大多角骨的间隙。外展和内收拇指更易于找到关节。严格消毒后，用 1 英寸、25 号针穿过皮肤、皮下组织和关节囊刺入关节中央(图 55–2)。如遇骨质，将针退至皮下组织，向内侧改换方向后进针。进入关节腔后，缓慢地推注药物。注射时应无阻力，如果遇到阻力，则针尖可能位于肌腱内，可稍向前进针入关节腔内直至注射过程无明显阻力。将针拔出后，在注射部位用无菌敷料加压包扎并放置冰袋。

副作用及并发症

拇指腕掌关节内注射的主要并发症是感染，如果严格执行无菌操作，则发生率极低。约 25%的患者主诉在腕掌关节内注射后有暂时疼痛加重，应提醒患者会有这种情况发生。

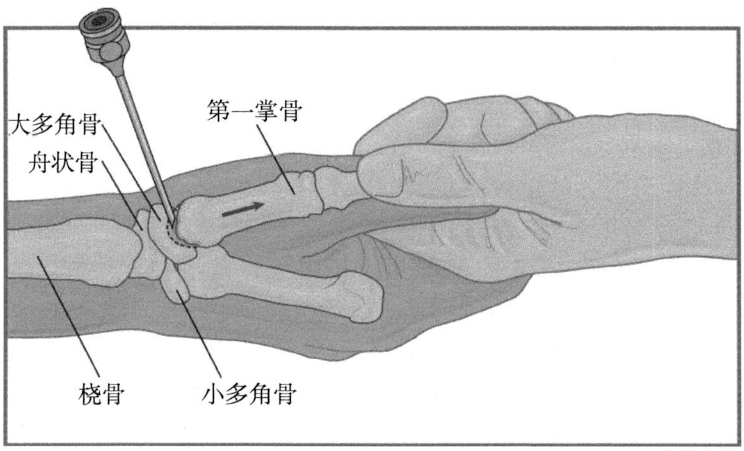

图 55–2

临床精粹

该技术对于治疗前述腕掌关节炎引起的疼痛非常有效。伴发的肌腱炎也会引起腕掌关节痛，需要使用更多的局部麻醉药和缓释皮质类固醇来治疗。只要注意该部位的临床相关解剖，这项技术还是很安全的。应注意无菌操作以防感染，并应预防操作者所面临的风险。在注射完成后即刻在注射部位施以压力可降低瘀斑及血肿的发生率。应倡导患者在接受腕掌关节注射治疗几天后进行物理康复训练，包括局部热疗及小范围运动练习等。应避免剧烈运动，以防加重患者的症状。普通的镇痛药及非甾体类抗炎药可与该注射治疗配合使用。

第 56 章

手指腕掌关节的关节内注射

适应证及临床应用

腕掌关节容易发生关节炎，因为很多情况均能导致关节软骨的损伤。骨关节炎是导致腕掌关节疼痛的最主要的关节炎类型，更多发生于女性。尽管拇指腕掌关节更易受累，但是其他腕掌关节也可发生关节炎，尤其在创伤后。类风湿性关节炎、创伤后关节炎和银屑病关节炎也是引起腕掌关节痛的常见关节炎类型。关节炎诱发腕掌关节痛的少见原因有：胶原血管病、感染和莱姆病。急性感染性关节炎通常伴有明显的全身症状，包括发热、不适，并且很容易被有经验的临床医师识别，进行细菌培养并应用抗生素即可获得适当的治疗，而无需注射治疗。胶原血管病一般存在多关节病而不是仅限于腕掌关节的单关节病，但是胶原血管病所致的腕掌关节痛对下面即将介绍的关节内注射技术反应极好。

大多数由骨关节炎和创伤后关节炎引起的腕掌关节痛的患者主诉疼痛局限于手腕背侧。活动，尤其是屈曲、伸展及腕掌关节的尺偏等动作，可加重疼痛，休息或加热可缓解。疼痛是持续的，并以酸痛为其显著特点，可影响睡眠。一些患者主诉活动关节时有摩擦感或弹响音，并且在检查时存在捻发音。

除了前述疼痛外，患有腕掌关节炎的患者常有功能的逐渐下降及捏、握力量的减小，导致简单的日常活动（如使用铅笔或开瓶盖等动作）变得极其困难。长期废用会引起肌肉萎缩，以及粘连性关节囊炎症，继而发生关节强直。

腕掌关节疼痛的患者均需做 X 线平片检查。基于患者的临床表现，还需要进行全血细胞计数、血沉和抗核抗体检测等其他实验室检查。如果怀疑关节不稳定可行腕掌关节的 MRI 检查。

临床相关解剖

手指的腕掌关节是滑液平面关节，用以连接腕骨和掌骨及各掌骨的基底部（图 56-1）。这些关节的运动仅限于轻微的滑动，其中以小指腕掌关节的运动幅度最大。该关节的主要作用是优化手的捏物动作的功能。大多数患者的关节腔融合为一个。此关节由前、后及骨间韧带加强。

操作技术

患者处于仰卧位，手臂完全内收于体侧，

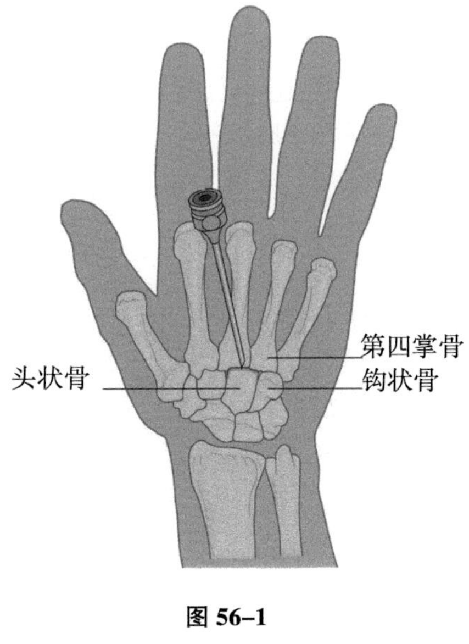

图 56-1

手置于中立位,掌侧置于折叠的毛巾上。用5mL无菌注射器抽取总量为1.5mL的局部麻醉药与40mg甲泼尼龙的混合剂。

对腕掌关节的相应皮区进行皮肤消毒后,找到腕骨和掌骨之间的间隙。关节在前后滑动时更易于找到。严格消毒后,以1英寸、25号针穿过皮肤、皮下组织和关节囊刺入关节中央(见图56-1)。如遇骨质,将针退至皮下组织,向内侧改换方向后进针。进入关节腔后,缓慢地推注药物,注射时应无阻力,如果遇到阻力,则针尖可能位于肌腱内,可稍向前进针入关节腔内直至注射过程无明显阻力。将针拔出后,在注射部位用无菌敷料加压包扎并放置冰袋。

副作用及并发症

腕掌关节内注射的主要并发症是感染,如果严格执行无菌操作,则发生率极低。约25%的患者主诉在腕掌关节内注射后有暂时疼痛加重,应提醒患者会有这种情况发生。

临床精粹

该技术对于治疗前述腕掌关节炎引起的疼痛非常有效。伴发的肌腱炎也会引起腕掌关节痛,需要使用更多的局部麻醉药和缓释皮质类固醇来治疗。只要注意该部位的临床相关解剖,这项技术还是很安全的。应注意无菌操作以防感染,并应预防操作者所面临的风险。在注射完成后即刻在注射部位施以压力可降低瘀斑及血肿的发生率。应倡导患者在接受腕掌关节注射治疗几天后进行物理康复训练,包括局部热疗及小范围运动练习等。应避免剧烈运动,以防加重患者的症状。普通的镇痛药及非甾体类抗炎药可与该注射治疗配合使用。

第 57 章

扳机拇指综合征

适应证及临床应用

扳机拇指是由拇长屈肌肌腱被第一掌骨头压迫引起肌腱的炎症和肿胀所致。此区域的籽骨也可导致肌腱的压迫和创伤。肌腱的炎症和肿胀通常是由反复运动中肌腱的创伤或在肌腱通过骨质突起时受到压迫所导致。如炎症和肿胀转为慢性,可使腱鞘增厚,因而导致腱鞘活动受限(图 57–1)。长期受压和刺激常使肌腱上形成结节，在患者屈伸拇指时可触及。结节可卡在腱鞘内而引起扳机现象,导致拇指被卡住或锁住。

第一腕掌关节关节炎及痛风可与本病伴发并加重扳机拇指的疼痛和功能障碍。扳机拇指发生于反复进行一些动作的患者，包括握手(如政治家握手)或需要反复做拇指捏持动作的活动。玩游戏机及长期玩牌也会导致扳机拇指发生。

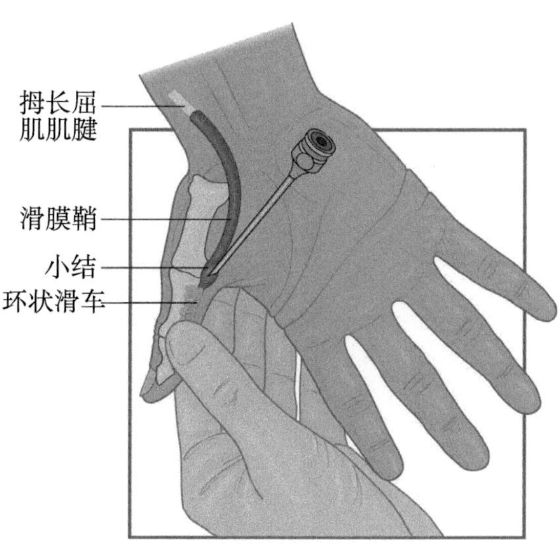

图 57–1

扳机拇指的疼痛局限于拇指基底部的掌侧,与 de Quervain 腱鞘炎的疼痛范围不同,后者的疼痛部位主要位于邻近桡骨茎突的区域。扳机拇指的疼痛为持续性,在拇指做主动捏持动作时加重。患者不能握咖啡杯或握笔。患者睡眠常受影响,醒来时常发现拇指在睡眠中已锁成屈曲位。体格检查可发现肌腱的压痛和肿胀,最强的压痛点位于拇指基底部。许多扳机拇指患者表现为拇指屈伸时的弹响感。拇指的活动范围因疼痛而减小，并有拇指扳机现象。患者的拇长屈肌肌腱上常有结节。

扳机拇指患者均需做 X 线平片检查,以排除隐匿性骨质病变。基于患者的临床表现,可能还需要进行全血细胞计数、尿酸、血沉和抗核抗体检测等其他实验室检查。如果怀疑第一腕掌关节失稳可行手部的 MRI 检查。以下介绍的注射技术具有诊断和治疗的双重作用。

临床相关解剖

扳机拇指的疼痛病灶在第一掌骨基底部水平的拇长屈肌肌腱(见图 57–1)。该区域的籽骨也会摩擦肌腱和腱鞘,导致炎症和肿胀。如前所述，第一腕掌关节的关节炎和痛风可与扳机拇指伴发,并且加重疼痛症状。桡动脉和桡神经浅支与扳机拇指的注射点邻近,如果进针点过于靠内侧可能使它们受到损伤。

操作技术

患者取仰卧位,手臂充分内收于体侧,手

背置于折叠的毛巾上。用 5 mL 无菌注射器抽取总量为 2 mL 的局部麻醉药与 40 mg 甲泼尼龙的混合剂。

对受累肌腱的相应皮区进行皮肤消毒后,找到拇指的掌指关节。严格消毒后,在紧邻关节的点将 1 英寸、25 号针呈 45°角穿过皮肤,刺入皮下组织(见图 57-1)。如遇骨质,将针退至皮下组织,缓慢地推注药物。注射过程中腱鞘膨胀。注射中应无阻力,如遇到阻力,则针尖可能位于肌腱内,可稍退针直至注射过程无明显阻力。将针拔出后,在注射部位用无菌敷料加压包扎并放置冰袋。

副作用及并发症

这项注射技术的主要并发症是对已有炎症及病损肌腱的创伤。如果直接在肌腱内注射,会导致肌腱断裂,所以在注射前应将针的位置固定于肌腱外,以避免这种并发症的发生。这项注射技术的另一并发症是感染,如果严格执行无菌操作,则发生率极低。如果进针点过于靠内侧,桡动脉和桡神经浅支易受损伤,因此注射时应注意避开这些结构。约 25% 的患者主诉在注射后有暂时疼痛加重,应提醒患者会有这种情况发生。

临床精粹

该技术对治疗扳机拇指引起的疼痛非常有效。伴发的关节炎和痛风也会加重疼痛,需要使用更多的局部麻醉药和缓释皮质类固醇来治疗。只要注意该部位的临床相关解剖,这项技术还是很安全的。应注意无菌操作以防感染,并应预防操作者所面临的风险。在注射完成后即刻在注射部位施以压力可减少瘀斑及血肿的发生率。应倡导患者在接受注射治疗几天后进行物理康复训练,包括局部热疗及小范围运动练习等。应用保护拇指的 quilter 手套也有助于缓解扳机拇指的症状。应避免剧烈运动,以防加重患者的症状。普通的镇痛药及非甾体类抗炎药可与该注射治疗配合使用。de Quervain 腱鞘炎易与扳机拇指混淆,但通过疼痛部位和引起扳机现象的运动可予以鉴别。

第 58 章

保龄球拇指

适应证及临床应用

保龄球拇指是尺侧指神经在拇指基底部受到卡压的神经病变,可有急性和慢性两种表现形式。在保龄球拇指中保龄球的拇指孔边缘挤压是引起该病的原因(图 58–1)。保龄球拇指的共同表现为持球挤压点的指神经疼痛。神经增厚,并可见神经和潜在软组织的炎症。除疼痛外,保龄球拇指患者也会主诉受损神经的下方感觉异常和麻木。引起拇指基底部尺侧指神经受压的其他原因还有裁缝长期使用剪刀、珠宝商长期使用钳子及种樱桃时挖坑等。

保龄球拇指的疼痛可发生于打保龄球时的急性损伤后,或拇指卡于保龄球时对指神经支配区软组织的直接创伤导致的神经损伤后。疼痛为持续性,并在指神经受压时加重。患者常发现受累拇指不能握住或捏动剪刀。睡眠常受影响。

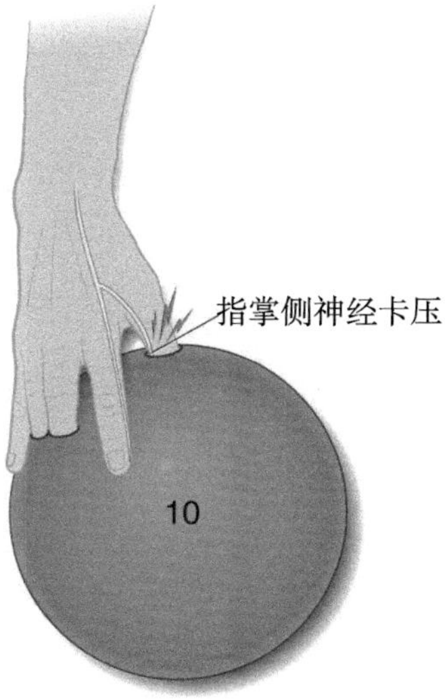

图 58–1

体格检查发现在拇指基底部触及尺侧指神经时有压痛。拇指的运动范围正常。触诊受累神经可引起感觉异常,持续挤压神经可引起受压点远端的麻木。

肌电图有助于鉴别手的麻木是来自于保龄球拇指还是其他原因。保龄球拇指患者均需做 X 线平片检查,以排除隐匿性骨质病变,如骨刺或囊肿。基于患者的临床表现,还需要进行全血细胞计数、尿酸、血沉和抗核抗体检测等其他实验室检查。手部 MRI 检查可用于排除软组织肿瘤(如腱鞘囊肿)对指神经的持续挤压。以下介绍的注射技术具有诊断和治疗的双重作用。

临床相关解剖

指掌侧总神经起自正中神经和尺神经的纤维。拇指还受到桡神经浅支的支配。指掌侧总神经沿掌骨前行,至掌骨远端分支。指掌侧神经支配手指的感觉,与指动静脉伴行于手指腹外侧。更小的指背神经含有尺神经和桡神经的纤维,并分出分支至手指背侧和近端关节。

操作技术

患者处于仰卧位,手臂完全外展,肘部微屈,手掌侧置于折叠的毛巾上。用 12 mL 无菌注射器按每个手指 3 mL 抽取不含肾上腺素的局部麻醉药。

皮肤消毒后,以 1.5 英寸、25 号针在每个需阻滞手指骨根部的每一面进针(图 58–2)。

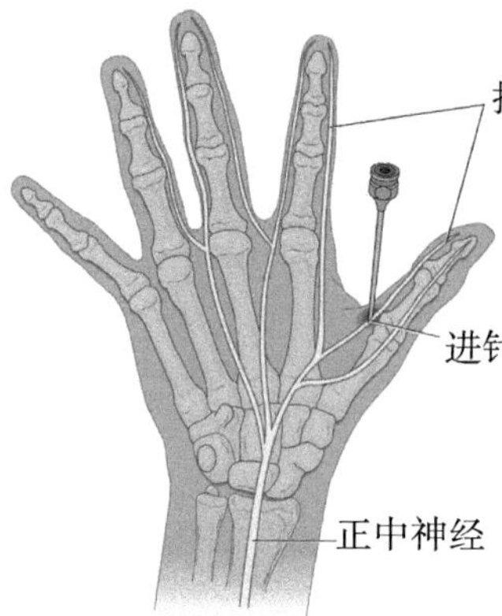

图 58-2

随着麻醉药的缓慢注入，从手背侧向掌侧进针。拇指的阻滞方法与此相同。拔出针后，在注射部位施压以避免血肿形成。

副作用及并发症

拇指的指神经阻滞是相对安全的，主要的并发症是不慎将药物注入血管内和继发于针尖损伤神经的持续性感觉异常。如果临床情况提示有良好的风险-收益比，则在使用25或27号注射针并应用抗凝治疗的情况下施行这种技术是安全的，即使形成血肿的危险性增加。在注射完成后即刻在阻滞部位施以压力可减少这些并发症的发生。阻滞后用冰袋敷20分钟也能降低术后疼痛和出血的发生率。因为有手指坏疽的报道，所以在任何情况下指神经阻滞的局部麻醉药中都禁用肾上腺素。

临床精粹

拇指的指神经阻滞是治疗保龄球拇指的一项安全、简便、有效的技术。如怀疑保龄球拇指，在拇指基底部的尺侧指神经注射局部麻醉药和皮质类固醇，则疼痛可即刻缓解，但会有持续性麻木。

在开始诊断和(或)实施指神经阻滞前，应对所有患者进行仔细的神经学检查，以辨别已存在的神经病变，以免治疗后误以为是神经阻滞引起的。

第 59 章

手部籽骨炎疼痛综合征

适应证及临床应用

籽骨炎是累及手的相对罕见的疼痛综合征。其特点为拇指屈侧的压痛和疼痛,这种情况也偶尔出现在食指。患者常感觉在抓物品时有石块或异物嵌入受累手指。籽骨炎的疼痛在重复屈伸受累手指时加重。在拇指受累时,病变常发生于桡侧,此处邻近掌骨的齿突很少突出。在银屑病患者,手部籽骨炎的发病率较高(图 59–1)

体格检查时,按压籽骨可引发疼痛。指骨的隐匿性骨质病变的压痛区固定于病变区域,与之不同,籽骨炎的压痛点在患者主动屈曲拇指或其他手指时随屈肌腱的移动而移动。籽骨受到急性创伤时,在受累手指的屈侧可见瘀斑。

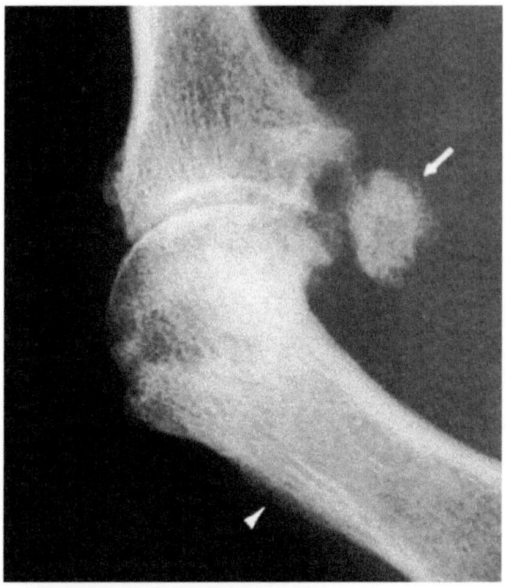

图 59–1 在第一掌指关节,掌骨头及邻近指骨形状不规则,可见毗邻的籽骨(箭头所示)。掌骨骨干的骨膜炎也很明显(三角箭头所示)。(From Resnick D: Diagnosis of Bone and Joint Disorders, 4th ed. Philadelphia, Saunders, 2002, p1087.)

籽骨炎患者均需做 X 线平片检查,以排除骨折及确认籽骨有无炎症。基于患者的临床表现,还需要进行全血细胞计数、血沉和抗核抗体检测等其他实验室检查。如怀疑有关节失稳、隐匿性肿物、隐性骨折、感染或肿瘤,可行手指和腕骨的 MRI 检查。放射性核素骨扫描有助于识别在平片上易漏诊的拇指、其他手指或籽骨的应激性骨折。

临床相关解剖

籽骨是小的圆形结构,嵌于手的屈肌腱内,通常紧邻关节。大多数籽骨炎患者均有拇指籽骨,也有少数患者的籽骨炎发生于食指的屈肌腱(图 59–2)。这些籽骨可减少屈肌腱通过邻近关节时的摩擦和压力。

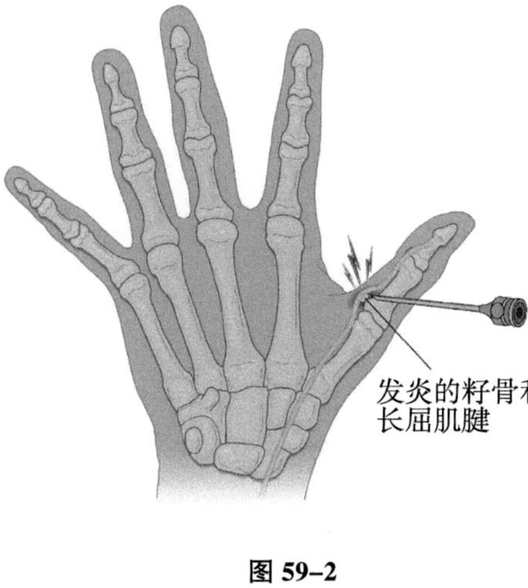

图 59–2

操作技术

向患者解释这项注射技术的目的。患者取仰卧位，暴露手掌侧。在压痛籽骨的皮区进行消毒，在无菌操作下将含有 2 mL 0.25%无防腐剂的布比卡因和 40 mg 甲泼尼龙的无菌注射器连接于 5/8 英寸、25 号针头。严格消毒后，找到受累籽骨。在该点小心进针穿过受累手指的掌侧直至针尖止于籽骨（见图 59-2）。将针轻轻退出骨膜及肌腱实质。当针位于靠近受累籽骨的正确位置，回抽无血，即轻轻注入药物。如果注射腔内空间封闭，注射时可有轻微阻力。如果阻力很大，则针尖可能位于韧带或肌腱内，可稍进针或退针直至注射过程无明显阻力。将针拔出后，在注射部位用无菌敷料加压包扎并放置冰袋。冰袋放置不能超过 10 分钟，以防冻伤。

副作用及并发症

这种注射技术的主要并发症是感染，如果严格执行无菌操作，则发生率极低。约 25%的患者主诉在籽骨注射后有暂时疼痛加重，应提醒患者会有这种情况发生。

临床精粹

手疼是临床实践中经常遇到的一个问题。籽骨炎必须与应激性骨折、手指的其他隐匿性病变及籽骨骨折相鉴别。尽管上述注射技术可减轻籽骨炎的疼痛，但患者常需固定患处以利于受累手指的恢复。带护垫的手套可能有助于缓解受累籽骨及相应区域软组织的压力。伴发的滑囊炎和肌腱炎也有可能造成患者手部疼痛，因而需要使用更多的局部麻醉药和缓释皮质类固醇来治疗。只要注意该部位的临床相关解剖，这项技术还是很安全的。应注意无菌操作以防感染，并应预防操作者所面临的风险。在注射完成后即刻在注射部位施以压力可降低瘀斑及血肿的发生率。应倡导患者在接受籽骨注射治疗几天后进行物理康复训练，包括局部热疗及小范围运动练习等。应避免剧烈运动，以免加重患者的症状。普通的镇痛药及非甾体类抗炎药可与该注射治疗配合使用。

第 60 章

塑料袋瘫痪

适应证及临床应用

塑料袋瘫痪是指神经被塑料袋的提手挤压在指骨上导致的指神经卡压性神经病变。随着储物袋由纸袋向小型塑料袋的转变,发病率有所增加，并可有急性和慢性两种表现形式。塑料袋瘫痪的病因为手指被提有重物的塑料袋的提手挤压(图 60–1)。塑料袋瘫痪的共同表现为塑料袋提手挤压点的指神经疼痛。该病偶见于无家可归的人,他们每天用同一只手拎着盛有其财产的塑料袋，受累神经变厚,并可见神经和潜在软组织的炎症。除疼痛外，塑料袋瘫痪患者也会主诉受损神经下方的感觉异常和麻木。指神经受压的其他原因还有:保龄球拇指、裁缝长期使用剪刀、珠宝商长期使用钳子及种樱桃时挖坑等。

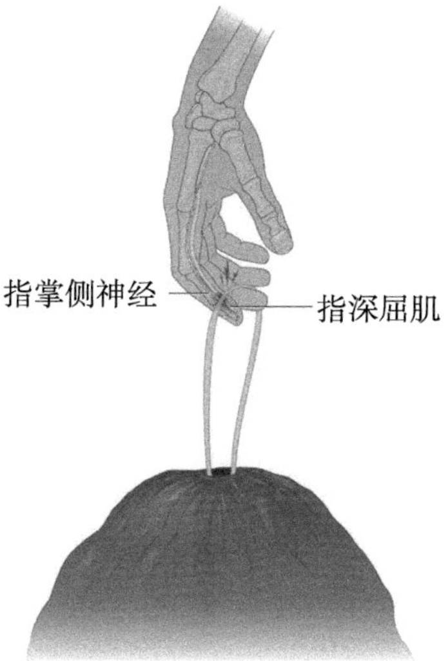

图 60–1

塑料袋瘫痪的疼痛可发生于用过少的手指提过重的袋子而引起神经的急性损伤后,或塑料袋提手缠绕于并卡住受累手指时对指神经支配区软组织的直接创伤后。疼痛为持续性,并在受累指神经受压时加重。患者常发现受累手指不能握持物品。睡眠常受影响。

体格检查发现在触及受累指神经时有压痛。拇指的运动范围正常。触诊受累神经可引起感觉异常，持续挤压神经可引起受压点远端的麻木。

肌电图有助于鉴别手的麻木是来自于塑料袋瘫痪还是其他原因。塑料袋瘫痪患者均需做 X 线平片检查以排除隐匿性骨质病变,如骨刺或囊肿也可挤压指神经。基于患者的临床表现,还需要进行全血细胞计数、尿酸、血沉和抗核抗体检测等其他实验室检查。手部 MRI 检查可用于排除软组织肿瘤（如腱鞘囊肿)对指神经的持续挤压。以下介绍的注射技术具有诊断和治疗的双重作用。

临床相关解剖

指总神经起自正中神经和尺神经的纤维。拇指还受到桡神经浅支的支配。指总神经沿掌骨前行,至掌骨远端分支。指掌侧神经支配手指的感觉，与指动静脉伴行于手指腹外侧。较小的指背神经含有尺神经和桡神经的纤维,并分出分支至手指背侧和近端关节。

操作技术

患者处于仰卧位，手臂完全外展，肘微屈,手掌侧置于折叠的毛巾上。用 12 mL 无菌注射器按每个手指 3 mL 抽取不含肾上腺素的局部麻醉药。

皮肤消毒后，以 1.5 英寸、25 号针在每个需阻滞手指骨根部的每一面进针（图 60-2）。

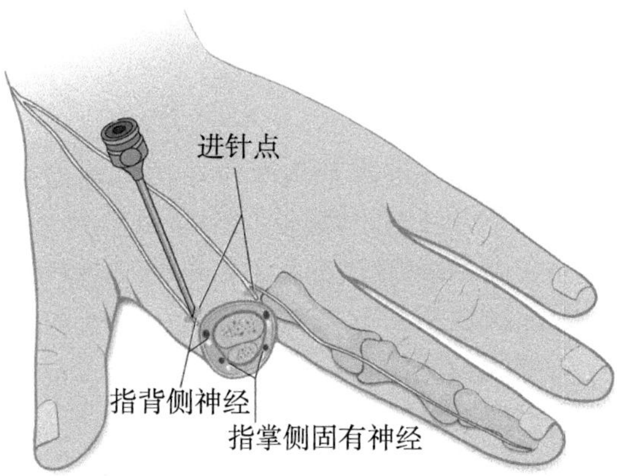

图 60-2

随着麻醉药的缓慢注入，从手背侧向掌侧进针。拇指的阻滞方法与此相同。拔出针后，在注射部位施压以避免血肿形成。

副作用及并发症

指神经阻滞是相对安全的，主要的并发症是不慎将药物注入血管内和继发于针尖损伤神经的持续性感觉异常。如果临床情况提示有良好的风险-收益比，则在使用 25 或 27 号注射针并应用抗凝治疗的情况下施行这种技术是安全的，即使形成血肿的危险性增加。在注射完成后即刻在阻滞部位施以压力可减少这些并发症的发生。阻滞后用冰袋敷 20 分钟也能降低术后疼痛和出血的发生率。因为有手指坏疽的报道，所以在任何情况下指神经阻滞的局部麻醉药中都禁用肾上腺素。

临床精粹

指神经阻滞是治疗塑料袋瘫痪的一项安全、简便、有效的技术。如怀疑塑料袋瘫痪，对受累指神经注射局部麻醉药和皮质类固醇，则疼痛可即刻缓解，但会有持续性麻木。

在开始诊断和(或)实施指神经阻滞前，应对所有患者进行仔细的神经学检查，以辨别已存在的神经病变，以免治疗后误以为是神经阻滞引起的。

第 61 章

扳机手指综合征

适应证及临床应用

扳机指是由掌骨头压迫指浅屈肌引起肌腱的炎症和水肿所致。此区域的籽骨也可导致肌腱的压迫和创伤(见第 59 章)。肌腱的炎症和肿胀通常是由反复运动中肌腱的创伤或在肌腱通过骨质突起时受到压迫所导致。如果炎症和肿胀转为慢性,可使腱鞘增厚,因而导致腱鞘活动受限。长期受压和刺激常使肌腱上形成结节。当患者屈伸手指时可以触诊到这些结节。当结节在受限的肌腱滑车下方通过时,可能卡在腱鞘内而引起扳机现象,由于结节被卡在滑车处，导致手指被卡住或锁住(图 61–1)。

如果同时存在掌骨和指间关节的关节炎和痛风,也可能加重扳机指的疼痛和功能障碍。扳机指发生于反复进行一些动作的患者，包括手的摩擦,例如握方向盘或抓马缰绳过紧。

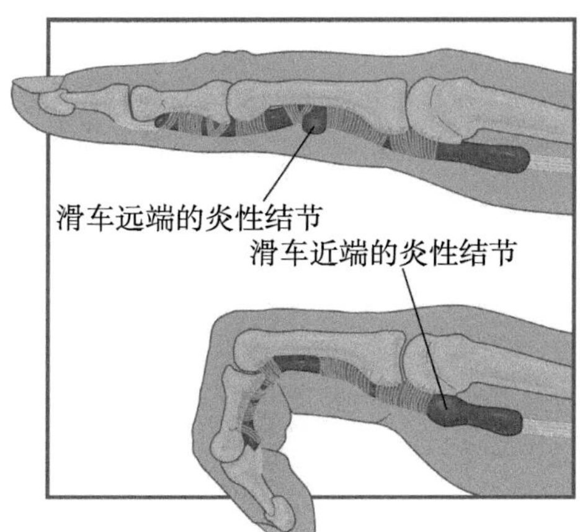

图 61–1

扳机指的疼痛局限于手掌远端，并常可触诊到肌腱结节触痛。扳机指的疼痛是持续的,并可由于手的主动抓握动作而加重。患者主诉屈指时有明显的僵硬。常影响睡眠,睡眠中患者经常觉醒并发现手指固定在屈曲位。体格检查可发现肌腱的压痛和肿胀，且最强的压痛点位于掌骨头处。许多扳机指患者表现为屈伸手指时有弹响感。手指的活动范围因疼痛而减小,并有手指扳机现象。患者的指浅屈肌肌腱上常有结节。

扳机指患者均需进行 X 线平片检查,以排除隐匿性骨病变。根据患者的临床表现,可能还需进行全血细胞计数、尿酸、血沉及抗核抗体检测等其他实验室检查。如果怀疑关节不稳定还需进行手部 MRI 检查。以下介绍的注射技术具有诊断和治疗的双重作用。

临床相关解剖

扳机指的疼痛病灶在掌骨头水平的指浅屈肌腱(图 61–2)。该区域的籽骨也可能摩擦肌腱和腱鞘从而引起炎症和肿胀。如前所述,掌骨关节的关节炎和痛风可与扳机指伴发,并加重患者的疼痛症状。

操作技术

患者取仰卧位,手臂完全内收于体侧,手背放在一个折叠的毛巾上。用 5 mL 无菌注射器抽取总量为 2 mL 的局部麻醉药和 40 mg 甲泼尼龙的混合剂。

对受累肌腱的相应皮区进行皮肤消毒后,找到肌腱下的掌骨头。严格消毒后,在接近关节的点将1英寸、25号针呈45°角平行于受累肌腱刺入，穿过皮肤进入皮下组织（图61-2）。如果遇到骨质，将针退至皮下组织，然后缓慢注射药物。随着药液的注入，腱鞘逐渐膨胀。注射中应无阻力。如果遇到阻力，则针尖可能位于肌腱内，可稍退针直至注射过程无明显阻力。退针后，在注射部位用无菌敷料加压包扎并放置冰袋。

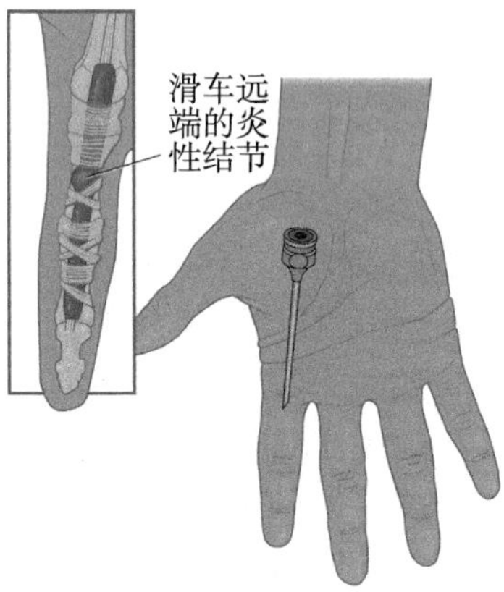

图61-2

副作用及并发症

这项注射技术的主要并发症是对已有炎症及病损肌腱的创伤。如果直接在肌腱内注射，会导致肌腱断裂，所以在注射前应将针的位置固定于肌腱外，以避免这种并发症的发生。这项注射技术的另一并发症是感染，如果严格执行无菌操作，则发生率极低。约25%的患者主诉在注射后有暂时疼痛加重，应提醒患者会有这种情况发生。

临床精粹

这项注射技术对治疗扳机指引起的疼痛十分有效。伴发的关节炎和痛风也会加重疼痛，需要使用更多的局部麻醉药和缓释皮质类固醇来治疗。只要注意该部位的临床相关解剖，这项技术还是很安全的。必须注意无菌操作以防感染，并应预防操作者所面临的风险。在注射完成后立即在注射部位施以压力可降低瘀斑和血肿的发生率。应倡导患者在接受注射治疗几天后进行物理康复训练，包括局部热疗及小范围运动练习等。手夹板可以保护手指并帮助缓解扳机指的症状。剧烈的运动会加重患者的症状，应该避免。还可以同时使用普通的镇痛药和非甾体类抗炎药。

第 62 章

掌指关节内注射

适应证及临床应用

掌指关节容易发生关节炎，因为很多情况均能导致关节软骨的损伤。骨关节炎是导致掌指关节疼痛的最主要的关节炎类型。而类风湿性关节炎、创伤后关节炎和银屑病性关节炎也是造成掌指关节痛的常见原因（图 62-1）。关节炎诱发掌指关节痛的少见原因有：胶原血管病、感染和莱姆病。急性感染性关节炎常伴有明显的全身症状，包括发热、不适，并且很容易被有经验的临床医师识别，进行细菌培养并应用抗生素即可获得适当的治疗，而无需注射治疗。胶原血管病通常表现为多关节病而非局限于掌指关节的单关节病，但是随后介绍的关节内注射技术对胶原血管病造成的掌指关节痛的疗效非常显著。

大多数由骨关节炎和创伤后关节炎引起掌指关节痛的患者主诉疼痛局限于近端指关节的基底部和掌骨头。活动（尤其是抓握动作）会使疼痛加重，休息或加热可缓解。疼痛是持续的，并以酸痛为其显著特点，可能影响睡眠。一些患者主诉活动关节时有摩擦感或弹响音，体格检查时会出现捻发音。通常会存在关节肿胀。

除了前述疼痛外，患有掌指关节炎的患者常有手功能的逐渐下降和抓握力量的减小，导致简单的日常活动（如拧门把或开瓶盖）变得极其困难。如果长期废用，会引起肌肉萎缩，以及粘连性关节囊炎症，继而发展为关节僵直。

掌指关节痛的患者都应行 X 线平片检查。根据患者的临床表现，可能还需进行全血细胞计数、血沉及抗核抗体检测等其他实验室检查。如果怀疑掌指关节不稳定，建议行掌

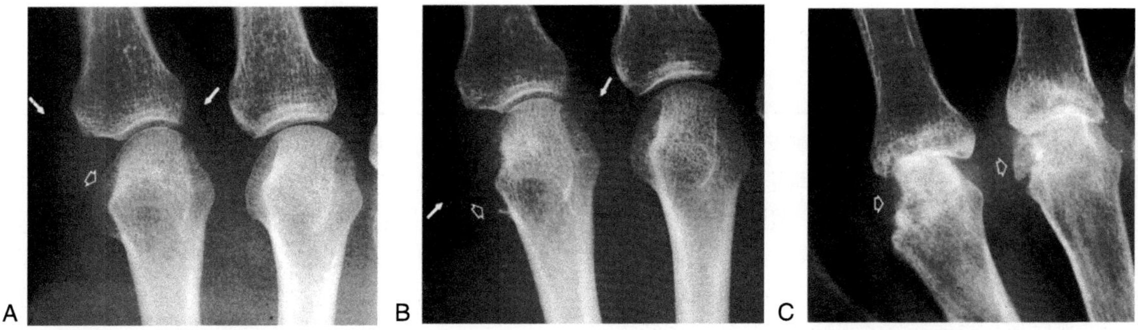

图 62-1 类风湿性关节炎：滑膜关节异常。继发的掌指关节 X 线改变。(A)早期表现为软组织水肿(实心箭头所示)，关节周围骨质疏松，掌骨头的软骨下部分骨板缺失(空心箭头所示)，关节间隙轻度变窄。(B)随着病情进展，软组织水肿加重(箭头所示)，骨质疏松伴掌骨头的边缘骨质破坏(空心箭头所示)。(C)类风湿性关节炎的晚期特征表现为关节间隙完全消失，大面积的中心性和边缘性骨质破坏(空心箭头所示)。(From Resnick D: Diagnosis of Bone and Joint Disorders 4th ed. Philadelphia, Saunders, 2002, p841.)

指关节 MRI 检查。

临床相关解剖

掌指关节是一个含有滑液的椭圆形关节，用以连接近端指骨基底和其相应的掌骨头(图 62–2)。这个关节的主要功能是调节手的抓握功能,可以进行屈、伸、外展和内收动作。关节内衬滑膜,所形成的滑膜腔使关节内注射成为可能。关节完全被滑膜囊覆盖,在关节半脱位时其易受到损伤。韧带可以帮助加强关节,手掌的韧带尤其强韧。

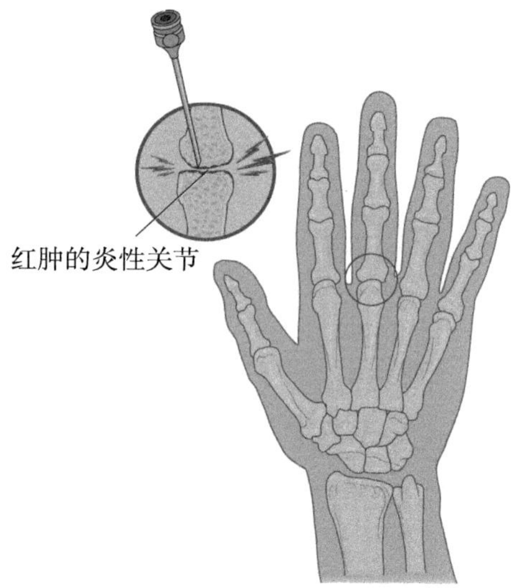

图 62–2

操作技术

患者取仰卧位,手臂完全内收于体侧,手置于中立位,掌面放在一个折叠的毛巾上。用 5 mL 无菌注射器抽取总量为 1.5 mL 的局部麻醉药和 40 mg 甲泼尼龙的混合剂。

对受累掌指关节的相应皮区进行皮肤消毒后，找到近端指关节基底和其相应掌骨头间的间隙。屈伸关节更有助于分辨此间隙。严格消毒后，用 1 英寸、25 号的针通过皮肤、皮下组织及关节囊刺入关节中央（见图 62–2)。如果遇到骨质,将针退到皮下组织,向内侧改换方向后进针。进入关节腔后,缓慢地推注药物。注射时应无阻力,如果遇到阻力,则针尖可能位于肌腱内,可稍向前进针到关节腔内,直到注射时没有明显的阻力。将针拔出后,在注射部位用无菌敷料加压包扎并放置冰袋。

副作用及并发症

掌指关节内注射的主要并发症是感染，如果严格执行无菌操作，则发生率极低。约 25%的患者主诉掌指关节内注射后有暂时疼痛加剧,应提醒患者会有这种情况发生。

临床精粹

这种注射技术对治疗前述掌指关节炎引起的疼痛非常有效。伴发的肌腱炎也可能造成掌指关节疼痛，需要使用更多的局部麻醉药和缓释皮质类固醇来治疗。只要注意该部位的临床相关解剖,这项注射技术还是很安全的。必须注意无菌操作以防止感染，并应预防操作者所面临的风险。在注射完成后立即在注射部位施以压力可以降低瘀斑和血肿的发生率。应倡导患者在接受掌指关节注射治疗几天后进行物理康复训练，包括局部热疗及小范围运动练习等。应避免剧烈运动,以防加重患者的症状。用夹板将手固定在中立位可使症状减轻。有时也会联合应用一些普通的镇痛药和非甾体类抗炎药。

第 63 章

指间关节内注射

适应证及临床应用

指间关节容易发生关节炎，因为很多情况均能导致关节软骨的损伤。骨关节炎是导致指间关节疼痛的最主要的关节炎类型。类风湿性关节炎、创伤后关节炎和银屑病性关节炎也是造成指间关节疼痛的常见原因。关节炎诱发指间关节疼痛的少见原因有：胶原血管病、感染和莱姆病。急性感染性关节炎通常伴有很明显的全身症状,包括发热、不适，并且很容易被有经验的临床医师识别，进行细菌培养并应用抗生素即可获得适当的治疗,而无需注射治疗。胶原血管病通常表现为多关节病而不是只局限于指间关节的单关节病，但是随后介绍的关节内注射技术对胶原血管病造成的指间关节痛的疗效非常显著。

大多数由骨关节炎和创伤后关节炎引起的指间关节痛的患者主诉疼痛局限于指间关节周围。活动(尤其是抓捏动作)会加重疼痛,休息或加热后可缓解。疼痛是持续的,并以酸痛为其显著特点,可能会影响睡眠。一些患者主诉活动关节时有摩擦感或弹响音，体格检查时会出现捻发音。常发生关节肿胀,造成远端指间关节肿大(称为“Heberden 结节”)和近端指间关节肿大(称为“Bouchard 结节”)(图63-1)。

除了前述的疼痛外，患有指间关节炎的患者常有手功能的逐渐下降和抓握力量的减小，导致简单的日常活动（如拧门把或开瓶盖)变得极其困难。如果长期废用,会引起肌肉萎缩,以及粘连性关节囊炎症,继而发展为关节僵直。

指间关节痛的患者都应行 X 线平片检查。根据患者的临床表现,可能还需进行全血细胞计数、血沉及抗核抗体检测等其他实验室检查。如果怀疑指间关节不稳定,建议行指间关节 MRI 检查。

临床相关解剖

指间关节是含有滑液的铰链关节，用以连接各个指骨(图 63-1)。这个关节的主要功能是调节手的抓握功能，可以进行屈、伸动作。关节内衬滑膜,所形成的滑膜腔使关节内注射成为可能。关节完全被滑膜囊覆盖,在关节半脱位时其易受到损伤。手掌及侧突韧带

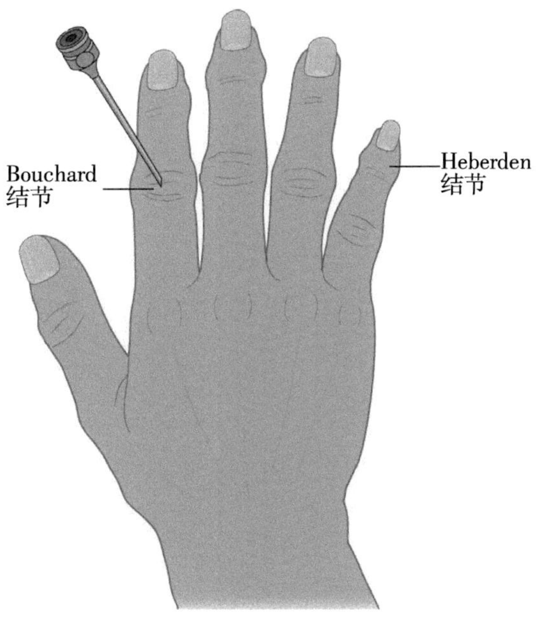

图 63-1

可以帮助加强关节,手掌的韧带尤其强韧。

操作技术

患者取仰卧位,手臂完全内收于体侧,手置于中立位,掌面放在一个折叠的毛巾上。用 5 mL 无菌注射器抽取总量为 1.0 mL 的局部麻醉药和 40 mg 甲泼尼龙的混合剂。

对受累指间关节的相应皮区进行皮肤消毒后,找到指间关节间的间隙。屈伸关节更有助于分辨此间隙。严格消毒后,用 1 英寸、25 号的针通过皮肤、皮下组织及关节囊刺入关节中央(见图 63-1)。如果遇到骨质,将针退到皮下组织,向内侧改换方向后进针。进入关节腔后,缓慢地推注药物。注射时应无阻力,如果遇到阻力,则针尖可能位于肌腱内,可稍向前进针到关节腔内, 直到注射时没有明显的阻力。将针拔出后,在注射部位用无菌敷料加压包扎并放置冰袋。

副作用及并发症

指间关节内注射的主要并发症是感染,如果严格执行无菌操作, 则发生率极低。约 25%的患者主诉指间关节内注射后有暂时疼痛加剧,应提醒患者会有这种情况发生。

临床精粹

这种注射技术对治疗前述指间关节炎引起的疼痛非常有效。伴发的肌腱炎也可能造成指间关节疼痛, 需要使用更多的局部麻醉药和缓释皮质类固醇来治疗。只要注意该部位的临床相关解剖,这项注射技术还是很安全的。必须注意无菌操作以防止感染,并应预防操作者所面临的风险。在注射完成后立即在注射部位施以压力可以降低瘀斑和血肿的发生率。应倡导患者在接受指间关节注射治疗几天后进行物理康复训练, 包括局部热疗及小范围运动练习等。应避免剧烈运动,以防加重患者的症状。用夹板将手固定在中立位可使症状减轻。有时也会联合应用一些普通的镇痛药和非甾体类抗炎药。

第 64 章

腕管综合征

适应证及临床应用

腕管综合征是由于正中神经通过腕管时受到压迫所引起(图 64-1 和图 64-2)。正中神经在这个解剖部位受到压迫的常见原因包括:屈肌腱腱鞘炎、类风湿性关节炎、妊娠、淀粉样变性及其他压迫正中神经的占位性病变(因为正中神经通过的是一个密闭的空间(图 64-3)。这一卡压性神经病变的临床表现为:疼痛、麻木、感觉异常及手和腕部无力,并放射至拇指、食指、中指及无名指的桡侧半。这些症状还可能放射至近端即前臂。如果不进行治疗,会导致进行性的运动功能缺失,并最终导致受累手指的屈曲挛缩。重复的腕部动作或反复的腕部受压之后通常会导致症状出现,如将腕部放在电脑键盘的边缘。当正中神经进入腕管时受到直接创伤也会导致类似的临床症状。

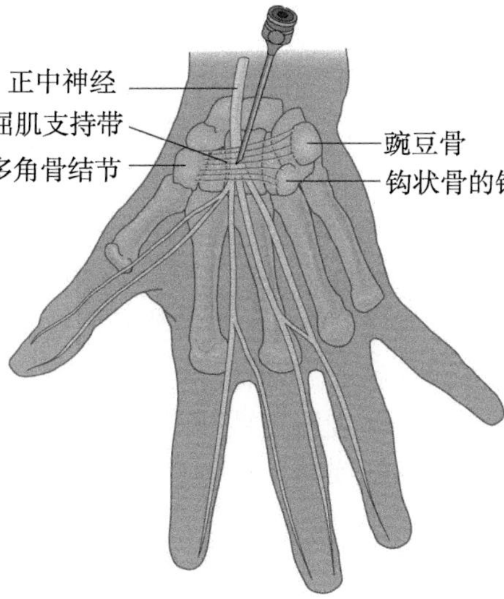

图 64-1

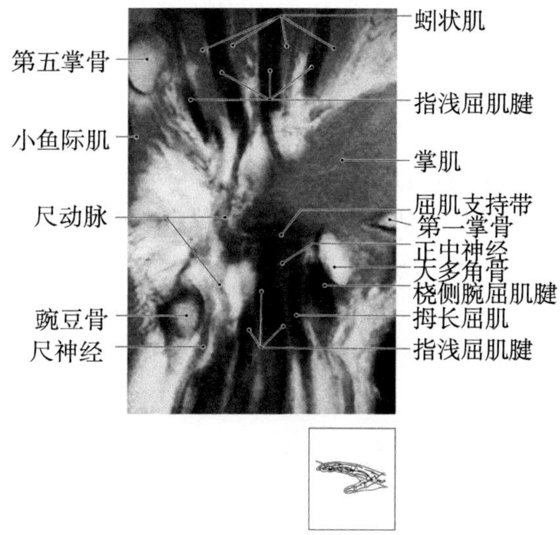

图 64-2 腕管综合征。(From Kang HS, Ahn JM, Resnick D: MRI of the Extremities: An Anatomical Atlas 2nd ed. Philadelphia, Saunders, 2002, p170.)

体格检查可以发现腕部正中神经处的触痛。由于正中神经从屈肌支持带下方通过,因此常会表现为 Tinel 征阳性(图 64-4)。若 Phalen 试验阳性则高度提示腕管综合征。Phalen 试验的步骤是:嘱患者自然地完全屈腕至少 30 秒(图 64-5)。如果正中神经在腕部受到卡压,则这个动作会引发腕管综合征的症状。如果腕管综合征继续进展就会出现拇指对指无力和鱼际肌萎缩,然而由于拇指的动作很复杂,因此微小的运动功能损害很容易被漏诊。在腕管综合征的早期,体格检查可能只能发现之前所提及的手指的感觉缺失而不是神经的触痛。

腕管综合征常被误诊为拇指的腕掌关节的关节炎、颈神经根病或糖尿病性多神经病

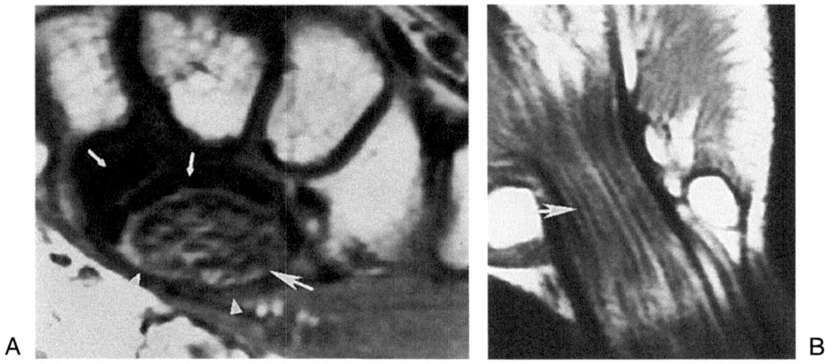

图 64-3 正中神经纤维脂肪错构瘤导致的腕管综合征：MR 表现。(A) 腕部第一掌骨基底水平的横轴位 T1 加权(TR/TE，500/15)自旋回波 MR 影像，显示正中神经内一个巨大的肿块(大箭头所示)，使得屈肌腱(小箭头所示)向背侧移位和屈肌支持带(三角箭头所示)向掌侧移位。可以看到由于肿瘤内有纤维和脂肪组织使其信号强度不均匀。(B) 腕部掌面冠状位 T1 加权(TR/TE，500/15)自旋回波 MR 影像，显示一个肿块(箭头所示)，由低和高信号组成的纵向圆柱形区域。(From Resnick D: Diagnosis of Bone and Joint Disorders, 4th ed. Philadelphia, Saunders, 2002, p3048.)

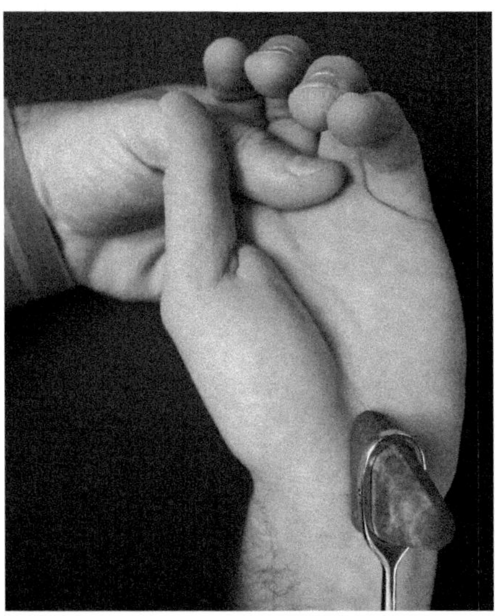

图 64-4 腕管综合征的 Tinel 征。(From Waldman SD: Physicadelphia, Saunders, 2005, p178.)

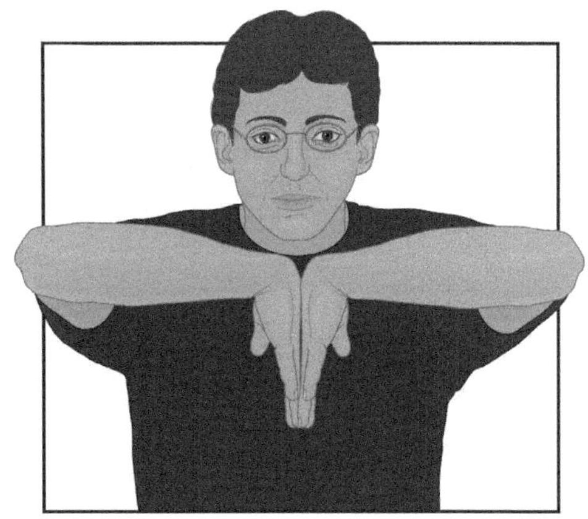

图 64-5

变。在患有拇指腕掌关节的关节炎患者，Watson 试验阳性，且 X 线平片显示有关节炎表现(图 64-6)。大多数患有颈神经根病的患者同时存在与颈痛有关的反射、运动和感觉改变，而腕管综合征的患者没有反射的改变，运动及感觉的改变只局限于远端的正中神经。糖尿病性多神经病变的患者通常表现为对称的感觉异常，累及整只手，而不是只局限于正中神经的分布区。颈神经根病变可能和正中神经卡压同时存在，被称为双重挤压综合征。此外，由于糖尿病患者常会伴有腕管综合征，因此糖尿病患者有可能会同时表现为糖尿病性多神经病变和腕管综合征。

肌电图有助于腕管综合征与颈神经根病和糖尿病性多神经病变的鉴别。所有表现为腕管综合征的患者都应行 X 线平片检查，以排除隐匿性骨病变。根据患者的临床表现，可能还需进行全血细胞计数、尿酸、血沉及抗核抗体检测等其他实验室检查。如果怀疑关节不稳定或存在占位性病变，建议进行腕部 MRI 检查。以下介绍的注射技术具有诊断和治疗的双重作用。

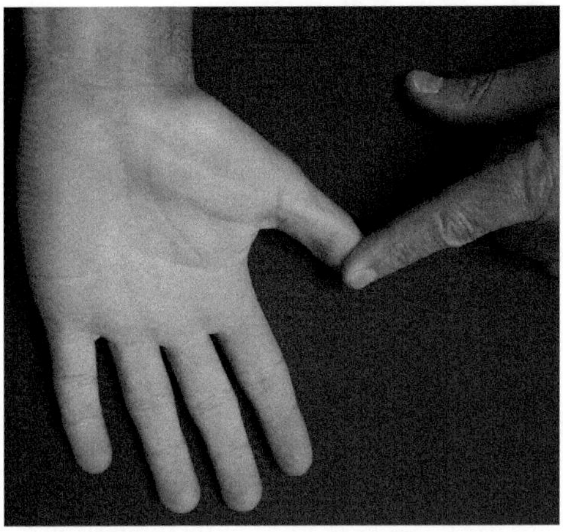

图 64-6　拇指腕掌关节关节炎的 Watson 加压试验。(From Waldman SD: Physical Diagnosis of Pain. Philadelphia, Saunders, 2005, p172.)

临床相关解剖

正中神经由来自 C5–T1 脊神经根的纤维组成，位于腋动脉前上方 12 点到 3 点的象限内。出腋窝后，正中神经在上臂与肱动脉伴行。在肘部，肱动脉在肱二头肌内侧，正中神经正好位于肱动脉内侧。正中神经到达前臂后分出许多分支，支配前臂的屈肌运动。这些分支易因异常的韧带、肌肉肥大及直接的创伤而出现神经卡压。该神经到达腕部后与桡动脉伴行。在腕部其位于掌长肌和桡侧腕屈肌肌腱之间。

最后，正中神经在屈肌支持带下方进入腕管，其终末分支支配手掌面的部分感觉，以及拇指、食指、中指的掌面和无名指桡侧半的感觉(见图 64-1)。正中神经还支配食指和中指远端背面以及无名指桡侧半的感觉。腕管的三面都被腕骨环绕，其上方为横向走行的腕韧带。除了正中神经，腕管内还有屈肌腱鞘、血管和淋巴管。

操作技术

患者取仰卧位，手臂完全内收于体侧，肘部微屈，手背放在一个折叠的毛巾上。用 5 mL 的无菌注射器抽取总量为 3 mL 的局部麻醉药和 40 mg 甲泼尼龙的混合剂。然后嘱患者握拳同时屈腕以确定掌长肌腱。皮肤消毒后，用 5/8 英寸、25 号的针从肌腱内侧刺入，与腕横纹呈 30°角(见图 64-1)。缓慢进针，直到针尖到达肌腱。应告知患者在正中神经分布区会出现感觉异常，并在感觉异常出现时立即告诉医师。如果出现感觉异常，需退针稍偏离正中神经。轻轻回吸，检查是否有回血。如果回吸无血且正中神经分布区无持续的感觉异常，则缓慢注入 3 mL 药液，并严密监测患者是否出现局部麻醉药中毒的征象。如果未引出感觉异常和针尖碰到骨质，则退针出骨膜并小心回吸，然后缓慢注入 3 mL 药液。

副作用及并发症

腕管注射技术是相对安全的。主要的并发症是不慎将药物注入血管内和继发于针尖损伤神经的持续性感觉异常。对于应用抗凝治疗的患者，如果临床认为利大于弊，即使有可能增加血肿发生的风险，使用 25 或 27 号的针也可保证注射的安全实施。注射后在注射部位加压可以减少这些并发症的发生。注射后冰敷 20 分钟也可以减少术后疼痛和出血的发生。

临床精粹

腕管注射是评估和治疗前述疼痛性疾病的一项简单和安全的技术。在腕部正中神经阻滞前，对所有患者都应进行仔细的神经检查，以排除已经存在的神经病变，以免治疗后误以为是神经阻滞引起的，尤其是糖尿病患者或临床症状非常显著的腕管综合征患者。

必须保证针尖未置于屈肌支持带内，且应缓慢注射，使药液缓慢进入腕管，以防对正中神经造成进一步的压迫。腕管综合征还应和颈神经根病鉴别，因为颈神经根病有时和正中神经受压症状非常相似。此外，颈神经根病可能和正中神经卡压同时存在，被称为双重挤压综合征。腕部正中神经卡压或腕管综合征常会出现双重挤压综合征。

第 65 章

尺管综合征

适应证及临床应用

尺管综合征是由于尺神经通过腕部 Guyon 管时受到压迫引起(图 65-1)。在这个解剖部位引起尺神经受压的常见原因是占位性病变(包括神经节囊肿和尺动脉动脉瘤)、腕骨及尺骨远端骨折、重复性运动损伤(压迫通过这一密闭空间的尺神经)。这一卡压综合征的临床表现大多数为无痛性的单纯运动神经病变,主要由于尺神经的深部掌支在通过 Guyon 管时受到压迫造成(图 65-1)。这一单纯的运动神经病变表现为手内肌的无痛性麻痹。

尺管综合征也可能表现为混合的感觉和运动神经病变。临床上,这一混合的神经病变表现为腕部的疼痛、麻木和感觉异常,并放射至手掌的尺侧、手和小指背侧及无名指的尺侧半。这些症状还可以放射到卡压神经的近端即前臂。如同腕管综合征,尺管综合征的疼痛通常在夜晚或腕部剧烈屈伸时加重。如果不进行治疗,会导致进行性的运动功能缺失,并最终导致受累手指的屈曲挛缩。重复的腕部动作或直接的腕部创伤会促发本病,例如:腕部骨折或近端小鱼际的直接创伤 (因经常使用榔头撬轮胎或长距离骑自行车受手把压迫造成)(图 65-2)。

体格检查可见腕部尺神经处的触痛。由于尺神经从腕横韧带下方通过,因此常表现 Tinel 征阳性。如果感觉神经受累,手掌和小指的尺侧及无名指的尺侧半会出现感觉减退。根据神经受压部位的不同会出现手内肌的无力,表现为无力分开手指或小鱼际无力。

尺管综合征常被误诊为腕掌关节关节炎、颈神经根病或糖尿病性多神经病变。腕掌关节关节炎的患者通常在 X 线片上和体格检查时有关节炎的表现。大多数患有颈神经根

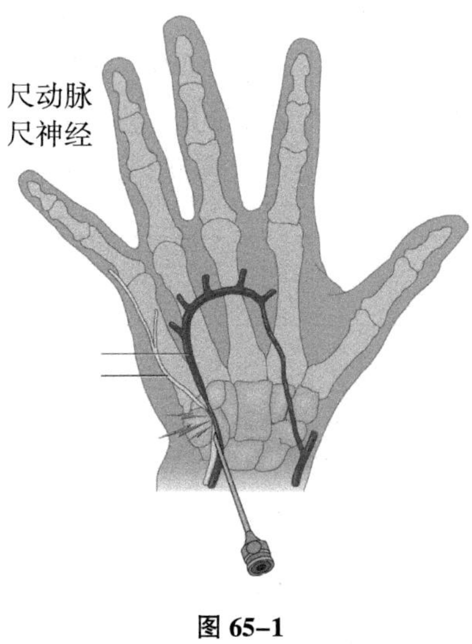

图 65-1

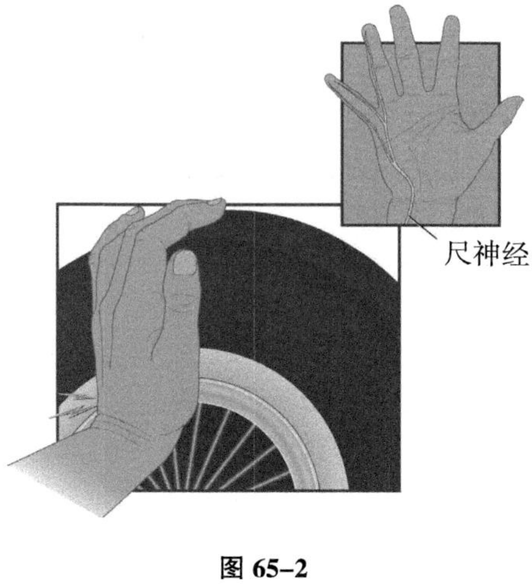

图 65-2

病的患者会表现为与颈痛有关的反射、运动及感觉改变，而尺管综合征的患者没有反射的改变，其运动和感觉的改变只局限于尺神经末梢。糖尿病性多神经病常表现为对称性的感觉缺失，累及整只手，而不是只局限于尺神经分布区域。颈神经根病可能与尺神经卡压同时存在，被称为双重挤压综合征。此外，由于糖尿病患者常会伴有尺管综合征，因此糖尿病患者有可能会同时表现为糖尿病性多神经病变和尺管综合征。肺上沟瘤如果侵犯了臂丛内侧束也会出现类似单纯尺神经卡压的症状，需行胸部肺尖处 X 线检查以排除。

肌电图有助于尺管综合征与颈神经根病、糖尿病性多神经病变及肺上沟瘤的鉴别。所有表现为尺管综合征的患者都应行 X 线平片检查，以排除隐匿性骨病变。根据患者的临床表现，可能还需进行全血细胞计数、尿酸、血沉及抗核抗体检测等其他实验室检查。如果怀疑关节不稳定或存在占位性病变，建议行腕部 MRI 检查。以下介绍的注射技术具有诊断和治疗的双重作用。

临床相关解剖

尺神经由来自 C6-T1 脊神经根的纤维组成，位于腋动脉的前下方 3 点到 6 点的象限内。出腋窝后，尺神经在上臂与肱动脉伴行。在上臂的中部，尺神经从鹰嘴和肱骨内上髁中间穿过。之后尺神经在尺侧腕屈肌间下行，沿尺动脉呈放射状下行。在近腕横纹 1 英寸处，尺神经分为手背和手掌两支。手背支支配手背尺侧、小指背面及无名指尺侧半的感觉（见图 65-2）。掌支支配手掌尺侧、小指掌面及无名指尺侧半的感觉。和腕管相似，尺管也是一个密闭的空间，其一侧是豌豆骨，另一侧是钩骨状的钩突。尺神经在腕横韧带和腕掌侧韧带间通过。尺管内除了有尺神经，还有尺动脉，它也可能压迫尺神经。和腕管不同的是，尺管内没有屈肌腱鞘。

操作技术

患者取仰卧位，手臂完全内收于体侧，肘部微屈，手背放在一个折叠的毛巾上。用 5 mL 的无菌注射器抽取总量 3 mL 的局部麻醉药和 40 mg 甲泼尼龙混合剂。然后嘱患者握拳同时屈腕以确定尺侧腕屈肌肌腱。皮肤消毒后，用 5/8 英寸、25 号的针从肌腱桡侧刺入，与腕横纹呈 30°角（见图 64-1）。缓慢进针直到针尖到达肌腱。应告知患者在尺神经分布区会出现感觉异常，并于感觉异常出现时立即告诉医师。如果出现感觉异常，需退针稍偏离尺神经。轻轻回吸，检查是否有回血。如果回吸无血且尺神经分布区无持续的感觉异常，则缓慢注入 3 mL 药液，并严密监测患者是否出现局部麻醉药中毒的征象。如果未引出感觉异常和针尖碰到骨质，则退针出骨膜并小心回吸，然后缓慢注入 3 mL 药液。

副作用及并发症

腕部尺神经注射治疗尺管综合征是相对安全的。主要并发症是不慎将药物注入尺动脉内和继发于针尖损伤神经的持续性感觉异常。和腕管相似，Guyon 管也是一个封闭的空间，所以注射时必须缓慢，以防止对尺神经造成进一步的压迫。对于应用抗凝治疗的患者，如果临床认为利大于弊，即使有可能增加血肿发生的风险，使用 25 或 27 号针也可保证注射的安全实施。注射后在注射部位加压可以减少这些并发症的发生。注射后冰敷 20 分钟也可以减少术后疼痛和出血的发生。

临床精粹

尺管注射是评估和治疗尺管综合征的一项简单和安全的技术。在腕部尺神经阻滞之前，对所有患者都应进行仔细的神经检查，以排除已经存在的神经病变，以免治疗后误以为是神经阻滞引起的。

尺管综合征还应和累及 C8 颈神经根的颈神经根病鉴别，因为颈神经根病有时和尺神经受压症状非常相似。此外，颈神经根病可能和尺神经卡压同时存在，被称为双重挤压综合征。腕部尺神经卡压或腕管综合征常会出现双重挤压综合征。侵犯臂丛内侧束的肺上沟瘤的症状可能和单纯的尺神经卡压症状很相似，应行胸部肺尖处 X 线检查以排除。

第 66 章

腕部隆突

适应证及临床应用

腕部隆突是一种不常见的累及手背的疼痛综合征。腕部隆突的特征是在第 2 和(或)第 3 掌骨关节连接部位存在局限性的压痛和锐痛区(图 66–1)。腕部隆突的常见原因是第二和(或)第三掌骨关节的外生骨疣,比较少见的原因是关节腔内的游离体(图 66–2)。患者常在剧烈运动后感到腕部隆突区域疼痛加重，而在运动过程中没有疼痛加重的现象。腕部隆突的疼痛也可向局部放射而影响临床诊断。

体格检查发现按压腕部隆突处的软组织可引起疼痛。当检查者触诊到腕部隆突的骨性突起时,患者会出现驼背征阳性(图 66–3)。如果手背受到急性创伤，累及关节的腕部隆突处就会出现瘀斑。

所有腕部隆突的患者都应行 X 线平片检查，以排除骨折并找到导致患者临床症状的外生骨疣。根据患者的临床表现,可能还需要进行一些其他的检查,包括全血细胞计数、血沉、尿酸及抗核抗体检查，以排除炎性关节炎。如果怀疑关节不稳定、有隐匿性肿块、隐匿性骨折、感染、肿瘤,则应行手指及腕部的 MRI 检查。放射性核素骨扫描可以发现这个部位的应力性骨折及手部 X 线平片很难发现的腕部隆突(图 66–2)。

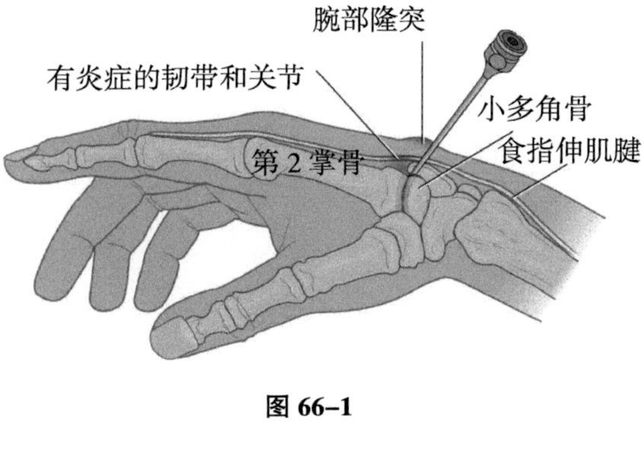

图 66–1

临床相关解剖

手指的腕掌关节是滑液平面关节，用以连接腕骨和掌骨及各掌骨的基底部(见图 56–1)。这些关节的运动只局限于轻微的滑动,其中以小指腕掌关节的运动范围最大。这些关节的基本功能是调节手的抓握功能。大多数患者的关节腔融合为一个。前、后及骨间韧带

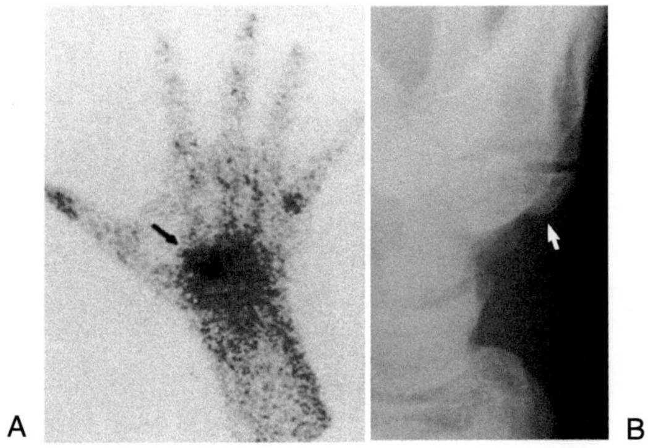

图 66–2 腕部隆突(骨柱)。(A)在第二和第三掌骨基底腕部隆突处亲骨性放射性核素聚集明显增多(箭头所示)。(B)在另一位患者,可以见到典型的骨柱(箭头所示)。(From Resnick D: Diagnosis of Bone and Joint Disorders, 4th ed. Philadelphia, Saunders, 2002,p4574; courtesy of J. Spaeth, MD, Mineapolis, Minnesota, and G. Green way, MD, Dallas, Texas.)

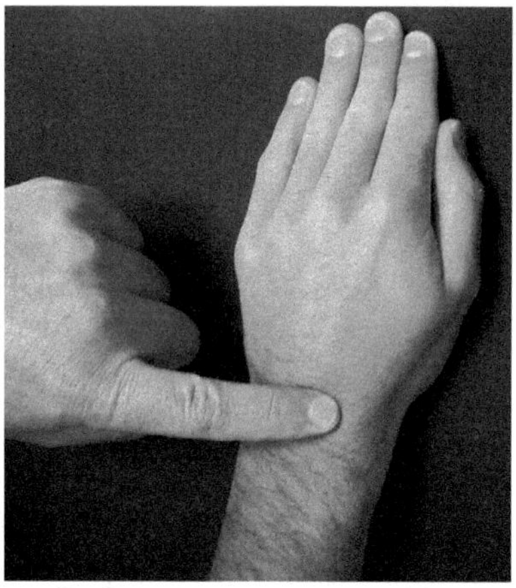

图 66-3 腕部隆突的腕部驼背征。(From Waldman SD: Physical Diagnosis of Pain. Philadelphia, Saunders, 2005, p189.)

可加强关节。

操作技术

首先向患者解释该注射治疗的目的。患者取仰卧位,并暴露手背。对触痛部位进行消毒,在严格无菌操作下,将含有 2.0 mL 0.25% 无防腐剂的布比卡因和 40 mg 甲泼尼龙的无菌注射器连接上一个 5/8 英寸,25 号的针,并确认腕部隆突。从腕部背面进针直到针尖碰到腕部隆突(见图 66-1)。稍退针出骨膜及肌腱。当针尖位于邻近腕部隆突的正确位置时,如果回吸无血即将药液缓慢注入。因为此间隙是一个密闭的空间,所以注射时可能有轻微的阻力。如果阻力很大,则针尖可能在韧带或肌腱内,应稍进针或退针直到注射时没有明显的阻力。注射后退针,并在注射部位用无菌敷料加压包扎并放置冰袋。冰袋放置不可超过 10 分钟以防止冻伤。

副作用及并发症

这一注射技术的主要并发症是感染,但如果严格执行无菌操作,则发生率很低。约 25%的患者在注射后主诉疼痛暂时加重,所以在操作前应向患者说明。

临床精粹

在临床实践中常会遇到手部疼痛。腕部隆突需和应力性骨折、关节炎及其他手和腕部的隐匿性疾病相鉴别。尽管前述的注射治疗可以使腕部隆突的疼痛得到缓解,但是要想最终解决疼痛问题还是应该进行外科手术切除外生骨疣。如果同时存在滑囊炎和肌腱炎也可造成患者手部疼痛,需给予更多的局部麻醉药和缓释皮质类固醇来治疗。如果充分注意注射部位的临床相关解剖,则这一注射技术是很安全的。必须严格执行无菌操作以防止感染,并应预防操作者所面临的风险。注射后立即在注射部位加压可以降低瘀斑和血肿的发生率。应倡导患者在接受注射治疗几天后进行物理康复训练,包括局部热疗及小范围运动练习等。应避免剧烈运动,以防加重患者的症状。可同时应用一些普通的镇痛药和非甾体类抗炎药。

第 67 章

腕部腱鞘囊肿

适应证及临床应用

手腕背部很容易发生腱鞘囊肿。通常认为该囊肿是由于含滑膜的组织从关节囊或腱鞘疝出而形成的。这个组织可能被激惹并产生更多的滑液，聚积在肌腱和关节腔上方的囊肿样腔内。单向活瓣现象使这个囊肿样的腔逐渐增大,因为滑液不能再流回滑膜腔。手腕掌面也可能患腱鞘囊肿(图 67-1)。

活动(尤其是极度的屈伸动作)会使疼痛加重,休息和加热可以使疼痛缓解。疼痛是持续的,并以酸痛为其显著特点。患者通常会因为腱鞘囊肿很难看才来就诊，而不是因为疼痛。触诊时腱鞘囊肿很光滑，且透光试验阳性,而实性肿物的透光试验是阴性的。触诊可能会使疼痛加重。

所有患腱鞘囊肿的患者都应行 X 线平片检查,以排除骨病变及肿瘤。根据患者的临床表现,可能还需要进行一些其他的检查,包括全血细胞计数、血沉及抗核抗体检查。如果怀疑有腕部肿块则应行腕部的 MRI 检查。

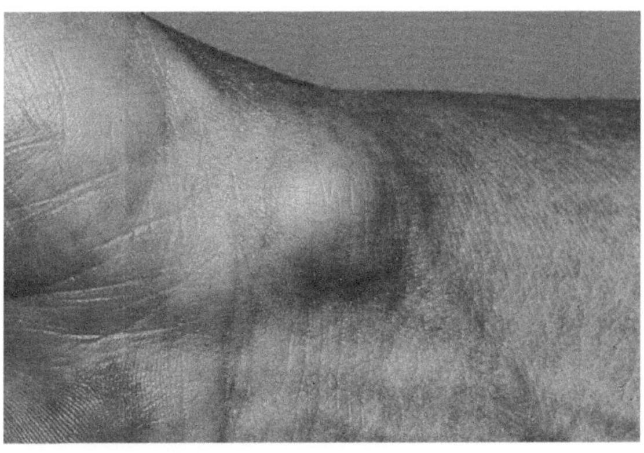

图 67-1 手腕掌侧的腱鞘囊肿。(From Klippel JH, Dieppe PA: Rheumatology, 2nd ed. Philadelphia, Mosby, 1997.)

临床相关解剖

腱鞘囊肿常发生在腕部背侧伸肌肌腱或关节间隙，更容易发生于新月形的关节间隙或桡侧腕伸肌腱鞘(图 67-2)。

操作技术

患者取仰卧位,手臂完全内收于体侧,肘部略屈曲,手掌放在一个折叠的毛巾上。用 5 mL 无菌注射器抽取总量 1.5 mL 的局部麻醉药和 40 mg 甲泼尼龙混合剂。

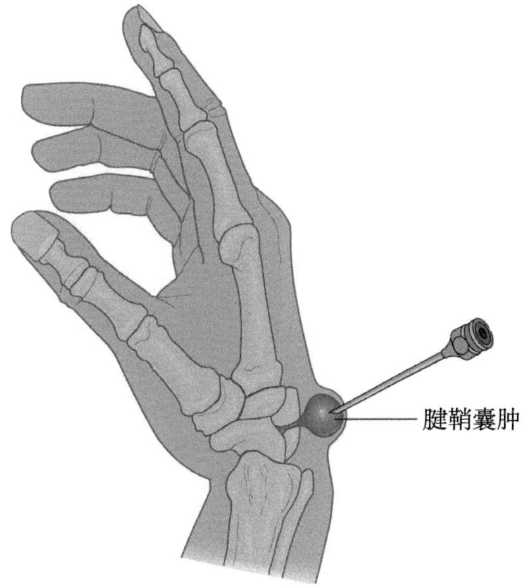

图 67-2

对腱鞘囊肿部位皮肤消毒后，用1英寸、22号的针从腱鞘囊肿中央刺入并将囊肿内容物抽出(见图67-2)。如果遇到骨质，则退针到腱鞘囊肿并回抽。回抽后将无菌注射器内的药液缓慢注入。注药时应该无阻力。注药后拔出针头，并在注射部位用无菌敷料加压包扎并放置冰袋。如果腱鞘囊肿复发则需手术治疗。

副作用及并发症

这一注射治疗的主要并发症是感染，但如果严格执行无菌操作，则发生率很低。必须注意避免将药液直接注射到肌腱，因为腱鞘囊肿和肌腱的摩擦可能使肌腱已经存在炎症。

临床精粹

该注射技术对治疗腱鞘囊肿引起的疼痛非常有效。如果同时存在滑囊炎和肌腱炎也可造成患者腕部疼痛，需给予更多的局部麻醉药和缓释皮质类固醇来治疗。如果充分注意注射部位的临床相关解剖，则这一注射技术是很安全的。必须严格执行无菌操作以防止感染，并应预防操作者所面临的风险。注射后立即在注射部位加压可以减少瘀斑和血肿的发生。应倡导患者在接受注射治疗几天后进行物理康复训练，包括局部热疗及小范围运动练习等。应避免剧烈运动，以防加重患者的症状。可同时应用一些普通的镇痛药和非甾体类抗炎药。

第 68 章

掌挛缩病

适应证及临床应用

掌挛缩病是由于掌腱膜渐进性的纤维化造成的。发病最初患者可能会首先注意到沿手部屈肌腱分布的有触痛的纤维化结节。这些结节从掌腱膜生成且最初时并不侵及屈肌腱。随着疾病的进展,这些纤维结节融合形成纤维带,并在屈肌腱周围逐渐增厚、挛缩,使得受累手指呈屈曲状。掌挛缩病可累及所有的手指,最常见的是无名指和小指(图 68-1)。如果不进行治疗,手指会永远呈屈曲挛缩状。随着疾病的进展,掌挛缩病的疼痛似乎会逐渐消失。

掌挛缩病可能有遗传倾向,常发生于北欧男性。本病还可能与手掌的创伤、糖尿病、酗酒和长期应用巴比妥类药物有关。常在 40 岁以后发病,且可能同时累及跖腱膜。

在疾病早期,沿屈肌腱可以触诊到硬的纤维结节,这些结节常被误诊为茧或疣。早期即会出现疼痛。随着疾病的进展,医师可发现累及掌指关节甚至是指间关节的紧张的纤维带。尽管这些纤维带限制了手指的伸展功能,但并不存在触痛,且手指的屈曲动作相对正常。一般当患者发现戴手套及从口袋掏钥匙困难时才会就诊。在疾病后期,屈曲挛缩会造成手掌功能的缺失。患者还可能同时患有关节炎、掌指关节及指间关节的痛风、扳机指,可加重掌挛缩病的疼痛和功能障碍。

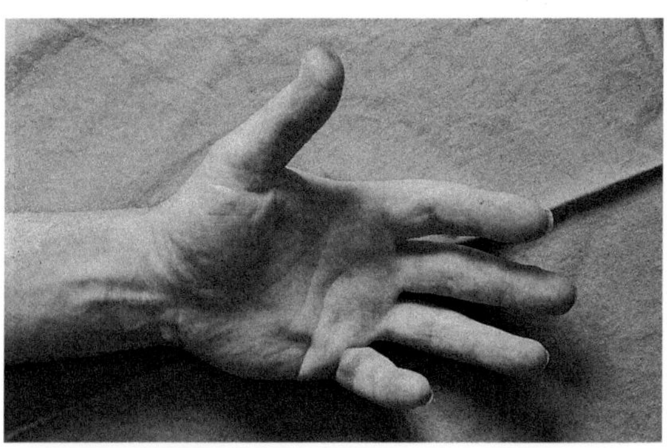

图 68-1 掌挛缩病。(From Klippel JA, Dieppe RA: Rheumatology,2nded.Philadelphia, Mosby, 1997.)

所有患掌挛缩病的患者都应行 X 线平片检查,以排除隐匿性骨病变。根据患者的临床表现,可能还需要进行一些其他的检查,包括全血细胞计数、血沉、尿酸及抗核抗体检查。如果怀疑有肿瘤或关节不稳定则应行手部 MRI 检查。如果怀疑同时存在尺管综合征或腕管综合征则应行肌电图检查。随后介绍的注射治疗只能暂时缓解该病的疼痛和功能障碍,而如果要恢复手的功能最终还是需要行手术治疗。

临床相关解剖

掌挛缩病是由于掌腱膜增厚并作用于屈肌腱造成的(图 68-2)。掌腱膜的主要功能是为手掌皮肤提供强大的支撑来帮助完成抓握动作,同时也保护肌腱。

操作技术

患者取仰卧位,手臂完全内收于体侧,手背放在一个折叠的毛巾上。用 5 mL 无菌注射器抽取总量 2 mL 的局部麻醉药和 40 mg 甲泼尼龙混合剂。

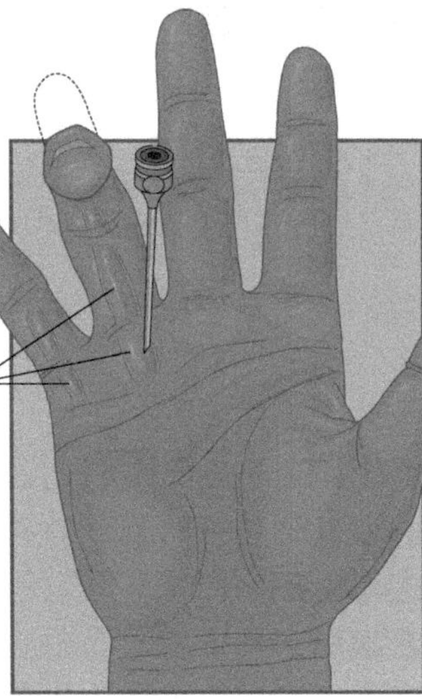

图 68-2

消毒纤维带或纤维结节处的皮肤。在纤维带的侧面用1英寸、25号的针以45°角平行于纤维带刺入，穿过皮肤，到达纤维化区域的皮下组织(见图68-2)。如果遇到骨质，则退针到皮下组织，并再次进针接近纤维带。之后将注射器内药液缓慢注入。由于周围组织的纤维化，因此注药时可能有一定的阻力。如果阻力很大，则针尖可能位于肌腱或纤维结节内，应退针直到注药时没有显著的阻力。然后将针拔出，用无菌敷料加压包扎并放置冰袋。

副作用及并发症

这一注射治疗技术的主要并发症是对存在炎症或近期受伤的肌腱造成创伤。如果直接在肌腱内注药可能会造成该肌腱的断裂，所以在注药前必须保证针尖在肌腱外以防止此并发症的发生。这个注射治疗的另一个并发症是感染，但如果严格执行无菌操作，则很少出现。约25%的患者会在注射后出现暂时疼痛加重，应在治疗前向患者说明。

临床精粹

该注射技术对治疗掌挛缩病引起的疼痛和功能障碍非常有效。如果同时存在关节炎和痛风也可造成患者手部疼痛，需给予更多的局部麻醉药和缓释皮质类固醇来治疗。如果充分注意注射部位的临床相关解剖，则这一注射技术是很安全的。必须严格执行无菌操作以防止感染，并应预防操作者所面临的风险。注射后立即在注射部位加压可以减少瘀斑和血肿的发生。应倡导患者在接受注射治疗几天后进行物理康复训练，包括局部热疗、按摩和小范围运动练习等。应避免剧烈运动，以防加重患者的症状。可同时应用一些普通的镇痛药和非甾体类抗炎药。

第 69 章

Secretan 综合征

适应证及临床应用

该综合征是由于手背外伤后造成肌腱周围纤维化所引起的。引起该病的外伤通常是很轻微的，如手背碰到了桌角。最初，外伤可能引起水肿和触痛，但随着时间的推移并未得到改善，而是手背会出现硬结感，水肿部位也会变硬。如果不进行治疗，就会发生肌腱周围纤维化，及手背软组织的黏液水肿样硬结(图 69-1)。如同掌挛缩病一样，该综合征的疼痛也会随着疾病的进展而逐渐消失。

可能同时存在掌指关节和指间关节的关节炎、痛风及肌腱炎，可加重该综合征的疼痛和功能障碍。交感神经反射性骨营养不良的临床表现和该综合征很相似，但可以进行鉴别。交感神经阻滞可以治疗交感神经反射性骨营养不良的疼痛，而对该综合征的疼痛无效。

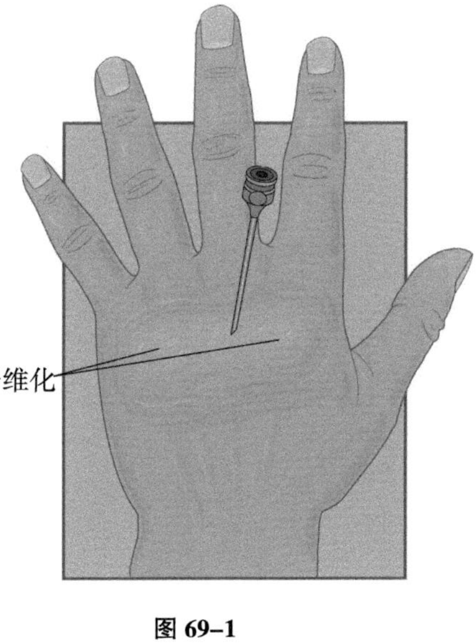

图 69-1

所有患 Secretan 综合征的患者都应行 X 线平片检查，以排除隐匿性骨病变。根据患者的临床表现，可能还需要进行一些其他的检查，包括全血细胞计数、血沉、尿酸及抗核抗体检查。如果怀疑有肿瘤或关节不稳定则应行手部的 MRI 检查。如果怀疑同时存在尺管综合征或腕管综合征则应行肌电图检查。随后介绍的注射治疗如果早期实施可以改善该病的疼痛和功能障碍。

临床相关解剖

该综合征是由于伸肌腱的增厚和纤维化造成的(见图 69-1)。伸肌腱的主要功能是调节手的抓握功能。

操作技术

患者仰卧位，手臂完全内收于体侧，手掌放在一个折叠的毛巾上。用 5 mL 无菌注射器抽取总量 2 mL 的局部麻醉药和 40 mg 甲泼尼龙混合剂。

消毒纤维化组织处的皮肤。在纤维化组织的侧面用 1 英寸、25 号的针以 45°角平行于纤维化组织刺入，穿过皮肤，到达纤维化区域的皮下组织（见图 69-1）。如果遇到骨质，则退针到皮下，并再次进针接近纤维化组织。然后将注射器内药液缓慢注入。由于周围组织的纤维化，因此注药时可能有一定的阻力。如果阻力很大，则针尖可能位于肌腱或纤维结节内，应退针直到注药时没有显著的阻力。然后将针拔出，在注射部位用无菌敷料加压包扎并放置冰袋。

副作用及并发症

这一注射治疗技术的主要并发症是对存在炎症或近期受伤的肌腱造成创伤。如果直接在肌腱内注药可能会造成该肌腱的断裂，所以在注药前必须保证针尖在肌腱外以防止此并发症的发生。这种注射治疗的另一个并发症是感染，但如果严格执行无菌操作，则很少出现。约 25%的患者会在注射后出现暂时的疼痛加重，应在治疗前向患者说明。

临床精粹

该注射技术对治疗 Secretan 综合征引起的疼痛和功能障碍非常有效。如果同时存在关节炎、肌腱炎和痛风，也可造成患者手部疼痛，需给予更多的局部麻醉药和缓释皮质类固醇来治疗。该综合征还需和腕部隆突相鉴别(见第 66 章)。如果充分注意注射部位的临床相关解剖，则这一注射技术是很安全的。必须严格执行无菌操作以防止感染，并应预防操作者所面临的风险。注射后立即在注射部位加压可以减少瘀斑和血肿的发生。应倡导患者在接受注射治疗几天后进行物理康复训练，包括局部热疗、按摩和小范围运动练习等。应避免剧烈运动，以防加重患者的症状。可同时应用一些普通的镇痛药和非甾体类抗炎药。

第 5 部分

胸壁、躯干、背部和腹部

第 70 章

胸锁关节痛

适应证及临床应用

胸锁关节可以发生与心源性疼痛类似的疼痛。胸锁关节是一个确实存在的关节,容易发生包括骨关节炎、类风湿性关节炎、强直性脊柱炎、Reiter 综合征和银屑病性关节炎在内的多种关节炎(图 70–1)。该关节容易在加减速损伤或对胸部的钝性创伤中受到损伤。当创伤严重时，可能会发生关节半脱位或错位。过度使用或使用不当也会导致胸锁关节的急性炎症,从而出现功能障碍。该关节也会被原发性恶性肿瘤(胸腺瘤)和转移性肿瘤所侵袭。

体格检查发现患者为了使肩部稳定地保持在中立位而明显地试图将胸锁关节夹起。伸缩肩部、将手臂完全抬起和耸肩会引起疼痛。胸锁关节会发生触痛,如果是急性炎症还会感到热和肿胀。患者可能主诉当该关节活动时有“弹响”感。

所有被诊断为胸锁关节疼痛的患者都应接受 X 线检查，以排除潜在骨性病理改变和肿瘤。根据患者的临床表现,还应进行其他的检查，包括全血细胞计数，前列腺特异性抗原,血沉和抗核抗体检查。如果怀疑关节不稳定,还应进行该关节的 MRI 检查。以下介绍的注射技术具有诊断和治疗的双重作用。

临床相关解剖

胸锁关节是包括一个滑囊腔的双向滑行关节(图 70–2)。由锁骨的胸骨末端、胸骨柄和第一肋软骨相结合而成。锁骨和胸骨柄由一个关节盘相分离。该关节在前后由胸锁韧带加强，从第一肋骨和其肋软骨连接处向锁骨下表面走行的肋锁韧带提供额外的支持。该关节内有来自锁骨上神经和支配锁骨下肌肉的神经的双重分布。在该关节的后面是一些大动脉和静脉,包括左颈总动脉、头臂静脉和右侧的头臂动脉。如果针的位置过深,会造成这些血管的穿刺损伤。

胸锁关节处锁骨向前运动由前锯肌完成,而向后运动则由菱形肌和斜方肌完成。胸

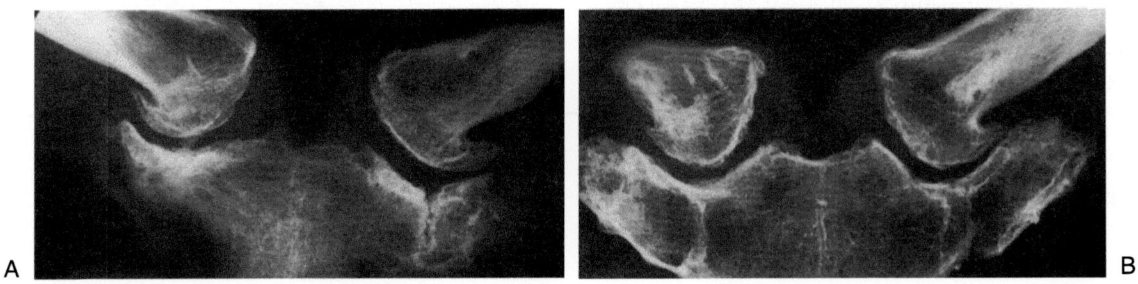

图 70–1 胸锁关节骨关节炎。来自于两具不同尸体的胸锁关节冠状位 X 线平片显示骨关节炎的表现。病变包括软骨下骨性不齐,锁骨内侧末端和胸骨的骨赘病。注意由锁骨头下方向侧面伸出的大骨赘。(From Resnick D: Diagnosis of Bone and Joint Disorders, 4th ed. Philadelphia, Saunders, 2002, p1324.)

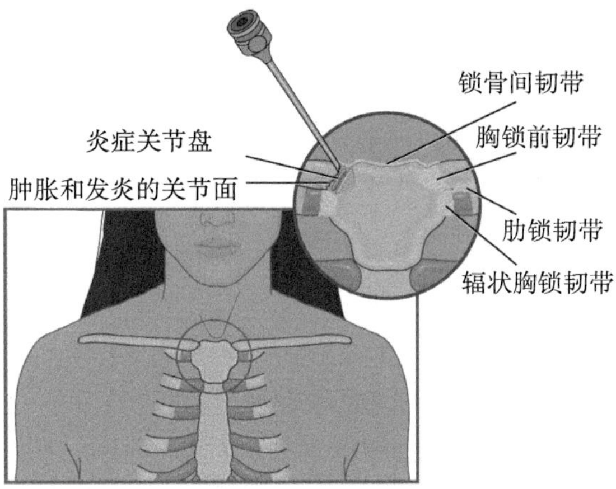

图 70–2

锁关节处锁骨向上运动由胸锁乳突肌、菱形肌和肩胛提肌完成，而向下运动由胸肌和锁骨下肌完成。

操作技术

向患者说明该注射技术的目的。患者取仰卧位，用消毒液充分消毒锁骨及其周围和颈前部。在严格无菌技术条件下，将一个装有 1 mL 0.25%的无防腐剂的布比卡因和 40 mg 甲泼尼龙的无菌注射器与一根 1.5 英寸、25 号的针连接到一起。

在严格无菌技术条件下定位锁骨的胸骨末端。在锁骨和胸骨柄连接的地方可以很容易摸到一个小切迹，这就是胸锁关节。然后与皮肤呈 45°角，向内侧谨慎进针穿过皮肤和皮下组织，最后穿过关节囊到达关节（见图 70–2）。如果遇到骨质，退针至皮下组织，稍微向内侧改换方向后进针。针头进入关节腔后，缓慢将注射器中的药物注入。因为关节腔很小而关节囊很紧，所以在注射时有一定阻力。如果阻力较大则说明针头可能在韧带上，此时应稍微进针或退针进入关节腔直至仅受到有限的注射阻力。药液注入后，将针拔出，用无菌敷料加压包扎，并放置冰袋。

副作用及并发症

主要的并发症是气胸，是由于针的位置过斜或过深而刺入胸膜腔。感染虽然很少见，但如果不严格遵守无菌原则也有可能发生。靠近胸锁关节的大动脉和静脉的损伤也有可能发生，但如果操作者非常重视针尖的准确定位，则可以明显减少这一并发症的发生。

临床精粹

患有胸锁关节痛的患者常误以为是心脏病发作引发疼痛。虽然应该明确这种肌肉骨骼疼痛可以和冠心病同时存在，但还应经常重新确诊。为了避免感染，要严格使用无菌技术；为了避免操作者的风险，应该使用全面的预防措施。注射后立即在注射部位加压可以减少瘀斑和血肿的发生。应倡导患者在注射治疗几天后进行物理康复训练，包括局部热疗和小范围活动练习。应避免剧烈运动，以防加重患者的症状。普通镇痛药和非甾体类抗炎药可以与该注射技术同时使用。如果患有胸锁关节痛的患者有其他关节受累应进行胶原血管疾病的实验室检查。

第 71 章

胸长神经卡压综合征

适应证及临床应用

胸长神经卡压综合征是由分布于前锯肌的胸长神经在经过肩胛下肌时受到挤压或牵拉造成的(图 71-1)。胸长神经在该处受到挤压的最常见原因是在手术过程中（如乳癌根治术和胸腔出口综合征手术）对该神经的直接损伤。由架子上掉下的某些重物引起的钝性损伤也会造成胸长神经卡压综合征。由第一肋骨骨折引起的胸长神经损伤也有报道。胸长神经的牵拉损伤常见于背负过重的背包或过长时间的重体力劳动后。

临床上患者表现为无痛性的前锯肌麻痹,并且会表现为典型的翼状肩胛。翼状肩胛是由于前锯肌失去功能，不能使肩胛骨同后胸壁紧密相连造成的。让患者双手扶墙并向外发力可以确诊翼状肩胛。医师可以在患者背后发现患病的肩胛骨向后突出或与后胸壁分离(见图 71-1)。胸长神经综合征患者患侧的手臂也不能完全举过头顶,会有 25°~30°的缺失。

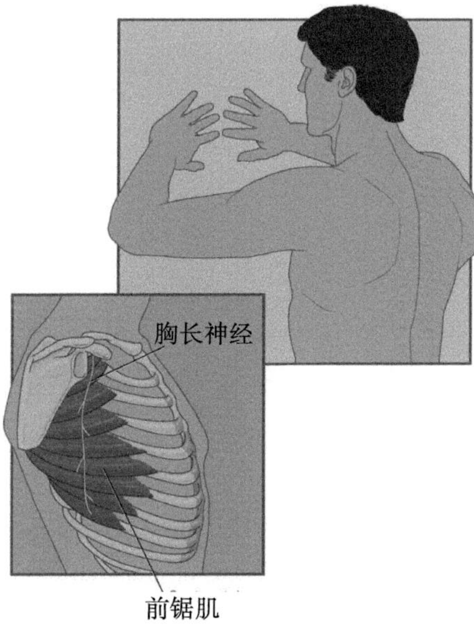

图 71-1

肌电图可以帮助诊断胸长神经卡压综合征。对胸长神经卡压综合征患者还应进行 X 线检查以排除潜在的骨性病理改变（包括肩胛骨和第一肋骨骨折)。

临床相关解剖

胸长神经是由来自 C5-C7 脊神经根的神经纤维组成的(见图 71-1)。该神经经过第一肋骨的侧面进入腋窝，在该点易于受到损伤。该神经在腋动脉和臂丛后走行。出腋窝后，胸长神经下行进入它分布的前锯肌的侧表面。

操作技术

患者采取仰卧位，将手臂完全内收于体侧。用 10 mL 的无菌注射器抽取总量 7 mL 的局部麻醉药和 40 mg 甲泼尼龙的混合剂。医师先找到锁骨上窝，沿锁骨的后面向外朝肩部滑行，在锁骨上窝的最外侧点用消毒液消毒皮肤。用 1.5 英寸、25 号的针与锁骨呈 90°角在该点进针(图 71-2)。缓慢进针直到针尖到达锁骨下缘前。如果回抽试验阴性并且确认没有臂丛神经分布区的持续感觉异常，则缓慢地将药液注入，同时严密观察患者有无局部麻醉药中毒征象。如果针尖碰到了第一肋

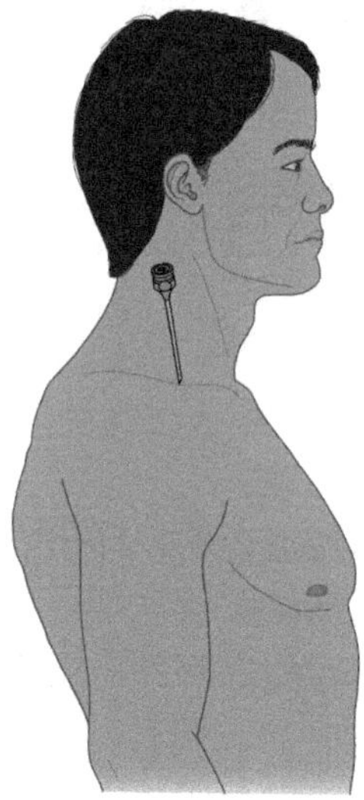

图 71-2

骨骨质,则退针到骨膜外并小心回抽后,再缓慢注入药液。

副作用及并发症

这项注射技术最主要的并发症是气胸(当进针的位置过于靠内或进针过深时可能会刺入胸膜腔)。感染虽然很罕见,但如果不严格遵循无菌操作也可能发生。如果进针的位置过于靠内也可能损伤纵隔内结构。如果操作者非常重视针尖的准确定位,则可以明显减少这些并发症的发生。

临床精粹

这项注射技术是评价和治疗胸长神经综合征的一项简单和安全的方法。在对患者进行胸长神经阻滞之前,应进行仔细的神经功能检查,以排除先前存在的神经病变,以免治疗后误以为是神经阻滞引起的。

第 72 章

肩胛上神经卡压综合征

适应证及临床应用

肩胛上神经卡压综合征是由于肩胛上神经在经过肩胛上切迹时受到压迫而引起的(图 72-1)。肩胛上神经在该处受到压迫的最常见原因是过久背负重背包或对神经的直接打击（例如玩足球或从蹦床上掉下来时的损伤)。这种卡压性神经病变常表现为剧烈的、深部的疼痛,从肩胛骨顶向同侧肩部放射。肩胛上切迹还经常有触痛。肩部活动,特别是向胸部的横向活动,能够加重疼痛症状。如果不治疗,会出现冈上肌和冈下肌的无力和萎缩。

肩胛上神经卡压综合征常被误诊为肩部的滑囊炎、肌腱炎或关节炎。C5 神经根的颈神经根病也会有与肩胛上神经卡压综合征类似的临床表现。Parsonage-Turner 综合征(自发性臂丛神经炎）也可能表现为突然出现的肩部疼痛，从而与肩胛上神经卡压综合征相混淆。肩胛上区或肩部的肿瘤或腱鞘囊肿也应作为肩胛上神经卡压综合征的鉴别诊断(图 72-2)。

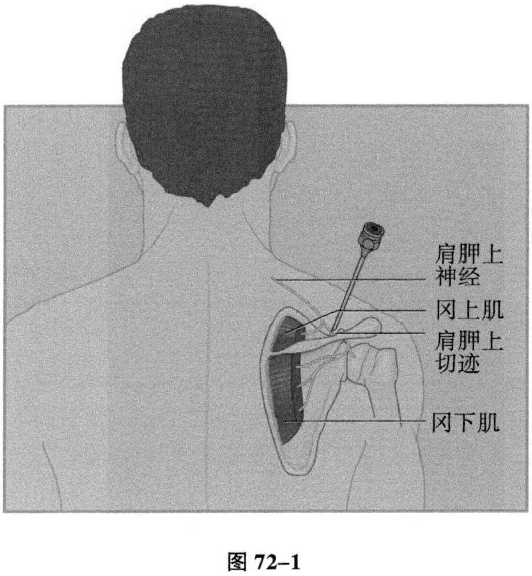

图 72-1

肌电图有助于鉴别肩胛上神经卡压综合征与颈神经根病和 Parsonage-Turner 综合征。对肩胛上神经卡压综合征患者还应进行 X 线检查以排除潜在的骨性病理改变。根据患者的临床表现,可能还需进行其他检查,包括全血细胞计数,尿酸,血沉和抗核抗体检查。如果怀疑有原发或占位性病变，要进行肩部的 MRI 检查(图 72-2)。以下介绍的注射技术具有诊断和治疗的双重作用。

临床相关解剖

肩胛上神经由来自臂丛 C5 和 C6 神经根的纤维组成，而在大部分患者中还有一部分来自 C4 神经根。该神经向下、向后从臂丛经肩胛上切迹穿过喙锁韧带的下面。肩胛上动脉和静脉与神经伴行穿过肩胛上切迹。肩胛上神经是肩关节感觉神经的主要来源，同时为肩部回旋肌群中的两块肌肉（冈上肌和冈下肌)提供神经支配。

操作技术

患者采用坐位,双臂自然放松,垂在身体两侧。用 20 mL 的无菌注射器抽取总量 10 mL 局部麻醉药和 40 mg 甲泼尼龙的混合剂。医师先定位肩胛冈，然后再横向沿肩胛冈定位肩峰。在较厚的肩峰和较薄的肩胛冈融合的位

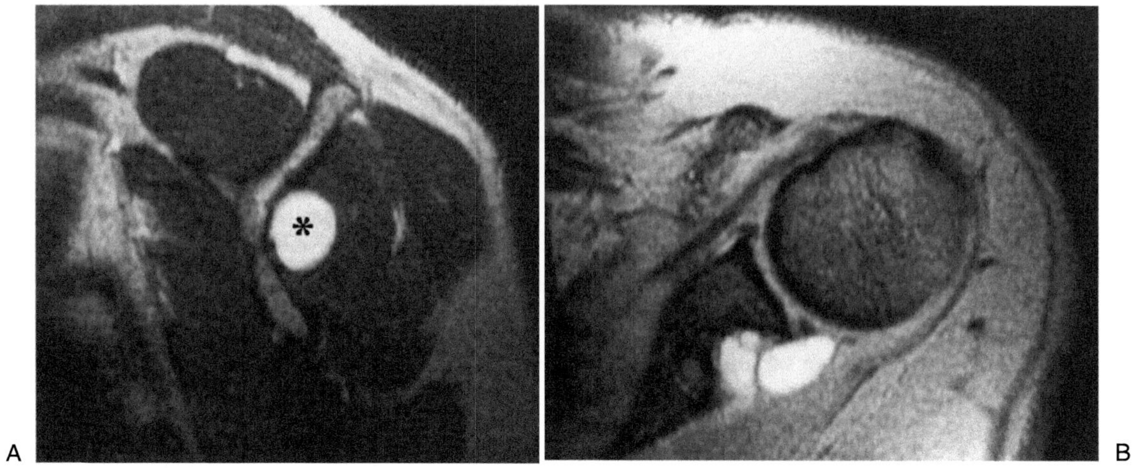

图 72-2 肩胛冈关节盂切迹腱鞘囊肿。(A)T2 加权(TR=2500 ms,TE=70 ms)矢状斜位图。一个单一的、圆形、高密度团块(星号所示)位于一名患有肩部疼痛的年轻男性的肩胛冈关节盂切迹。(B)梯度回波轴向图。在这个水平上,病变由大量更小的团块组成。在质子密度图像上,这个团块呈中等信号强度,大约与肌肉的密度相同。这样的位置和表现符合典型的肩胛冈关节盂切迹腱鞘囊肿。(From Haaga JR, Lanzeri CF, Gilkerson RC: CT and MR Imaging of Whole Body, Philadelphia, Mosby, 2002.)

置进行皮肤消毒。该点处的皮肤和皮下组织用 1.5 英寸长的针进行麻醉。完成适当的局麻后,用一个 3.5 英寸、25 号的针向下,向肩胛骨体穿刺(见图 72-1)。大约进针 1 英寸后,针尖应当碰到肩胛骨体。这时将针慢慢向上、向内侧前进,直到针离开肩胛骨体,进入肩胛上切迹。如果没有找到切迹,重复同样的动作,将针向上、横向前进, 直到针尖穿过肩胛骨体,进入肩胛上切迹。当针尖进入切迹后常常会出现感觉异常, 应提醒患者会出现这种情况。如果当针尖进入肩胛上切迹而没有出现感觉异常,向前再进针 0.5 英寸,使针尖到达喙锁韧带的组织外。绝不能再更深地进针,否则可能会导致气胸。

当出现感觉异常或像前面描述那样进针到达切迹后,缓慢地回抽以确定有无血液或空气。如果回抽试验阴性,慢慢将药液注入,同时密切观察患者有无局部麻醉药中毒的表现。

副作用及并发症

由于靠近肩胛上动脉和静脉, 可能会不慎导致血管内注射或由于血管内吸收造成局部麻醉药中毒。医师应仔细计算局部麻醉药的总量,以便安全地进行这项注射技术。由于靠近肺,如果进针过深穿过了肩胛上切迹,可能会造成气胸。

临床精粹

这项注射技术会导致肩关节麻木。因此操作者要确保护理经肩胛上神经阻滞治疗的患者的专业人员应该知道,该技术不仅会引起肩带骨麻木,也会引起肩关节麻木。这意味着必须分别对过热的理疗和大范围的活动锻炼进行监护, 以避免肩部的烫伤或损伤。

第 73 章

前锯肌综合征

适应证及临床应用

前锯肌容易发生肌筋膜疼痛综合征。出现这种疼痛最常见的原因是用力或长时间咳嗽、反复将重物举过头顶和长跑等活动对该肌肉造成的反复性微小损伤。肌肉的钝性损伤也会造成前锯肌肌筋膜疼痛综合征。

肌筋膜疼痛综合征是一种影响身体某个局部或区段的慢性疼痛综合征。对于肌筋膜疼痛综合征最重要的是在体格检查中找到肌筋膜扳机点。虽然扳机点一般位于受累的身体部位内,但肌筋膜疼痛综合征引起的疼痛也经常牵涉到其他解剖区域。这种牵涉痛常被误诊或归因于其他器官系统,从而导致诊断不明确和无效的治疗。前锯肌肌筋膜疼痛综合征的患者常发生位于腋中线第五至第七肋骨的原发性疼痛。前锯肌肌筋膜疼痛综合征引起的疼痛会放射到后胸壁,还可能向下放射到同侧上肢无名指和小指的掌侧。

扳机点是肌筋膜疼痛的特异性病理改变,被认为是由受累肌肉的微损伤造成的。病变以受累肌肉局部的剧烈触痛为特点。通过按压或牵拉来对扳机点进行机械刺激不仅会产生强烈的局部疼痛,还会引起牵涉痛。除了局部疼痛和牵涉痛,受刺激肌肉还会产生一种不自主收缩,被称为"跳跃征"。"跳跃征"也是肌筋膜疼痛综合征的一个特征。在前锯肌综合征患者的腋中线第五至第七肋骨间的浅表肌肉处可以找到扳机点(图 73–1)。

当触诊肌筋膜扳机点时经常会发现成束肌纤维紧张。对于肌筋膜疼痛综合征患者的这一常见表现,尽管已有许多新的理证,但是肌筋膜疼痛扳机点的病理生理学机制仍然不清楚。所有这些理论都认为扳机点是受累肌肉的微损伤的结果。这种微损伤可能是由对受累肌肉的一次创伤造成的,也可能是反复的微损伤或主动肌和拮抗肌长期不协调的结果。

除了肌肉创伤,许多其他因素也被认为可以使患者易于发生肌筋膜疼痛综合征。周末锻炼的人如果进行了不适当的体育活动也经常会发生肌筋膜疼痛综合征。在使用电脑或看电视时的不当姿势也是肌筋膜疼痛综合征的诱发因素。先前的创伤可能导致肌肉功能失常从而诱发肌筋膜疼痛综合征的发展。如果患者的营养条件较差或同时存在心理学或行为学异常,包括慢性应激或抑郁,则所有这些诱因可能会加剧肌筋膜疼痛综合征的发展。前锯肌似乎更易患应激导致的肌筋膜疼痛综合征。

在肌筋膜疼痛综合征中,僵硬、疲乏往往和疼痛并存,这种疾病引起的功能逐渐丧失使治疗变得复杂化。肌筋膜疼痛综合征可能以一种原发疾病的形式单独发生,也可能与其他疼痛性疾病(包括神经根病和慢性局部疼痛综合征)同时存在。心理学或行为学的异常,如抑郁,常与肌筋膜疼痛综合征引起的肌肉异常同时存在。对于心理学或行为学异常的治疗是任何一个成功的肌筋膜疼痛综合征治疗方案的必要组成部分。

临床相关解剖

前锯肌是一块宽阔的片状肌肉,它的主

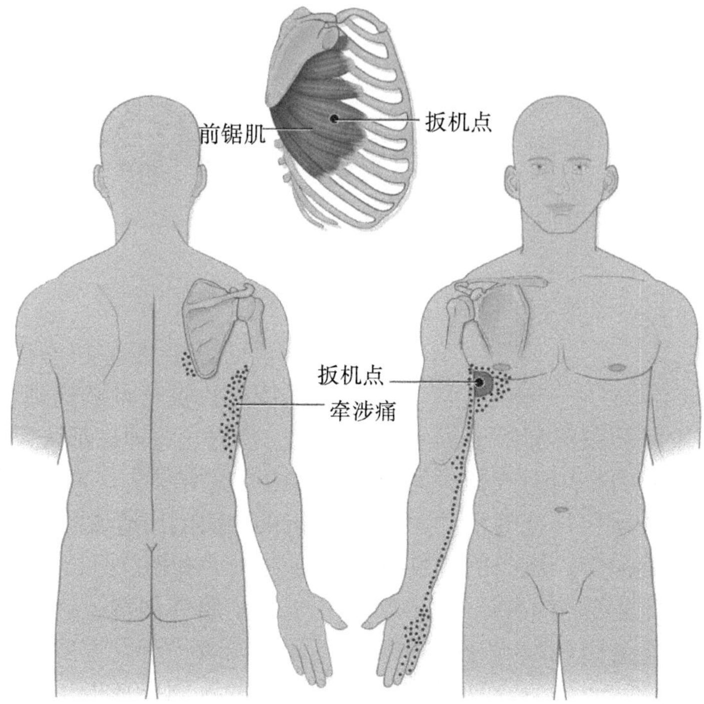

图 73-1

要功能是伸长和向侧面旋转肩胛骨。这块肌肉的前方有像锯齿一样的外观，因此它名字中的“serratus”来源于拉丁文中表示“saw”的单词。前锯肌起源于第一到第八肋骨的外侧面，在肋骨间由肋骨和肋软骨形成的夹角处穿过或深入肋间筋膜(见图 73-1),止于肩胛骨的内侧缘。胸长神经支配前锯肌。前锯肌容易受到创伤，并且容易因过度使用或使用不当而造成磨损和撕裂，并由此导致肌筋膜疼痛综合征。如果胸长神经受损,可能会出现翼状肩胛(图 73-2)。

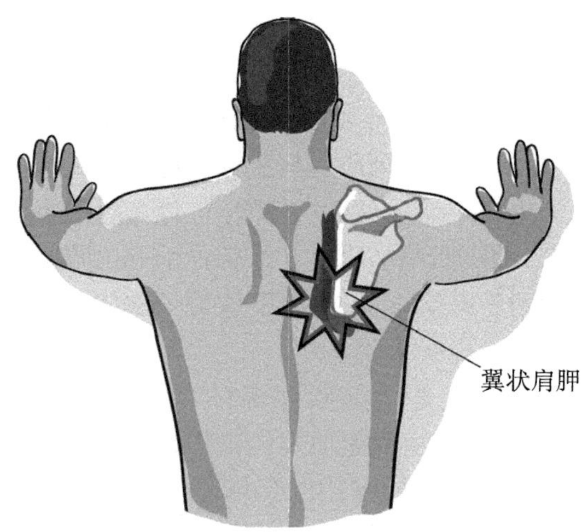

图 73-2 胸长神经卡压综合征引起的翼状肩胛征。(From Waldman SD: Physical Diagnosis of Pain. Philadelphia, Saunders, 2002, p203.)

操作技术

在进行扳机点注射前对患者进行精心的准备可以优化治疗效果。应该在原发的扳机点处而不是牵涉痛区域进行扳机点注射。应该向患者解释在扳机点注射是为了阻滞持续性疼痛,并希望得到长期缓解。得到患者的理解很重要，因为大多数肌筋膜疼痛综合征的患者都需要不止一种的治疗方式来达到最佳的疼痛缓解效果。在对扳机点进行定位、标记和注射时，患者保持斜卧位或侧卧位有助于降低血管迷走神经反射的发生率。注射前应消毒穿刺部位的皮肤以防止感染。

在向患者解释了扳机点注射的目的，并对患者进行了充分准备后，应该用戴无菌手套的手指通过触诊再次确定扳机点的位置。用注射器抽取 10 mL 0.25%无防腐剂的布比卡因和 40 mg 甲泼尼龙，之后连接 25 或 27 号穿刺针，穿刺针的长度以能达到注射点为宜。除了下背部的肌肉之外，一般来说 1.5 英寸长的针就可以了。然后向每个扳机点注射 0.5~1 mL 药液。一般需要要连续治疗 2~5 个疗程才能彻底消除疼痛扳机点，这点需要告知患者。

副作用及并发症

因为靠近肺部，所以只能由熟悉局部解剖并对穿刺疼痛治疗技术非常有经验的医师来进行这项注射操作。许多患者也主诉在前锯肌扳机点注射后有暂时的疼痛加重。

临床精粹

如果对注射区域的临床相关解剖给予充分的重视，则扳机点注射是非常安全的。为了避免感染，要严格使用无菌技术，为了避免操作者的风险，应该使用全面的预防措施。许多疼痛扳机点注射的副作用是穿刺针引起的，如穿刺点及皮下组织的损伤。注射后立即在注射点加压可以减少瘀斑和血肿的发生。避免使用过长的穿刺针也可以减少皮下组织的损伤。当进行前锯肌注射时要特别小心，避免损伤肺部而造成气胸。

在治疗肌筋膜疼痛综合征的药物中，首先要考虑使用抗抑郁药。治疗这种疼痛性疾病时，一般认为三环类抗抑郁药比选择性 5- 羟色胺再摄取抑制剂有更好的疗效。抗抑郁药治疗肌筋膜疼痛综合征的确切机制尚不清楚。一些研究者认为，此类药物可以治疗许多肌筋膜疼痛综合征患者存在的潜在抑郁。治疗的首选药物是阿米替林和去甲替林，在睡前单独服用一次，一般起始用量为 10~25 mg，可在副作用允许范围内逐渐加量。

第 74 章

背阔肌综合征

适应证及临床应用

背阔肌容易发生肌筋膜疼痛综合征。这种疼痛经常是由于背阔肌的重复性微损伤造成的，例如过度使用健身器材或需要重复性向前和向上的运动。背阔肌的钝性创伤也可导致背阔肌肌筋膜疼痛综合征。

肌筋膜疼痛综合征是一种影响身体某个局部或区段的慢性疼痛综合征。对于肌筋膜疼痛综合征最重要的是在体格检查中找到肌筋膜扳机点。虽然扳机点一般位于受累的身体部位内，但肌筋膜疼痛综合征引起的疼痛也经常牵涉到其他解剖区域。这种牵涉痛常被误诊或归因于其他器官系统，从而导致诊断不明确和无效的治疗。背阔肌肌筋膜疼痛综合征的患者常发生位于肩胛前角处的原性发疼痛,并向腋窝和同侧上肢背部,甚至无名指和小指的背侧放射。

扳机点是肌筋膜疼痛的特异性病理改变,被认为是由受累肌肉的微损伤造成的。病变以受累肌肉局部的剧烈触痛为特点。通过按压或牵拉来对扳机点进行机械刺激不仅会产生强烈的局部疼痛,还会引起牵涉痛。除了局部疼痛和牵涉痛，受刺激肌肉还会产生一种不自主收缩,被称为“跳跃征”。“跳跃征”也是肌筋膜疼痛综合征的一个特征。在背阔肌综合征患者的背阔肌腋后线区域可以找到扳机点(图 74–1)。

当触诊肌筋膜扳机点时经常会发现成束肌纤维紧张。对于肌筋膜疼痛综合征患者的这一常见表现,尽管已有许多新的理论,但是

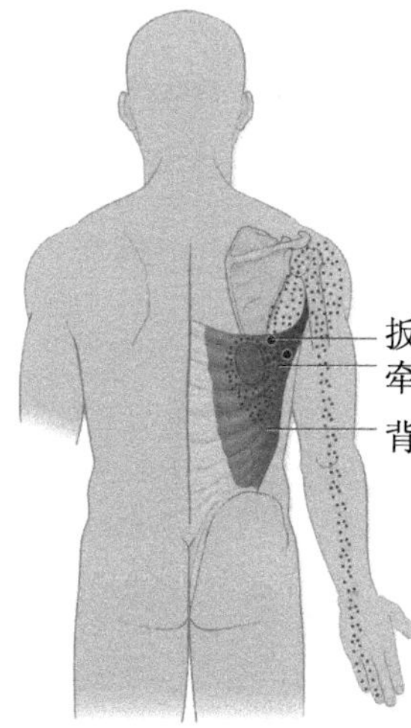

图 74–1

肌筋膜疼痛扳机点的病理生理学机制仍然不清楚。所有这些理论都认为扳机点是受累肌肉的微损伤的结果。这种微损伤可能是由对受累肌肉的一次创伤造成的,也可能是反复的微损伤或主动肌和拮抗肌长期不协调的结果。

除了肌肉创伤，许多其他因素也被认为可以使患者易于发生肌筋膜疼痛综合征。周末锻炼的人如果进行了不适当的体育活动也经常会发生肌筋膜疼痛综合征。在使用电脑或看电视时的不当姿势也是肌筋膜疼痛综合征的诱发因素。先前的创伤可能导致肌肉功能失常从而诱发肌筋膜疼痛综合征的发展。如果患者的营养条件较差或同时存在心理学或行为学的异常,包括慢性应激或抑郁,则所有这些诱因可能会加剧肌筋膜疼痛综合征的发展。背阔肌似乎更易患应激导致的肌筋膜疼痛综合征。

在肌筋膜疼痛综合征中，僵硬、疲乏往往和疼痛并存，这种疾病引起的功能逐渐丧失使治疗变得复杂化。肌筋膜疼痛综合征可能以一种原发疾病的形式单独发生，也可能与其他疼痛性疾病（包括神经根病和慢性局部疼痛综合征）同时存在。心理学或行为学的异常，如抑郁，常与肌筋膜疼痛综合征引起的肌肉异常同时存在。对于心理学或行为学异常的治疗是任何一个成功的肌筋膜疼痛综合征治疗方案的必要组成部分。

临床相关解剖

背阔肌是一块宽阔的片状肌肉，它的主要功能是伸展、内收和内旋手臂。该肌肉的第二项功能是辅助深呼吸的进行。背阔肌起源于 T7 椎体，所有下胸部、腰部和骶椎的棘突和棘上韧带，腰筋膜，第三后髂嵴，后四条肋骨和肩胛前角（见图 74–1），止于肱二头肌沟。背阔肌由胸背神经支配。背阔肌容易受到创伤，并且容易因过度使用或使用不当而造成磨损和撕裂，并由此导致肌筋膜疼痛综合征。

操作技术

在进行扳机点注射前对患者进行精心的准备可以优化治疗效果。应该在原发的扳机点处而不是牵涉痛区域进行扳机点注射。应该向患者解释在扳机点注射是为了阻滞持续性疼痛，并希望得到长期缓解。得到患者的理解很重要，因为大多数肌筋膜疼痛综合征患者都需要不止一种的治疗方式来达到最佳的疼痛缓解效果。在对扳机点进行定位、标记和注射时，患者保持斜卧位或侧卧位有助于降低血管迷走神经反射的发生率。注射前应消毒穿刺部位的皮肤以防止感染。

在向患者解释了扳机点注射的目的，并对患者进行了充分准备后，应该用戴无菌手套的手指通过触诊再次确定扳机点的位置。用注射器抽取 10 mL 0.25%无防腐剂的布比卡因和 40 mg 甲泼尼龙，之后连接 25 或 27 号穿刺针，穿刺针的长度以能达到注射点为宜。除了下背部的肌肉之外，一般来说 1.5 英寸长的针就可以了。然后向每个扳机点注射 0.5~1 mL 药液。一般需要连续治疗 2~5 个疗程才能彻底消除疼痛扳机点，这点需要告知患者。

副作用及并发症

因为靠近肺组织，所以只能由熟悉局部解剖并对穿刺疼痛治疗技术非常有经验的医师来进行这项注射操作。许多患者也主诉在背阔肌扳机点注射后有暂时的疼痛加重。

临床精粹

如果对注射区域的临床相关解剖给予充分的重视，则扳机点注射是非常安全的。为了避免感染，要严格使用无菌技术，为了避免操作者的风险，应该使用全面的预防措施。许多疼痛扳机点注射的副作用是穿刺针引起的，如穿刺点及皮下组织的损伤。注射后立即在注射点加压可以减少瘀斑和血肿的发生。避免使用过长的穿刺针也可以减少皮下组织的损伤。当进行背阔肌注射时要特别小心，避免损伤肺部而造成气胸。

在治疗肌筋膜疼痛综合征的药物中，首先要考虑使用抗抑郁药。治疗这种疼痛性疾病时，一般认为三环类抗抑郁药比选择性 5– 羟色胺再摄取抑制剂有更好的疗效。抗抑郁药治疗肌筋膜疼痛综合征的确切机制尚不清楚。一些研究者认为，此类药物可以治疗许多肌筋膜疼痛综合征患者存在的潜在抑郁。治疗的首先药物是阿米替林和去甲替林，在睡前单独服用一次，一般起始用量为 10~25 mg，可在副作用允许范围内逐渐加量。

第 75 章

肋胸综合征

适应证及临床应用

肋胸关节可以发生与心源性疼痛类似的疼痛。肋胸关节容易发生包括骨关节炎、类风湿性关节炎、强直性脊柱炎、Reiter 综合征和银屑病性关节炎在内的多种关节炎。该关节容易在加/减速创伤或胸部的钝性损伤时受到伤害。当创伤严重时，可能会发生关节半脱位或错位。过度使用或使用不当可导致胸锁关节发生急性炎症，而使关节的功能降低。该关节也会被原发性恶性肿瘤（胸腺瘤）和转移性癌症所侵袭。

体格检查可以发现患者为了使肩部稳定地保持在中立位而明显地试图将肋胸关节夹起。伸缩肩部，深呼吸，将手臂完全抬起和耸肩会引起疼痛。可能会出现咳嗽困难，这可能导致前胸壁受到创伤的患者肺部痰液排出不畅。肋胸关节和邻近的肋间肌会有触痛。患者可能会主诉当该关节活动时有“弹响”感。

所有被诊断为肋胸关节疼痛的患者都应接受 X 线检查，以排除潜在骨性病理改变和肿瘤。根据患者的临床表现，还应进行其他的检查，包括全血细胞计数，前列腺特异性抗原，血沉和抗核抗体检查。如果怀疑关节不稳定或有隐匿性肿物，还应进行该关节的 MRI 检查。以下介绍的注射技术具有诊断和治疗的双重作用。

临床相关解剖

实质肋骨的肋软骨与胸骨通过肋胸关节相连（图 75–1）。第一肋软骨直接与胸骨柄相连，此关节为活动性差的不动关节。第二至第六肋软骨通过可动关节同胸骨体连接。这些关节被一层薄关节囊包绕。肋胸关节通过韧带得到加强，但可以在前胸受到钝性打击时发生半脱位或错位。在肋胸关节的后面是纵隔组织，如果穿刺针的位置过深容易使这些组织受到针刺损伤。如果针的位置过深或过斜可能会进入胸膜腔，从而引起气胸。

操作技术

应向患者说明注射技术的目的。患者取仰卧位，用消毒液充分消毒受累肋胸关节上覆盖的皮肤。在严格无菌技术条件下，将一个装有 1 mL 0.25%无防腐剂的布比卡因（对于要注射的每一个关节）和40 mg 甲泼尼龙的无

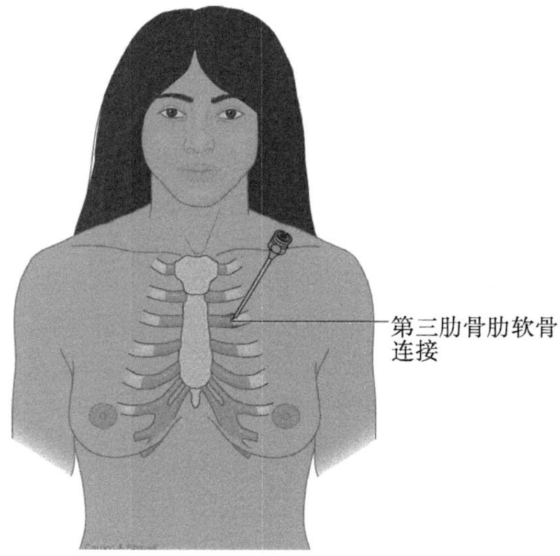

图 75–1

菌注射器与一根 1.5 英寸 25 号的针连接到一起。

在严格无菌技术条件下定位肋椎关节。在肋骨和胸骨的连接处可触及略隆起的部位，这就是肋胸关节。然后与皮肤垂直稍偏向头侧谨慎进针穿过皮肤和皮下组织，到达靠近关节的地方(见图 75-1)。如果遇到骨质，退针出骨膜。针尖到达靠近关节的位置后，缓慢地将 1 mL 药物注入。注射时应有一些阻力。如果遇到明显阻力，应稍微退针直至注射阻力变小。对每个受累的关节都重复这样的操作。然后将针拔出，用无菌敷料加压包扎，并放置冰袋。

副作用及并发症

主要的并发症是气胸，是由于针的位置过斜或过深而刺入胸膜腔。感染虽然很少见，但如果不严格遵守无菌原则也有可能发生。也有可能损伤纵隔组织，但如果操作者非常重视针尖的准确定位，则可以明显减少这一并发症的发生。

临床精粹

患有肋胸关节痛的患者常误以为是心脏病发作引发疼痛。虽然应该明确这种肌肉骨骼疼痛可以和冠心病同时存在，但还应经常重新确诊。Tietze 综合征(由病毒感染引起的上部肋软骨的疼痛性肿胀)可与肋胸关节综合征相混淆，虽然这项注射技术对这两种病变都有效。为了避免感染，要严格使用无菌技术；为了避免操作者的风险，应该使用全面的预防措施。注射后立即在注射部位加压可以减少瘀斑和血肿的发生。应倡导患者在注射治疗几天后进行物理康复训练，包括局部热疗和小范围活动练习。应避免剧烈运动，以防加重患者的症状。普通镇痛药和非甾体类抗炎药可以与该注射技术同时使用。如果患有肋胸关节痛的患者有其他关节受累，应进行胶原血管疾病的实验室检查。

第 76 章

肋椎关节痛

适应证及临床应用

肋椎关节可以发生与肺源性疼痛类似的疼痛。肋椎关节是一个确实存在的关节，容易发生骨关节炎、类风湿性关节炎、Reiter 综合征、银屑病性关节炎，特别是强直性脊柱炎(图 76-1)。该关节容易在加/减速创伤或胸部和脊椎的钝性损伤中受到伤害。当创伤严重时，可能会发生关节半脱位或错位。过度使用或使用不当可导致肋椎关节发生急性炎症，而使关节的功能降低。该关节也会被原发性恶性肿瘤(肺癌)和转移性癌症所侵袭。

体格检查发现患者为了避免脊柱的伸屈和侧弯而通过将背部的相应区域夹起来使受累的单个关节或多个关节保持固定。患者可能会试图收缩肩胛骨来减轻肋椎关节的疼痛。肋椎关节会有触痛，如果是急性炎症还会感到热和肿胀。患者可能会主诉当该关节活动时有“弹响”感。

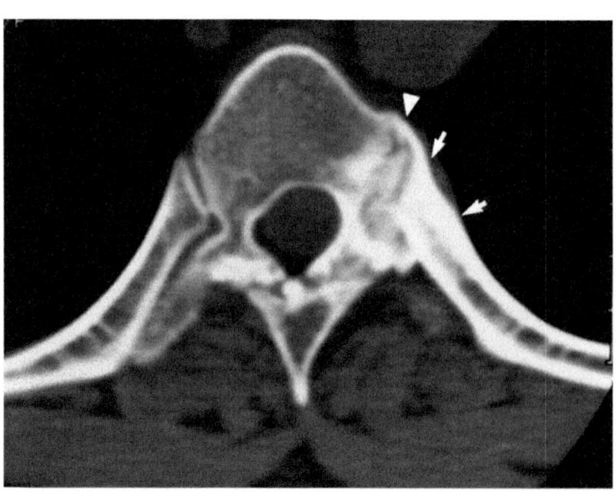

图 76-1 肋椎关节强直。强直性脊柱炎患者的胸椎轴向 CT 图像显示了一侧肋椎关节的骨侵蚀和部分强直(三角箭头所示)。注意同侧肋骨的皮质增厚(箭头所示)。(From Resnick D: Diagnosis of Bone and Joint Disorder 4th ed. Philadelphia, Saunders, 2002, p1045.)

所有被诊断为肋椎关节疼痛的患者都应接受 X 线检查，以排除潜在骨性病理改变和肿瘤。根据患者的临床表现，还应进行其他的检查，包括全血细胞计数，前列腺特异性抗原，血沉和抗核抗体检查。如果怀疑关节出现病理改变，还应进行该关节的 MRI 检查。以下介绍的注射技术具有诊断和治疗的双重作用。

临床相关解剖

肋椎关节是一个含有滑液的平面形状的关节，有一个滑囊腔(图 76-2)。其连接肋骨和椎体。该关节由两个与椎体相连的部分组成：肋骨头和肋横突关节。每根肋骨的头部都和它相应的椎体的上关节面相连接，而椎体的下关节面就在肋骨头的上方。肋骨头也和位于两个相邻椎体连接处的椎间盘相连。这些连接由肋头辐状韧带和关节内韧带支持。

肋横突关节由肋骨结节和它相邻的椎体之间的连接构成。该关节由肋横突上韧带和肋横突侧韧带支持和加强。

操作技术

应向患者说明注射技术的目的。患者取俯卧位，用消毒液充分消毒受累关节上覆盖的皮肤。然后获得一张关节和其邻近肋骨的荧光透视像，为辅助定位，用一只无菌记号笔对受累关节邻近肋骨所覆盖的皮肤进行标

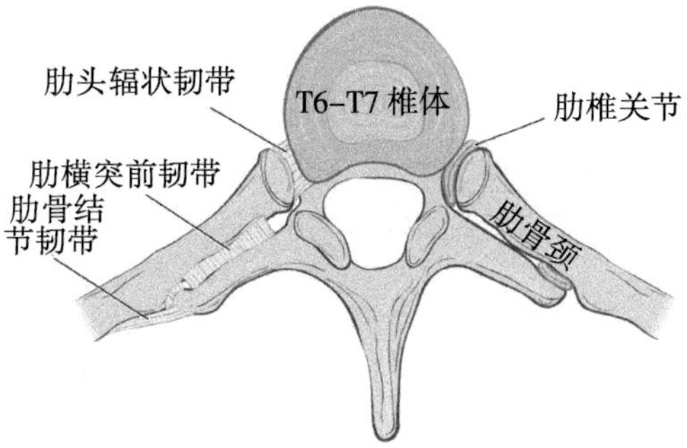

图 76–2

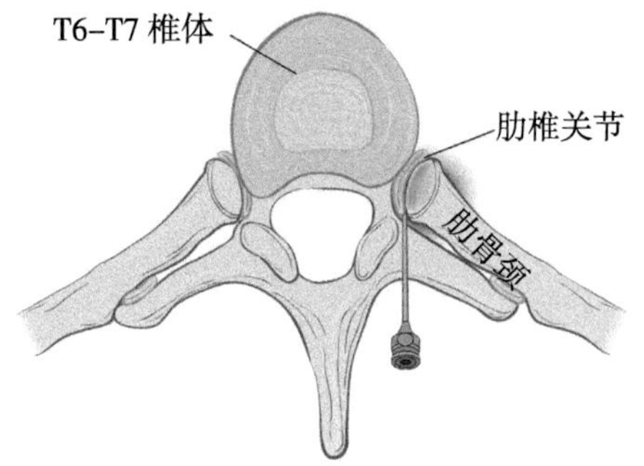

图 76–3

记。在严格无菌技术条件下,将一个装有 1 mL 0.25%无防腐剂的布比卡因和 40 mg 甲泼尼龙的无菌注射器与一根 3.5 英寸、25 号的针连接到一起。

在严格无菌技术条件下，通过触诊定位受累关节邻近肋骨的边缘。在肋骨中间,关节侧面的点进针,谨慎穿过皮肤和皮下组织,直到穿刺针到达肋骨的骨膜。然后小心地将针退至骨膜外，沿着肋缘向内侧进针直至针尖进入肋椎关节(图 76–3)。进入关节腔后,将注射器内的药物缓慢注入。因为关节腔很小而关节囊很紧,所以注射时应有一些阻力。如果遇到明显阻力说明针尖可能刺入韧带，此时应稍微进针或退针直至仅受到有限的注射阻力(表明进入关节腔内)。然后将针拔出,用无菌敷料加压包扎,并放置冰袋。

副作用及并发症

主要的并发症是气胸，是由于针的位置过斜或过深而刺入胸膜腔。感染虽然很少见，但如果不严格遵守无菌原则也有可能发生。靠近肋椎关节的大动脉和静脉的损伤也有可能发生，但如果操作者非常重视针尖的准确定位,则可以明显减少这一并发症的发生。

临床精粹

患有肋椎关节痛的患者常误以为是肺部疾病引发的疼痛。虽然应该明确这种肌肉骨骼疼痛可以和肺部疾病同时存在,但还应经常重新确诊。为了避免感染,要严格使用无菌技术,为了避免操作者的风险,应该使用全面的预防措施。注射后立即在注射部位加压可以减少瘀斑和血肿的发生。应倡导患者在注射治疗几天后进行物理康复训练,包括局部热疗和小范围活动练习。应避免剧烈运动,以防加重患者的症状。普通的镇痛药和非甾体类抗炎药可以与该注射技术同时使用。对于患有肋椎关节痛的患者,特别是有其他关节受累的患者,应进行胶原血管疾病和包括强直性脊柱炎在内的其他关节疾病的实验室检查。

第 77 章

Tietze 综合征

适应证及临床应用

Tietze 综合征与肋胸综合征不同。它最早于 1921 年被描述为肋软骨的急性肿痛。第二肋软骨及第三肋软骨为 Tietze 综合征的好发部位，20 岁及 30 岁青壮年为高发人群，而肋胸综合征患者通常为 40 岁以上人群。Tietze 综合征发病急，且该病的发生通常与呼吸道的病毒感染有关(图 77–1)。目前认为，剧烈咳嗽或重体力劳动而导致肋软骨的微损伤是 Tietze 综合征的可能病因，表现为第二及第三肋软骨的痛性肿胀，但更常见的肋胸综合征并无肿胀症状。

远比 Tietze 综合征更常见的其他多种疼痛性疾病可累犯肋胸关节。该关节易发生关节炎，包括骨性关节炎、类风湿性关节炎、强直性脊柱炎、Reiter 综合征及银屑病性关节炎。胸部钝性外伤及加速性/减速性损伤可导致肋胸关节受损，严重者可能出现关节半脱位或错位。而关节的过度使用或使用不当也可引发急性炎症导致关节功能障碍。另外，局部原发性恶性肿瘤(包括胸腺瘤)，以及其他部位恶性肿瘤远处转移也可累及该关节。

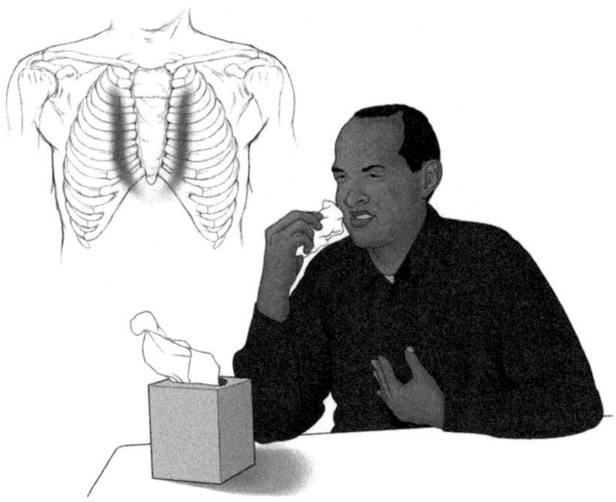

图 77–1　Tietze 综合征患者表现第二和第三肋软骨关节处的痛性肿胀。(From Waldman SD: Atlas of Common Pain Syndromes. Philadelphia, Saunders, 2002, p159.)

体格检查显示 Tietze 综合征患者为使肋胸关节制动而常常保持肩部处于中立位。肩部的外展及内收、深呼吸和上臂上举均可引发疼痛，耸肩动作同样也可引起疼痛。可能会出现咳嗽困难，而导致 Tietze 综合征患者肺部痰液排出不畅。肋胸关节(尤其是第二及第三肋胸关节)会出现肿胀和触痛，邻近肋间肌也可能伴有触痛。患者可能会主诉当该关节活动时有“弹响”感。

伴有肋胸关节疼痛的所有患者都应该进行 X 线检查，以排除潜在骨性病理改变和肿瘤。根据患者的临床表现，还可以进行其他的检查，包括全血细胞计数，前列腺特异性抗原、血沉及抗核抗体检查。如果怀疑肋胸关节不稳定或者存在隐匿性肿物，则应进行该关节的 MRI 检查。以下介绍的注射技术具有诊断和治疗的双重作用。

临床相关解剖

真性肋骨的肋软骨通过肋胸关节与胸骨相连(图 77–2)。第一肋的肋软骨直接与胸骨柄相连，此关节为活动性差的不动性关节。第二至第六肋软骨通过有关节囊包绕的真性关节与胸骨体相连接。关节由韧带固定，但当胸

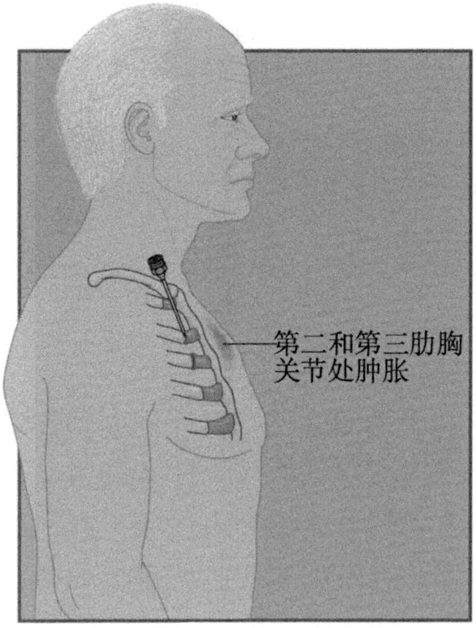

图 77–2

部受到正面钝性创伤时可能出现关节半脱位或错位。肋胸关节后面为纵隔组织，如果穿刺针刺入太深易使这些组织受到针刺损伤。如果针的位置过深或过斜可能会进入胸膜腔，从而引起气胸。

操作技术

应向患者说明该穿刺注射技术的目的。操作时患者取仰卧位，对穿刺处皮肤进行严格消毒。在严格无菌技术条件下，将一个装有 1 mL 0.25%无防腐剂的布比卡因(对于要注射的每一个关节)和 40 mg 甲泼尼龙的无菌注射器与一根 1.5 英寸、25 号的穿刺针连接到一起。

在严格无菌技术条件下定位肋椎关节。在肋骨和胸骨的连接处可触及略隆起的部位，即为肋胸关节。然后与皮肤垂直稍偏向头侧谨慎进针，穿过皮肤和皮下组织，到达靠近关节的地方(见图 77–2)。如果遇到骨质，则退针出骨膜。针尖到达靠近关节的位置后，缓慢地将 1 mL 药物注入。注射时应有一些阻力，如果遇到明显阻力应稍微退针直至注射阻力变小。对每个受累的关节都重复这样的操作。最后将穿刺针拔出，用无菌敷料加压包扎，并放置冰袋。

副作用及并发症

主要的并发症是气胸，是由于针的位置过斜或过深而刺入胸膜腔。感染虽然很少见，但如果不严格遵守无菌原则也有可能发生。也有可能损伤纵隔组织，如果操作者非常重视针尖的准确定位，则可以明显减少这一并发症的发生。

临床精粹

患有肋胸关节痛的患者常误以为是心脏病发作引发疼痛。虽然应该明确这种肌肉骨骼疼痛可以和冠心病同时存在，但还应经常重新确诊。Tietze 综合征（由呼吸道病毒感染引起的上部肋软骨的疼痛性肿胀）可与肋胸关节综合征混淆，虽然这项注射技术对这两种病变都有效。为了避免感染，要严格使用无菌技术；为了避免操作者的风险，应该使用全面的预防措施。注射后立即在注射部位加压可以减少瘀斑和血肿的发生。应倡导患者在注射治疗几天后进行物理康复训练，包括局部热疗和小范围活动练习。应避免剧烈运动，以防加重患者的症状。普通的镇痛药及非甾体类抗炎药可与该穿刺注射技术联合应用。如果患有肋胸关节痛的患者有其他关节受累应进行胶原血管疾病的实验室检查。

第 78 章

胸骨角疼痛

适应证及临床应用

胸骨角处柄胸关节引发的疼痛有时可能与心源性疼痛比较相似。骨性关节炎、类风湿性关节炎、强直性脊柱炎、Reiter 综合征及银屑病性关节炎等,均易累及胸骨角。胸部钝性外伤及加速性/减速性损伤可导致胸骨角受损。严重者可能出现半脱位或错位。关节的过度使用或使用不当同样也可引发急性炎症,导致关节功能障碍。另外,局部原发性恶性肿瘤(包括胸腺瘤)以及其他部位恶性肿瘤远处转移亦可累及胸骨角。

体格检查发现患者常常保持肩部中立位以试图固定该关节。肩部的外展及内收、深呼吸和上臂上举均可引发疼痛,耸肩动作也可引起疼痛。若处于急性炎症时期,触诊时可发现胸骨角肿胀,局部皮温升高。患者可能会主诉当该关节活动时有"弹响"感。

所有表现胸骨角疼痛的患者都应该进行 X 线检查,以排除隐匿性骨性病理改变。根据患者的临床表现,还可以进行其他的检查,包括全血细胞计数、前列腺特异性抗原、血沉及抗核抗体检查。如果怀疑胸骨角不稳定,则还应进行 MRI 检查。以下介绍的注射技术具有诊断和治疗的双重作用。

临床相关解剖

胸骨柄通过柄胸关节与胸骨体相连,也称为 Louis 角,在体表易于辨认。柄胸关节是纤维软骨关节,或称为软骨结合,其缺乏真正的关节腔结构,但可协助胸腔扩张和回缩(图 78-1)。在头端,胸骨柄与锁骨的胸骨头和第一肋软骨相接。在尾端,胸骨体延续为剑突。胸骨角后面为纵隔,如果刺入过深可损伤该组织。如果穿刺针刺入太深或刺入角度偏差,也可能会损伤胸膜而导致气胸。

操作技术

操作前应向患者说明该注射技术的目的。操作时患者取仰卧位,对穿刺处皮肤严格消毒。在严格无菌技术条件下,将一个装有 1 mL 0.25%无防腐剂的布比卡因和 40 mg 甲泼尼龙的无菌注射器与一根 1.5 英寸、25 号的穿刺针连接到一起。

在无菌操作下,确定胸骨角,在胸骨柄及胸骨体的连接处触及略隆起的部位即为胸骨角。穿刺时,穿刺针沿朝偏向头侧的方向小心刺入皮肤及皮下组织进入关节(见图 78-1)。如果遇到骨质,则退针至皮下组织,向略偏向于头侧调整方向后再次进针。进入关节后,缓慢注入药物。因为胸骨角为纤维软骨关节,所以注射时可感到有轻微的阻力。若阻力明显,

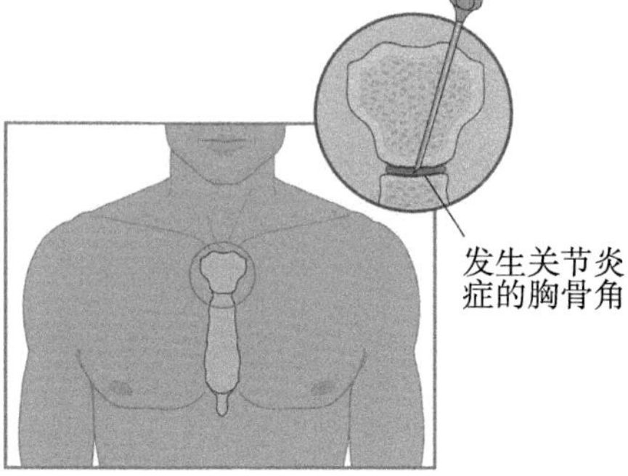

图 78-1

则应将穿刺针稍微向后退或向前刺入，直到阻力降低方可注射。最后将穿刺针拔出，在注射部位用无菌敷料加压包扎，并放置冰袋。

副作用及并发症

最主要的并发症是气胸，是由于针的位置过斜或过深而刺入胸膜腔。感染虽然很少见，但如果不严格遵守无菌原则也有可能发生。也有可能损伤纵隔组织。如果操作者非常重视针尖的准确定位，则可以明显减少这一并发症的发生。

临床精粹

胸骨角引发的疼痛常被患者误认为是心脏病发作引起的。虽然应该明确这种肌肉骨骼疼痛可以和冠心病同时存在，但还应经常重新确诊。为了避免感染，要严格使用无菌技术；为了避免操作者的风险，应该使用全面的预防措施。注射后立即在注射部位加压可以减少瘀斑和血肿的发生。应倡导患者在注射治疗几天后进行物理康复训练，包括局部热疗和小范围活动练习。应避免剧烈运动以防加重患者的症状。普通的镇痛药及非甾体类抗炎药可以与该注射技术同时使用。如果患有胸骨角疼痛的患者有其他关节受累，应进行胶原血管疾病的实验室检查。

第 79 章

胸骨肌综合征

适应证及临床应用

胸骨肌综合征是前胸壁正中线的疼痛综合征，疼痛可向胸骨后及上臂内侧放射（图 79-1）。胸骨肌综合征与心肌梗死的症状相似，故常导致误诊。前者的疼痛来源于肌筋膜，典型临床表现为胸骨中段区域的扳机点。与肋胸综合征不同，胸骨肌综合征的疼痛不因胸壁和肩部的活动而加重症状。

体格检查可见胸骨中线处的扳机点，偶尔于胸大肌或胸锁乳突肌胸骨头处存在合并的扳机点。触诊扳机点可引发疼痛，而不是活动胸壁和肩部。当刺激扳机点的时候，可出现“跳跃征”。肩胛骨内侧缘也可能存在扳机点，必要时需穿刺注射治疗。

怀疑胸骨肌综合征的所有患者都应该进行 X 线检查，以排除隐匿性骨性病理改变和转移性病变。根据患者的临床表现，还可以进行其他的检查，包括全血细胞计数、前列腺特异性抗原，血沉及抗核抗体等检查。如果怀疑胸骨后肿瘤（例如胸腺瘤），则还应进行胸部 MRI 检查。因颈段神经根病变及神经丛病变也可引发双臂疼痛，故对怀疑胸骨肌综合征的患者应行肌电图检查，以供鉴别诊断。以下介绍的注射技术具有诊断和治疗的双重作用。

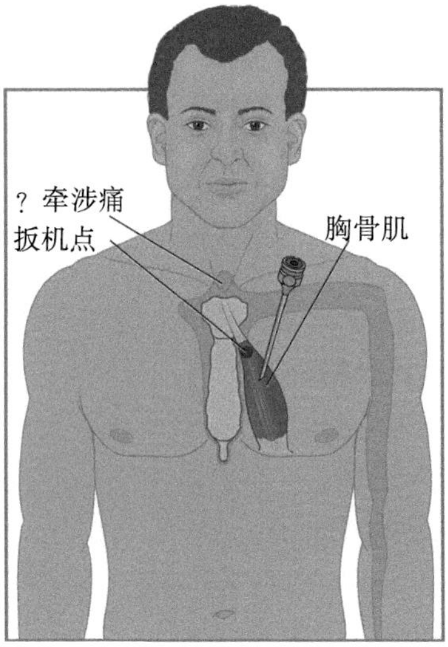

图 79-1

临床相关解剖

胸骨肌头端与胸大肌胸骨端相连，同胸骨平行展开。胸骨肌并非存在于每一个体，一些解剖学家认为，胸骨肌是发育异常的组织或属于胸大肌的变异部分。其由胸前神经支配。

操作技术

操作前应向患者说明该注射技术的目的。操作时患者取仰卧位，双臂放松置于身体两侧（见图 79-1）。确定胸骨中线，然后触诊辨别胸骨肌肌筋膜扳机点。当按压扳机点时可出现“跳跃征”，用无菌记号笔标记每一个扳机点。

对穿刺处皮肤严格消毒后，将一个装有 1 mL 0.25%无防腐剂的布比卡因（对于每个扳机点）和 40 mg 甲泼尼龙的无菌注射器与 1.5 英寸、25 号的穿刺针连接到一起。用戴无菌手套的手指再次确定穿刺点。穿刺时，针尖指向胸骨肌扳机点逐步刺入皮肤及皮下组织（见图 79-1）。穿刺成功后固定穿刺针，缓慢注射药物。注射时可感到轻微阻力。最后将穿刺针拔出，在注射部位用无菌敷料加压包扎，并放置冰袋。对于位于胸骨缘及胸大肌处的其他扳机点,注射步骤如上。

副作用及并发症

最主要的并发症是气胸，是由于针的位置过深刺入胸膜腔。感染虽然很少见,但如果不严格遵守无菌原则也有可能发生。大约25%的患者在注射治疗后会出现暂时疼痛加剧的情况,应在治疗前向患者说明。

临床精粹

胸骨肌综合征患者常误以为是心脏病发作而到急诊就医。该病变还可因出现上臂疼痛,而被误诊为颈神经根病变。可行肌电图检查,以明确病因和神经病变的程度。

该穿刺注射技术对治疗胸骨肌综合征极其有效。同时存在的肋胸或柄胸关节炎也可能导致前胸壁疼痛，需要应用更多的局部麻醉药和缓释皮质类固醇来治疗。如果对该区域的临床相关解剖给予充分的重视,则该注射技术是安全的。选取的穿刺针不要过长,刺入深度不要过深,便可避免气胸的发生。为了避免感染,要严格使用无菌技术;为了避免操作者的风险,应该使用全面的预防措施。注射后立即在注射部位加压可以减少瘀斑和血肿的发生。应倡导患者在注射治疗几天后进行物理康复训练，包括局部热疗和小范围活动练习。应避免剧烈运动,以防加重患者的症状。普通镇痛药及非甾体类抗炎药物可与该穿刺注射治疗措施联合应用。

第 80 章

剑突综合征

适应证及临床应用

剑胸关节引发的疼痛有时可能与心源性疼痛和上腹部疼痛比较相似。骨性关节炎、类风湿性关节炎、强直性脊柱炎、Reiter 综合征及银屑病性关节炎等,均易累及剑胸关节。胸部钝性外伤及加速性/减速性损伤也可导致其受损,严重者可能出现关节半脱位或错位。另外,原发性恶性肿瘤(包括胸腺瘤),以及其他部位恶性肿瘤远处转移亦可累及剑胸关节。剑胸关节是剑突综合征的疼痛来源,表现为剑突周围间断性疼痛,疼痛可因饱食、上身屈曲而加重,而且患者可能伴随恶心症状。

体格检查显示触诊或牵拉剑突均可引发疼痛。剑胸关节处肿胀。上身屈曲也可引起疼痛。前胸部受到外伤的患者因惧怕疼痛而不愿咳嗽,这可能会导致呼吸道内分泌物排出不畅。剑突及相邻肋间肌有触痛。患者可能主诉该关节活动时有"弹响"感。

怀疑剑突综合征的所有患者都应该进行 X 线检查,以排除隐匿性骨病变和肿瘤。根据患者的临床表现,还可以进行其他的检查,包括全血细胞计数,前列腺特异性抗原、血沉及抗核抗体检查。如果怀疑剑胸关节不稳定或者有隐匿性肿瘤,则还应进行 MRI 检查。以下介绍的注射技术具有诊断和治疗的双重作用。

临床相关解剖

剑突通过剑胸关节与胸骨相连(图 80-1)。剑突为软骨,在成年早期钙化。剑胸关节由韧带固定,但当前胸部受到外伤时可出现关节半脱位或错位。该关节由 T4–T7 肋间神经及膈神经支配。目前认为,剑突综合征患者的牵涉痛可能与膈神经相关。剑胸关节后面为纵隔,如果针刺过深可能损伤该组织。如果穿刺针刺入太深或刺入角度偏差,就可能会损伤胸膜而导致气胸。

操作技术

操作前应向患者说明该穿刺注射技术的目的。操作时患者取仰卧位,对穿刺处皮肤进行严格消毒。将一个装有 1.0 mL 0.25%无防腐剂的布比卡因和 40 mg 甲泼尼龙的无菌注射器与 1.5 英寸、25 号的穿刺针连接到一起。

在无菌操作下,确定剑胸关节。在胸骨体及剑突连接处的微小凹陷即为剑胸关节(图 80-1)。选择关节正中为穿刺点,穿刺针沿朝向头侧的方向刺入皮肤及皮下组织(图 80-1)。如果遇到骨质,则退针出骨膜。穿刺成功后,缓慢注射 1 mL 药物。注射时可感到轻微的阻力,

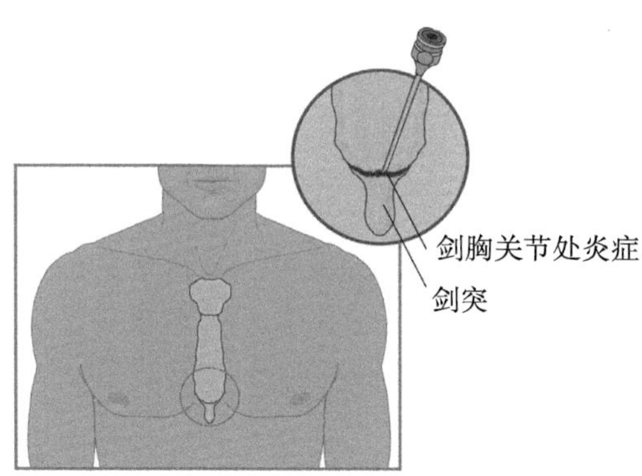

图 80-1

若有明显阻力，则应将穿刺针稍微退出，直到阻力降低方可注射。最后将穿刺针拔出，在注射部位应用无菌敷料加压包扎，并放置冰袋。

副作用及并发症

最主要的并发症是气胸，是由于针的位置过斜或过深而刺入胸膜腔。感染虽然很少见，但如果不严格遵守无菌原则也有可能发生。也有可能损伤纵隔组织。如果操作者非常重视针尖的准确定位，则可明显减少这一并发症的发生。

临床精粹

剑胸关节引发的疼痛常被患者误认为是心脏病发作或消化道溃疡引起的。虽然应该明确这种肌肉骨骼疼痛可以和冠心病及消化道溃疡同时存在，但还应经常重新确诊。Tietze 综合征（由病毒性感染引起的上胸部肋软骨处疼痛性肿胀）可能与剑突综合征相混淆。虽然这项注射技术对这两种病变都有效。为了避免感染，要严格使用无菌技术；为了避免操作者的风险，应该使用全面的预防措施。注射后立即在注射部位加压可以减少瘀斑和血肿的发生。应倡导患者在注射治疗几天后进行物理康复训练，包括局部热疗和小范围活动练习。应避免剧烈运动，以防加重患者的症状。普通的镇痛药及非甾体类抗炎药物可与该穿刺注射治疗措施联合应用。如果患有剑胸关节痛的患者有其他关节受累，应进行胶原血管疾病的实验室检查。

第 81 章

滑脱性肋骨综合征

适应证及临床应用

滑脱性肋骨综合征是一组来源于低位肋软骨的症状，包括活动时刀割样剧烈疼痛。第十肋骨是好发部位，第八及第九肋骨也可被累及。滑脱性肋骨综合征也称为肋尖综合征。低位肋软骨常在胸壁钝性外伤及加速性/减速性损伤中受损，严重者可能出现关节半脱位或错位。患有滑脱性肋骨综合征的患者也可能主诉当活动受累肋骨及肋软骨时有“弹响”感。

体格检查显示滑脱性肋骨综合征患者为使受累肋软骨制动，而常常保持胸腰椎稍微弯曲。按压病变肋软骨可引发疼痛。滑脱性肋骨综合征患者表现为钩指触诊试验阳性。该试验的步骤是：嘱患者仰卧平躺，上腹部肌肉放松，医师将手指弯曲钩住患者低位处肋骨，缓慢轻柔地向上拉起(图 81-1)，患者出现疼痛和“咔嗒”响声即为阳性。

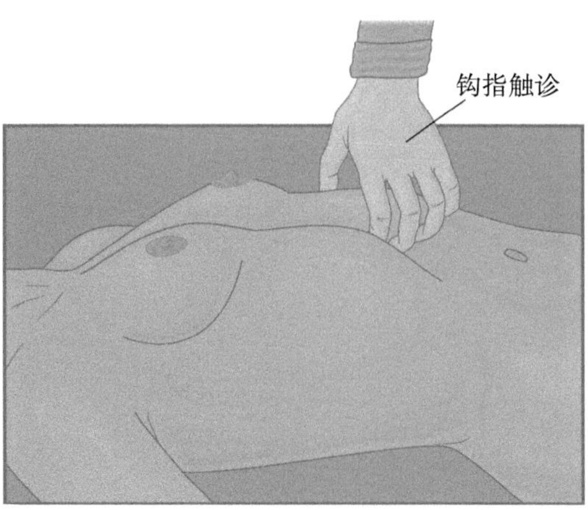

图 81-1

怀疑滑脱性肋骨综合征的所有患者都应该进行 X 线检查，以排除包括骨折和肿瘤在内的低位肋骨及肋软骨的隐匿性病理改变。根据患者的临床表现，还可以进行其他的检查，包括全血细胞计数，前列腺特异性抗原、血沉及抗核抗体检查。如果怀疑关节不稳定或者隐匿性肿块，则还应进行受累肋骨和肋软骨的 MRI 检查。以下介绍的注射技术具有诊断和治疗的双重作用。

临床相关解剖

真性肋骨的肋软骨通过肋胸关节与胸骨相连(图 81-2)。第一肋的肋软骨直接与胸骨柄相连，此关节为活动性差的不动性关节。第二至第六肋软骨通过有关节囊包绕的真性关

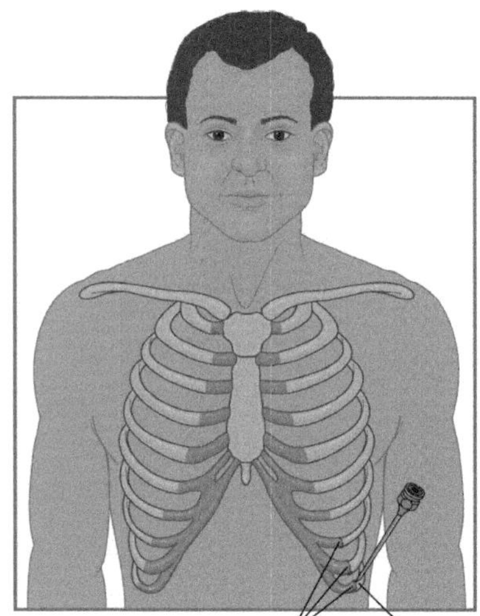

图 81-2

节与胸骨体相连接,关节由韧带固定。第八、第九和第十肋共同直接与第七肋软骨相连。第十一和第十二肋也称浮肋，其末端在腹部肌肉结构中(见 81–2)。如果进行局部穿刺时穿刺针刺入太深或刺入角度偏差,就可能会损伤胸膜或刺入腹腔导致气胸或腹腔脏器损伤。

操作技术

操作前应向患者说明该注射技术的目的。操作时患者取仰卧位,对穿刺处皮肤进行严格消毒。在严格无菌技术条件下,将一个装有 1 mL 0.25%无防腐剂的布比卡因（对于要注射的每个关节)和 40 mg 甲泼尼龙的无菌注射器与 1.5 英寸、25 号的穿刺针连接到一起。

在无菌操作下,确定肋骨及肋软骨远端,在每一受累肋骨下缘做好穿刺标记。在穿刺点处进针，小心刺入皮肤及皮下组织直至针尖达到肋骨骨膜(见图 81–2)。随后,穿刺针退至皮下组织,缓慢移至肋骨边缘,保证穿刺针刚好达到肋骨下，如果穿刺过深可能会导致气胸或损伤腹部脏器。回抽注射器排除误入肋间血管后,缓慢注射 1 mL 药物。注射时仅可感到轻微的阻力，若阻力明显，则应稍微退针,直到阻力降低方可注射。每一穿刺点均采用该步骤进行。最后将穿刺针拔出,在注射部位用无菌敷料加压包扎,并放置冰袋。

副作用及并发症

该操作最常见的并发症是气胸或腹部脏器损伤，是由于刺入太深或太偏于内侧而侵入胸腔或腹腔。感染虽然很少见,但如果不严格遵守无菌原则也有可能发生。如果操作者非常重视针尖的准确定位，则可明显减少这些并发症的发生。因为该治疗是将肋间神经封闭，所以患者会出现胸壁和腹壁的暂时感觉丧失，而且由于封闭了支配局部肌肉的运动神经,因此还可能在肋骨下出现局部隆起。

临床精粹

滑脱性肋骨综合征的疼痛常被患者误认为是胆囊疾病或消化道溃疡引起的。虽然应该明确这种肌肉骨骼疼痛可以和腹部脏器病变同时存在，但还应经常重新确诊。为了避免感染，要严格使用无菌技术;为了避免操作者的风险,应该使用全面的预防措施。注射后立即在注射部位加压可以减少瘀斑和血肿的发生。应倡导患者在注射治疗几天后进行物理康复训练,包括局部热疗和小范围活动练习。应避免剧烈运动,以防加重患者的症状。普通的镇痛药及非甾体类抗炎药物可与该穿刺注射治疗措施联合应用。如果患有肋软骨疼痛的患者有其他关节受累,则还应进行胶原血管疾病的实验室检查。

第 82 章

肋间神经前皮支卡压综合征

适应证及临床应用

肋间神经前皮支卡压综合征表现为触诊受累肋间神经前皮支时，出现前腹壁刀割样剧烈疼痛。疼痛向内侧放射到腹白线，但一般不越过前正中线。肋间神经前皮支卡压综合征的好发人群为年轻女性。患者常常可准确定位疼痛的来源，位于受累肋间神经的前皮支在腹直肌外缘穿出腹壁筋膜处。穿出后，前皮支立即折转角度支配前腹壁(图 82-1)。神经穿过筋膜的部位是一个致密的纤维环，而前皮支易于在此发生卡压。与肋间神经前皮支一同通过的，还有腹壁动脉和腹壁静脉。腹部脂肪组织可能疝入这条神经血管穿过的通道，导致压力增加而出现神经卡压的表现。当腹肌紧张时，受累肋间神经前皮支压力增加，患者便可出现突发的、撕裂样的、剧烈疼痛。

查体时可见，患者为了减轻腹肌的紧张度，而常常保持脊柱略屈曲的体位。在腹直肌外缘受累肋间神经前皮支穿出的位置加压，可引发患者疼痛。另外，当患者坐下及站起时，以及做 Valsalva 运动时，也可出现疼痛。

怀疑肋间神经前皮支卡压综合征的所有患者都应该进行 X 线检查，以排除包括肋骨骨折和肿瘤在内的低位肋骨及肋软骨隐匿性病理改变。怀疑胆石病者，需行胆囊影像学检查。根据患者的临床表现，还可以进行其他检查，包括全血细胞计数，直肠检查(用愈创木脂粪便检测法)，血沉及抗核抗体检查。如果怀疑存在腹腔内病变或隐匿性肿瘤，则还应进行腹部 CT 检查。以下介绍的注射技术具有诊断和治疗的双重作用。

临床相关解剖

肋间神经起自胸椎旁间隙神经前支，它主要有四个分支。第一个分支是灰交通支的无髓鞘神经节后纤维，与交感神经相接。第二个分支是后皮支，支配脊椎旁区域的肌肉和皮肤。第三分支是外侧皮支，起自腋前线，支配胸壁及腹壁大部分皮肤的感觉。第四个分支为前皮支，主要分布于胸壁及腹壁的前正中线周围(图 82-1)。前皮支在腹直肌外缘穿出腹壁筋膜后，立即折转角度分布于前腹壁。神经穿过筋膜的部位是一个致密的纤维环，而前皮支易于在此发生卡压。与肋间神经前皮支一同通过的，还有腹壁动脉和腹壁静脉。偶尔，肋间神经的终末支可越过前正中线提供对侧胸壁和腹壁的感觉支配。第十二对神经称为肋下神经，它向第一腰神经发出分支，协助构成腰丛。

操作技术

操作前应向患者说明该穿刺注射技术的目的。操作时患者取侧卧位，对穿刺处皮肤进行严格消毒。穿刺点一般位于腋前线上。在严格无菌技术条件下，将装有 3.0 mL 0.25%无防腐剂的布比卡因(对于要注射的每个神经)和 40 mg 甲泼尼龙的无菌注射器与 1.5 英寸、25 号的穿刺针连接到一起。

在无菌操作下，确定受累肋间神经，并在其相应的肋骨下缘做好穿刺标记。在穿刺点

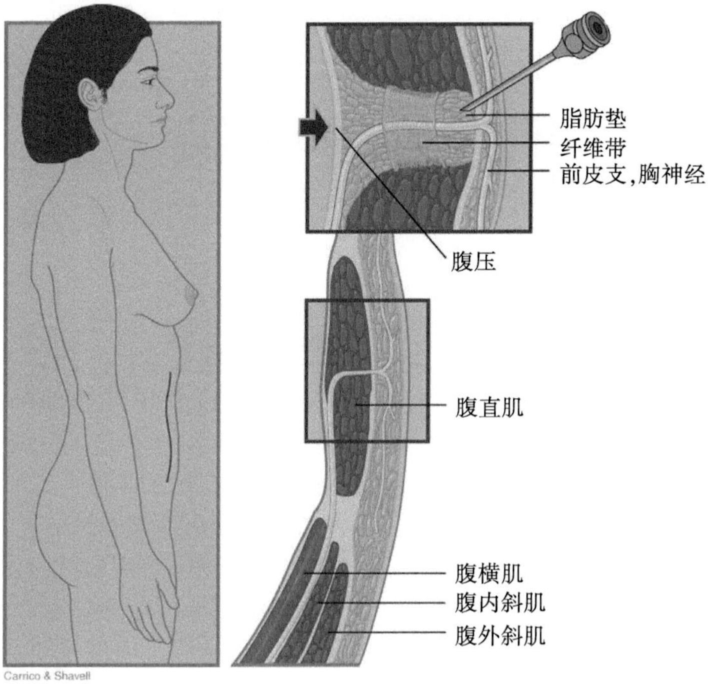

图 82-1

处进针，小心刺入皮肤及皮下组织直至针尖达到肋骨骨膜。随后，将穿刺针退至皮下组织并缓慢移至肋骨边缘(见图 82-1)。保证穿刺针刚好达到肋骨下，如果穿刺过深可能会导致气胸或损伤腹部脏器。回抽注射器排除误入肋间血管后，缓慢注射 1 mL 药物。注射时仅可感到轻微的阻力，若阻力明显，则应稍微退针直到阻力降低方可注射。每一穿刺点均采用该步骤进行。最后将穿刺针拔出，在注射部位用无菌敷料加压包扎，并放置冰袋。

副作用及并发症

该操作最常见的并发症是气胸或腹部脏器损伤，是由于刺入太深或太偏于内侧而侵入胸腔或腹腔。感染虽然很少见，但如果不严格遵守无菌原则也有可能发生。如果操作者非常重视针尖的准确定位，则可明显减少这些并发症的发生。因为该治疗是将肋间神经封闭，所以患者会出现胸壁和腹壁的暂时感觉丧失，而且由于封闭了支配局部肌肉的运动神经，因此还可能在肋骨下出现局部隆起。

临床精粹

肋间神经前皮支卡压综合征的疼痛常被患者误认为是胆囊疾病或消化道溃疡引起的。虽然应该明确这种肌肉骨骼疼痛可以和腹部脏器病变同时存在，但还应经常重新确诊。为了避免感染，要严格使用无菌技术；为了避免操作者的风险，应该使用全面的预防措施。注射后立即在注射部位加压可以减少瘀斑和血肿的发生。应倡导患者在注射治疗几天后进行物理康复训练，包括局部热疗和小范围活动练习。应避免剧烈运动，以防加重患者的症状。普通的镇痛药及非甾体类抗炎药物可与该穿刺注射治疗措施联合应用。如果患者有不明原因的前腹壁疼痛，需进行影像学检查评估腹内病变。

第 83 章

腰肌筋膜疼痛综合征

适应证及临床应用

背部肌肉容易发生肌筋膜疼痛综合征，不正确的抬举及弯曲姿势造成背部肌肉拉伸损伤或反复的微损伤，可能导致背部肌筋膜疼痛的发生。

肌筋膜疼痛综合征是影响身体某一部位的慢性疼痛疾病。在临床查体中，必然会找到疼痛的扳机点。尽管这些扳机点常位于病灶处，但肌筋膜疼痛综合征的疼痛症状也时常出现在其他部位。因而使得该病常被误诊为其他器官的疾病，而导致诊断不清和不恰当的治疗。下腰部肌筋膜疼痛综合征的患者还时常出现臀部及骶髂关节疼痛。

扳机点是肌筋膜疼痛的特征性表现，被认为是受累肌肉微损伤的结果。病变以受累肌肉局部的剧烈触痛为特点。触诊及拉伸扳机点可引发疼痛及牵涉痛，并且可以出现肌肉不自主收缩，称为“跳跃征”，这也是肌筋膜疼痛综合征的特征性表现。

触诊扳机点，可出现肌纤维的收缩。尽管这是肌筋膜疼痛综合征患者的常见体征，而且已有许多新的理论被提出，但是肌筋膜疼痛扳机点的病理生理学机制仍然不清楚。几乎所有理论均认为扳机点是受累肌肉的微损伤的结果。这种微损伤可能是对受累肌肉的一次创伤造成的，也可能是反复的微损伤或主动肌和拮抗肌长期不协调的结果。

除了肌肉创伤，许多其他因素也可能导致患者发生肌筋膜疼痛综合征。周末锻炼的人如果进行了不恰当的体育活动，可能发生肌筋膜疼痛综合征。在使用电脑或观看电视时的不良姿势也是肌筋膜疼痛综合征的诱发因素。先前的损伤可能导致肌肉功能异常，进而发展为肌筋膜疼痛综合征。如果患者的营养条件较差或同时存在心理学或行为学的异常，包括慢性应激和抑郁，则所有这些诱因可能会加剧肌筋膜疼痛综合征的发展。腰背部肌肉似乎更易患应激导致的肌筋膜疼痛综合征。

在肌筋膜疼痛综合征中，肌肉僵硬、疲乏往往和疼痛并存，这种疾病引起的功能逐渐丧失使治疗变得复杂化。肌筋膜疼痛综合征可能以一种原发疾病的形式单独发生，也可能与其他一些疼痛性疾病（包括神经根病和慢性局部疼痛综合征）同时存在。心理学或行为学的异常，如抑郁，可与肌筋膜疼痛综合征引起的肌肉异常并存。所以，对于心理学或行为学异常的治疗是任何一个成功的肌筋膜疼痛综合征治疗方案的必要组成部分。

临床相关解剖

背部肌肉作为一个协同工作的功能单位，有助于腰背部的活动以及保持身体直立姿势。某一肌肉的损伤可以影响其整体功能。斜方肌、背阔肌、腰髂肋肌、多裂肌、腰大肌及腰方肌均为肌筋膜疼痛综合征的易患部位。这些肌肉的起点和附着部位容易受损，继而发展为肌筋膜疼痛扳机点(图 83-1)。对扳机点的注射操作技术既可以作为该病的诊断方法，亦可以作为治疗手段。

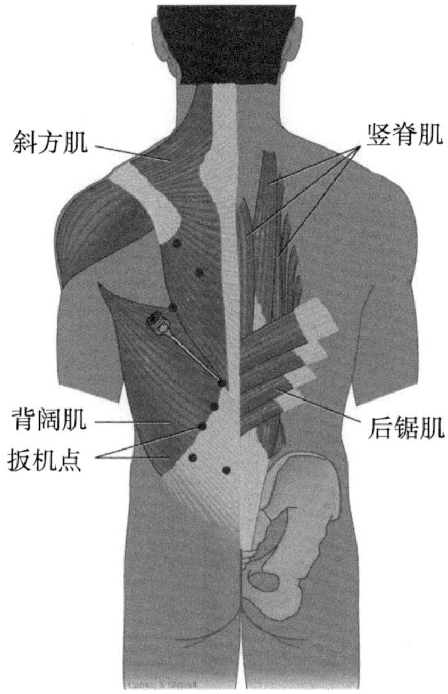

图 83-1

操作技术

注射前的仔细准备是得到良好治疗效果的保证。应该直接在原发的疼痛扳机点进行注射而不是牵涉痛区域。要向患者说明在疼痛扳机点注射是为了阻断持续性疼痛，并希望得到长期缓解。得到患者的理解很重要，因为大多数肌筋膜疼痛综合征的患者都需要不止一种治疗方式来达到最佳的疼痛缓解效果。在对扳机点进行定位、标记和注射时，患者采取俯卧位或侧卧位有助于降低迷走神经反射的发生率。穿刺前严格进行皮肤消毒，以免发生感染。

做好充分的术前准备，向患者说明治疗目的后，需用戴无菌手套的手指再次确认扳机点的位置。用注射器抽取 10 mL 0.25%无防腐剂的布比卡因及 40 mg 甲泼尼龙，之后连接 25 号穿刺针，穿刺针的长度以能达到注射点为宜。由于腰背部肌肉位置较深，需要用 3.5 英寸长的穿刺针。每一扳机点注射 0.5~1.0 mL 药液。一般需要连续治疗 2~5 个疗程才能彻底消除疼痛扳机点，这点需要告知患者。

副作用及并发症

因为穿刺点距离脊髓及神经根穿出椎间孔的位置较近，所以该注射技术必须由精通局部解剖结构并对疼痛治疗非常有经验的医师来操作。术后，很多患者可能会出现短暂的疼痛加剧。如果应用的穿刺针过长，也可能会造成气胸或腹膜后器官的损伤，例如肾脏损伤。

临床精粹

如果对局部解剖结构非常重视，则扳机点穿刺注射是一种相当安全的治疗手段。必须严格按照无菌原则操作，以避免感染；为避免操作者的风险，需采用全面的预防措施。副作用主要是穿刺针引起的穿刺点及皮下组织的损伤。在注射后迅速按压注射点可以降低瘀斑和血肿的发生。避免应用过长的穿刺针也可降低深层组织损伤的发生率。当穿刺点靠近胸膜处时需特别小心，避免损伤胸膜造成气胸。

在治疗肌筋膜疼痛综合征的药物中，首先要考虑使用抗抑郁药。在治疗这种疼痛性疾病时，三环类抗抑郁药的临床疗效被认为要好于选择性 5- 羟色胺再摄取抑制剂。抗抑郁药物在肌筋膜疼痛综合征治疗中的药理作用尚不明确。一些研究者认为，此类药物可以治疗许多肌筋膜疼痛综合征患者存在的潜在抑郁。阿米替林及去甲替林可作为首选药物，睡前服用一次，起始剂量为 10~25 mg，可在副作用允许的范围内逐渐加量。

第 6 部分

髋关节和骨盆

第 84 章

髋关节内注射

适应证及临床应用

髋关节容易发生关节炎,因为很多情况均能导致关节软骨的损伤。骨关节炎是导致髋关节疼痛的最主要的关节炎类型(图 84-1)。然而,类风湿性关节炎和创伤后关节炎也是引起继发于关节炎的髋关节痛的常见原因。关节炎诱发髋关节痛的少见原因有:胶原血管病、感染、绒毛结节性滑膜炎和莱姆病。急性感染性关节炎通常伴有明显的全身症状,包括发热、不适,并且很容易被有经验的临床医师识别,进行细菌培养并应用抗生素即可获得适当的治疗而无需注射治疗。胶原血管病一般存在多关节病而不是仅限于髋关节的单关节病,但是胶原血管病所致的髋关节疼痛对下面即将介绍的关节内注射技术反应极好。

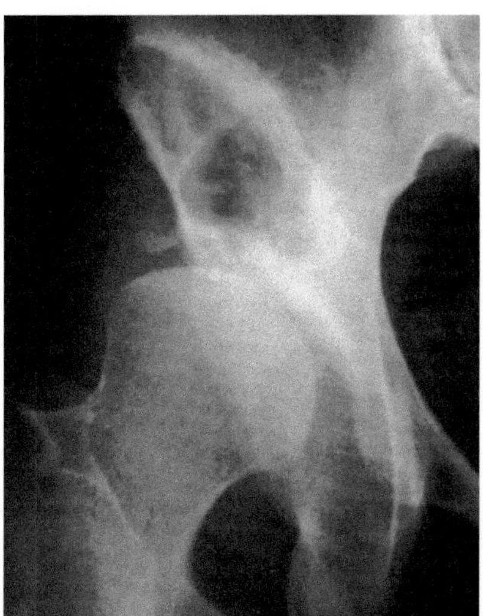

图 84-1 髋关节骨性关节炎:上外侧移行形式。髋关节发育不良伴囊肿形成。一位 40 岁女性的额状位 X 线片显示髋关节结构异常,髋臼凹面变平,向侧方移位无法包含股骨头,骨质破坏,关节间隙消失和髋臼囊肿。(From Resnick D: Bone and Joint Imaging, 3rd ed. Philadelphia, Saunders, 2005, p380.)

大多数由骨关节炎和创伤后关节炎引起髋关节疼痛的患者主诉疼痛局限于髋部和大腿。活动可加重疼痛,休息或热敷可以缓解。疼痛呈持续性,以酸痛为其特点,可影响睡眠,一些患者主诉活动关节时有摩擦感或弹响音,并且在检查时存在捻发音。

除上述所提到的疼痛症状外,患者常出现髋关节功能的逐渐下降和活动范围的减小,导致简单的日常活动(如上下车、爬楼梯、走路)变得极其困难。长期废用会引起肌肉萎缩和粘连性关节囊炎症,继而发生关节强直。

所有髋关节疼痛的患者都应进行 X 线检查。基于患者的临床表现,还需进行其他实验室检查,包括全血细胞计数、抗核抗体检查和血沉。如果怀疑无菌性坏死或隐匿性肿块,还应做髋关节的 MRI 检查(图 84-2)。

临床相关解剖

股骨圆头与杯形髋臼形成关节(见图 84-1)。该关节面覆有透明软骨,易于发生关节炎。髋臼边缘由纤维软骨层组成,称为髋臼唇。此部位易受到外伤而导致股骨半脱位或错位。该关节由关节囊包绕,可使关节有一定的活动度。关节囊内衬滑膜,与关节软骨相连。滑膜形成的腱鞘和滑囊易于发生炎症。髋

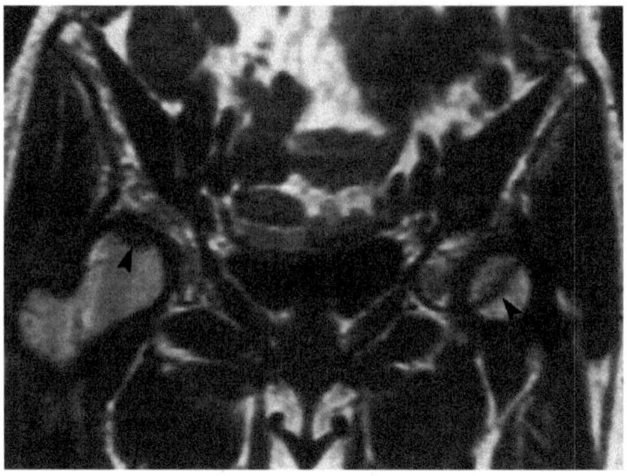

图84-2 一位41岁患者，因系统性红斑狼疮而长期服用激素，导致双股头出现无血管性坏死(AVN)。冠状位T1加权MR图像显示股骨头部位新月形信号降低区域。(From Haaga JR, Lanzieri CF, Gilkeson RC: CJ and MR Imaging of the Whole Body, 4th ed. Philadelphia, Mosby, 2002, p1929.)

关节受坐骨神经、股神经和闭孔神经支配。股髂韧带、耻股韧带、坐股韧带和跨髋臼韧带可加强髋关节的稳定。围绕髋关节的肌肉和肌腱在过度使用或者使用不当的情况下容易发生损伤。

操作技术

首先要向患者解释该注射的目的。患者取仰卧位，消毒范围应跨越整个髋关节。在严格无菌技术条件下，将装有4 mL 0.25%无防腐剂的布比卡因和40 mg甲泼尼龙的无菌注射器与一根2英寸、25号的穿刺针连接到一起。先确定股动脉，在股动脉外侧大约2英寸、腹股沟韧带下方即为髋关节腔。在该点进针，针尖依次通过皮肤、皮下组织、关节囊进入关节腔(图84-3)。若遇到骨质，则将针尖退至皮下，向上和稍向内调整方向后再次进针。进入关节腔后，缓慢注射药物。注射时基本没有阻力，若遇到阻力，则针尖有可能位于肌腱或者韧带上，应稍向前进针进入关节腔，直到注射时无明显阻力。将针拔出后，在注射部位用无菌敷料加压包扎，并放置冰袋。

副作用及并发症

最主要的并发症是感染，如果严格执行无菌操作，则发生率极低。大约25%的患者主诉穿刺后有暂时疼痛加重，应提醒患者会有这一情况发生。

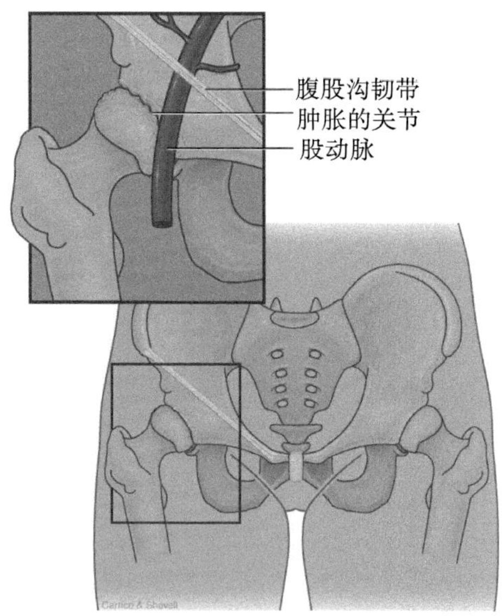

图84-3

临床精粹

该注射技术对治疗继发于前述髋关节炎的疼痛非常有效。伴发的滑囊炎和肌腱炎也会引起髋关节疼痛，需要使用更多的局部麻醉药和缓释皮质类固醇来治疗。只要注意该部位的临床相关解剖，此项注射技术是很安全的。还要严格执行无菌操作以防止感染，并应预防操作者所面临的风险。如在注射完成后即刻在注射部位施以压力可降低血肿和瘀斑的发生率。

应倡导患者在接受髋关节注射治疗几天后进行物理康复训练，包括局部热疗及小范围活动练习等。应避免剧烈运动，以防止加重患者的症状。普通镇痛药以及非甾体类抗炎药也可以与该技术同时使用。

第 85 章

内收肌肌腱炎疼痛

适应证及临床应用

过度使用和创伤均可以导致髋关节内收的肌腱发生炎症。其他诱发因素还包括用力使用运动器械所导致的下肢肌肉拉伤以及运动损伤造成的急性肌腱拉伤。此疼痛呈持续性剧烈疼痛,可以影响睡眠。患者往往需要将身体向患肢倾斜以减轻疼痛(例如,在走路时以患肢承受躯体大部分重量)。

体格检查时，触诊患者内收肌起点呈现痛觉过敏,作内收动作也可诱发疼痛,例如被动外展。挤膝试验阳性。此试验方法:嘱患者坐于床边双腿自然下垂，于两膝之间放一网球,使其稍用力夹住(图 85-1A),此时,我们要求受试者尽可能用双膝夹住小球，如果受试者患有内收肌腱炎，则其会由于疼痛而反射性的使双腿外展，小球就会坠落（见图 85-1B)。此类患者往往合并滑膜炎,因而还会有其他部位疼痛表现以及功能障碍。

除上述所提到的疼痛外，患者会表现出渐进性的运动功能障碍，以至于完成一些日常简单动作都会感到很困难,如上下车。如果再发展下去，患者会出现肌肉萎缩和髋部粘附性被膜炎。

所有患者都应做普通 X 线平片检查。根据患者的临床表现，也可进行其他的辅助检查,如全血细胞计数、抗核抗体检查和血沉。如果怀疑有感染性坏死或者隐匿性肿物还应做 MRI 检查。下文描述的穿刺技术既是诊断的方法,也是治疗方法。

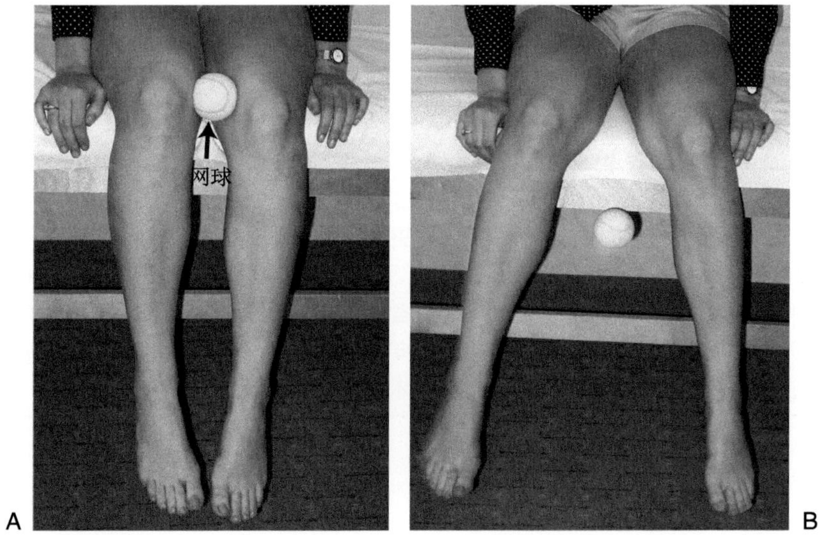

图 85-1 挤膝试验(A,B)。(From Waldman SD: Physical Diagnosis of Pain. Philadelphia, Saunders, 2005, p307.)

临床相关解剖

内收肌包括股薄肌、长收肌、短收肌和大收肌(图 85–2)。它们都受闭孔神经支配,骨盆骨折或者肿瘤压迫都可以损伤闭孔神经。附着于耻骨以及耻骨坐骨支的内收肌肌腱的起始点是炎症的好发部位。

操作技术

首先要向患者解释穿刺的目的。取仰卧位,患肢稍微内收和外旋。下肢摆位使注射针能穿过内收肌肌腱止点。如果患者由于疼痛或肌肉痉挛而不能耐受此体位,则要做闭孔神经阻滞以充分暴露内收肌肌腱起始点。穿刺点位于耻骨联合旁 1.5 英寸处的耻骨上。

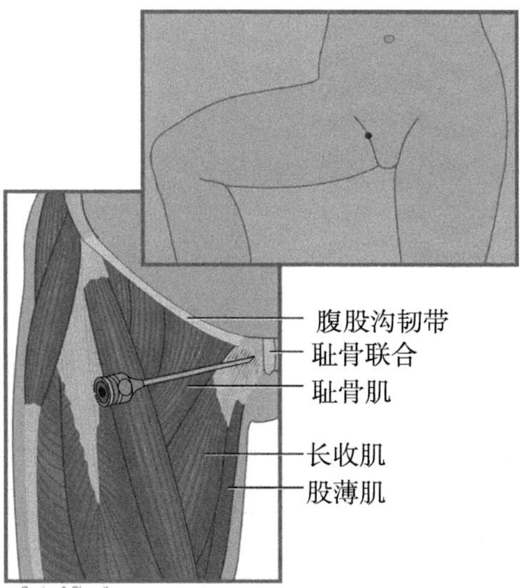

图 85–2

确定注射点后，对周围皮肤进行无菌消毒，使用 25 号针头吸取 0.25%不含防腐剂的布比卡因 2 mL 和 40 mg 甲泼尼龙，用戴好手套的手再次定位，垂直进针穿过皮肤和皮下组织直至骨质(见图 85–2)。退针 1~2 mm 以免伤及骨膜,然后注药,此时应该有一点阻力。如果阻力很大,则有可能针尖刺入肌腱内,此时应变更针尖位置,在没有显著阻力的情况下注药。退针后使用无菌敷料和冰袋压迫。

副作用及并发症

如果严格无菌操作,那么感染的发生概率非常低。穿刺所导致的内收肌腱损伤也很少见。如果穿刺过程中所遇阻力很大,应停止注药,娴熟的技术操作可以降低并发症的发生率。大约 25%的患者会有穿刺后的一过性疼痛加重,我们应该事先将这一情况告知患者。

临床精粹

对于继发于上述原因造成的疼痛，这种技术是相当有效的。对于并存滑囊炎和关节炎的患者还应加用更多的局部麻醉药和缓释皮质类固醇。如果对注射部位的临床相关解剖给予足够的重视，此项穿刺技术是很安全的。还要严格无菌操作以避免感染，应采取全面的预防措施以降低术者的风险。如果治疗后局部压迫时间及时适当，那么血肿和瘀斑的发生率也可以下降。

在患者接受注射治疗几天后,可以进行热敷或者轻微的关节活动度锻炼。应避免剧烈运动,因为这样可能加剧患者的疼痛。其他普通镇痛药以及非甾体抗炎药也可以同时使用。

第 86 章

坐骨滑囊炎疼痛

适应证及临床应用

滑膜囊内含滑液，滑膜囊的作用是使肌肉和肌腱在反复运动的区域得到润滑。滑膜囊表面有丰富的血管网覆盖并且可以分泌润滑液。炎症可以导致渗出增加从而引起滑膜囊肿胀。不当使用或者是过度使用可以引起滑膜囊肿胀充血,偶尔可引起感染。虽然这些滑膜囊的大小、数目以及分布的个体差异相当大，但解剖学家们已经确认许多临床相关的黏液囊,包括坐骨滑囊。坐骨滑膜囊位于臀大肌和坐骨结节之间。这些滑囊可以是单独的囊,在有些患者以多个小囊的形式存在。

急性损伤或者是慢性反复磨损都可以损伤坐骨滑膜囊。急性损伤包括突然间双臀着地,过度使用,例如长时间骑马或者骑车。在不平的土地或者是沙滩等柔软的平面上慢跑也可以导致坐骨滑膜囊炎。如果进展为慢性炎症,则很容易出现钙化。

患者在被动伸展下肢时，常主诉臀底部疼痛。疼痛局限在坐骨结节附近,可放射至腘绳 肌,此类患者往往同时伴有肌腱炎。患者往往不能用患侧髋入睡，并且主诉强烈的“被缚”感,特别是在一醒来的时候。体检时会发现坐骨结节点压痛。如果将被动后伸髋关节膝关节的力量突然撤销,疼痛会显著增加(图 86–1)。

X 线平片或 MRI 可显示滑囊和相关结构的钙化,与慢性炎症表现相一致(图 86–2)。如果怀疑有腘绳肌腱断裂,也应做 MRI 检查。本穿刺技术既是诊断的方法,也是治疗方法。

临床相关解剖

坐骨滑膜囊位于臀大肌和坐骨结节之间。臀大肌的作用是可以使腿部屈曲,从而保持坐姿,如骑马。这个动作可以引起坐骨滑膜囊以及坐骨结节的摩擦(图 86–3)。附着于坐

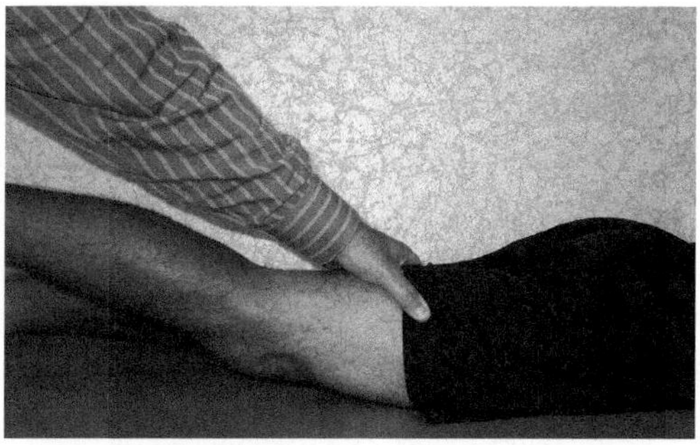

图 86–1 坐骨滑囊炎髋关节被动伸展检查。(From Waldman SD: Physical Diagnosis of Pain. Philadelphia, Saunders, 2005, p309.)

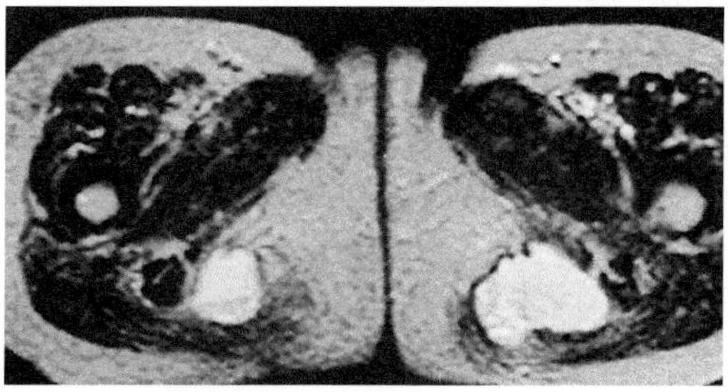

图 86–2 坐骨滑囊炎:MR 成像。经轴 T2 加权(TR/TE, 1500/ 90) 自旋回波 MR 图像显示双侧坐骨滑囊炎。(Courtesy of J. Dillard, MD, San Diego, CA; from Resnick D: Diagnosis of Bone and Joint Disorders, 4th ed. Philadelphia, Saunders, 2002, p3160.)

骨结节的肌腱可因为过度使用和使用不当而损伤。腘绳肌的动作包括膝部下肢屈曲。在沙滩上或者不平的地方跑步可以造成肌腱起始部位的炎症。

操作技术

首先要向患者解释穿刺的目的。取侧卧位，患肢朝上，膝关节屈曲。确定好坐骨结节的位置，无菌操作，使用 1.5 英寸长的 25 号针头吸取 0.25%布比卡因 4 mL 和 40 mg 甲泼尼龙。用戴好手套的手再次定位。尽量不要伤及坐骨神经，如果触及坐骨神经，应立即退针，并且重新定位。针依次穿过皮肤，皮下组织、肌肉和肌腱，直至触及坐骨结节(见图 86–3)。针尖保持垂直不要偏向外侧，否则会伤及坐骨神经。回吸没有问题后注药。

副作用及并发症

由于此位置靠近坐骨神经，因此需要熟悉解剖和技术娴熟的专家来施行注射。注射后，许多患者会主诉短暂的疼痛加剧。

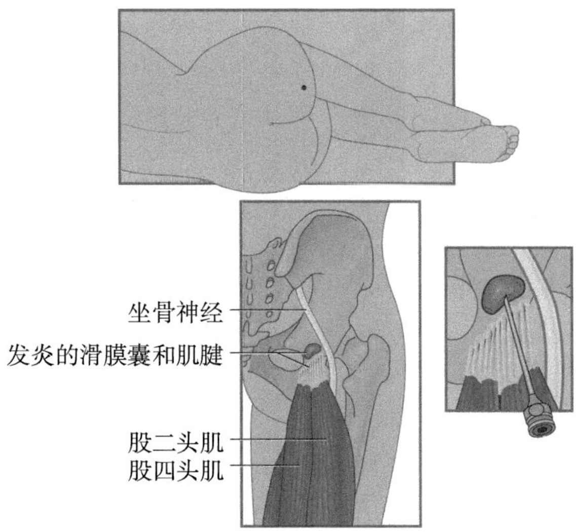

图 86–3

临床精粹

注射技术对于治疗坐骨滑囊炎和腘绳肌腱炎非常有效。如果对注射区域的临床相关解剖给予足够的重视，此项穿刺技术是很安全的。还要严格无菌操作以避免感染，应采取全面的预防措施以降低术者的风险。注射技术的许多副反应与注射部位和相关组织因针头诱发的损伤有关。如果治疗后局部压迫时间及时适当，那么血肿和瘀斑的发生率也可以下降。避免使用过长的针头，这样可以减少穿刺后的损伤，特别注意坐骨神经的保护。虽然坐骨滑囊炎与此部位的肌腱炎的治疗方法相同，但是二者还是有区别的，坐骨滑囊炎的疼痛局限于一点，而肌腱炎的疼痛更加弥散。

在穿刺几天以后可进行适当的物理治疗，如局部热敷或轻微的伸展锻炼。禁止剧烈运动，因为这样可能加重患者的症状。普通镇痛药、非甾体抗炎药和抗肌强直药(如替扎尼定)也可以同时使用。

第 87 章

臀肌滑囊炎疼痛

适应证及临床应用

滑膜囊内含滑液，滑膜囊的作用是使肌肉和肌腱在反复运动的区域得到润滑。滑膜囊表面有丰富的血管网覆盖并且可以分泌润滑液。炎症可以导致渗出增加从而引起滑膜囊肿胀。不当使用或者是过度使用可以引起滑膜囊肿胀充血,偶尔可引起感染。虽然这些滑膜囊的大小、数目以及分布的个体差异相当大,但解剖学家们已经确认了许多临床相关的黏液膜,包括臀肌滑囊。臀肌滑囊位于臀大肌、臀中肌和臀小肌之间,即这些肌肉和下面的骨组织之间（图 87-1）。这些滑囊可以是单独的囊,在有些患者以多个小囊的形式存在。

急性损伤或者是慢性反复磨损都可以损伤臀肌滑膜囊。急性损伤包括突然间双臀着地，在不平的土地或者是沙滩上慢跑也可以导致臀肌滑膜囊炎。如果进展为慢性炎症,则很容易出现钙化

患者主诉臀部外上四分之一象限，在下肢内收或者外展的情况下,会出现疼痛。疼痛局限于臀部外上四分之一象限，而且会牵扯到坐骨切迹。患者往往不能用患侧髋入睡,并且主诉强烈的“被缚”感,特别是在一醒来的时候。检查中阻力突然撤销,疼痛会显著增加(图 87-2)。被动屈曲和内收会产生疼痛,与受累下肢主动抗阻伸展和内收一样。

普通 X 线平片可显示滑囊和相关结构的钙化,与慢性炎症一致。如果怀疑有髋部肿瘤或隐匿性肿块,则应做 MRT 检查。下文讲述的穿刺技术既是诊断的方法,也是治疗手段。

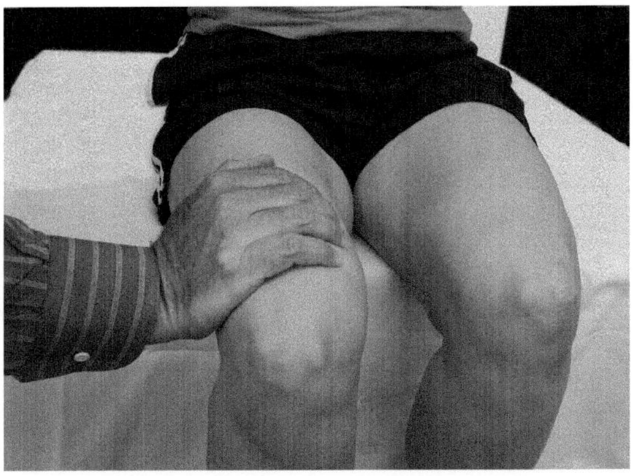

图 87-1 臀肌滑囊炎髋关节抗阻内收检查。(From Waldman SD: Physical Diagnosis of Pain. Philadelphia, Saunders, 2005, p311.)

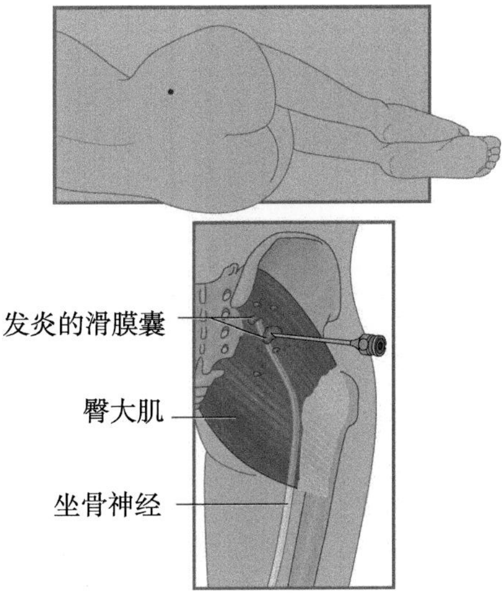

图 87-2

临床相关解剖

臀肌滑膜囊的大小、数量以及所在位置随患者的不同而存在显著差异。臀肌滑膜囊位于臀大肌、臀中肌和臀小肌之间，即这些肌肉和下面的骨组织之间。臀大肌收缩可以使髋关节屈曲，使身体保持坐位，如骑马。反复做此动作可以使臀肌滑膜囊受到损伤，如跑步。

操作技术

首先要向患者解释穿刺的目的。取侧卧位，患肢朝上，膝关节屈曲。对患者臀部外上四分之一象限区域进行无菌处理。使用 3.5 英寸长的 25 号针头吸取 0.25%无防腐剂布比卡因 4 mL 和 40 mg 甲泼尼龙。用戴好手套的手再次定位。在注射前应告之患者，一旦下肢出现异感，应立刻报告医生，这表明针头碰到了坐骨神经。如果触及坐骨神经，应立即退针，并且更靠内侧重新定位。然后将注射针缓慢穿过皮肤、皮下，直至触及髂骨翼(见图 87-1)。针尖保持垂直不要偏向外侧，否则会伤及坐骨神经。回吸没有问题后注药。注药时会稍微有点阻力。

副作用及并发症

由于此位置靠近坐骨神经，因此需要熟悉解剖和技术娴熟的专家来实施注射。注射后，许多患者会主诉短暂的疼痛加剧。

临床精粹

对于治疗臀肌滑膜炎疼痛，这项注射技术十分有效。如果对注射区域的临床相关解剖给予足够的重视，这项操作技术很安全。还要严格无菌操作以避免感染，应采取全面的预防措施以降低术者的风险。注射技术的许多副反应与注射部位和相关组织因针头诱发的损伤有关。如果治疗后局部压迫时间及时适当，那么血肿和瘀斑的发生率也可以下降。避免使用过长的针头，这样可以避免穿刺后的损伤，特别注意坐骨神经的保护。

在穿刺几天后可进行适当的物理治疗，如局部热敷或者轻微的伸展锻炼。禁止剧烈运动，因为这样会加重疼痛症状。普通镇痛药、非甾体抗炎药和抗肌强直药(如替扎尼定)也可以同时使用。

第 88 章

腰大肌滑囊炎疼痛

适应证及临床应用

滑膜囊内含滑液，滑膜囊的作用是使肌肉和肌腱在反复运动的区域得到润滑。滑膜囊表面有丰富的血管网覆盖并且可以分泌润滑液。炎症可以导致渗出增加从而引起滑膜囊肿胀。不当使用或者是过度使用可以引起滑膜囊肿胀充血，偶尔可引发炎症。虽然这些滑膜囊的大小、数目以及分布的个体差异相当大，但解剖学家们已经确认了许多临床相关的黏液膜，包括腰大肌滑囊。腰肌滑膜囊位于股三角中间，股骨颈前面(图 88–1)。这些滑囊可以是单独的囊，在有些患者以多个小囊的形式存在。

急性损伤或者是慢性反复磨损都可以损伤腰肌滑膜囊。急性损伤包括突然间制动造成的座椅安全带损伤，过度使用包括标枪运动或者骑马。如果发展为慢性炎症则很容易出现钙化。

患者通常主诉腹股沟部位的疼痛，且疼痛会局限于此部位，并牵涉到髋关节。患者往往不能用患侧髋入睡，并且在髋关节活动时有一种"被缚"感。

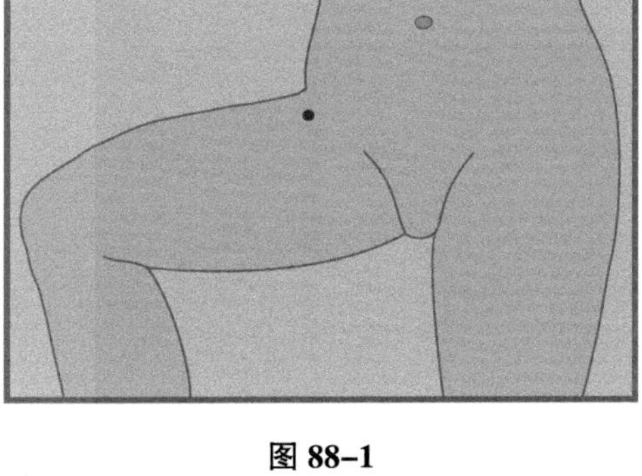

图 88–1

体检时，腹股沟区域会出现痛觉过敏，被动外展、内收或者屈曲髋关节可产生疼痛。如果将这些被动力量突然撤销会使得疼痛显著增加(图 88–2)。

髋部和骨盆的 X 线平片或 MRI 可显示滑囊和相关结构的钙化，与慢性炎症一致（图 88–3)。如果怀疑髋关节或腹股沟有隐匿性肿块或肿瘤，则可行 MRI 检查。本穿刺技术既是诊断的方法，也是治疗手段。

临床相关解剖

腰大肌滑膜囊位于腰肌肌腱与股骨颈

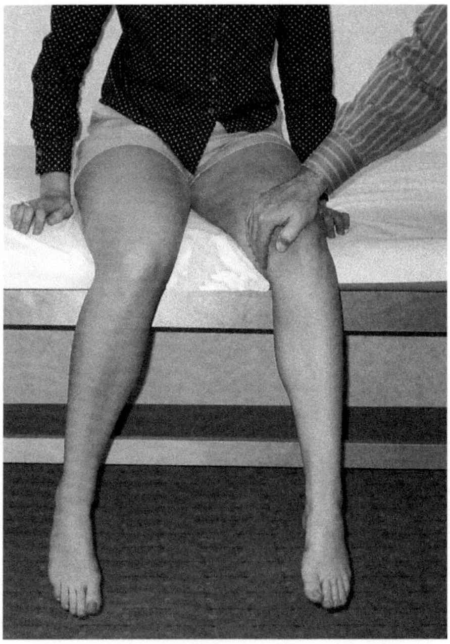

图 88–2 腰大肌滑囊炎髋关节抗阻内收检查。(From Waldman SD: Physical Diagnosis of Pain. Philadelphia, Saunders, 2005, p313.)

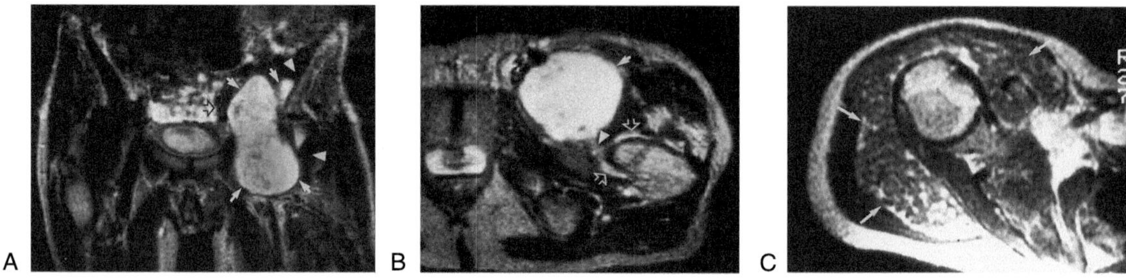

图 88–3 髋腰肌滑囊炎。64岁男性,长期患有类风湿性关节炎,腹股沟部位持续进行性疼痛。冠状位T2加权自旋回波MR图像(TR/TE, 2000/90)(A)显示囊肿(实心箭头所示)靠近腰大肌的滑膜囊(空心箭头所示)髂血管。经轴T2加权自旋回波MR图像(TR/TE,2000/90)(B)显示滑膜囊(实心箭头所示),开口(箭头所示)充满液体的髋关节腔(空心箭头所示)。手术时,肉眼可见膨大的液体充盈髂腰肌滑囊及慢性炎性滑膜。(C)肩峰下滑膜囊炎。34岁女性患者,经轴T2加权自旋回波。

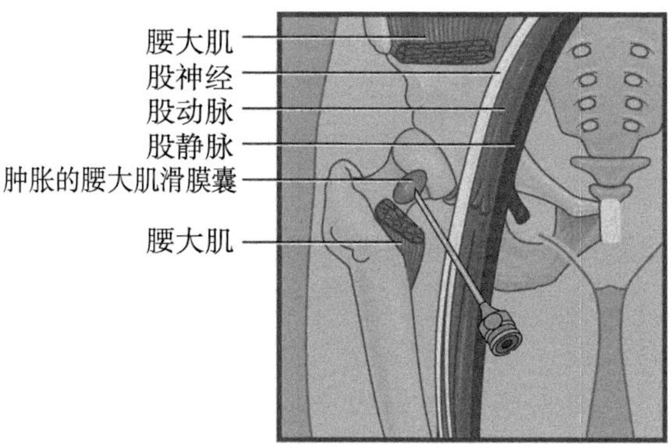

图 88–4

之间,股动脉、股静脉和股神经后面。腰大肌起自T12–L5横突、椎体,止于股骨小转子。它的收缩可以保持身体坐位(见图88–1)。反复运动(如上楼)和过度运动(如下肢负重练习)都可以损伤腰肌滑膜囊。其支配神经是腰丛。

操作技术

首先要向患者解释穿刺的目的。取仰卧位,于腹股沟韧带中点确定股动脉搏动点。穿刺点即位于此搏动点外下2.5英寸处,缝匠肌的内侧边缘。无菌操作,使用3.5英寸长的25号针头吸取0.25%无防腐剂布比卡因9 mL和40 mg甲泼尼龙。

在注射前应告诉患者,一旦下肢出现异感,应立刻报告医生,这表明针头碰到了坐骨神经。如果触及股神经,应立即退针,并且重新定位。针头应偏向尾侧45°,使之安全到达股动脉、股静脉和股神经之下。在没有伤及股神经的情况下触及股骨颈,但不要穿透骨膜(图88–4)。回吸没有问题后注药,注药时会稍微有点阻力。

副作用及并发症

由于此位置靠近股动脉、股静脉和股神经,因此需要熟悉解剖和技术娴熟的专家来实施注射。注射后,许多患者会主诉短暂的疼痛加剧。

临床精粹

注射技术对于治疗腰大肌滑膜炎疼痛非常有效。如果对注射区域的临床相关解剖给予足够的重视,此项穿刺技术是很安全的。还要严格无菌操作以避免感染,应采取全面的预防措施来降低术者的风险。如果治疗后局部压迫时间及时适当,那么血肿和瘀斑的发生率也可以降低。注射时应格外小心以避免坐骨神经的损伤。

在患者注射几天后可以进行一些物理治疗,包括热敷或者轻微伸展锻炼。应避免剧烈运动,因为剧烈运动可能会加重疼痛症状。普通镇痛药以及非甾体抗炎药也可以同时使用。

第 89 章

髂腰肌滑囊炎疼痛

适应证及临床应用

滑膜囊内含滑液，可使肌肉或者肌腱在反复运动的区域得到润滑。滑膜囊内衬滑膜，滑膜由丰富的血管网覆盖，并且可以分泌润滑液。炎症可以导致渗出增加从而引起滑膜囊肿胀。不当使用或者是过度使用可以引起滑膜囊肿胀充血,偶尔可引发炎症。尽管患者肿胀的髂腰肌滑膜囊的大小、数量以及分布的个体差异很大，但是解剖学家已经确认了许多临床相关的滑囊,包括髂腰肌滑囊。髂腰肌滑膜囊位于髂肌、腰肌和髂耻隆起之间(图89-1)。这些滑囊可以是单独的囊,在有些患者则以多个小囊的形式存在。

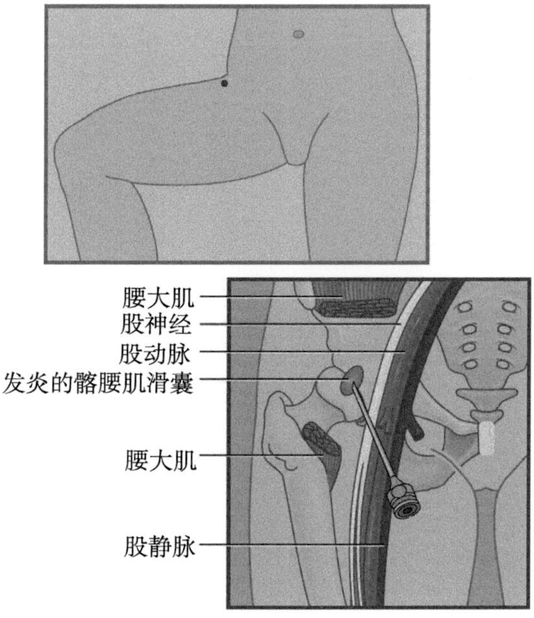

图 89-1

急性损伤或者是慢性反复磨损容易损伤髂腰肌滑膜囊。由于髋部损伤及过度使用,急性损伤通常表现为对滑囊的直接伤害。如果发展为慢性炎症,则很容易出现钙化。

患者会主诉髋前和腹股沟部位的疼痛，且疼痛会局限于前侧的腹股沟(髋的折痕)之下,疼痛可牵涉到髋关节和前侧骨盆。患者通常不能用受累髋入睡,活动髋关节时,可以有一种“被缚”感。此类患者往往会同时伴有髋关节炎。

股沟区域会出现痛觉过敏,被动外展、内收或者屈曲髋关节可产生疼痛。如果将这些被动力量突然撤销会使得疼痛显著增加。

普通 X 线平片可显示滑囊和相关结构的钙化,与慢性炎症的表现一致。如果怀疑有髋部或腹股沟隐匿性肿物或肿瘤，则可做 MRI 检查。下文讲述的穿刺技术既是诊断的方法，也是治疗手段。

临床相关解剖

髂腰肌滑膜囊位于髂肌、腰肌和髂耻隆起之间。髂耻隆起就是髂骨和耻骨的连接部位。髂肌和腰肌的纤维束联合在一起就成为髂腰肌。和腰肌一样,它的收缩可以保持身体坐位。反复站立和过度运动(如下肢负重练习)都可以损伤腰肌滑膜囊。其支配神经是腰丛。

操作技术

首先要向患者解释穿刺的目的。取仰卧位,于腹股沟韧带中点确定股动脉搏动点。穿刺点即位于此搏动点外 3.5 英寸,下 2.5 英寸处，缝匠肌的外侧边缘。无菌操作，使用3.5英寸长的25号针头吸取0.25%无防腐剂布比卡因9 mL和40 mg甲泼尼龙。

在注射前应向患者讲明，一旦下肢感觉异常，应立刻告诉医生，这表明针头碰到坐骨神经。如果出现这种情况，应立即退针，并且重新靠更外侧定位。针头应偏向尾侧45°，使之安全到达股动脉、股静脉和股神经之下。应缓慢进针以免损伤股神经，针头应触及髂耻隆起（见图89-1）。然后将针头撤出骨膜，回吸没有问题后注药。注药时会稍微有点阻力。

副作用及并发症

由于此位置靠近股动脉、股静脉和股神经，因此需要熟悉解剖和技术娴熟的专家来实施注射。许多患者在注射后会主诉短暂的疼痛加剧。

临床精粹

这项注射技术对于治疗髂腰肌滑囊炎十分有效。如果对注射区域的临床相关解剖给予足够的重视，此项穿刺技术是很安全的。还要严格无菌操作以避免感染，应采取全面的预防措施以降低术者的风险。治疗的副作用与注射部位和相关组织因针头诱发的损伤相关。如果治疗后局部压迫时间及时适当，那么血肿和瘀斑的发生率也可以下降。注射时要格外小心，以避免股神经的损伤。

在穿刺几天以后，可以进行一些物理治疗，如热敷和轻微的伸展。应避免做剧烈运动，因为这样可加重患者症状。可同时使用普通镇痛药以及非甾体抗炎药。此类患者往往会合并髋关节炎，因此还需其他治疗以及功能康复训练。

第 90 章

转子滑囊炎疼痛

适应证及临床应用

滑膜囊内含滑液，可使肌肉或者肌腱在反复运动的区域得到润滑。滑膜囊内衬滑膜，滑膜由丰富的血管网覆盖，并且可以分泌润滑液。炎症可以导致渗出增加从而引起滑膜囊肿胀。不当使用或者是过度使用可以引起滑膜囊肿胀充血，偶尔可引发炎症。尽管患者肿胀的转子滑膜囊的大小、数量以及分布的个体差异很大，但是解剖学家已经确认了许多临床相关的滑囊，包括转子滑囊。转子滑膜囊位于股骨大转子、臀中肌肌腱和髂胫束之间(图 90–1)。这些滑囊可以是单独的囊，在有些患者则以多个小囊的形式存在。

急性损伤或者是慢性反复磨损容易损伤转子滑膜囊。急性损伤通常表现为对转子滑囊的直接损伤，可发生于跌倒所致大转子的损伤和既往的髋关节手术，过度使用包括在不平的土地或者是沙滩上慢跑也会引起损伤。如果发展为慢性炎症，则很容易出现钙化。

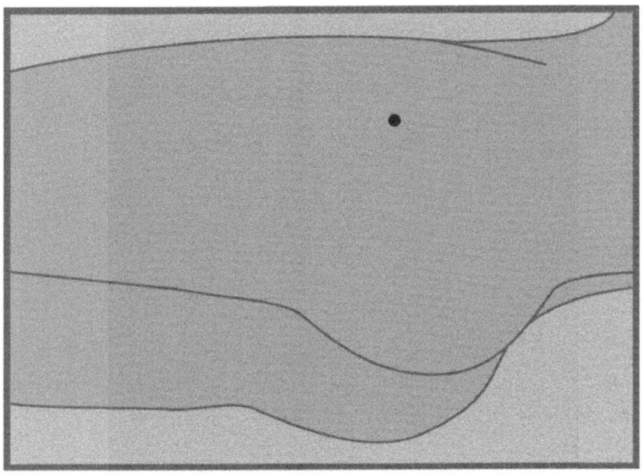

图 90–1

患者会主诉髋部外侧疼痛而且向下肢放射，这与坐骨神经痛有些相似。疼痛部位局限于转子。患者通常不能用受累髋侧入睡，活动髋关节的情况下，可以有一种强烈的“被缚”感。患者尤其感到上楼越来越困难。此类患者往往会同时伴有髋关节炎和骶髂关节炎。

体格检查时，大腿外侧大转子部位出现痛觉过敏。被动内收下肢可产生疼痛。如果突然撤销这些抵抗力，疼痛会显著增加(图 90–2)。此病易与感觉异常性股痛相混淆，转子滑膜囊炎不会出现股外侧皮神经的感觉缺失。

普通 X 线平片可显示滑囊和相关结构的钙化，与慢性炎症一致(图 90–3)。如果怀疑有

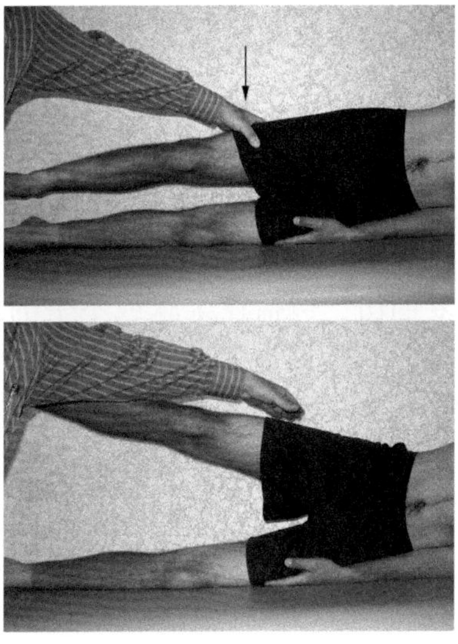

图 90–2 被动内收释放检查。(From Waldman SD: Physical Diagnosis of Pain, Philadelphia, Saunders, 2005, p316.)

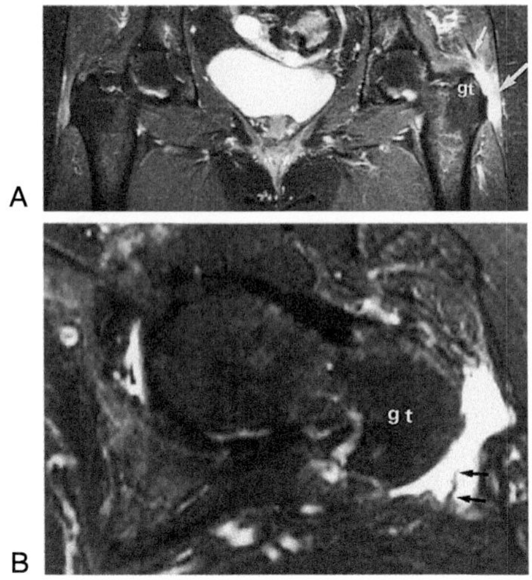

图 90–3 大转子滑囊炎和臀中肌肌腱。(A) 冠状位 STIR 图像显示大转子周围病灶高信号(gt,箭头所示)。还可见撕裂和收缩的臀中肌肌腱 (小箭头所示)。(B)横轴位图像显示清晰的液体充盈，与大转子滑囊炎相一致(箭头所示)。转子滑膜炎一般都合并臀中肌肌腱撕裂。(From Kaplan PA, Helms CA, Dussault R, et al: Musculoskeltal MRI. Philadelphia, Sauders, 2001, p351.)

髋部或腹股沟的隐匿性肿物或肿瘤，则可做 MRI 检查。肌电图可以鉴别出转子滑膜囊炎与感觉异常性股痛。本穿刺技术既是诊断的方法,也是治疗手段。

临床相关解剖

转子滑膜囊位于股骨大转子、臀中肌肌腱和髂胫束之间。臀中肌起于髂骨外侧,肌纤维向下外侧走行,止于股骨大转子外侧。当跑步或行走时,臀中肌固定住骨盆。这个动作容易造成转子滑囊的损伤，类似于反复活动引起的反复创伤，包括在柔软或不平的地面上慢跑，或者下肢负重运动时过度使用运动器械(见图 90–1)。臀中肌受臀上神经支配。

操作技术

首先要向患者解释穿刺的目的。取仰卧位,患肢朝上。确认股骨大转子中点,无菌操作，使用 3.5 英寸长的 25 号针头吸取 0.25% 无防腐剂布比卡因 2 mL 和甲泼尼龙 40 mg。

在注射前应向患者讲明，一旦下肢感觉异常,应立刻通知医生,这表明针头碰到坐骨神经。如果有异感,应立即退针,并且重新定位。找到一个合适的角度使针尖对准股骨大转子进针。应缓慢进针以免损伤坐骨神经,针头应触及骨质(图 90–4)。将针头撤出骨膜,回吸没有问题后注药。注药时会稍微有点阻力。

副作用及并发症

由于此位置靠近坐骨神经，因此需要熟悉解剖和技术娴熟的专家来施行注射。许多患者会主诉穿刺后的一过性疼痛。虽然感染是很罕见的,但仍需要严格无菌操作。

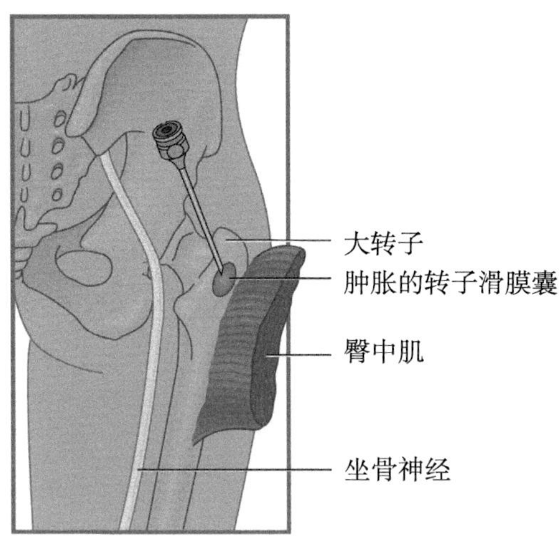

图 90–4

临床精粹

注射技术对治疗转子滑膜炎疼痛非常有效。如果对注射区域的临床相关解剖给予足够的重视，那么这项技术是安全的。应严格无菌操作以避免感染，同时要采取全面的防护措施以降低术者的风险。许多副反应与针头诱发的注射部位和相关组织的损伤有关。如果治疗后局部压迫时间及时适当，那么血肿和瘀斑的发生率也可以下降。注射时应特别小心，避免对坐骨神经的损伤。

患者在穿刺治疗几天后可进行适当的物理治疗，如局部热敷和轻微的伸展锻炼。禁止剧烈运动，因为这样可能会加重患者的疼痛症状。可以使用普通的镇痛药以及非甾体抗炎药。此类患者往往会合并髋关节炎，因此还需其他的治疗来缓解疼痛，恢复功能。特别注意并存的转子滑膜炎易与感觉异常性股痛相混淆。肌电图可以帮助鉴别，而且感觉异常性股痛的患者压迫股骨大转子时不会引起疼痛。

第 91 章

弹响髋综合征

适应证及临床应用

弹响髋综合征是指一系列的临床症候群，它包括髋部外侧弹响感并发股骨大转子的急性锐痛。产生这些症状的原因是髂腰肌腱在股骨大转子或者髂耻隆起上半脱位（图 91–1）。从坐位到站起或者快速走路都可以诱发症状。此类患者往往合并大转子滑囊炎，可进一步加重患者的疼痛和功能障碍。

在体格检查中，让患者从坐位改为站位或者内收髋关节都可诱发疼痛(图 91–2)。大转子部位痛觉过敏提示存在大转子滑囊炎。

对于所有髋部疼痛的患者都建议做 X 线平片，来排除隐匿性骨病变和肿瘤。根据患者的临床表现，患者还可以做一些辅助检查，包括全血细胞计数、前列腺特定抗原、抗核抗体检查和血沉。如果怀疑有感染性坏死或者大区域的占位，还应做 MRI 检查。下文讲述的注射技术既是一种诊断方法，也是一种治疗手段。

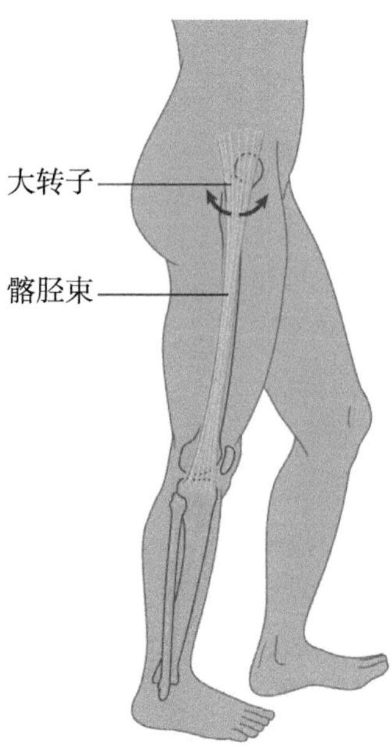

图 91–1

临床相关解剖

转子滑膜囊位于股骨大转子、臀中肌肌腱和髂胫束之间。臀中肌起于髂骨外侧，肌纤维向下外侧走行，止于股骨大转子外侧。臀中肌的作用是在跑步或者行走时，将骨盆固定在合适的位置上。臀中肌受臀上神经支配。髂耻隆起就是髂骨和耻骨的连接部位。髂肌和腰肌的纤维束联合在一起就成为髂腰肌。和腰肌一样，它的收缩可以保持身体坐位。

操作技术

首先要向患者解释穿刺的目的。取侧卧位，患肢朝上。确认股骨大转子中点，无菌操作，使用 3.5 英寸长的 25 号针头吸取 0.25% 无防腐剂布比卡因 2 mL 和 40 mg 甲泼尼龙。

注射前应向患者讲明，一旦下肢感觉异常，应立刻通知医生，这表明针头碰到坐骨神经。如果有异感，应立即退针，并且重新定位。找到一个合适的角度使针尖对准股骨大转子的中心。应缓慢进针以免损伤坐骨神经，针尖应碰到骨质（见图 91–1）。然后将针退出骨膜，回吸没有问题后注药，注药时会稍微有点阻力。

副作用及并发症

由于此位置靠近坐骨神经，因此需要熟悉解剖和技术娴熟的专家来完成注射。许多患者在穿刺后会主诉一过性疼痛。虽然感染很罕见,但仍需要严格无菌操作。

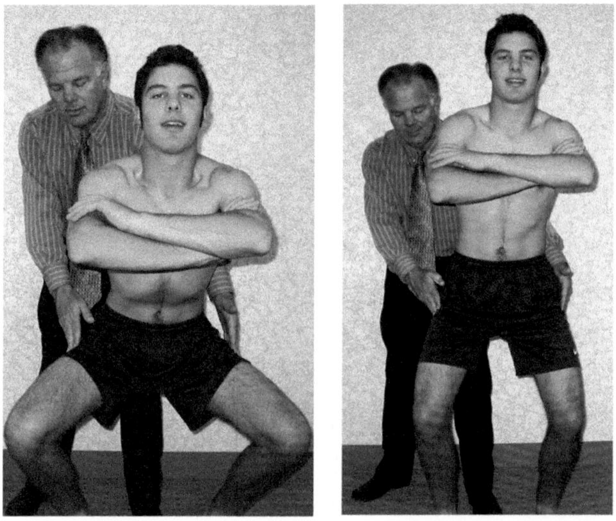

图 91-2 诱发弹响征。(From Waldman SD: Physical Diagnosis of Pain. Philadelphia, Saunders, 2005, p320.)

临床精粹

注射技术对于治疗弹响髋综合征相当有效。如果对注射区域的临床相关解剖给予足够的重视,此项穿刺技术是很安全的。应采取严格的无菌操作以避免感染，而且要有全面的预防措施以降低术者的风险。许多副反应与针头诱发的注射部位和相关组织的损伤有关。如果治疗后局部压迫时间及时适当，那么血肿和瘀斑的发生率也可以下降。注射时应特别小心,避免对坐骨神经的损伤。

患者在穿刺治疗几天后可进行适当的物理治疗,如局部热敷或者轻微的伸展锻炼。应避免剧烈运动,因为这样可加重患者的症状。可以使用普通镇痛药、非甾体抗炎药以及抗肌强直的药物,如替扎尼定。此类患者往往会合并髋关节炎,因此还需其他的治疗以缓解疼痛,恢复功能。特别注意转子滑膜炎易与感觉异常性股痛相混淆,肌电图可以鉴别,而且感觉异常性股痛的患者压迫股骨大转子时不会引起疼痛。

第 92 章

骶髂关节内注射

适应证及临床应用

骶髂关节容易因各种疾病引发关节炎症，这些关节炎症往往都会损伤关节软骨。骶髂关节也容易因创伤或过度使用而造成劳损。骨关节炎是导致骶髂关节疼痛的最常见的关节炎类型，其次是类风湿性关节炎和创伤后关节炎(图 92-1)。较为少见的病因还有胶原血管疾病，如关节强直性脊柱炎、感染和莱姆病。急性感染性关节炎通常伴有发热、不适等明显的全身症状，因为容易明确诊断，通过细菌培养及敏感的抗生素应用可以达到较好的治疗效果，这种骶髂关节疼痛通常不需要关节内注射。尽管关节内注射对关节强直性脊柱炎引起的骶髂关节疼痛有非常好的效果，但胶原血管病引起的关节疾病往往表现为多关节受损，而不只是局限于骶髂关节。脊柱融合术术后的患者，由于过度的骨移植物种植，可能会引起医源性的骶髂关节功能障碍。

关节劳损和关节炎引起的骶髂关节疼痛多位于骶髂关节和大腿附近。疼痛可放射至臀及大腿后部，不会低于膝关节。活动可加重疼痛，休息和局部热敷可缓解。疼痛往往是持续性酸痛，可影响睡眠。对患侧骶髂关节的触诊可有触痛。患者出于对患侧的保护，往往将身体向健侧倾斜。直立位时由于骶椎活动受

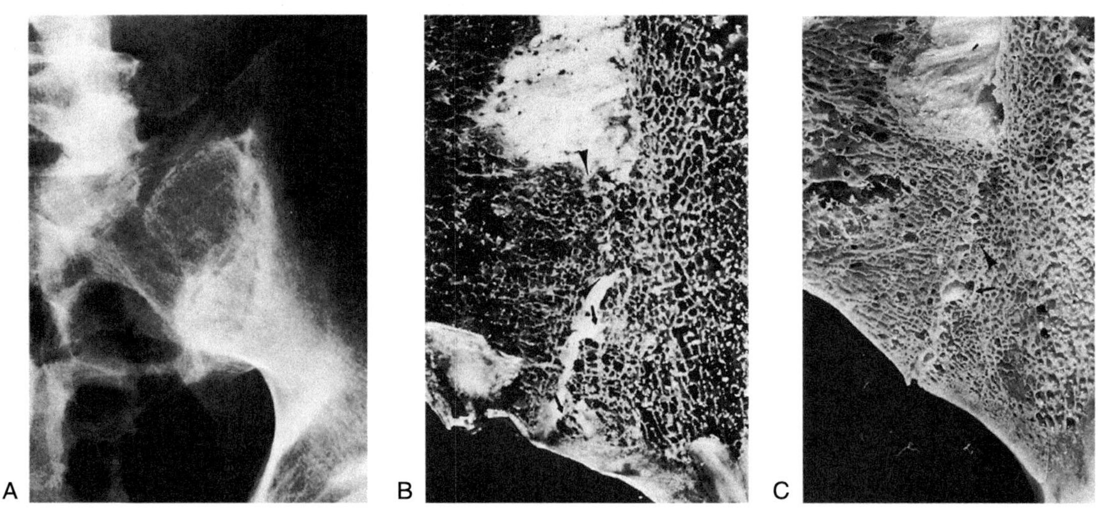

图 92-1 骶髂关节异常。(A) 类风湿性关节炎患者的 X 线照片，可见局灶性缺损及反应性增生，在关节的髂骨面尤为明显。关节腔缩小。这些变化呈单侧或双侧分布。这例患者所呈现出的骨质致密化的表现在类风湿性关节炎中并不常见。(B, C) 两侧类风湿性关节炎患者骶髂关节的冠状切面，可见骨性缺损，尤其在髂骨面(箭头所示)，以及局灶性关节内骨性融合（三角箭头所示）。(From Resnick D: Diagnosis of Bone and Joint Disorders, 4th ed. Philadelphia, Saunders, 2002, p939.)

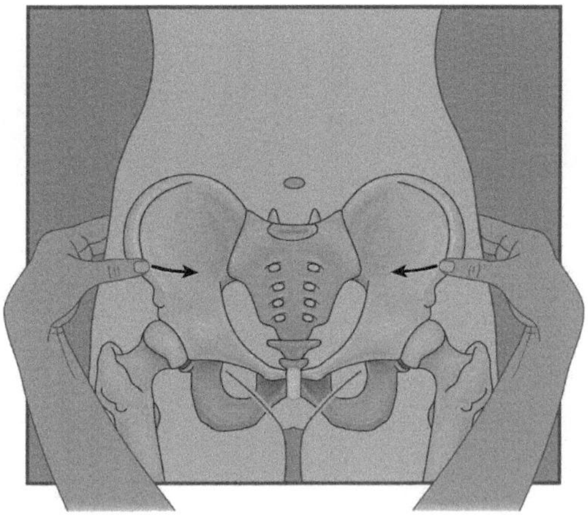

图 92–2

限可以出现骶部椎旁肌肉痉挛。坐位时由于腘绳肌的松弛,这种痉挛可有所缓解。骶髂关节疼痛患者骨盆晃动试验通常为阳性。医师将双手置于患者髂嵴处，大拇指位于髂前上棘,并用力向中线挤压骨盆,即为骨盆晃动试验(图 92–2)。如能引起骶髂关节周围疼痛,即为试验阳性。

所有存在骶髂关节疼痛的患者均应进行 X 线平片检查。根据患者的临床表现,可选择性地进行其他的辅助检查，包括全血细胞计数、血沉、HLA–B27 抗原以及抗核抗体检测。

临床相关解剖

骶髂关节由骶骨和髂骨的关节面共同构成(图 92–3)。关节面相应的升高和降低使骶髂关节在 X 线平片上呈现出不规则的表现。骶髂关节的力量主要来自于关节后方及骨间的韧带,而不是关节本身。骶髂关节由于承受躯干的重量，所以更容易受到关节劳损和关节炎的影响。随着关节的老化,关节内的间隙会变得更窄,从而使关节内注射更加困难。骶髂关节及其韧带接受来自 L3–S3 的脊神经支配,其中骶髂关节主要由 L4 和 L5 支配。神经分布的复杂性也许可以解释骶髂关节疼痛难以准确定位的特点。骶髂关节的活动度很有限，体位变动及关节负载导致施加于关节上的力量变化可使其活动度改变。

操作技术

应告知患者关节内注射的目的。患者呈仰卧位,常规消毒患侧骶髂关节周围皮肤。在严格的无菌条件下,准备好含有 4 mL 、0.25% 不含防腐剂的布比卡因及 40 mg 甲泼尼龙的注射器及 3.5 英寸、25 号的穿刺针。定位髂前上棘，以此为穿刺点，穿刺针与骶髂关节呈 45°角逐步通过皮肤及皮下组织(见图 92–3)。若碰上骨质,可将穿刺针回退至皮下,轻度偏上偏外调整穿刺方向。进入关节腔后,将药物缓慢注入。注射过程应该会有轻微的阻力。若注射阻力过大,穿刺针可能位于韧带中,可向前轻度进针,直至感觉不到明显的注射阻力。注药结束后，移出穿刺针，进行无菌加压包扎,并在穿刺点放置冰袋。如果医师难以穿刺入骶髂关节腔,X 线透视下操作可能会有所帮助(图 92–4 和图 92–5)。

副作用及并发症

骶髂关节内注射最主要的并发症是感染。如果能严格无菌操作,其发生概率很小。约有 25%的患者会出现注射后一过性的疼痛加剧,这一点应事先告知患者。穿刺时应避免穿刺方向过于向外而引起坐骨神经损伤。

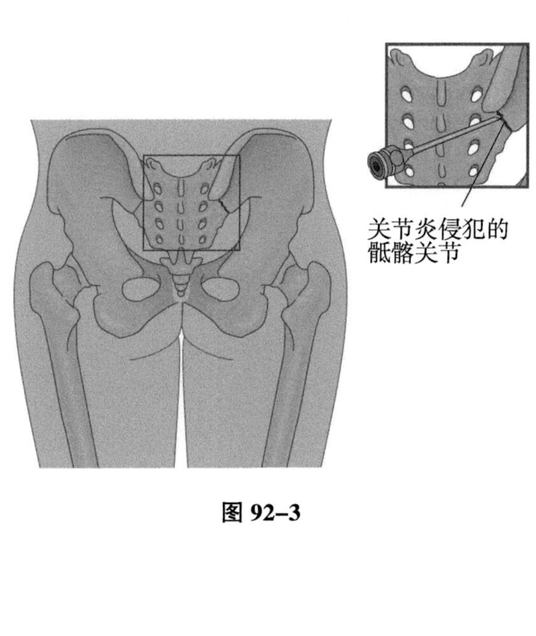

图 92–3

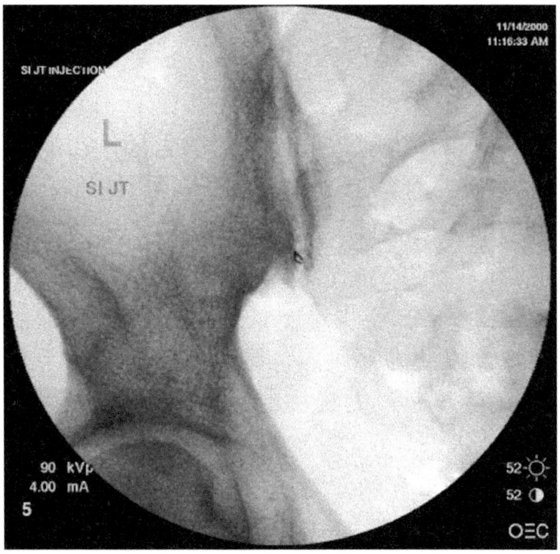

图 92-4 荧光透视引导下,穿刺针进入骶髂关节。(From Waldman SD: Atlas of Interventional Pain Management, 2nd ed. Philadelphia, Saunders, 2003, p432.)

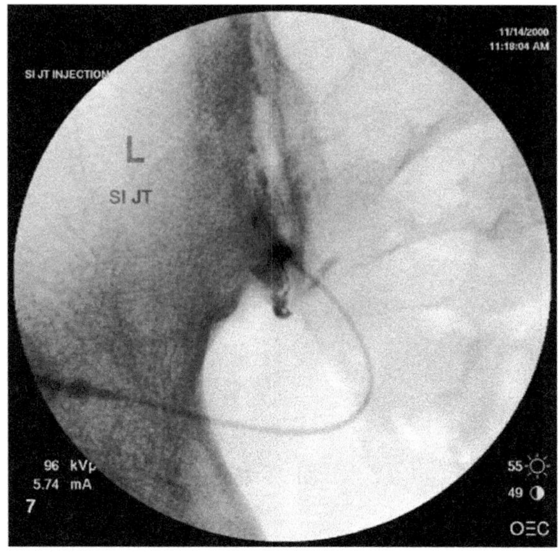

图 92-5 骶髂关节中的穿刺针。(From Waldman SD: Atlas of Interventional Pain Management, 2nd ed. Philadelphia, Saunders, 2003, p433.)

临床精粹

骶髂关节内注射对于上述病因所引起的疼痛是非常有效的。如果并存滑囊炎和腱鞘炎,则需要更多的局部麻醉药和皮质类固醇进行局部注射。在掌握注射部位局部解剖的基础上进行穿刺，是保证这项技术安全性的前提。必须要严格无菌操作以防止感染，应使用全面预防感染的措施来减少术者可能的风险。注射完毕后应立即对穿刺部位进行压迫,可降低局部血肿、瘀斑的发生率。患者可在术后数日进行患处热敷和适当的活动。应当避免剧烈运动,因为这样可能会加重症状。普通的镇痛药和非甾体抗炎药也可在注射治疗同时应用。

第 93 章

臀大肌综合征

适应证及临床应用

臀大肌容易引发肌筋膜疼痛综合征。疼痛多是因肌肉的反复微伤所引起的。柔软平面上的跑步、器械锻炼的过度使用或其他需要髋关节伸展的重复性活动均可引起肌肉的微伤。对肌肉的钝性创伤也可诱发臀大肌综合征。

肌筋膜疼痛综合征是一种影响机体某个点或某个区域的慢性疼痛综合征。诊断肌筋膜疼痛综合征的一个必要条件是在体格检查中发现肌筋膜扳机点。尽管这些扳机点通常位于肌筋膜受损处，但肌筋膜疼痛综合征引起的疼痛往往会牵涉到机体的其他部位。这种牵涉痛容易被误诊或归因于其他系统的病症,从而导致复杂而无效的诊治过程。臀大肌综合征的患者疼痛最明显的部位往往位于臀大肌的中下段，并通过臀部放射至尾骨区域(图 93–1)。

扳机点是肌筋膜疼痛综合征的特征性损伤,目前认为是由受损肌肉的反复微伤所致。这种病理损伤的特征性表现是受损肌肉局部某个点的剧烈的触痛。触诊或牵拉扳机点所造成的机械刺激不仅可引起局部剧烈疼痛，还可引起牵涉痛。此外,受刺激的肌肉还可出现不自主的收缩,称为“跳跃征”,这也是肌筋膜疼痛综合征的特点之一。臀大肌综合征的患者其扳机点可位于臀大肌的上、中、下部(见图 93–1)。

触诊扳机点可摸到呈束状的紧张肌肉，肌筋膜疼痛综合征患者多具有这一体征。虽然已有一些关于肌筋膜疼痛综合征形成的理论,但其病理生理目前还不是很清楚。这些理论的共同点是，扳机点是受损肌肉的微损伤所致。这种微损伤可以是一种直接对肌肉的损害,也可能是反复微损伤以及主动肌、拮抗肌慢性去适应化造成的。

除了肌肉损伤，还有一些因素促使患者诱发肌筋膜疼痛综合征。周末锻炼的人在进行一些尚未熟悉或适应的运动时可造成肌筋膜疼痛综合征。使用电脑或看电视的坐姿不当也是其诱发因素之一。肌肉既往的损伤可能会导致肌肉功能异常,从而促使肌筋膜疼痛综合征的形成。如果患者并存有营养不良或诸如慢性焦虑、抑郁等行为心理学异常,上述这些诱发肌筋膜疼痛综合征形成和发展因素的作用将更显著。臀大肌似乎更容易因为焦虑状态而诱发肌筋膜疼痛综合征。

肌肉僵硬和疲劳感也是肌筋膜疼痛综合征常见的并存症状,它们可以加重肌筋膜疼痛综合征导致的功能障碍,并使相关治疗更加复杂。肌筋膜疼痛综合征可作为主要的病症而存在,也可能与其他的疼痛疾患共同发病,如神经根病和慢性局部疼痛综合征。对于肌筋膜疼痛综合征患者,抑郁等行为心理学异常通常与肌肉功能异常共存,对行为心理学异常的治疗是成功治疗不可或缺的一部分。

临床相关解剖

臀大肌的主要作用是使髋关节伸展。臀大肌起自骶骨背面、髂嵴后上方、骶尾骨的后下面以及骶结节韧带(见图 93–1)。肌肉斜向下止于髂胫束和股骨的臀肌粗隆。臀大肌由臀下神经支配。对臀大肌的错误或过度使用容易导致肌肉磨损、撕裂及创伤,从而引起肌筋膜疼痛综合征，臀大肌综合征可同时伴有臀部滑囊炎。

操作技术

扳机点注射前仔细的准备工作有助于使治疗达到最佳效果。注射部位应选在最典型的扳机点位置,而不是牵涉痛的区域。应向患者说明扳机点注射的目的是为了封闭触痛点诱发的持续性疼痛，并希望治疗能够使疼痛得到较长时间的缓解。对大多数肌筋膜疼痛综合征的患者而言，要达到最佳的疼痛缓解效果,一次治疗往往是不够的,让患者理解这一点非常重要。在对穿刺点进行定位以及实施注射的时候，斜卧位或侧卧位有助于减轻血管迷走神经反射。注射部位的皮肤在穿刺前应严格消毒以防止感染。

向患者解释扳机点注射的目的之后,用戴有无菌手套的手指通过触诊对扳机点再次进行确认。准备好含有 10 mL、0.25%无防腐剂的布比卡因与 40 mg 甲泼尼龙的注射器以及长度足够深入扳机点的 25 号或 27 号的穿刺针。除非要对腰部用于维持身体姿势的肌肉进行注射,否则 1.5 英寸长度的针头应该是长度足够的。每个扳机点注射 0.5~1 mL 药物(见图 93-1)。应向患者说明,要完全消除扳机点,可能会需要 2~5 个治疗周期。

副作用及并发症

由于穿刺点靠近神经血管,如正中神经、尺神经和尺动脉的前返支等，此项操作一定要由精通局部解剖并在介入性疼痛治疗技术上有丰富经验的术者来实施。很多患者在臀大肌扳机点注射后会有一过性的疼痛加剧。

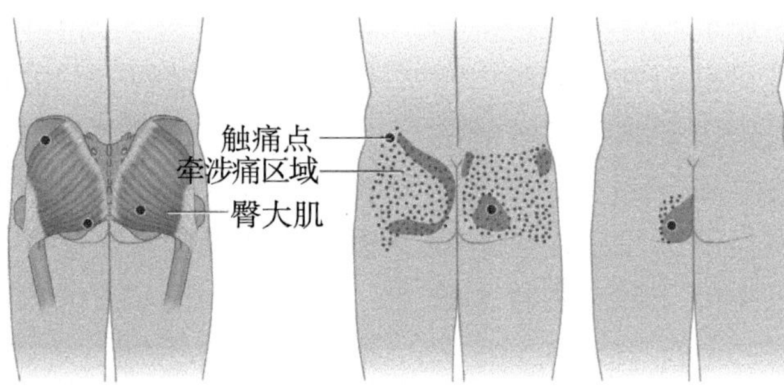

图 93-1

临床精粹

如果对注射部位临床相关解剖给予足够的重视,扳机点的注射是非常安全的。注意无菌技术以防止感染,应使用全面预防感染的措施来减少术者可能的风险。许多副作用都与穿刺针对注射部位及深部组织的损伤有关。注射完毕后应立即对注射部位进行加压,有助于降低皮下瘀斑和血肿的发生率。避免使用过长的穿刺针可减少深部组织创伤的发生。对臀大肌进行注射时,应特别注意避免损伤神经血管组织,如坐骨神经。

抗抑郁药物对肌筋膜疼痛综合征的治疗具有重要作用。相比 5- 羟色胺重摄取抑制剂,三环类药物对于疼痛的治疗作用较有效。抗抑郁药治疗肌筋膜疼痛综合征的具体机制尚不清楚。一些研究者认为,许多肌筋膜疼痛综合征患者会因疼痛产生抑郁,这可能是抗抑郁药物有效的原因。阿米替林和去甲替林是首选药物,可于睡前单次给药,起始剂量为 10~25 mg,根据药物副反应的程度逐步增加药物剂量。

第 94 章

臀中肌综合征

适应证及临床应用

臀中肌容易患肌筋膜疼痛综合征。疼痛多因肌肉的反复微损伤所引起，如在柔软平面上跑步、过度的器械锻炼或其他需要髋关节外展的重复性活动。对肌肉的钝性创伤也可诱发臀中肌综合征。

肌筋膜疼痛综合征是一种累及机体某个点或某个区域的慢性疼痛综合征。诊断肌筋膜疼痛综合征的一个必要条件是在体格检查中发现肌筋膜扳机点。尽管这些扳机点通常位于肌筋膜受损处，但肌筋膜疼痛综合征引起的疼痛往往会牵涉到机体的其他部位。这种牵涉痛容易被误诊或归因于其他系统的病症，从而导致复杂而无效的诊治过程。臀中肌综合征的患者疼痛最明显的部位往往位于髂后上棘至臀部的区域，并通过骶髂关节放射至下肢后部(图 94–1)。

扳机点是肌筋膜疼痛综合征的特征性损伤，目前认为是由受损肌肉的反复微损伤所致。这种病理损伤的特征性表现是受损肌肉局部某个点的剧烈触痛。触诊或牵拉扳机点所造成的机械刺激不仅可引起局部剧烈疼痛，还可引起牵涉痛。此外，受刺激的肌肉还可出现不自主的收缩，称为"跳跃征"。这也是肌筋膜疼痛综合征的特点之一。臀中肌综合征的患者其扳机点多沿髂后上棘分布(见图 94–1)。

触诊扳机点可摸到呈束状的紧张肌肉，肌筋膜疼痛综合征患者多具有这一体征。虽然已有许多关于肌筋膜疼痛综合征的理论，但其病理生理目前仍不清楚。这些理的共同点是，扳机点是受损肌肉的微损伤所致。这种微损伤可以是一种直接对肌肉的损害，也可能是反复微损伤以及主动肌、拮抗肌慢性去适应化造成的。

除了肌肉损伤，还有一些因素促使患者诱发肌筋膜疼痛综合征。周末锻炼的人在进行一些尚未熟悉或适应的运动时可造成肌筋膜疼痛综合征，使用电脑或看电视的坐姿不当也是其诱发因素之一。肌肉既往的损伤可能会导致肌肉功能异常，从而促使肌筋膜疼痛综合征的形成。如果患者并存有营养不良或诸如慢性焦虑、抑郁等行为心理学异常，这些诱发肌筋膜疼痛综合征形成因素的作用将会更显著。臀中肌似乎更容易因为焦虑状态而诱发肌筋膜疼痛综合征。

肌肉僵硬和疲劳感也是肌筋膜疼痛综合征常见的并存症状，它们可以加重肌筋膜疼痛综合征导致的功能障碍，并使相关治疗更加复杂。肌筋膜疼痛综合征可作为主要的病症而存在，也可能与其他的疼痛疾患共同发病，如神经根病和慢性局部疼痛综合征。在肌筋膜疼痛综合征患者，抑郁等行为心理学异常通常与肌肉功能异常共存。对行为心理学异常的治疗是成功治疗不可或缺的一部分。

临床相关解剖

臀中肌的主要作用是使髋关节伸展，以及向内和向外侧旋转。臀中肌起自髂嵴下方的髂骨背面(见图 94–1)，止于股骨大转子。臀中肌由臀上神经支配。对臀中肌的错误或过度使用容易导致肌肉磨损、撕裂及创伤，从而引起肌筋膜疼痛综合征，臀中肌综合征可同时伴有臀部滑囊炎。

操作技术

扳机点注射前仔细的准备工作有助于使治疗达到最佳效果。注射部位应选在最典型的扳机点位置,而不是牵涉痛的区域。应向患者说明触痛点注射的目的是为了封闭扳机点诱发的持续性疼痛，并希望治疗能够使疼痛得到较长时间的缓解。对大多数肌筋膜疼痛综合征的患者而言，要达到最佳的疼痛缓解效果,一次治疗往往是不够的,让患者理解这一点非常重要。在对穿刺点进行定位以及实施注射的时候，斜卧位或侧卧位有助于减轻血管迷走神经反射。注射部位的皮肤在穿刺前应严格消毒以防止感染。

向患者解释扳机点注射的目的之后,用戴有无菌手套的手指通过触诊对扳机点再次进行确认。准备好含有 10 mL 、0.25%无防腐剂的布比卡因与 40 mg 甲泼尼龙的注射器以及长度足够深入扳机点的 25 号或 27 号的穿刺针。除非要对腰部用于维持身体姿势的肌肉进行注射，否则 2 英寸长的针头应该是足够的过于肥胖的患者除外。每个扳机点注射 0.5~1 mL 药物(见图 94–1)。应向患者说明,要完全消除扳机点,可能会需要 2~5 个治疗周期。

副作用及并发症

由于穿刺点周围神经血管结构复杂,如正中神经、尺神经、尺动脉的前返支等,此项操作一定要由精通局部解剖并在介入性疼痛治疗技术上有丰富经验的术者来实施。许多患者在臀中肌扳机点注射后会有一过性的疼痛加剧。

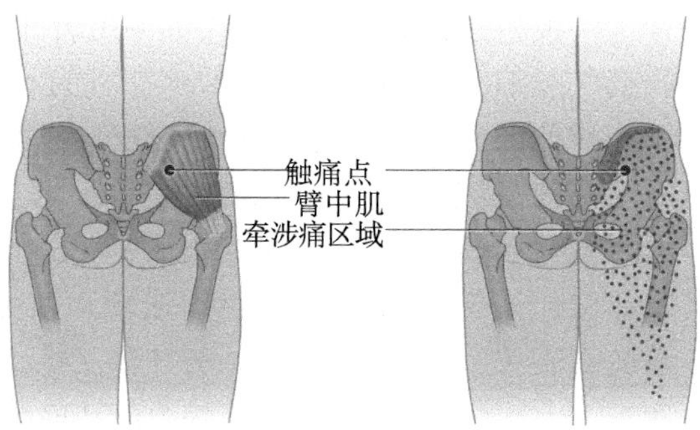

图 94–1

临床精粹

如果对注射部位临床相关解剖给予足够的重视,扳机点的注射是非常安全的。使用无菌技术应慎重以防止感染，应使用全面预防感染的措施来减少术者可能的风险。许多副作用都与穿刺针对注射部位及深部组织的损伤有关。注射完毕后应立即对注射部位进行加压，有助于降低皮下瘀斑和血肿的发生率。避免使用过长的穿刺针可减少深部组织创伤的发生。对臀中肌进行注射时,应特别注意避免损伤神经血管组织,如坐骨神经。

抗抑郁药物对肌筋膜疼痛综合征的治疗具有重要作用。相比 5– 羟色胺重摄取抑制剂,三环类药物对于疼痛的治疗效果更好。抗抑郁药治疗肌筋膜疼痛综合征的具体机制尚不清楚。一些研究者认为，许多肌筋膜疼痛综合征患者会因疼痛产生抑郁,这可能是抗抑郁药物有效的原因。阿米替林和去甲替林是首选药物,可于睡前单次给药。起始剂量为 10~25 mg，根据药物副反应的程度逐步增加药物剂量。

第 95 章

肛提肌综合征

适应证及临床应用

肛提肌容易患肌筋膜疼痛综合征。疼痛多因肌肉的反复微损伤所引起，如山地自行车、骑马以及孕妇生产。对肌肉的钝性创伤也可诱发肛提肌综合征。

肌筋膜疼痛综合征是一种累及机体某个点或某个区域的慢性疼痛综合征。诊断肌筋膜疼痛综合征的一个必要条件是在体格检查中发现肌筋膜扳机点。尽管这些扳机点通常位于肌筋膜受损处，但肌筋膜疼痛综合征引起的疼痛往往会牵涉到机体的其他部位。这种牵涉痛容易被误诊或归因于其他系统的病症，从而导致复杂而无效的诊治过程。肛提肌综合征的患者疼痛最明显的部位往往位于骨盆平面，并放射至臀部和下肢的后面（图 95-1）。

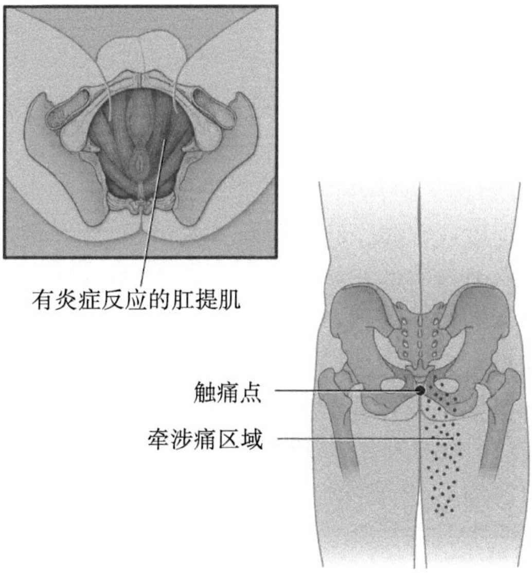

图 95-1

扳机点是肌筋膜疼痛综合征的特征性损伤，目前认为是由受损肌肉的反复微损伤所致。这种病理损伤的特征性表现是受损肌肉局部某个点的剧烈触痛。触诊或牵拉扳机点所造成的机械刺激不仅可引起局部剧烈疼痛，还可引起牵涉痛。此外，受刺激的肌肉还可出现不自主的收缩，称为“跳跃征”。这也是肌筋膜疼痛综合征的特点之一。肛提肌综合征的患者其扳机点往往沿直肠或会阴分布(见图 95-1)。

触诊扳机点可摸到呈束状的紧张肌肉，肌筋膜疼痛综合征患者多具有这一体征。虽然已有许多关于肌筋膜疼痛综合征的理论，但其病理生理目前仍不清楚。这些理论的共同点是，扳机点是受损肌肉的微损伤所致。这种微损伤可以是一种直接对肌肉的损害，也可能是反复微损伤以及主动肌、拮抗肌慢性去适应化造成的。

除了肌肉损伤，还有一些因素促使患者诱发肌筋膜疼痛综合征。周末锻炼的人在进行一些尚未熟悉或适应的运动时可造成肌筋膜疼痛综合征，使用电脑或看电视的坐姿不当也是其诱发因素之一。肌肉既往的损伤可能会导致肌肉功能异常，从而促使肌筋膜疼痛综合征的形成。如果患者并存有营养不良或诸如慢性焦虑、抑郁等行为心理学异常，这些诱发肌筋膜疼痛综合征形成因素的作用将会更加显著。肛提肌似乎更容易因为焦虑状态而诱发肌筋膜疼痛综合征。

肌肉僵硬和疲劳感也是肌筋膜疼痛综合

征常见的并存症状，它们可以加重肌筋膜疼痛综合征导致的功能障碍，并使相关治疗更加复杂。肌筋膜疼痛综合征可作为主要的病症而存在，也可能与其他的疼痛疾患共同发病，如神经根病和慢性局部疼痛综合征。在肌筋膜疼痛综合征患者，抑郁等行为心理学异常通常与肌肉功能异常共存。对行为心理学异常的治疗是成功治疗不可或缺的一部分。

临床相关解剖

肛提肌的主要作用是支持盆腔内容物，通过提高盆底来压迫尿道及阴道，向前牵拉肛门直肠交界处以维持正常的肛门直肠生理性角度。肛提肌起自耻骨体的后面、闭孔内肌及坐骨棘(见图95-1)，止于肛门尾骨缝及尾骨。肛提肌由S3-S4脊神经前支主干支配。对肛提肌的错误或过度使用容易导致肌肉磨损、撕裂及创伤，从而引起肌筋膜疼痛综合征。肛提肌综合征可同时伴有臀部滑囊炎和尾骨痛，从而使得临床表现更为复杂。

操作技术

扳机点注射前仔细的准备工作有助于使治疗达到最佳效果。注射部位应选在最典型的扳机点位置，而不是牵涉痛的区域。应向患者说明扳机点注射的目的是为了封闭扳机点诱发的持续性疼痛，并希望治疗能够使疼痛得到较长时间的缓解。对大多数肌筋膜疼痛综合征的患者，要达到较好的疼痛缓解效果，一次治疗往往是不够的，让患者理解这一点非常重要。在对穿刺点进行定位以及实施注射的时候，斜卧位或侧卧位有助于减轻血管迷走神经反射。注射部位的皮肤在穿刺前应严格消毒以防止感染。

向患者解释扳机点注射的目的之后，用戴有无菌手套的手指通过触诊对扳机点再次进行确认。准备好含有10 mL、0.25%无防腐剂的布比卡因与40 mg甲泼尼龙的注射器以及长度足够深入扳机点的25号或27号的穿刺针。除非要对腰部用于维持身体姿势的肌肉进行注射，否则2英寸长的针头应该是足够的，过于肥胖的患者除外。每个扳机点注射0.5~1 mL药物(见图95-1)。应向患者说明，要完全消除扳机点，可能会需要2~5个治疗周期。

副作用及并发症

由于骨盆、直肠周围神经血管结构复杂，此项操作一定要由精通局部解剖并在介入性疼痛治疗技术上有丰富经验的术者来实施。许多患者在肛提肌扳机点注射后会有一过性的疼痛加剧。

临床精粹

如果对注射部位临床相关解剖给予足够的重视，扳机点的注射是非常安全的。使用无菌技术应慎重以防止感染，应使用全面预防感染的措施来减少术者可能的风险。许多副作用都与穿刺针对注射部位及深部组织的损伤有关。注射完毕后应立即对注射部位进行加压，有助于降低皮下瘀斑和血肿的发生率。避免使用过长的穿刺针可减少深部组织创伤的发生。对肛提肌进行注射时，应特别注意避免损伤神经血管组织，如坐骨神经。

抗抑郁药物对肌筋膜疼痛综合征的治疗具有重要作用。相比5-羟色胺重摄取抑制剂，三环类药物对于疼痛的治疗效果更好。抗抑郁药治疗肌筋膜疼痛综合征的具体机制尚不清楚。一些研究者认为，许多肌筋膜疼痛综合征患者会因疼痛产生抑郁，这可能是抗抑郁药物有效的原因。阿米替林和去甲替林是首选药物，可于睡前单次给药。起始剂量为10~25 mg，根据药物副反应的程度逐步增加药物剂量。许多骨盆疼痛综合征的患者均有心理异常，对此不加以重视或治疗不得当都会引起最终治疗结果的不尽如人意。

第 96 章

闭孔神经卡压综合征

适应证及临床应用

闭孔神经卡压综合征是由于闭孔神经在通过闭膜管上端时受到挤压而引起的(图 96–1 和图 96–2)。在这个部位引起闭孔神经挤压的常见原因包括外伤(如枪伤)、骨盆骨折和全髋关节成形术后骨水泥的膨出，少见的原因有孕妇生产过程中造成的损伤。闭孔神经卡压综合征表现为大腿内侧感觉异常、疼痛,偶尔会有麻木。疼痛很少放射至膝关节以下,下肢的伸展或外侧运动可牵拉闭孔神经而加重疼痛。如果不加以治疗,包括髋关节内收肌群无力在内的进行性运动功能障碍会引起机体稳定髋关节的能力丧失，从而使患者髋关节完全外展,呈现一种宽底式步态。

体格检查可发现大腿内侧闭孔神经支配区域的感觉缺失(图 96–3)。也可能存在髋关节内收无力。前文曾提及的宽底式步态在某些晚期病例中也可能出现，提示髋关节内收肌群麻痹。引起大腿内侧疼痛以及髋关节内收无力的疾病除了闭孔神经损伤之外，更为常见的原因是腰丛神经的损伤，如外伤、血肿、肿瘤、糖尿病性外周神经疾病和炎症等。

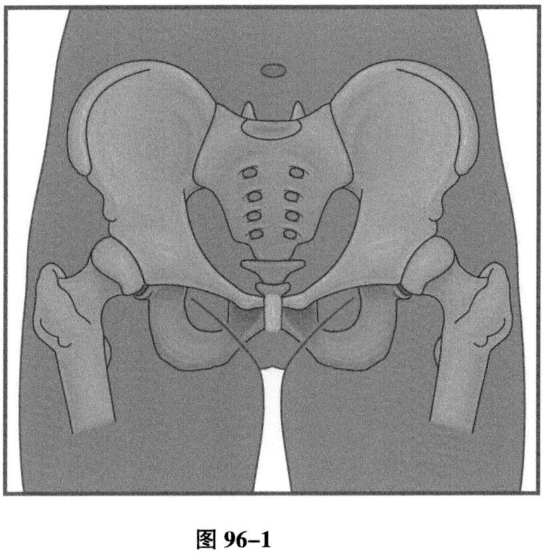

图 96–1

肌电图有助于鉴别闭孔神经卡压综合征与腰神经丛病、腰神经根病和糖尿病多发神经病变。建议所有闭孔神经卡压综合征的患者进行髋部和骨盆的 X 线平片检查，以排除隐匿性骨病变。根据患者的临床表现,可选择性地进行一些辅助检查,包括全血细胞计数、尿酸、血沉和抗核抗体检测等。如果怀疑有肿瘤或血肿,则建议行腰丛 MRI。下文所描述的注射技术既是一种治疗手段，也可协助诊断闭孔神经卡压综合征。

临床相关解剖

闭孔神经支配髋关节的大部分区域,其来源于 L2、L3 和 L4 脊神经的后部。从腰丛发出后自腰大肌内侧缘穿出，贴小骨盆内侧壁前行,与闭孔血管伴行穿闭膜管出小骨盆,进入大腿区(见图 96–1 和图 96–2)。这也是卡压经常发生的部位。闭孔神经随后分为前后两支,前支分出关节支支配髋关节的感觉,运动支支配髋部表浅的收肌，皮支支配大腿内侧远端的感觉。后支支配髋深部的收肌以及膝关节后部的感觉传导。

操作技术

患者取仰卧位,下肢轻度外展。通过触诊

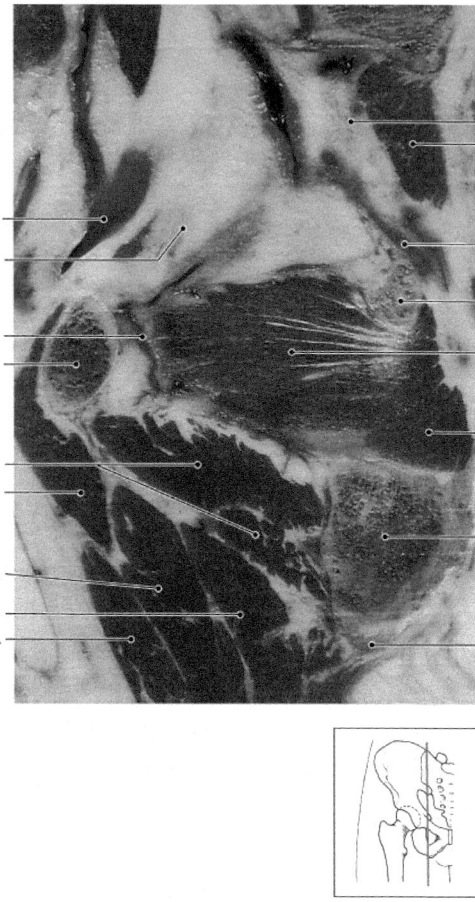

图 96-2 闭孔神经解剖。(From Kang HS, Ahn JM, Resnick D: MRI of the Extremities: An Anatomic Atlas, 2nd. Philadelphia, Saunders, 2002, p249.)

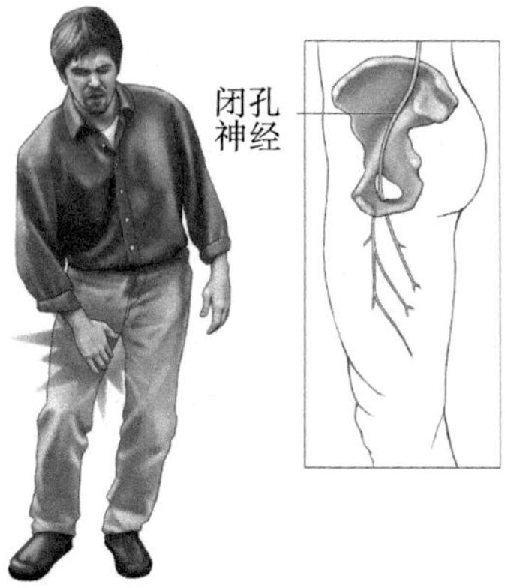

图 96-3

定位患侧的耻骨结节。取耻骨结节外侧、下方各 1 英寸为穿刺点，常规消毒皮肤。取 3 英寸、22 号的穿刺针垂直于皮肤缓慢刺入，直至碰到耻骨支的上部(见图 96-1)。标记碰到骨质的进针深度，将穿刺针回撤至皮下，在原穿刺方向的基础上向外、轻度向下进针，在原有深度的基础上再进 0.75~1 英寸，使针尖到达闭膜管。闭孔神经支配区域可有异感引出。仔细回抽注射器，确认穿刺针没有进入闭孔动脉或静脉。注入 10 mL 、1%不含防腐剂的利多卡因及 40 mg 甲泼尼龙。注射完毕后，压迫穿刺点，降低阻滞治疗后瘀斑和血肿的发生率。

副作用及并发症

闭孔神经阻滞的主要副作用是穿刺后的

瘀斑和血肿。由于毗邻闭孔动脉及静脉,注射时存在药物误入血管的可能。如前文所述,注射治疗后应对注射部位进行压迫，以避免血肿和瘀斑的形成。

临床精粹

闭孔神经阻滞是一项简单的操作，但对于患闭孔神经卡压综合征的患者可产生非常好的缓解作用。脊髓损伤或中风后有可能出现髋关节痉挛性内收,可导致会阴护理困难、性交不能、尿管置入困难。这些情况下可使用射频进行闭孔神经毁损，或使用肉毒杆菌毒素治疗。

若考虑患者的疼痛由闭孔神经卡压综合征引起,但闭孔神经封闭治疗无效的话,应考虑腰丛或 L2-L4 神经根的损伤。这种患者通常对硬膜外皮质类固醇沮滞治疗有效。建议行腰丛肌电图及 MRI 检查以排除其他可能引起髋关节疼痛的疾病,如恶性肿瘤侵犯腰丛、L2-L4 硬膜外或脊椎的转移性病灶等。髋关节 X 线平片可帮助排除局部骨病变。

第 97 章

感觉异常性股痛

适应证及临床应用

感觉异常性股痛是由于股外侧皮神经在经过腹股沟韧带下方时受到卡压所致(图 97-1)。这种卡压引起的神经疼痛表现为股外侧皮神经支配区域内的疼痛、麻木及感觉障碍。这些症状开始通常表现为大腿外侧的烧灼痛伴有皮肤感觉敏感。患者可发现坐位、蹲位、使用宽腰带等可能导致挤压股外侧皮神经的动作,可加重感觉异常性股痛的症状。在该病的发病机制上，外伤造成的股外侧皮神经损害曾被认为是原因之一，但大部分患者并无明显的外伤病史。

体格检查发现,在髂前上棘腹股沟韧带起点处股外侧皮神经上方可有压痛。腹股沟韧带下方股外侧皮神经通过的部位可引出 Tinel 征。对大腿外侧详细的感觉功能检查可发现股外侧皮神经支配区域的感觉缺失（图 97-2)。应该不存在运动功能障碍。坐位、过紧或过宽的腰带可能会加重感觉异常性股痛的各种症状。

感觉异常性股痛通常会被误诊为腰神经根病或转子滑囊炎，也有归因于髋部的原发病变。髋部的影像学检查和肌电图有助于对其进行鉴别。腰神经根病的患者通常会有背疼痛,并伴有反射、运动和感觉功能的变化以及下肢痛。而感觉异常性股痛患者并没有背痛及运动、反射功能的改变,其引起的感觉变化局限于股外侧皮神经支配的区域内，不会扩展到膝关节以下。感觉异常性股痛与腰神

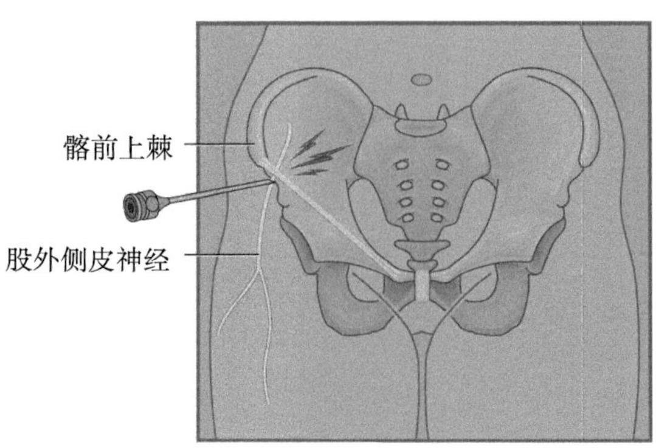

图 97-1

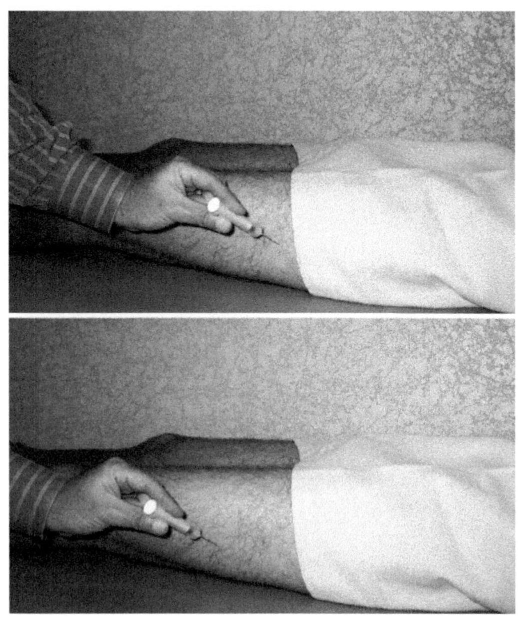

图 97-2 感觉异常性股痛特征性感觉异常的检查。(From Waldman SD: Physical Diagnosis of Pain. Philadelphia, Saunders, 2005, p279.)

经根病可能同时共存，称为“双重卡压综合征”。少数情况下，糖尿病引起的下肢神经病变也可导致大腿前部疼痛，从而使诊断更加困难。

肌电图有助于鉴别感觉异常性股痛与腰神经根病及糖尿病多发性神经病变。建议所有患感觉异常性股痛的患者进行背部、髋部和骨盆的X线平片检查以排除隐蔽的骨源性病变。根据患者的临床表现，可选择性地进行一些辅助检查，包括全血细胞计数、尿酸、血沉和抗核抗体检测等。如果怀疑存在椎间盘突出、椎管狭窄或脊椎占位性病变，应行脊椎的MRI检查。下文所描述的注射技术既是一种治疗手段，也可协助诊断。

临床相关解剖

股外侧皮神经来源于L2和L3脊神经的后侧分支，自腰大肌外缘穿出后，向前外侧走行，在髂前上棘的水平走行于髂腹股沟神经的下方，经腹股沟韧带深面达腹部阔筋膜下方，然后分为前支和后支。前支提供大腿前外侧有限的皮肤感觉支配(见图 97-1)。后支负责大腿外侧大转子以上至膝关节的皮肤感觉支配。

操作技术

患者取仰卧位，若因双下肢伸直牵拉股外侧皮神经而引起疼痛，可在患者双膝下垫枕。触诊定位髂前上棘，取髂前上棘内侧1英寸腹股沟韧带下方为穿刺点，常规消毒皮肤(见图 97-1)。取1.5英寸、25号穿刺针缓慢垂直进针，直至感觉针头刺破阔筋膜，会有一种“砰地一下”的突破感，通常可引出异感。反复回抽注射器确定未误入血管后，注入5~7 mL不含防腐剂1%利多卡因及40 mg甲泼尼龙。针头应位于腹外斜肌表面，呈扇形注药。应注意防止针头刺入过深而进入腹腔造成脏器损伤。注射后应对穿刺点进行压迫，以降低封闭后瘀斑和血肿的发生率，对进行抗凝治疗的患者尤应注意。

副作用及并发症

此项技术的主要副作用是阻滞后的血肿和瘀斑。若穿刺针位置过深进入腹腔并刺破结肠，可能导致腹腔内脓肿和瘘管形成。为避免潜在可能的致命后果发生，对感染的早期诊断非常重要。穿刺针若太过于偏内，可能发生股神经阻滞而引起行走困难。

临床精粹

股外侧皮神经阻滞是一项简单的操作，但对于患感觉异常性股痛折磨的患者可产生非常好的缓解作用。如前文所述，治疗后应对注射部位进行压迫，以避免血肿和瘀斑的形成。

若患者表现为感觉异常性股痛，并且股外侧皮神经阻滞治疗无效，则应考虑邻近的腰丛损伤或L2-L3神经根病。这种患者通常对硬膜外皮质类固醇阻滞有效。建议行腰丛肌电图及MRI检查以排除其他可能引起大腿外侧皮肤疼痛的疾病，如恶性肿瘤侵犯腰丛或硬膜外腔，或L2-L3的脊椎转移病变。

第 98 章

梨状肌综合征

适应证及临床应用

梨状肌综合征是由于坐骨神经在通过坐骨切迹时受到梨状肌的压迫所导致的（图 98-1），表现为坐骨神经分布区域内的疼痛、麻木、感觉异常以及相应的肌肉无力。症状最初多表现为臀部剧烈的疼痛，并放射至下肢及足部。患者可逐渐出现步态改变，从而继发骶髂背部及髋部的疼痛，使得临床表现更加复杂。若没有对症治疗，则可导致进行性的臀肌及下肢的运动功能障碍。梨状肌综合征的症状通常在骶髂、臀部遭受直接创伤后出现，少数可因髋关节和下肢重复性的活动导致，梨状肌及其下方的坐骨神经反复受压也可能是病因之一。更为少见的病因包括相应解剖部位的隐匿性肿瘤，若在坐骨神经通过坐骨切迹的位置对其产生了压迫，则可引起类似于梨状肌综合征的症状(图 98-2)。

体格检查可发现坐骨切迹处压痛。梨状肌下方坐骨神经行径处可有 Tinel 征阳性。直腿抬高试验阳性提示坐骨神经卡压可能是由于梨状肌综合征引起。触诊梨状肌可发现肌

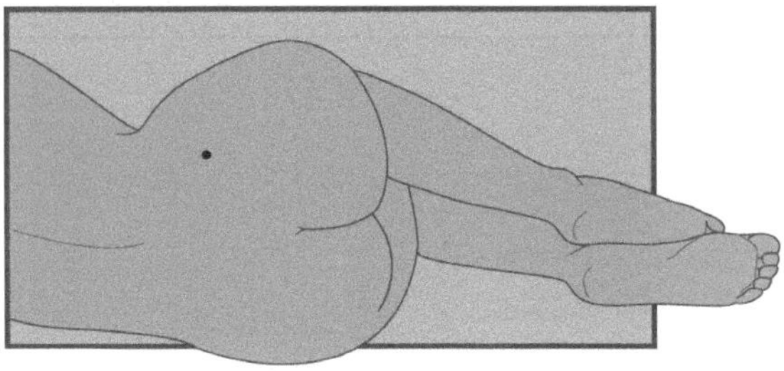

图 98-1

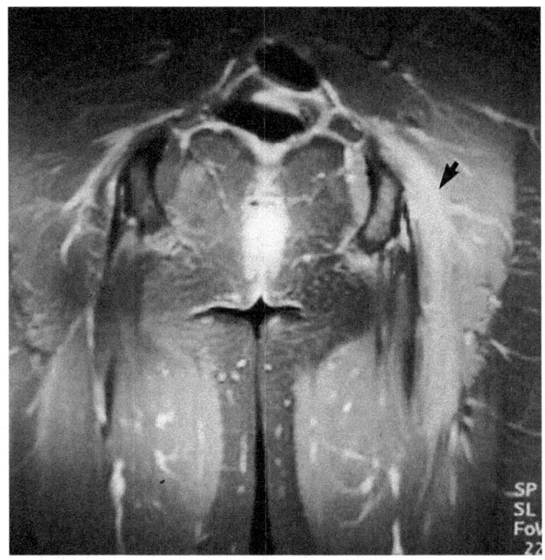

图 98-2 坐骨神经受累：可能是纤维脂性错构瘤。静脉注射钆造影剂后的冠状位脂肪抑制 T1 加权(TR/TE，735/17) 自旋回波 MR 图像显示左侧坐骨神经信号放大加强(箭头所示)。横断面 MR 图像(未示出)提示纤维脂性错构瘤，不过也有人认为是丛状神经纤维瘤。(Courtesy of C. Petersilge MD, Cleveland, OH; from Resnick D: Diagnosis of Bone and Joint Disordes, 4th ed. Philadelphia, Saunders, 2002.)

腹肿胀、硬结并有触痛。大多数患者，腰部和髋部的抬举及弯曲动作会加重疾病的症候群。晚期未经治疗的梨状肌综合征可引起受累臀肌及下肢肌肉的无力，并最终导致肌肉废用。

梨状肌综合征常被误诊为腰神经根病，或归因于髋部原发性疾病。髋部 X 线平片及肌电图可协助进行鉴别。大多数腰神经根病的患者通常伴有背痛以及相应的反射、运动和感觉功能的改变，而梨状肌综合征的患

者只有继发性背痛，并没有反射功能的改变。其运动和感觉功能的改变局限于坐骨切迹下方坐骨神经的支配区域。腰神经根病与坐骨神经卡压可同时存在,称为“双重卡压综合征”。

肌电图有助于鉴别梨状肌综合征与腰神经根病。建议所有梨状肌综合征的患者进行腰背部、髋部和骨盆的 X 线平片检查以排除隐匿性骨病变。根据患者的临床表现,可选择性地进行一些辅助检查,包括全血细胞计数、尿酸、血沉和抗核抗体检测等。如果怀疑存在椎间盘突出、椎管狭窄或脊椎占位性病变,应行背部 MRI 检查。下文所描述的注射技术既是一种治疗手段,也是一种诊断方法。

临床相关解剖

梨状肌起自骶骨前方，纤维向外出坐骨大孔达臀部,止于股骨大转子的上端。梨状肌的主要作用是外旋、外展髋关节。梨状肌由骶丛神经支配。在股骨内旋时,梨状肌肌腱及肌腹可压迫坐骨神经,如果压迫持续存在,则可导致坐骨神经卡压。

除了由隐神经支配的小腿和足内侧区域,坐骨神经支配下肢远端的其他部分。作为机体最粗大的神经，坐骨神经起源于 L4、L5 和 S1–S3 的神经根。神经根在骶骨前表面的外侧融合,向下走行,于梨状肌下缘经坐骨切迹离开骨盆(见图 98–1)。闭孔内肌在这个位置位于坐骨神经下方。坐骨神经位于臀大肌深面，在坐骨结节与大转子之间下行至股后区,在股二头肌长头深面继续下行。在大腿中部，坐骨神经分出支配腘绳肌和大收肌的分支。在大多数患者,坐骨神经在腘窝上部分分为股神经和腓总神经，不过也有少数患者这两支神经走行全程始终分开。股神经继续下行支配远端下肢，而腓总神经向外下行走支配膝关节的一部分，其外侧皮支则负责小腿上部背面及外侧的感觉支配。

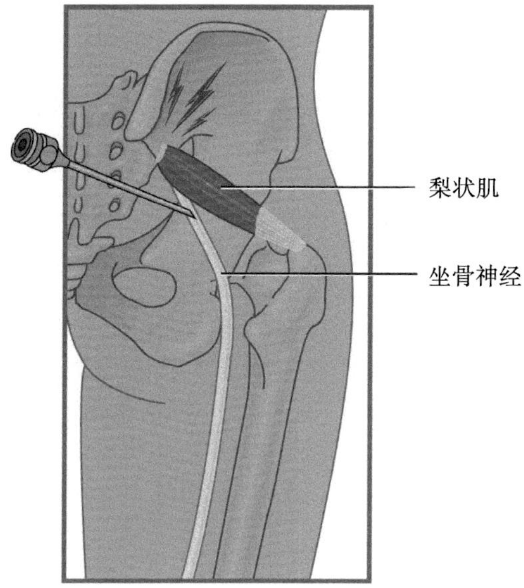

图 98–3

操作技术

患者置于 Sims 体位(半俯卧位),大腿屈曲。触诊确定患侧大转子及坐骨结节的位置。坐骨神经即位于这两个骨性标志之间的中线上(图 98–3)。确定中点,消毒皮肤。取 3.5 英寸、25 号穿刺针从中点处非常缓慢地垂直刺入皮肤,直至引出异感。应事先告知患者可能会有异感出现,并嘱咐患者一旦出现异感,应该立刻用言语表示回应。通常在进针 2.5~3 英寸时出现异感。如果感到针头碰到了坐骨切迹的骨质,应将穿刺针回抽至皮下,轻度向外向上调整方向,直至引出异感。一旦坐骨神经支配区域出现异感，应将穿刺针回抽 1 mm，观察患者以确认并没有持续的异感存在。如果没有持续的异感并反复抽吸注射器以确认没有误入血管后，缓慢注入 8 mL、1%不含防腐剂的利多卡因及 40 mg 甲泼尼龙。注射时应注意防止因针尖进入神经干内部而发生的神经内注射。注射完毕后,压迫穿刺点,降低阻滞后瘀斑和血肿的发生率。

副作用及并发症

注射技术的主要副作用是阻滞后血肿和瘀斑。如前文所述，阻滞治疗后应对注射部位进行压迫，以避免血肿和瘀斑的形成。由于要引出异感，穿刺针存在损伤坐骨神经的可能，通过缓慢进针、轻轻回撤穿刺针以离开神经等手段可避免穿刺针引起的坐骨神经损伤。

临床精粹

上述的注射技术是一项简单的操作，对于患梨状肌综合征的患者可产生非常好的缓解疗效。有文献显示，坐骨神经比其他外周神经更容易出现穿刺针导致的创伤，而引起术后持续的感觉异常。无论这种论断是真实情况，还是仅仅是猜测，都有待进一步观察。但无论如何，治疗前对患者神经状况的评估是非常重要的，这样可以避免将本来存在的神经损伤归咎于后来进行的坐骨神经阻滞。这种评估对神经容易受损的患者更有意义，如糖尿病患者。治疗后数日可进行步态训练和轻微的关节活动度练习。

第 99 章

耻骨骨炎综合征

适应证及临床应用

耻骨骨炎综合征是一系列临床症候群，包括耻骨联合处局部压痛，放射至大腿内侧的疼痛，以及蹒跚步态。影像学上的典型表现包括浸润、硬化，耻骨联合变宽是耻骨骨炎的特征性表现(图 99-1)。常在 10~30 岁发病，女性发病率高于男性。耻骨骨炎综合征通常在患者进行膀胱、腹股沟或前列腺手术后出现，感染可能经血流播散至相对缺少血供的耻骨联合部位。耻骨骨炎综合征也可在没有明显诱发因素或感染的情况下出现。类风湿性关节炎和强直性脊柱炎的患者也可出现类似的症状，但不会有其典型的影像学表现。

体格检查可发现耻骨联合部位的压痛。患者可有前部骨盆触痛，触诊耻骨联合时疼痛放射至大腿内侧。患者可呈现蹒跚步态以避免耻骨联合处的活动。这种异常步态可导致下肢滑囊炎或腱鞘炎，从而使临床表现更为复杂，并增加患者的疼痛和功能障碍。

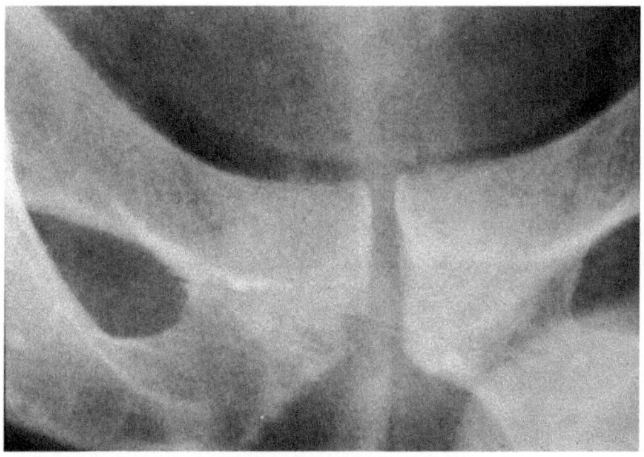

图 99-1 耻骨骨炎。耻骨前下位片显示耻骨联合增宽和右侧耻骨支下部缺损。(From Crisp AJ: Osteitis pubis. In Klippel JH, Dippe PA [eds]: Rheumatology, 2nd ed. London, Mosby, 1998, p4.14-8.)

建议所有表现为耻骨骨炎综合征的患者进行 X 线平片检查，以排除隐匿性骨源性病变及肿瘤。根据患者的临床表现，可选择性地进行一些辅助检查，包括全血细胞计数、前列腺特异性抗原、血沉以及抗核抗体检测等。如果怀疑存在隐匿性肿物或肿瘤，可行骨盆的 MRI 检查。放射性核素骨扫描可排除在 X 线平片上看不到的应力性骨折。下文所描述的注射技术既是一种治疗手段，也是一种诊断方法。

临床相关解剖

耻骨联合是一种软骨连接，使两侧耻骨连接在一起。耻骨间的纤维弹性软骨连接着两侧耻骨联合面(图 99-2)。连接面含有薄层的连接软骨，对损伤和炎症易感。耻骨联合几乎没有血供，这也是为什么耻骨联合部位的感染很难治疗的原因。在耻骨联合的上下方分别有连接两侧耻骨的耻骨上韧带和耻骨弓状韧带。包括安全带在内的对骨盆的钝性损伤可能导致这些韧带的断裂。

操作技术

向患者说明注射治疗的目的。患者取仰卧位，触诊确定两侧耻骨中点及耻骨联合处。常规消毒皮肤。准备含有 2 mL 、0.25% 不含防腐剂的布比卡因和 40 mg 甲泼尼龙的注射器，

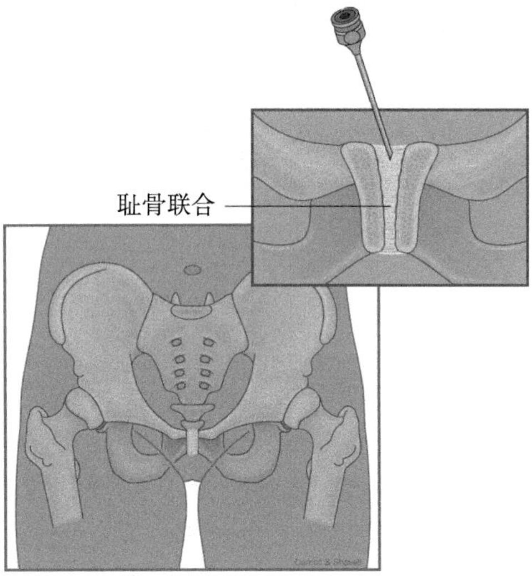

图 99–2 和图 99–3

连接 3.5 英寸、25 号的穿刺针。

穿刺针取适宜角度穿过皮肤，指向耻骨联合的中心。应缓慢进针直至针尖碰到耻骨联合的纤维弹性软骨(图 99–3)。将穿刺针轻轻回撤出耻骨联合，仔细抽吸注射器确认未进入血管,并确认没有异感存在后缓慢注药。注射阻力应该很小。

副作用及并发症

由于毗邻盆腔内容物，这项操作应由精通局部解剖并对穿刺技术有丰富经验的医师来进行。许多患者会有穿刺后一过性的疼痛加剧。潜伏感染的再次激活虽然少见,但仍有可能发生,所以严格的无菌技术非常重要。

临床精粹

这项技术对治疗耻骨骨炎非常有效。如果能对穿刺区域的临床相关解剖给予足够的重视，这项操作是安全的。注意使用无菌技术以防止感染,应采取普遍性的预防措施来降低术者的风险。操作的大部分副反应与穿刺针对注射部位及深部组织的创伤有关。注射完毕后,应压迫穿刺点以降低注射治疗后瘀斑和血肿的发生率。

患者在注射数日后可进行一些物理治疗，包括局部热敷和轻微的伸展锻炼。应避免强度较大的锻炼,因其可加重患者的症状。普通镇痛药、非甾体抗炎药和抗肌强直药(如替扎尼定)可与注射治疗同时使用。

第 100 章

髂腹股沟神经卡压综合征

适应证及临床应用

髂腹股沟神经卡压综合征是由于髂腹股沟神经在髂前上棘水平穿出腹横肌时受到压迫造成的(图 100–1)。造成压迫的最常见原因是这个位置的外伤导致的神经损伤，包括直接对神经的钝性损伤、腹股沟疝修补术及骨盆手术时对神经的误伤。少数情况下，髂腹股沟神经卡压综合征也可自发产生。患者表现为感觉异常、烧灼痛，偶尔也有麻木感，多分布于下腹部并放射至阴囊、阴唇，有时也放射至大腿内侧上部。疼痛不会放射至膝盖以下。腰椎的伸展由于牵拉髂腹股沟神经，可加重疼痛。患者通常呈现出上身前倾类似于滑雪初学者的姿势。若不进行治疗，会出现进行性的运动功能障碍，引起前腹壁膨出。这种膨出可能会混淆为腹股沟疝。

体格检查结果包括大腿内侧、阴囊或阴唇等髂腹股沟神经分布区域内的感觉障碍，也可能存在前腹壁肌肉无力。拍击髂腹股沟神经穿出腹横肌的位置有可能引出 Tinel 征。如前文所述，患者可能呈现出上身前倾类似于滑雪初学者的姿势(图 100–2)。外伤、血肿、肿瘤、糖尿病性周围神经病变以及炎症可导致腰神经丛损伤，损伤表现出的疼痛、麻木和肌肉无力等症状类似于髂腹股沟神经卡压综合征，应与之进行鉴别诊断。

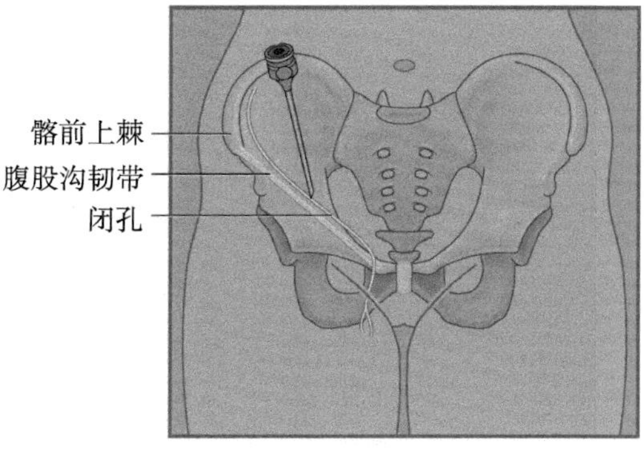

图 100–1

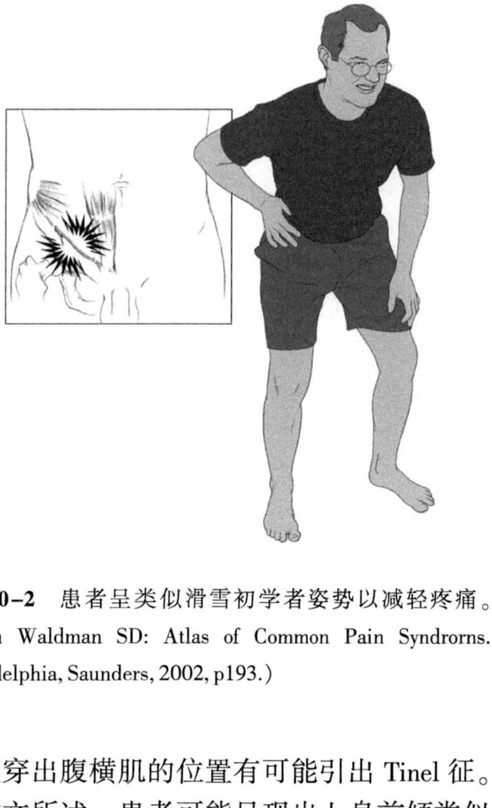

图 100–2 患者呈类似滑雪初学者姿势以减轻疼痛。(From Waldman SD: Atlas of Common Pain Syndrorns. Philadelphia, Saunders, 2002, p193.)

肌电图有助于鉴别髂腹股沟神经卡压综合征与腰神经丛病、腰神经根病、糖尿病多发神经病变。建议所有表现为髂腹股沟神经卡压综合征的患者进行髋部和骨盆的 X 线平片检查以排除隐匿性骨源性病变。根据患者的临床表现，可选择性地进行一些辅助检查，包括全血细胞计数、尿酸、血沉和抗核抗体检测等。如果怀疑存在肿瘤或血肿的可能,可行腰丛的 MRI 检查。下文所描述的注射技术既是一种治疗手段,也是一种诊断方法。

临床相关解剖

髂腹股沟神经是 L1 神经根的分支,少数患者也有来自 T12 的神经纤维。自 L1 或 L1、T12 躯干神经发出后,髂腹股沟神经呈曲线走行进入髂窝,在髂前上棘水平向前穿出腹横肌,继而向内、向下穿经腹股沟管,伴精索(子宫圆韧带)下行,自腹股沟浅环穿出。在这个过程中,髂腹股沟神经与髂腹下神经可能会有交联,因为这两支神经分布区域可能有相当多的重叠,所以髂腹股沟神经的分布因人而异。一般而言,髂腹股沟神经的感觉支配区域包括大腿内侧上部分的皮肤、男性阴茎根部、阴囊上部以及女性的阴阜和外侧阴唇(见图 100-1)。

操作技术

患者取仰卧位,若因双下肢伸直导致牵拉髂腹股沟神经而引起疼痛,可在患者双膝下垫枕。触诊定位髂前上棘,向内向下各 2 英寸为穿刺点,常规消毒皮肤。将 1.5 英寸、25 号穿刺针斜行朝向耻骨联合方向刺入(见图 100-1),穿过腹外斜肌腱膜后,呈扇形注射 5~7 mL 、1%不含防腐剂的利多卡因及 40 mg 甲泼尼龙。应注意防止进针过深而损伤腹部脏器。

因髂腹股沟神经与髂腹下神经支配区域存在重叠,通常会出现髂腹下神经阻滞的情况。注射后应对穿刺点进行压迫,以降低封闭后瘀斑和血肿的发生率,对进行抗凝治疗的患者尤应注意。

副作用及并发症

该项治疗的主要副作用是术后血肿和瘀斑的形成。若穿刺针位置过深进入腹腔并刺破结肠,可能导致腹腔内脓肿和瘘管形成。为避免潜在的致命并发症,对感染的早期诊断非常重要。

临床精粹

髂腹股沟神经阻滞是一项简单的操作,但对于患髂腹股沟神经卡压综合征的患者可产生非常好的缓解作用。如前文所述,治疗后应对注射部位进行压迫,以避免血肿和瘀斑的形成。

若患者表现为髂腹股沟神经卡压综合征,并且治疗无效,则应考虑邻近的腰丛损伤或 L1 神经根病。这种患者通常对硬膜外皮质激素治疗有效。建议行腰丛肌电图及 MRI 检查以排除其他可能引起髂腹股沟部位疼痛的疾病,如恶性肿瘤侵犯腰丛或硬膜外腔,或T12–L1 的脊椎代谢性疾病。

第 101 章

生殖股神经卡压综合征

适应证及临床应用

生殖股神经卡压综合征是临床最常见的引起下肢和骨盆疼痛的病因之一，是由于生殖股神经在走行过程中受到损伤或压迫导致的。其最常见病因包括外伤，如对生殖股神经的直接钝性创伤，以及腹股沟疝修补术和骨盆手术中对神经的误伤，少数情况下也可自发产生。

生殖股神经卡压综合征表现为下腹部的感觉异常、烧灼痛，有时会有麻木感，并放射至大腿内侧。疼痛在女性可放射至大阴唇，男性可放射至阴囊底部及提睾肌。疼痛不会放射至膝盖以下。腰椎伸展可牵拉神经而加重症状。患者通常呈现出上身前倾类似于滑雪初学者的姿势(图 101–1)。

体格检查结果包括大腿内侧、阴囊底部、大阴唇等生殖股神经分布的区域内感觉异常。偶尔可能存在腹前壁肌肉无力。拍击腹股沟韧带下方生殖股神经的经过部位有可能引出 Tinel 征。如前文所述，患者可呈现出上身前倾，类似于滑雪初学者的姿势。

临床相关解剖

生殖股神经来源于 L1 和 L2 神经根，自腰大肌前面穿出后，分为生殖支和股支。股支与股动脉一起从腹股沟韧带下方经过，支配股三角部的皮肤感觉(图 101–2)。生殖支于腹股沟管深环处进入该管，分布于提睾肌和阴囊(或随子宫圆韧带分布于大阴唇)。

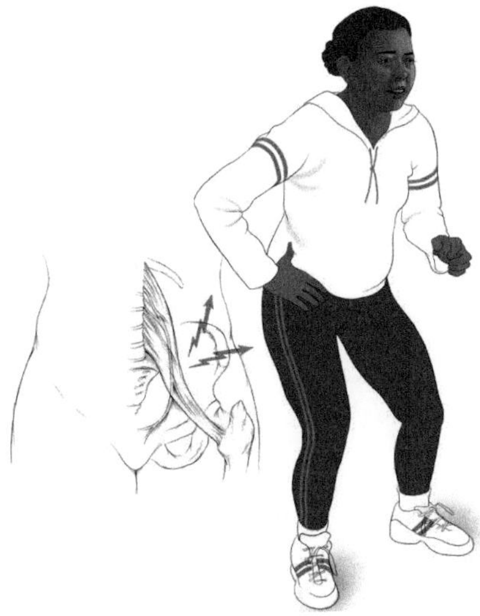

图 101–1 (From Waldman SD: Atlas of Common Pain Syndromes. Philadelphia, Saunders, 2002, p197.)

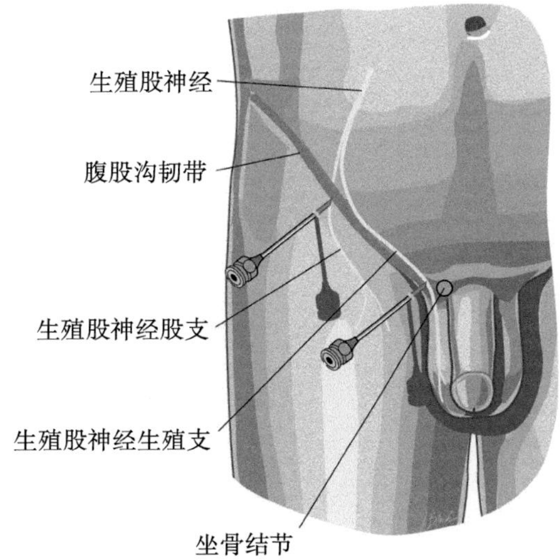

图 101–2 (From Waldman SD: Atlas of Interventional Pain Management, 2nd ed., Philadelphia, Saunders, 2004, p305.)

操作技术

患者取仰卧位，若因双下肢伸直导致牵拉生殖股神经而引起疼痛，可在患者双膝下垫枕。触诊确定耻骨结节外侧为穿刺点，常规消毒，使用 1.5 英寸、25 号穿刺针斜行刺向耻骨联合方向(见图 101–2)。针头穿过腹股沟韧带后，呈扇形注射 3~5 mL、1%不含防腐剂的利多卡因及 80 mg 甲泼尼龙。注意防止针头过深进入腹腔而损伤腹腔脏器。

生殖股神经股支的阻滞部位在腹股沟韧带的中外 1/3 处。常规消毒皮肤，取 3~5 mL、1%利多卡因在腹股沟韧带下方进行皮下浸润(见图 101–2)。应注意防止误入动静脉和股神经阻滞。针头必须保持在皮下，以免进入腹腔损伤腹腔脏器。如果疼痛同时伴有炎性反应，可将 80 mg 甲泼尼龙与局部麻醉药共同注射。在首剂为 80 mg 的基础上，后续的每日治疗可使用 40 mg 甲泼尼龙。

由于髂腹下神经和髂腹股沟神经的支配范围有所重叠，在阻滞生殖股神经时有可能阻滞上述两支神经。注射后应对穿刺点进行压迫，以降低封闭后瘀斑和血肿的发生率，对进行抗凝治疗的患者尤应注意。

副作用及并发症

该项治疗的主要副作用是术后血肿和瘀斑的形成。若穿刺针位置过深进入腹腔并刺破结肠，可能导致腹腔内脓肿和瘘管形成。为避免潜在的致命性并发症，感染的早期诊断非常重要。

临床精粹

生殖股神经卡压综合征是下肢和骨盆疼痛的常见病因。生殖股神经阻滞是一项简单的操作，但对于患生殖股神经卡压综合征折磨的患者可产生非常好的缓解作用。如前文所述，治疗后应对注射部位进行压迫，以避免血肿和瘀斑的形成。对生殖股神经阻滞治疗不能迅速起效的患者，可考虑行 L1–L2 节段硬膜外皮质类固醇注射治疗。

若患者表现为生殖股神经卡压综合征，并且神经阻滞治疗无效，则应考虑邻近的腰丛损伤或 L1 神经根病。这种患者通常对硬膜外皮质类固醇治疗有效。建议行腰丛肌电图及 MRI 检查以排除其他可能引起同一部位疼痛的疾病，如恶性肿瘤侵犯腰丛或硬膜外腔，或 T12–L1 的脊椎代谢性疾病。

第 102 章

尾骨疼痛综合征

适应证及临床应用

尾骨疼痛是一种常见的疼痛综合征，其特征是疼痛位于尾骨，向低位骼骨和会阴部放射。女性较男性更容易罹患。尾骨痛通常发生于直接踢向尾骨引起的创伤，或摔倒时力量作用于尾骨上，难产亦可导致尾骨痛。目前认为疼痛是由于骶尾韧带紧张所致，或是因为尾骨骨折。少数情况下，骶尾关节关节炎也可导致尾骨疼痛综合征。

体格检查结果包括尾骨的压痛，尾骨的移动可加重疼痛。移动尾骨还可导致直肠强烈的异感，会使患者非常痛苦。直肠检查可发现肛提肌、梨状肌和尾骨肌的硬结，触诊这些肌肉可有严重的痉挛。坐位可加重疼痛，患者往往坐在一侧臀部上，以避免对尾骨的压迫。

建议所有表现为尾骨疼痛综合征的患者进行 X 线平片检查以排除隐匿性骨源性病变及肿瘤。根据患者的临床表现，可选择性地进行一些辅助检查，包括全血细胞计数、前列腺特异性抗原、血沉以及抗核抗体检测等。如果考虑存在隐匿性肿物或肿瘤，可行骨盆的 MRI 检查。放射性核素骨扫描可排除在 X 线平片上看不到的应力性骨折。下文所描述的注射技术既是一种治疗手段，也是一种诊断方法。

临床相关解剖

三角形的骶骨由 5 个凸向背面的骶椎融合而成(图 102-1)。骶骨呈楔形插入两侧骶骨之间，上方与第 5 腰椎连接，下方与尾骨相连。骶骨前端的凹面有 4 对尚未闭合的骶前孔，有 4 对骶神经的前支从中通过，与其相对应的骶后孔相对小一些。骶骨下端关节突的残留部分下行凸出到骶管裂孔的两侧，裂孔两侧有向下突出的骶角，骶管麻醉常以骶角作为骨性标志。

三角形的尾骨由 3~5 个基本锥体组成，其上关节面与骶骨的下关节面连接。S4 锥体下端与 S5 锥体在骶骨后面中线不完全的融合构成了骶管裂孔。U 型的裂孔背面覆以骶尾韧带连接骶尾骨。

操作技术

患者取俯卧位，头下垫枕，背离术者。下肢和膝盖外展以松弛臀肌，臀肌紧张会使骶

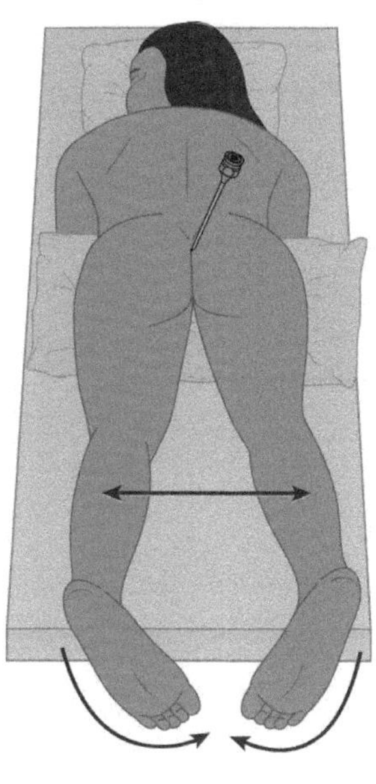

图 102-1

尾关节定位更加困难(见图 102-1)。

应扩大消毒范围,以便能在无菌条件下触摸各种骨性标志。铺无菌孔巾,术者以非优势手的中指放置于无菌单上,从患者的臀沟向上触摸,在骶骨的基底可触及骶尾关节。定位骶尾关节后,取 1.5 英寸、25 号穿刺针与皮肤呈 45°角,指向骶尾关节和骶尾韧带所在区域(见图 102-1)。使用较长的穿刺针会提高各种并发症的发生率,如血管内注药、误入硬膜外腔及穿破硬脊膜,因此对整个操作的成功没有任何益处。

穿透骶尾韧带时,可有类似"砰地一下"的突破感,然后将穿刺针回撤出韧带。如果碰到了骶骨的骨壁,应将穿刺针轻度回撤使针头离开骨膜。当针头定位满意后,连接装有 5 mL、1%不含防腐剂的利多卡因和 40 mg 甲泼尼龙的无菌注射器。

轻抽注射器观察有无脑脊液或血液。尽管很少见,但硬脊膜穿破偶尔还是有可能发生,所以仔细观察有无脑脊液非常重要。回抽出血液则更为常见,可能是由于穿刺过深进入到硬膜外腔而导致了静脉损伤,针头直接进入到血管较为少见。如果回抽过程中发现有脑脊液或血液,应立即停止穿刺,并在至少 24 小时内不要再进行同样的操作。如果回抽未发现异常,即可缓慢注药,注射阻力应很小。注射过程中若出现疼痛明显或阻力突然升高等情况,说明穿刺针位置错误,术者应立即停止注药并重新确定穿刺位置。穿刺结束后,应予无菌敷料加压包扎并在穿刺部位予以冰块冷敷。

副作用及并发症

由于穿刺部位邻近直肠,这项操作主要的并发症是感染。如果严格执行无菌操作,感染的发生率应该是很低的。约有 25%的患者在穿刺后会有一过性的疼痛加剧,应事先告知患者。应注意避免穿刺过深,或将局部麻醉药和皮质类固醇注入尾端硬膜外腔,否则会出现感觉和运动障碍。

临床精粹

这项技术对于治疗尾骨疼痛综合征是非常有效的。如果并存有骶髂关节炎症,则需要注射更多的局部麻醉药和缓释皮质类固醇。如果对注射部位临床相类解剖给予足够的重视,那么这项技术是安全的。必须要严格无菌操作以防止感染。应使用全面预防感染的措施来减少术者可能的风险。注射完毕后应立即对穿刺部位进行压迫,以减少局部血肿和瘀斑的发生。患者可在术后数日进行患处的局部理疗,包括热疗、轻微的关节活动度训练以及直肠内的肌肉按摩。应避免高强度的活动,因其可能加重患者的症状。注射治疗的同时可给予患者普通的镇痛药和非甾体抗炎药。

第 7 部分

膝和下肢

第 103 章

膝关节内注射

适应证及临床应用

膝关节好发关节炎，发病原因多种多样，但共同点是关节软骨的损害。膝关节炎症常导致关节痛，其中以骨性关节炎最为常见(图 103–1)，其次是类风湿性关节炎和创伤后关节炎。因关节炎诱发膝部疼痛的一些不常见的病因包括胶原血管病、感染、绒毛结节性滑膜炎和莱姆病。急性感染性关节炎常伴有明显的全身症状，如发热、不适，临床医师很容易做出判断，通过细菌培养和应用抗生素可使患者得到适宜治疗，而不应进行关节内注射治疗。胶原血管病常常累及多个关节，而不是局限在膝关节的单关节病，对其引起的膝盖疼痛，关节内注药效果很好，后文将对此进行描述。

由骨性关节炎和创伤后关节炎引起膝关节疼痛的患者，大部分会说疼痛局限在膝关节周围及股骨远端。运动使疼痛加剧，休息和热敷会有所缓解。疼痛是持续性的酸痛，会影响患者睡眠。有些患者主诉活动时关节会出现摩擦或爆裂感，体检可出现捻发音。

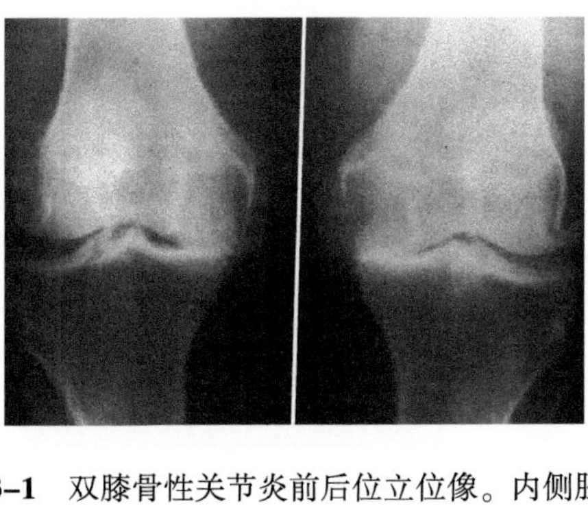

图 103–1 双膝骨性关节炎前后位立位像。内侧胫股间隙变窄，胫骨相对于股骨有轻度的向外侧半脱位。(From Brower AC, Flemming DJ: Arthritis in Black and white, 2nd ed. Philadelphia, Saunders, 1997, p285.)

除了疼痛外，膝关节炎患者常常出现渐进性关节功能下降和活动范围的缩小，简单地说，日常活动如走路、上楼梯、上下汽车都非常困难。早晨及长时间坐位后关节僵直是此类患者的常见症状，由于长时间不用，股四头肌会萎缩，缺少了肌肉和韧带的支撑，膝关节最终会不稳定。当患者在不平坦的路面上行走或上楼梯时，这种不稳定性最明显。

所有膝关节疼痛的患者都应该照 X 线平片。根据患者的临床表现可以做一些辅助检查，包括全血细胞计数、血沉和抗核抗体检测。如果怀疑有内紊乱症、隐蔽团块或肿瘤，应该做膝关节 MRI 检查(图 103–2)。

临床相关解剖

圆形的股骨髁与下面的胫骨髁及前面的髌骨相连（图 103–3)，关节面被透明软骨覆盖，后者易患关节炎。关节侧面和后面有囊包绕起到支撑的作用，前面没有囊，取而代之的是髌上囊和髌下囊。关节的外侧和内侧有股外侧肌和内侧肌的肌腱起到加固作用，关节后方有斜行的腘窝韧带加固。另外，还有许多关节囊外韧带也对关节有加固作用，包括内侧副韧带、外侧副韧带、前面的髌骨韧带和后面的腘斜韧带。在关节囊内还有一些韧带起加固作用，包括前交叉韧带和后交叉韧带。

关节囊内有一层滑膜，滑膜附着于关节软

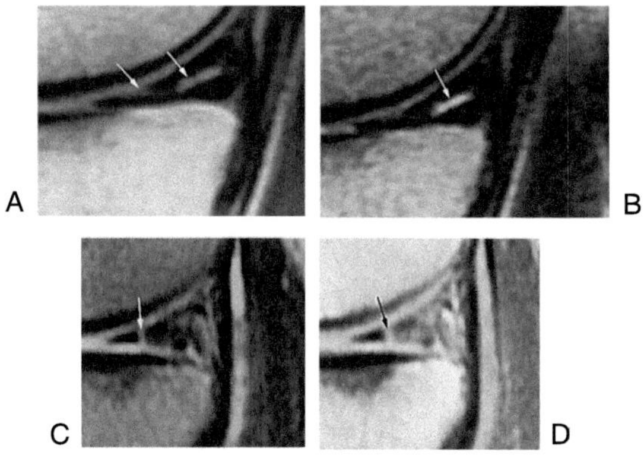

图 103-2 半月板撕裂：半月板内信号强度及半月板形态异常。矢状位中等加权(TR/TE，2200/20)自旋回波 MR 成像(A，C)，矢状位 T2 加枚(TR/TE，2200/60)自旋回波 MR 成像(B，D)。(A)和(B)内侧半月板后角。注意半月板内信号强度的 3 个等级变化（箭头所示），B 中信号强度明显增强。半月板上部不规则。(C)和(D)内侧半月板后角，注意半月板内信号强度的 3 个等级变化（箭头所示），D 中信号强度明显增强。(From Resnick D: Diagnosis of Bone and Joint Disorders, 4th ed. Philadelphia, Saunders, 2002, p3206.)

骨形成许多黏液囊，包括髌上囊和髌下囊。支配膝关节的神经有股神经、闭孔神经、腓总神经和胫神经。除了关节炎外，膝关节还容易出现肌腱炎，滑囊炎及韧带、软骨和肌腱的断裂。

操作技术

要向患者解释这种注射技术的目的。患者仰卧位，膝下垫一个毛毯卷使膝关节屈曲，胫腓关节外侧的皮肤用消毒液消毒，用一只无菌注射器接上一 1.5 英寸长、25 号的针头，注射器内含 0.25%无防腐剂的布比卡因 5 mL 和甲泼尼龙 40 mg。严格无菌操作下确定关节腔隙，医师将他(或她)的拇指放在髌骨外缘并向内侧推移，在髌骨内侧缘中点将针头由髌骨和股骨髁之间刺入，然后小心进针，经过皮肤、皮下组织、关节囊进入关节(图 103-4)。如果遇到骨质，将针退到皮下后重新偏向上刺入。到达关节腔后，缓慢注入药物，几乎没有阻力。如果阻力较大，针可能刺到韧带或肌腱上，这时应该少量进针直到注药无明显阻力为止。注药后拔出针头，用无菌加压敷料和冰袋盖在注射部位。

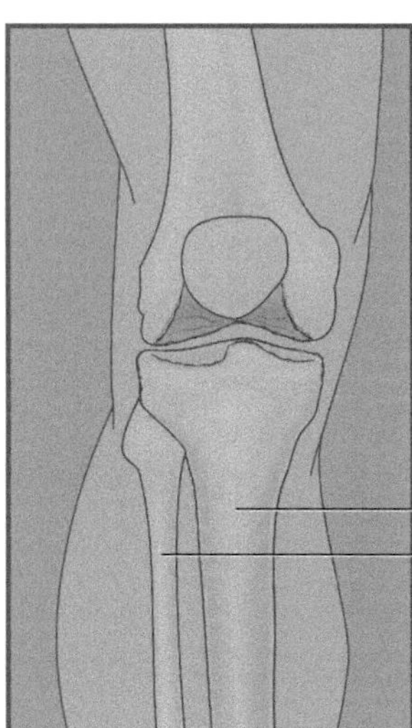

图 103-3

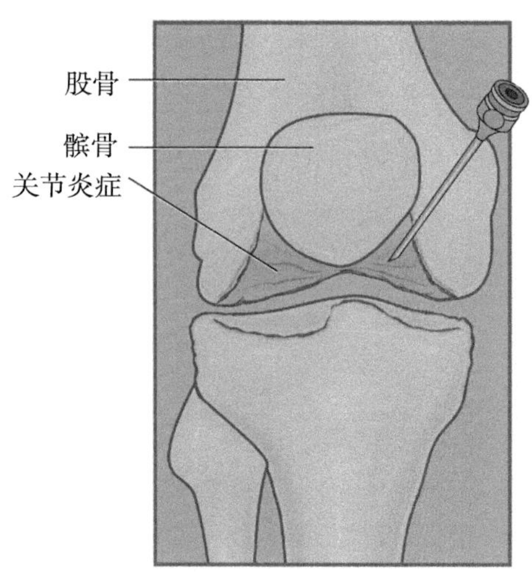

图 103-4

副作用及并发症

膝关节内注射主要的并发症是感染，如果能够严格无菌操作，感染的发生率很低。约有 25%的患者注药后会有短暂的胫腓关节疼痛加重，这一点要告知患者。

临床精粹

对于膝关节炎引起的疼痛，关节内注药非常有效，并存的滑囊炎和肌腱炎也可导致胫腓关节疼痛，可能需要更多的局部麻醉药和皮质类固醇进行局部注射。如果能够详细了解注射区域解剖结构，那么这种技术很安全。必须严格无菌操作以防感染，要有防护措施以减少对操作者的风险。注射后即刻在注射部位加压可减少瘀血和血肿的发生。膝关节疼痛患者接受这种治疗几天后，可以进行一些理疗，包括局部热敷和轻柔的活动度练习。要避免剧烈运动，因为这样会加重患者的症状。普通的镇痛药和非甾体抗炎药可以和这种注射治疗同时使用。

第 104 章

上胫腓关节内注射

适应证及临床应用

胫腓关节容易因各种疾病而出现关节炎,但共同点是关节软骨有损坏。胫腓关节炎常导致关节痛,以骨性关节炎最为常见,其次是类风湿关节炎和创伤后关节炎。从高处落下时,如果脚完全内旋且膝关节屈曲,那么胫腓关节常常会有损伤,导致创伤后关节炎。因胫腓关节炎引起关节疼痛的不常见病因包括胶原血管病、感染、绒毛结节性滑膜炎和莱姆病。急性感染性关节炎常伴有明显的全身症状如发热、不适,临床医师很容易做出判断,通过细菌培养和应用抗生素可使患者得到适宜治疗,而不应进行关节内注射治疗。胶原血管病常常累及多个关节,而不是局限在胫腓关节的单关节疾病,对其引起的胫腓骨疼痛,关节内注药效果很好,后文将对此进行描述。

由骨性关节炎和创伤后关节炎引起胫腓关节疼痛的患者,大部分会主诉疼痛局限在胫腓关节周围及膝关节侧方,运动尤其是膝盖屈曲内旋时会使疼痛加剧,休息和热敷会有所缓解。疼痛是持续性的酸痛,会影响患者睡眠。有些患者活动时关节会出现摩擦或爆裂感,体检可出现捻发音。

除了疼痛外,胫腓关节炎患者常常出现渐进性关节功能下降和活动范围的缩小,简单地说,日常活动如走路、上楼梯、上下汽车都非常困难。早晨及长时间坐位后关节僵直是此类患者的常见症状,由于长时间不用,肌肉会萎缩,缺少了肌肉和韧带的支撑,胫腓关节最终会不稳定。当患者在不平坦的路面上行走或上楼梯时,这种不稳定性最明显。

所有胫腓关节疼痛的患者都应该照 X 线平片,根据患者的临床表现可以做一些辅助检查,包括全血细胞计数、血沉和抗核抗体检测。如果怀疑有内紊乱症、隐蔽团块或肿瘤,应该做胫腓关节 MRI 检查。骨扫描对于识别累及关节的隐蔽性骨折,特别是创伤后骨折非常有用。

临床相关解剖

外侧的胫骨上髁和腓骨头在上胫腓关节处相连(图 104-1),平坦的关节面被透明软骨覆盖,后者易患关节炎。关节外面有囊包绕,对关节起到支撑作用,前后有韧带起到加固作用。关节囊内有一层滑膜,滑膜附着于关节

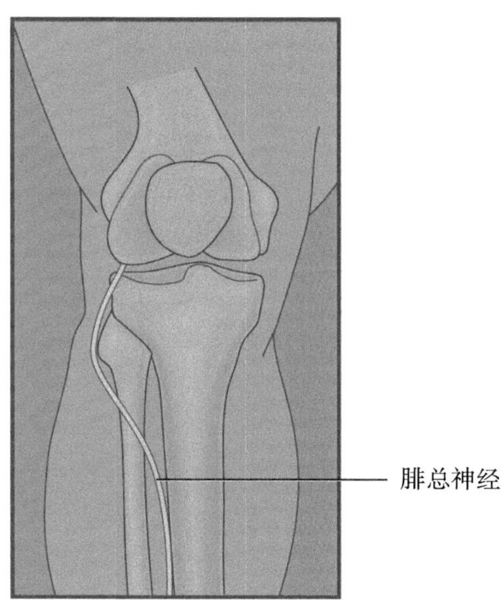

图 104-1

软骨形成许多黏液囊。胫腓关节受腓总神经支配。除了关节炎外，胫腓关节还容易出现肌腱炎，滑囊炎，以及韧带、软骨和肌腱的断裂。

操作技术

要向患者解释这种注射技术的目的。患者仰卧位，膝下垫一个毛毯卷使膝关节屈曲，胫腓关节外侧的皮肤用消毒液消毒，用一只无菌注射器接上一 1.5 英寸长、25 号的针头，注射器内含 0.25%无防腐剂的布比卡因 2.0 mL 和甲泼尼龙 40 mg。严格无菌操作下确定腓骨头，关节腔就在腓骨头的内侧，在关节腔中点位置，针头斜行刺入，然后小心进针，经过皮肤、皮下组织、关节囊进入关节(图 104–2)。如果遇到骨质，将针退到皮下后重新偏向外刺入。到达关节腔后，缓慢注入药物，几乎没有阻力。如果阻力较大，针可能刺到韧带或肌腱上，这时应该少量进针直到注药无明显阻力为止。注药后拔出针头，用无菌加压敷料和冰袋盖在注射部位。

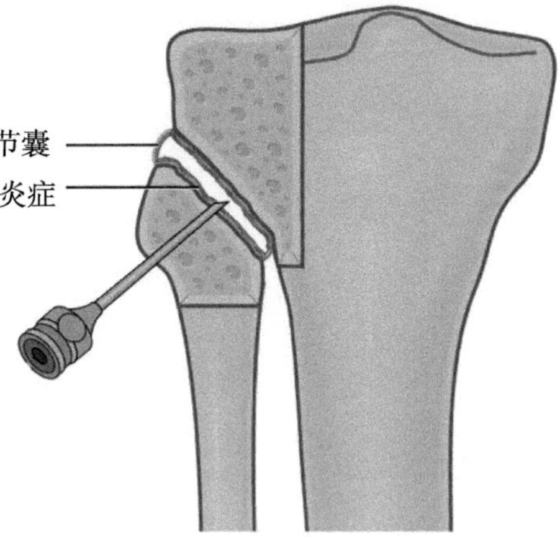

图 104–2

副作用及并发症

胫腓关节内注射主要并发症是感染，如果能够严格无菌操作，感染的发生率很低。约有 25%的患者注药后会有短暂的胫腓关节疼痛加重，这一点要告知患者。一定要避免针头过度向后，否则将损伤腓神经。

临床精粹

对于胫腓关节炎引起的疼痛，关节内注药非常有效，并存的滑囊炎和肌腱炎也可导致胫腓关节疼痛，可能需要更多的局部麻醉药和皮质类固醇进行局部注射。如果能够详细了解注射区域解剖结构，那么这项技术很安全，一定要特别注意胫腓关节和腓神经的解剖关系。必须严格无菌操作以防感染，要有防护措施以减少对操作者的风险。注射后即刻在注射部位加压可减少瘀血和血肿的发生。胫腓关节疼痛患者接受这种治疗几天后，可以进行一些理疗，包括局部热敷和轻柔的活动度练习，要避免剧烈运动，因为这样会加重患者的症状。普通的镇痛药和非甾体抗炎药可以和这种注射治疗同时使用。

第 105 章

半膜肌嵌入综合征

适应证及临床应用

半膜肌嵌入综合征是一组症候群，包括内侧膝关节后方的局部触痛，半膜肌在膝关节后方附着于胫骨内髁，触摸它时会引起剧烈疼痛(图 105-1 和图 105-2)。半膜肌嵌入综合征最常出现于过度使用或错误使用膝关节后,常常发生在过度运动之后,橄榄球中如果膝关节后方被踢到也会导致半膜肌嵌入综合征。半膜肌滑液囊在腓肠肌内侧头、股骨内上髁和半膜肌肌腱之间，炎症并存时可加重半膜肌嵌入综合征引起的疼痛。

体格检查时,半膜肌附着处会有触痛,患者的膝关节后方碰不得、扭曲试验阳性（图105-3)。扭曲试验是将膝关节屈曲 20°,然后使屈曲的膝关节被动旋转，如果再次出现疼痛说明试验是阳性的。也可出现膝关节内紊乱,应通过检查来明确。

对于怀疑有半膜肌嵌入综合征的所有患者,应该照 X 线平片以排除隐蔽性的骨病,包括胫骨平台骨折和肿瘤。根据患者的临床表现可以做一些辅助检查,包括全血细胞计数、

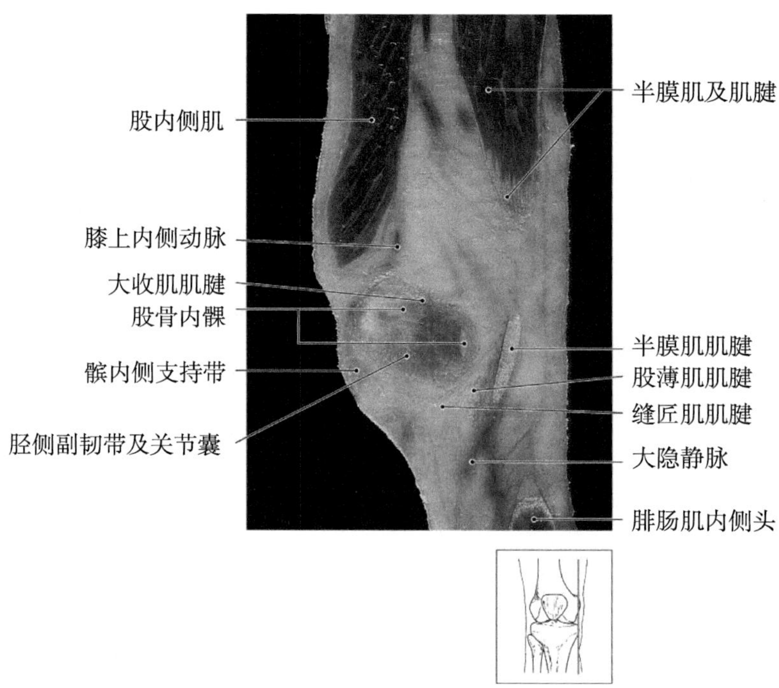

图 105-1 半膜肌腱解剖。(From Kang HS, Ahn JM, Resnick D: MRI of the Extremities: An Anatomical Atlas, 2nd ed. Philadelphia, Saunders, 2002, p325.)

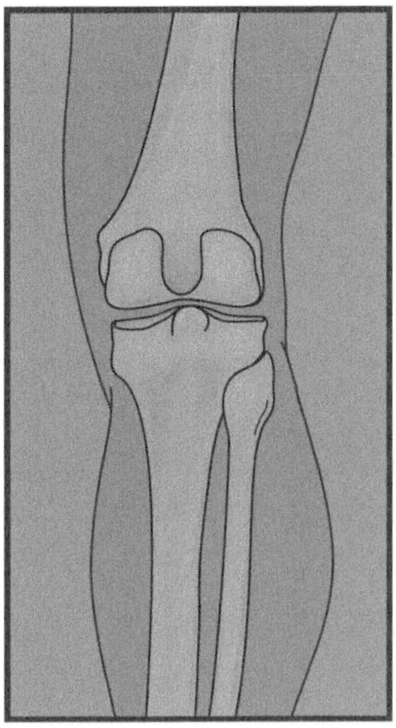

图 105-2

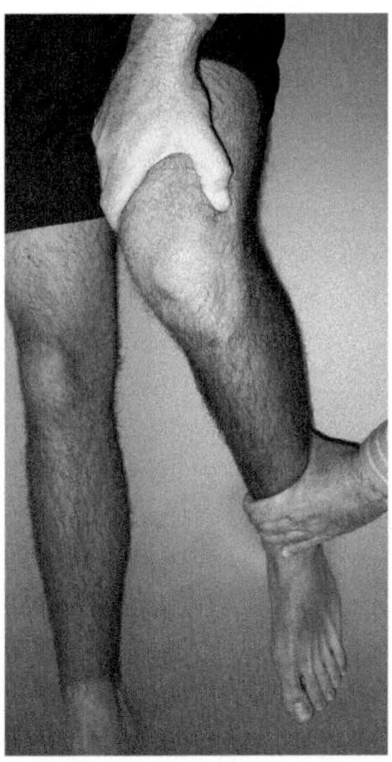

图 105-3　半膜肌综合征扭曲试验。(From Waldman SD: Physical Diagnosis of Pain. Philadelphia, Saunders, 2005, p347.)

前列腺特异抗原、血沉和抗核抗体检测。如果怀疑有内紊乱症、隐蔽团块或肿瘤，应该做膝部MRI 检查。放射性核素骨扫描可以排除平片上看不到的应力性骨折。下文讲述的注射技术既是诊断技术又可以作为治疗手段。

临床相关解剖

半膜肌起于坐骨结节，插入到胫骨内侧髁内侧面的沟内(见图 105-1)，其作用是使膝部屈曲和内旋、使大腿伸展。腘斜韧带是半膜肌纤维性延续部分，此韧带向上向外伸展对膝关节后方起到加固作用，过度使用、滥用或受外伤都易引起炎症。半膜肌受胫骨段坐骨神经支配，其插入点邻近腓总神经，而胫神经更靠内。腘动静脉也位于关节中部。半膜肌滑液囊也是引起膝关节后方疼痛的一个原因，此囊位于腓肠肌内侧头、内侧股骨上髁和半膜肌腱之间。

操作技术

向患者解释这种注射技术的目的。患者取俯卧位，脚踝前垫一折叠毛巾使膝关节轻度屈曲，确定胫骨内髁，关节中线下(内侧关节线下)2 cm 就是半膜肌插入点，然后对这个点周围皮肤进行消毒。准备一个注射器，其中含有无防腐剂的 0.25% 布比卡因 2.0 mL 和甲泼尼龙 40 mg，注射器接一个 3.5 英寸、25 号的针头。

在先前定位点以正确的角度小心进针，直接指向半膜肌插入点。缓慢进针直到碰到胫骨内髁(图 105-4)，然后稍微退针到胫骨骨膜外，仔细回抽没有血且腓总神经或胫神经

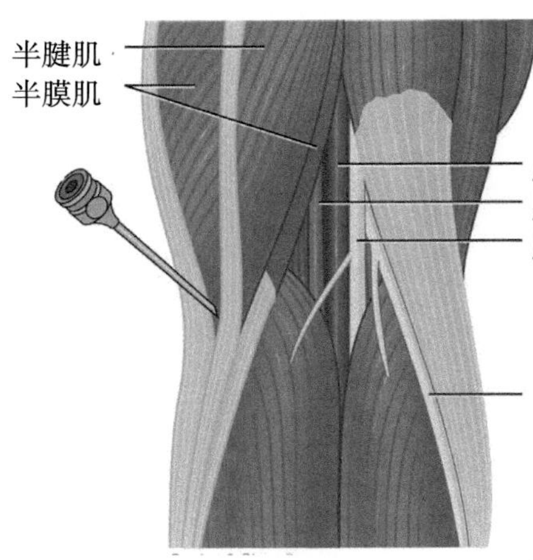

图 105-4

支配区无异常时,可以注入药物,注药阻力应该很小。

副作用及并发症

因为距离腓总神经、胫神经、腘动静脉都很近，此操作只能由精通解剖结构和富有经验的人来进行。很多患者在注射后会有短时间的疼痛加重。如果无菌技术不严格的话,可能会引起感染,不过这种情况罕见。

临床精粹

注射技术对半膜肌嵌入综合征非常有效，如果能够熟悉解剖结构,此技术很安全,要注意无菌操作以防感染,要有防护措施以减少对操作者的风险。大部分副作用是由针头对穿刺部位和组织的损伤引起的，注射后即刻在注射部位加压可减少瘀血和血肿的发生。

患者接受这种治疗几天后可以进行一些理疗，包括局部热敷和轻柔的伸展活动,要避免剧烈运动，因为会加重患者的症状。普通的镇痛药、非甾体抗炎药和肌肉松弛药(抗肌强直药)如替扎尼定可以和这种注射治疗同时使用。

第 106 章

冠状韧带综合征

适应证及临床应用

冠状韧带是薄的纤维组织条带，将内侧半月板固定在胫骨平台上，是关节囊的延续(图 106-1)。暴力旋转膝关节会损伤这些韧带，使其易于断裂，韧带的内侧部分最易受损。冠状韧带综合征患者会有关节内侧疼痛，膝关节被动外旋时疼痛加剧。膝关节活动尤其是屈曲和外旋时疼痛加重，休息和热敷可使疼痛减轻，疼痛是持续性的酸痛，会影响睡眠。膝关节特别是内侧半月板并存滑囊炎、腱炎、关节炎或内紊乱症时，可能会与膝关节受创伤后的临床表现相混淆。

所有冠状韧带综合征疼痛患者都应照 X 线平片，根据患者的临床表现可以做一些辅助检查，包括全血细胞计数、血沉和抗核抗体检测。如果怀疑有内紊乱症、隐蔽团块或肿瘤，应该做膝关节 MRI 检查。骨扫描对于识别累及关节的隐蔽性应力骨折，特别是创伤后骨折可能有用。

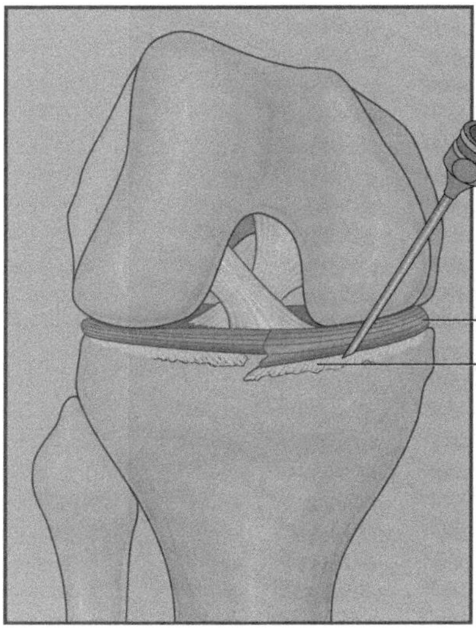

图 106-1

临床相关解剖

圆形的股骨髁与下方的胫骨髁及前面的髌骨以关节相连。关节面覆以透明软骨，后者易患关节炎；关节外侧和后面有囊包绕，对关节起到支撑作用。冠状韧带是关节囊的延续，是薄的纤维组织条带，将内侧半月板固定在胫骨平台上(见图 106-1)。前面没有囊，取而代之的是髌上囊和髌下囊，关节的外侧和内侧由股外侧肌肌腱和股中间肌肌腱加固，后方由腘斜韧带加固。另外，还有许多关节囊外韧带也对关节有加固作用，包括内侧副韧带、外侧副韧带、前面的髌骨韧带和后面腘斜韧带。在关节囊内还有一些韧带起加固作用，包括前交叉韧带和后交叉韧带。

关节囊内有一层滑膜，滑膜附着于关节软骨形成许多黏液囊，包括髌上囊和髌下囊。支配膝关节的神经有股神经、闭孔神经、腓总神经和胫神经。除了关节炎外，膝关节还容易出现肌腱炎，滑囊炎及韧带、软骨和肌腱的断裂。

操作技术

要向患者解释这种注射技术的目的。患者仰卧位，膝关节屈曲，脚的跖面紧贴检查床，然后脚最大限度地外旋来确定胫骨平台。用消毒液对膝关节内侧面的皮肤进行消毒，用一只无菌注射器接上一 1.5 英寸长、25 号的针头,注射器内含0.25%无防腐剂的布比卡因1.5 mL和甲泼尼龙40 mg。严格无菌操作下摸到胫骨平台的柔软区域,此时垂直进针,小心地穿过皮肤、皮下组织、关节囊直到胫骨平台(见图106-1),然后稍微退针到骨膜外,缓慢注入药物。注药几乎没有阻力,如果有阻力,说明针头可能刺入韧带或肌腱,应该稍微进针或退针直到没有明显的阻力为止。注药后拔出针头,用无菌加压敷料和冰袋盖在注射部位。

副作用及并发症

这种注射技术主要的并发症是感染,如果能够严格无菌操作,其发生率很低。约有25%的患者注药后会有短暂的疼痛加重,这一点要告知患者。

临床精粹

对于冠状韧带综合征引起的疼痛,这种注射技术非常有效,并存的滑囊炎、肌腱炎、关节炎和膝关节内紊乱症也可导致疼痛,可能需要更多的局部麻醉药和皮质类固醇进行局部注射。如果能够详细了解注射区域解剖结构,那么这种技术很安全。必须严格无菌操作以防感染,要有防护措施以减少对操作者的风险,注射后即刻在注射部位加压可减少瘀血和血肿的发生。

患者接受这种治疗几天后可以进行一些理疗,包括局部热敷和轻柔的活动度练习,要避免剧烈运动,因为这样会加重患者的症状。普通的镇痛药和非甾体抗炎药可以与这种注射治疗同时使用。

第 107 章

内侧副韧带综合征

适应证及临床应用

内侧副韧带综合征的特点是膝关节内侧疼痛,发病原因是内侧副韧带受到损伤,有代表性的就是滑雪时腿外翻、外旋而摔倒(图 107-1)。内侧副韧带是宽的、扁平的、条带状的,从股骨内髁到胫骨干内侧,附着在半膜肌附着沟以上,同时附着在内侧半月软骨的边缘。此韧带在关节处易于劳损,在两端易于撕脱。

内侧副韧带综合征患者表现为膝关节内侧疼痛,膝关节被动外翻、外旋时疼痛加重,膝关节活动尤其是屈曲和外旋时疼痛加重,休息和热敷可使疼痛缓解。疼痛是持续性的酸痛,会影响睡眠。膝关节并存滑囊炎、腱炎、关节炎或内紊乱症时,可能会与膝关节受创伤后的临床表现相混淆。

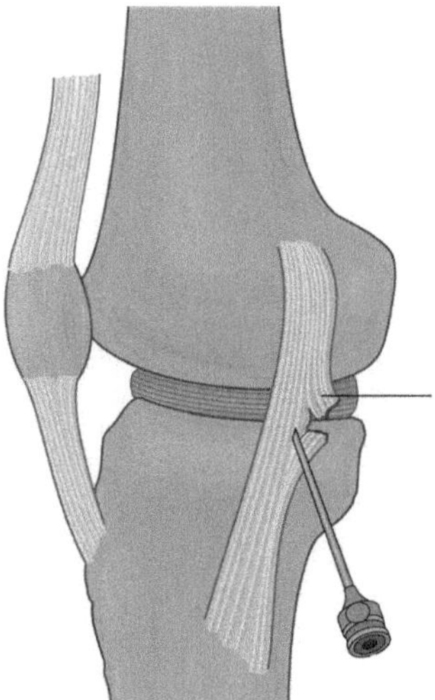

图 107-1

所有内侧副韧带综合征疼痛患者都应照 X 线平片,根据患者的临床表现可以做一些辅助检查,包括全血细胞计数、血沉和抗核抗体检测。如果怀疑有内紊乱症、隐蔽团块或肿瘤,应该做膝关节 MRI 检查。骨扫描对于识别累及关节的隐蔽性应力骨折,特别是创伤后骨折可能有用。

临床相关解剖

内侧副韧带是宽的、扁平的、条带状的,从股骨内髁到胫骨干内侧,附着在半膜肌附着沟以上(图 107-2),同时附着在内侧半月软骨的边缘。缝匠肌、股薄肌和半腱肌的肌腱穿过内侧副韧带的下部,在这些肌腱和内侧副韧带之间有一滑液囊,如果韧带或肌腱受到损伤,此囊易出现炎症反应。

操作技术

要向患者解释这种注射技术的目的。患者仰卧位,膝下垫一毛毯卷使膝关节轻度屈

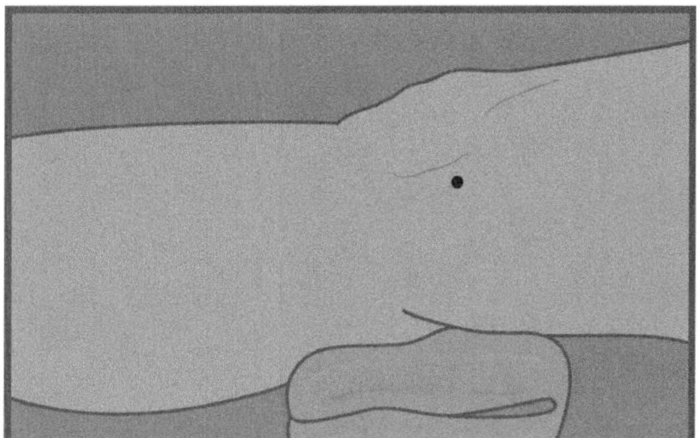

图 107-2

曲，用消毒液对膝关节外侧面的皮肤进行消毒，用一只无菌注射器接上一 1.5 英寸长、25 号的针头，注射器内含 0.25%无防腐剂的布比卡因 2.0 mL 和甲泼尼龙 40 mg。严格无菌操作下，摸到韧带的最柔软部分。在这个点上使针头与皮肤成 45°角进针，小心穿过皮肤、皮下组织到达内侧副韧带附近(见图 107–2)，如果遇到骨质，则将针头退到皮下再偏向上进针。缓慢注入药物，几乎没有阻力，如果阻力较大，针可能刺到韧带或肌腱上，这时应该少量进针或退针直到注药无明显阻力为止。注药后拔出针头，用无菌加压敷料和冰袋盖在注射部位上。

副作用及并发症

这种注射技术主要的并发症是感染，如果能够严格无菌操作，其发生率很低。约有 25%的患者注药后会有短暂的疼痛加重，这一点要告知患者。

临床精粹

对于内侧副韧带综合征引起的疼痛，这种注射技术非常有效，并存的滑囊炎、肌腱炎、关节炎和膝关节内紊乱症也可导致疼痛，可能需要更多的局部麻醉药和皮质类固醇进行局部注射。如果能够详细了解注射区域解剖结构，那么这种技术很安全。必须严格无菌操作以防感染，要有防护措施以减少对操作者的风险，注射后即刻在注射部位加压可减少瘀血和血肿的发生。

胫腓关节疼痛患者接受这种治疗几天后可以进行一些理疗，包括局部热敷和轻柔的活动度练习，要避免剧烈运动，因为这样会加重患者的症状。普通的镇痛药和非甾体抗炎药可以与这种注射治疗同时使用。

第 108 章

四头肌伸展综合征

适应证及临床应用

四头肌伸展综合征以髌骨上极疼痛为特征，常见原因是过度使用或滥用膝关节，像马拉松长跑，橄榄球比赛中四头肌肌腱被踢到或用头撞到。四头肌肌腱也会出现急性钙化性肌腱炎，可以和急性压迫损伤并存，钙化性肌腱炎在髌骨前上方 X 线中有“胡须”样特征性表现。

四头肌伸展综合征患者表现为籽骨上极疼痛，通常在内侧，下坡或下楼梯时疼痛加重，膝盖活动使疼痛加重，休息和热敷会有所缓解，疼痛是持续性酸痛，会影响睡眠。体检时髌骨上缘下会有触痛，常常在内侧，膝关节对抗性伸展会产生疼痛(图 108-1)。膝关节并存髌上和髌下滑囊炎、肌腱炎、关节炎或内紊乱症时，可能会与膝关节受创伤后的临床表现相混淆。

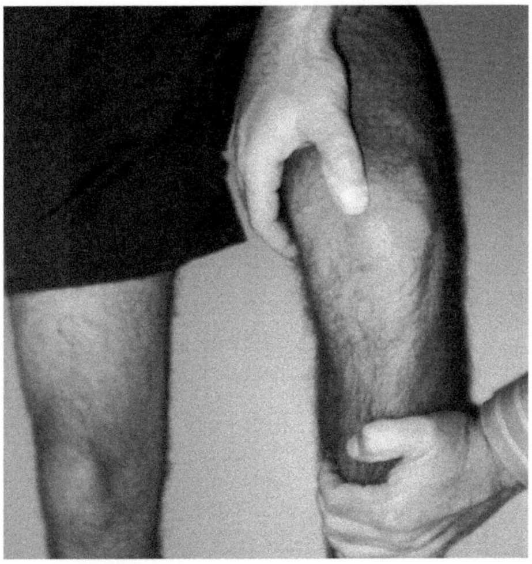

图 108-1 四头肌伸展综合征的膝关节伸展试验。(From Waldman SD: Physical Diagnosis of Pain. Philadelphia, WB Saunders, 2005, p349.)

所有四头肌韧带综合征疼痛患者都应照 X 线平片，根据患者的临床表现可以做一些辅

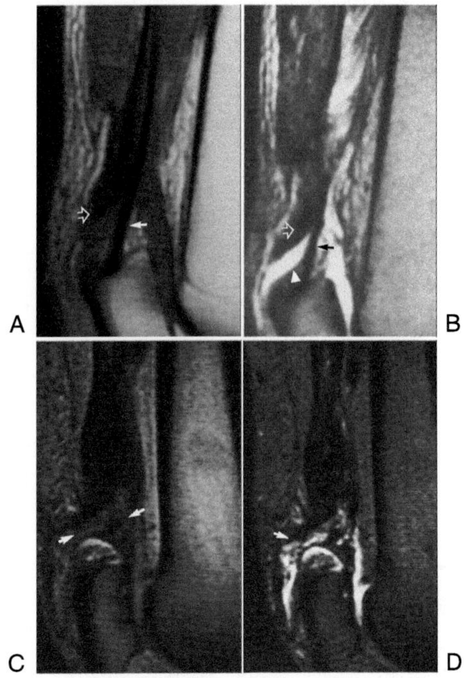

图 108-2 四头肌肌腱部分和完全断裂：MRI。(A,B)部分断裂。矢状面中等加权(TR/TE,2500/20)(A)和 T2 加权(B)自旋回波 MR 成像显示四头肌肌腱的正常三层结构断裂。股中间肌肌腱(实心箭头所示)是完整的，其他肌腱已经回缩(空心箭头所示)。注意 B 图中肌腱断裂处(箭头所示)及软组织、肌肉中的高信号强度。(C,D)完全断裂。矢状面中等加权(TR/TE,2500/30)(C)和 T2 加权(TR/TE,2500/30)(D)自旋回波 MR 成像显示四头肌肌腱在肌腱-骨质连接处完全断裂(箭头所示)。注意 D 图中断裂处的高信号强度。髌骨向下移位。(From Resnick D: Diagnosis of Bone and Joint Disorders, 4th ed. Philadelphia, Saunder, 2002, p3229.)

助检查，包括全血细胞计数、血沉和抗核抗体检测。如果怀疑有内紊乱症、四头肌肌腱完全断裂、隐蔽团块或肿瘤，应该做膝关节 MRI 检查(图 108-2)。骨扫描对于识别累及关节的隐蔽性应力骨折，特别是创伤后骨折可能有用。

临床相关解剖

四头肌由四块肌肉组成：股外侧肌、股中间肌、股内侧肌和股直肌，四头肌肌腱就是由这四块肌肉的肌纤维形成的。这些肌肉是下肢膝关节处主要的伸肌，它们的肌腱融合成一根强有力的肌腱(图 108-3)。髌骨作为籽骨位于四头肌肌腱内对膝关节起保护作用，肌腱的纤维包绕着髌骨并形成髌内侧和外侧支持带，对膝关节有加固作用。这些纤维叫做伸展纤维，易于出现过度牵张，肌腱易发生肌腱炎，四头肌肌腱出现功能障碍的同时，髌上囊、髌下囊和髌前囊可出现炎症反应。

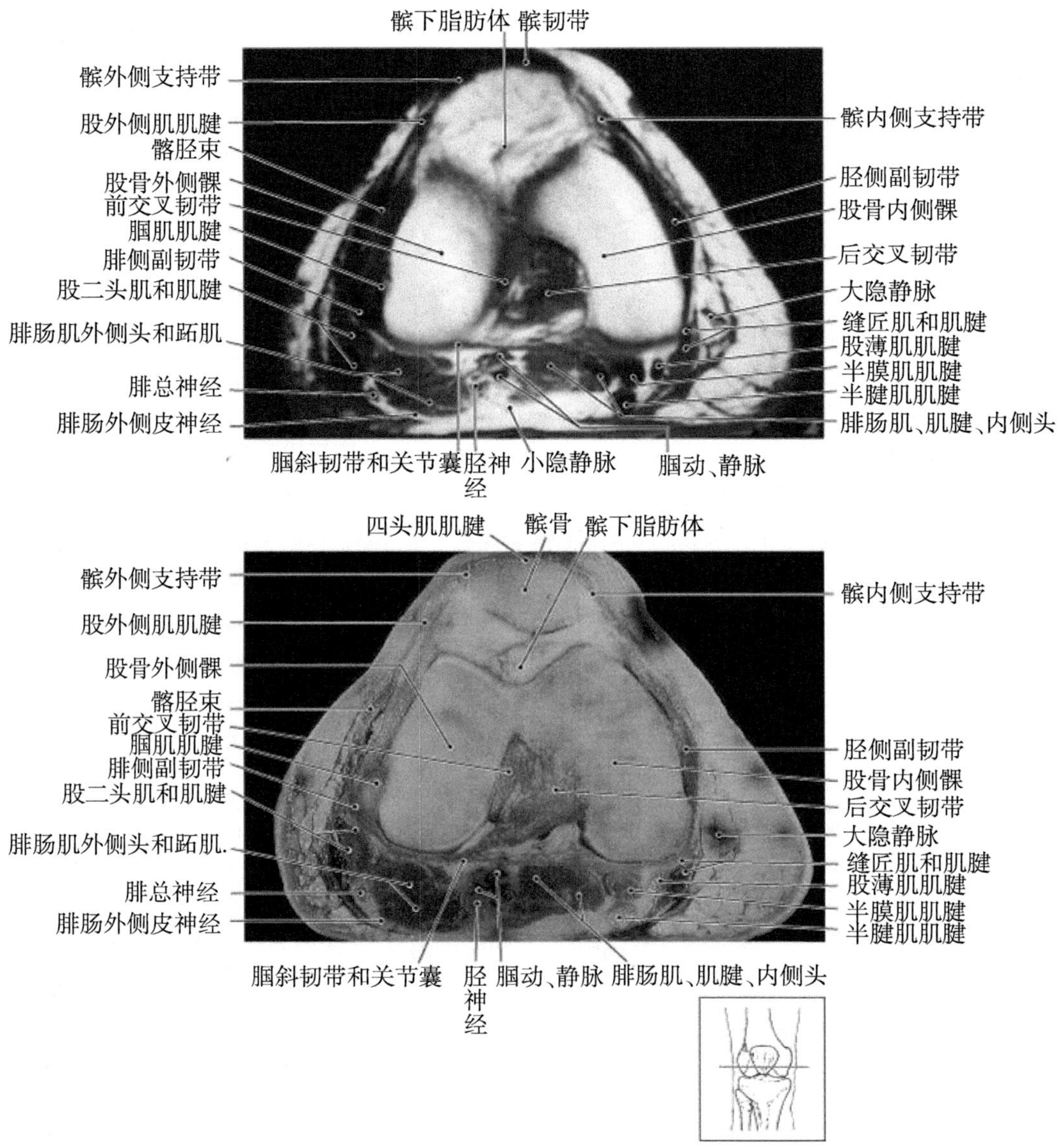

图 108-3 四头肌肌腱和相关结构的解剖。(From Kang HS, Ahn JM, Resnick D: MRI of the Extremities: An Anatomical Atlas, 2nd ed. Philadelphia, Saunders ,2003, p319.)

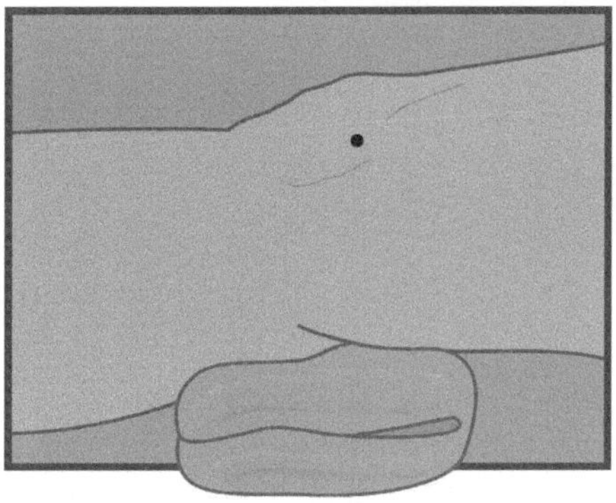

图 108-4

操作技术

要向患者解释这种注射技术的目的。患者仰卧位，膝下垫一毛毯卷使膝关节轻度屈曲，用消毒液对膝关节内侧面的皮肤进行消毒，用一只无菌注射器接上一 1.5 英寸长、25 号的针头，注射器内含 0.25%无防腐剂的布比卡因 2.0 mL 和甲泼尼龙 40 mg。严格无菌操作下，确定髌骨上极内侧缘(图 108-4)。在这个点上朝向髌骨内侧缘水平进针，小心穿过皮肤、皮下组织直到碰到髌骨内侧缘（图 108-5），然后稍微退针到髌骨骨膜外，缓慢注入药物，几乎没有阻力，如果阻力较大，针可能刺到韧带或肌腱上，这时应该少量进针或退针直到注药无明显阻力为止。注药后拔出针头，用无菌加压敷料和冰袋盖在注射部位。

副作用及并发症

这种注射技术主要的并发症是感染，如果能够严格无菌操作，其发生率很低。约有 25%的患者注药后会有短暂的疼痛加重，这一点要告知患者。

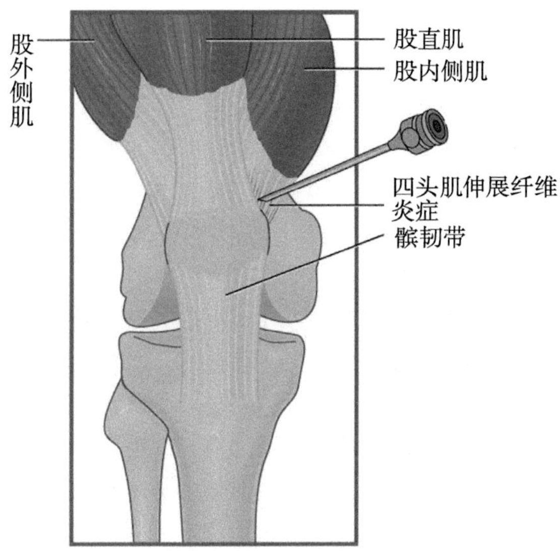

图 108-5

临床精粹

对于四头肌伸展综合征引起的疼痛，这种注射技术非常有效，并存的滑囊炎、肌腱炎、关节炎和膝关节内紊乱症也可导致疼痛，可能需要更多的局部麻醉药和皮质类固醇进行局部注射。如果能够详细了解注射区域解剖结构，那么这种技术很安全。必须严格无菌操作以防感染，要有防护措施以减少对操作者的风险，注射后即刻在注射部位加压可减少瘀血和血肿的发生。

胫腓关节疼痛患者接受这种治疗几天后可以进行一些理疗，包括局部热敷和轻柔的活动度练习，要避免剧烈运动，因为这样会加重患者的症状。普通的镇痛药和非甾体抗炎药可以与这种注射治疗同时使用。

第 109 章

跳跃者膝

适应证及临床应用

跳跃者膝盖以髌骨下极或上极疼痛为特征，有 20%跳跃运动员在职业生涯中会患此病，可以累及单侧或双侧膝盖，对于只累及单侧膝盖，男性发病率是女性的 2 倍。此病常由过度使用或滥用膝关节引起，如跑，跳，在硬地面上训练过度，四头肌肌腱或髌腱直接受损伤，橄榄球比赛或跆拳道中踢到或撞到膝关节。四头肌和腱肌弹性差及膝关节解剖先天变异如高位髌骨、低位髌骨、肢体长度不一被认为是造成跳跃者膝盖的危险因素。跳跃者膝是反复性的应力紊乱导致的四头肌肌腱炎和髌腱炎，而四头肌肌腱炎或髌腱肌腱炎或四头肌伸展综合征是肌腱本身的炎症，与跳跃者膝有本质的区别，这些病患可以和跳跃者膝盖同时存在，而在临床上发生混淆(见第 108 章)。有趣的是，有人假设跳跃过程中着地时对膝关节起稳固作用的四头肌偏心性收缩是诱发因素，而非跳跃本身诱发疾病。

四头肌肌腱也易患急性钙化性肌腱炎，可以和急性扭伤及跳跃者膝盖慢性改变并存。钙化性肌腱炎在髌骨前上方 X 线中有“胡须”样特征性表现。

跳跃者膝盖患者疼痛出现在籽骨上极和(或)下极，不像四头肌伸展综合征好发于髌骨上极内侧，跳跃者膝盖会累及四头肌肌腱和髌腱的内、外侧。患者下坡或下楼梯时疼痛加重，膝关节活动尤其是跳跃时疼痛加重，休息和热敷有所缓解，疼痛是持续性酸痛，可能会影响睡眠。体检时四头肌肌腱和(或)髌腱有触痛，可能会有关节积液。膝关节对抗性伸展会产生疼痛，膝关节并存髌上和髌下滑囊炎、肌腱炎、关节炎或内紊乱症时，可能会与膝关节受创伤后的临床表现相混淆。

所有膝盖疼痛患者都应照 X 线平片。根据患者的临床表现可以做一些辅助检查，包括全血细胞计数、血沉和抗核抗体检测。如果怀疑是跳跃者膝盖，应该对膝盖行 MRI 检查，因为可以容易地显示四头肌肌腱炎和(或)髌腱炎（图 109-1），后者是引起这种病症的原因。骨扫描对于识别累及关节的隐蔽性应力骨折，特别是创伤后骨折可能有用。

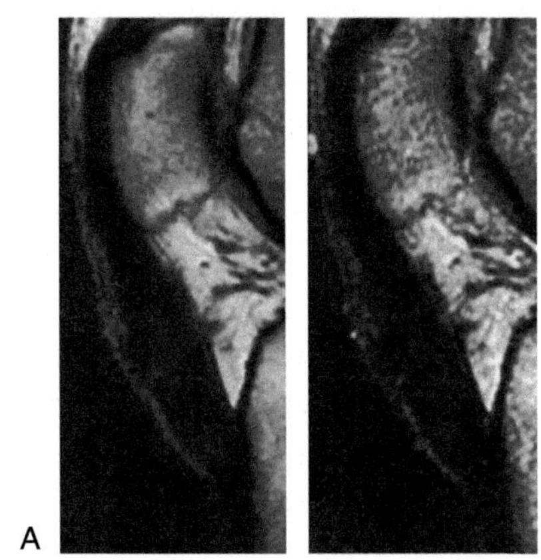

图 109-1 慢性髌骨肌腱炎：MRI。矢状面中等加权(TR/TE, 2200/30)(A)和 T2 加权(TR/TE, 2200/80)(B)自旋回波 MRI 显示整个髌腱明显增厚，中段和远端最明显，肌腱前缘显示不清。B 中髌腱信号强度无增强。(Courtesy of J. Yu, MD, Columbus, OH; from Resnick D: Diagnosis of Bone and Joint Disorders, 4th ed. Philadelphia, Saunders, 2002, p3236.)

临床相关解剖

四头肌由四块肌肉组成：股外侧肌、股中间肌、股内侧肌和股直肌，四头肌肌腱就是由这四块肌肉的肌纤维形成的。这些肌肉是下肢膝关节处主要的伸肌，它们的肌腱融合成一根强有力的肌腱(图 109–2 和图 109–3)。髌骨作为籽骨位于四头肌肌腱内，对膝关节起保护作用，肌腱的纤维包绕着髌骨并形成髌内侧和外侧支持带，对膝关节有加固作用。这些纤维叫做伸展纤维，易于出现过度牵张，肌腱易发生肌腱炎，四头肌肌腱出现功能障碍的同时，髌上囊、髌下囊和髌前囊可出现炎症反应。髌腱从髌骨到胫骨粗隆，也叫髌韧带(见图 109–2 和图 109–3)。

操作技术

要向患者解释这种注射技术的目的。患者仰卧位，膝下垫一毛毯卷使膝关节轻度屈曲，如果只有四头肌肌腱受累，则用消毒液对膝关节内侧面的皮肤进行消毒。用一只无菌注射器接上一 1.5 英寸长、25 号的针头，注射器内含 0.25%无防腐剂的布比卡因 2.0 mL 和甲泼尼龙 40 mg。严格无菌操作下，确定髌骨内侧上缘 (图 109–4)。在这个点之上水平进针，在四头肌肌腱之下滑行(图 109–5)。如果碰到股骨，则稍微退针后再稍向前重新进针。当针头到达四头肌肌腱下时，可以缓慢注入

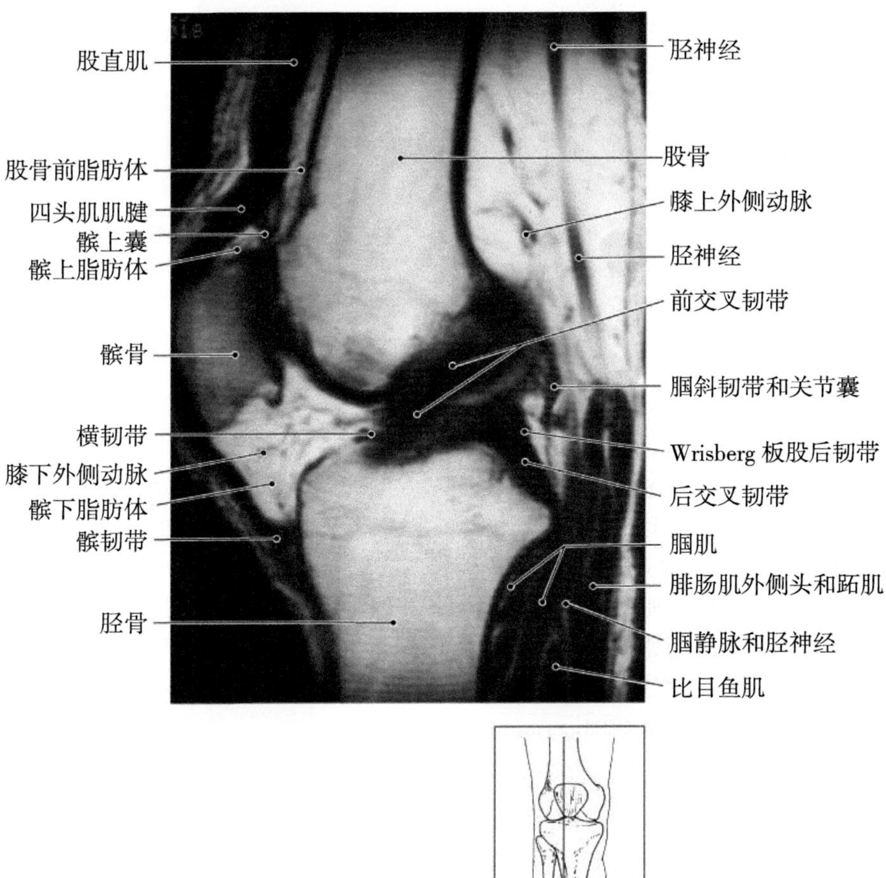

图 109–2　膝部 X 线解剖结构。(From Kang HS: MRI of the Extremities: An Anatomical Atlas, 2nd ed. Philadelphia, Saunders, 2003, p340.)

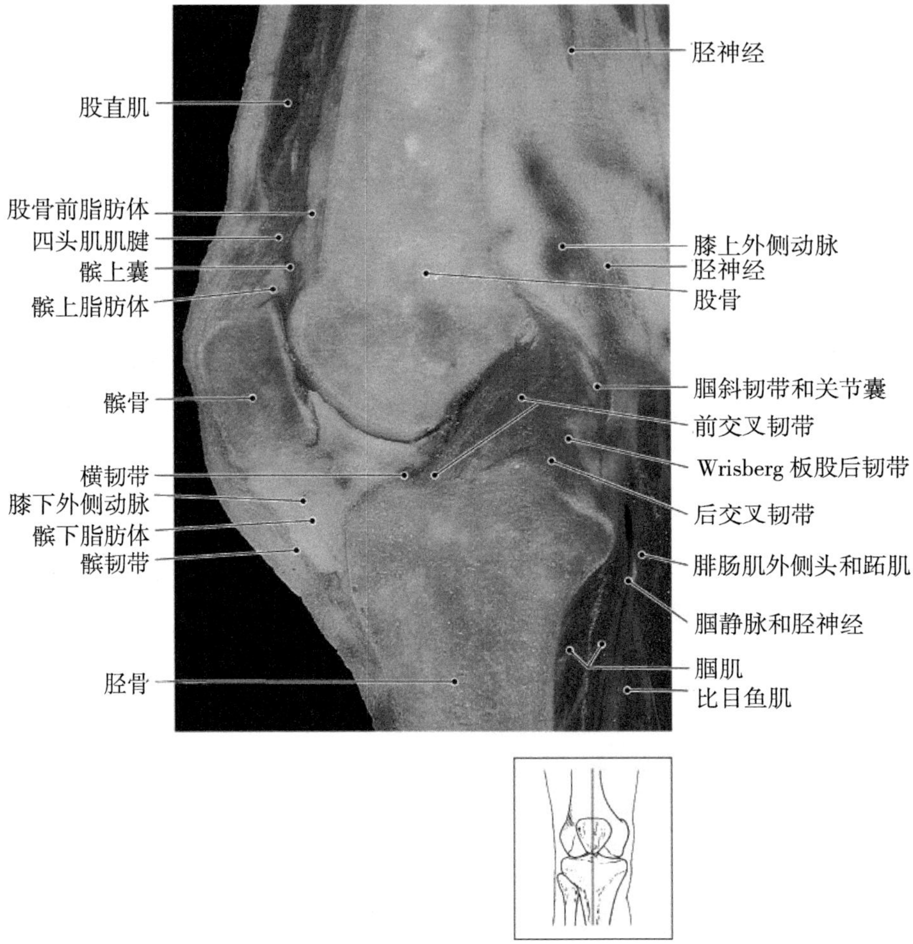

图 109–3 膝部解剖。

药物，几乎没有阻力，如果阻力较大，针可能刺到韧带或肌腱上，这时应该少量进针或退针直到注药无明显阻力为止。注药后拔出针头，用无菌加压敷料和冰袋盖在注射部位。

如果只有髌腱受累，则用消毒液对髌骨下缘内侧面的皮肤进行消毒，用一只无菌注射器接上一 1.5 英寸长、25 号的针头，注射器内含 0.25%无防腐剂的布比卡因 2.0 mL 和甲泼尼龙 40 mg。严格无菌操作下，确定髌骨内侧下缘(图 109–6)。在这个点之下与髌骨成正确角度进针，在髌韧带下滑行进入深面的髌下囊(图 109–7)，如果碰到髌骨，则稍微退针后再稍向下重新进针。当针头接近深面的髌下囊时，可以缓慢注入药物，几乎没有阻力。如果阻力较大，针可能刺到韧带或肌腱上，这时应该少量进针或退针直到注药无明显阻力为止。注药后拔出针头，用无菌加压敷料和冰袋盖在注射部位。如果四头肌肌腱和髌腱同时受累，则要进行以上两种注射操作。

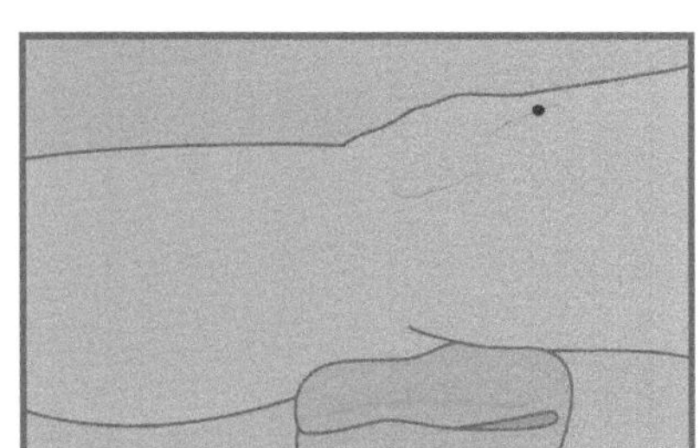

图 109–4

副作用及并发症

这种注射技术主要的并发症是感染，如果能够严格无菌操作，其发生率很低。因为跳跃者膝盖是肌腱的慢性损伤和退化造成的，所以要避免将药物注射到肌腱实质而导致肌腱断裂。约有 25%的患者在四头肌肌腱注药后会有短暂的疼痛加重，这一点要告知患者。

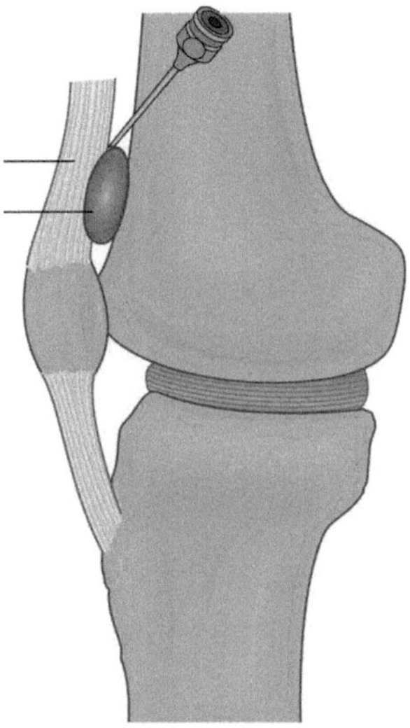

图 109-5

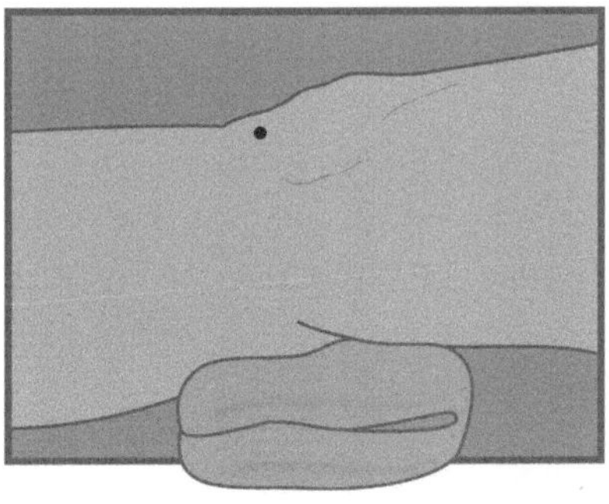

图 109-6

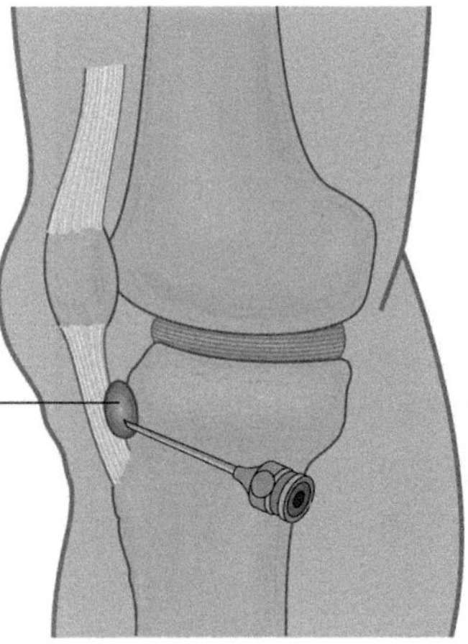

图 109-7

临床精粹

对于跳跃者膝盖引起的疼痛，这种注射技术非常有效，并存的滑囊炎、肌腱炎、关节炎和膝关节内紊乱症也可导致疼痛，可能需要更多的局部麻醉药和皮质类固醇进行局部注射。如果能够详细了解注射区域解剖结构，那么这种技术很安全。必须严格无菌操作以防感染，要有防护措施以减少对操作者的风险，注射后即刻在注射部位加压可减少瘀血和血肿的发生。

跳跃者膝盖疼痛患者接受这种治疗几天后可以进行一些理疗，包括局部热敷和轻柔的活动度练习，要避免剧烈运动，因为这样会加重患者的症状。普通的镇痛药和非甾体抗炎药可以与这种注射治疗同时使用。

第 110 章

髌上囊炎疼痛

适应证及临床应用

黏液囊由滑液囊形成，滑液囊的作用是易于使肌肉和肌腱做重复运动。滑液囊被滑膜覆盖,滑膜由可以分泌滑液的血管网覆盖。黏液囊出现炎症时会使滑液分泌增加,导致黏液囊肿胀,过度使用或滥用会导致黏液囊出现炎症、增大,极少数患者会发生感染。尽管黏液囊的数量、大小和位置在不同的患者之间有明显的差异,但解剖学家已经确认了许多临床相关的黏液囊,其中包括髌上黏液囊。髌上黏液囊从髌骨下方向上延伸到股四头肌下方（图 110-1 和图 110-2),一般是单个囊,在有些患者以多个小囊的形式存在。

急性创伤和反复的微损伤都容易使髌上黏液囊受损，急性损伤常发生于对黏液囊的直接创伤，包括跌倒时膝盖直接着地或髌骨骨折,还可发生于过度使用的情况,包括在软

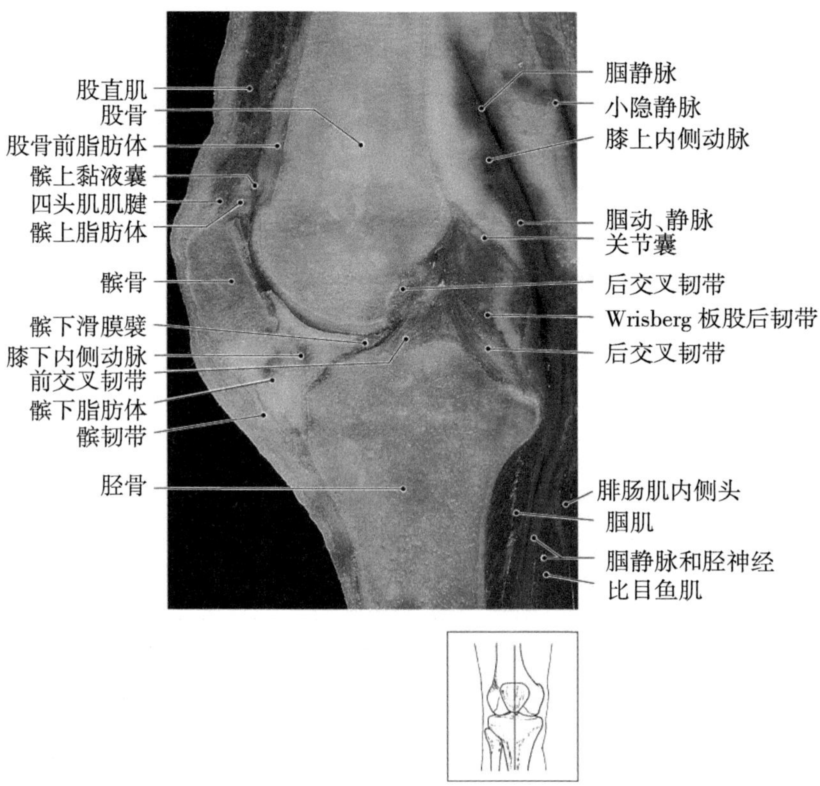

图 110-1 髌上黏液囊和相关结构的解剖。(From Kang HS, Ahn JM, Resnick D: MRI of the Extremities: An Anatomical Atlas, 2nd ed. Philadelphia, Saunders, 2003, p339.)

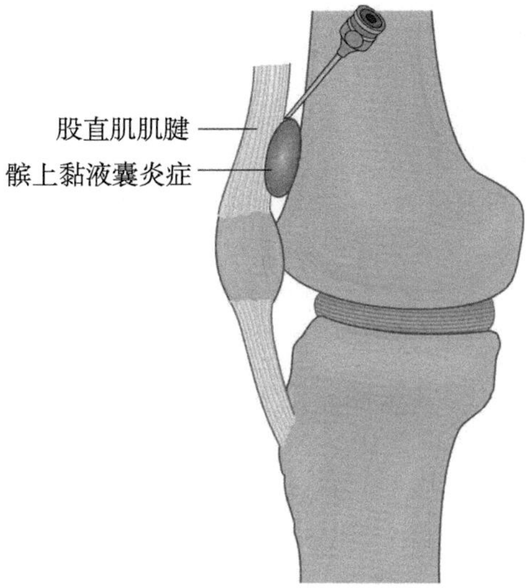

图 110–2

的或不平的地面上跑步，一些需要跪着的工作如铺地毯。如果髌上黏液囊炎症是慢性的，可能会发生钙化。

髌上黏液囊炎患者常主诉疼痛出现在膝盖前髌骨上方，可以向上放射到大腿远端前方，患者常常不能下跪或下楼梯，膝关节正常活动尤其是刚开始活动时也可能出现剧烈的“牵绊”感。髌上黏液囊炎常和膝关节关节炎、肌腱炎并存，这些病理过程可能会互相混淆。

体检时膝盖前髌骨上方有压痛点，膝关节被动屈曲和主动对抗性伸展时会诱发疼痛，对抗力突然去除后疼痛明显增加。髌上区可能有肿胀，触摸有“沼泽地”感觉。有时髌上黏液囊会发生感染，出现发热、不适等全身症状，以及发红、疼痛等局部症状。

膝关节 X 线平片显示出黏液囊及相关结构钙化，包括股四头肌肌腱，与慢性炎症表现一致。如果怀疑膝关节有内紊乱症、隐蔽团块或肿瘤，应该做 MRI 检查。肌电图对区分髌上黏液囊炎和股神经病、腰部神经根病及神经丛病有帮助。下文讲述的注射技术既是诊断方法，又是治疗手段。

临床相关解剖

髌上黏液囊从髌骨下方向上延伸到股四头肌及肌腱下方(见图 110–1 和图 110–2)，黏液囊被股中间肌的一小部分固定，这部分肌肉叫膝关节肌。由于过度使用、滥用或直接的创伤，四头肌肌腱和髌上黏液囊均易出现炎症反应，四头肌由四块肌肉组成：股外侧肌、股中间肌、股内侧肌和股直肌，四头肌肌腱是由这四块肌肉的肌纤维形成的。这些肌肉是下肢膝关节处主要的伸肌，它们的肌腱融合成一根强有力的肌腱。髌骨作为籽骨位于四头肌肌腱内，对膝关节起保护作用，肌腱的纤维包绕着髌骨并形成髌内侧和外侧支持带，对膝关节有加固作用。这些纤维叫做伸展纤维，易于出现过度牵张，固有肌腱易发生肌腱炎，四头肌肌腱出现功能障碍时，髌上囊、髌下囊和髌前囊可出现炎症反应。

操作技术

要向患者解释注射治疗的目的。患者仰卧位，膝下垫一毛毯卷使膝关节轻度屈曲，用消毒液对膝关节内侧面的皮肤进行消毒，用一只无菌注射器接上一 1.5 英寸长、25 号的针头，注射器内含 0.25%无防腐剂的布比卡因 2.0 mL 和甲泼尼龙 40 mg。严格无菌操作下，确定髌骨内侧上缘(图 110–3)，在这个点之上水平进针，在四头肌肌腱之下滑行(见图 110–1)，如果碰到股骨，则稍微退针后再稍向前重

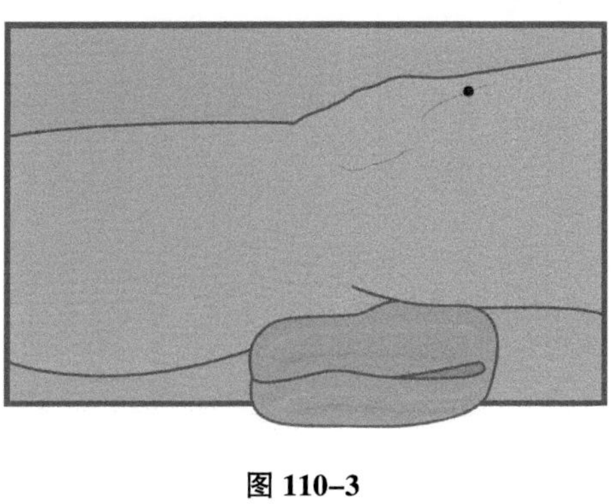

图 110–3

新进针。当针头到达四头肌肌腱下时,可以缓慢注入药物,几乎没有阻力,如果阻力较大,针可能刺到韧带或肌腱上，这时应该少量进针或退针直到注药无明显阻力为止。注药后拔出针头，用无菌加压敷料和冰袋盖在注射部位。

副作用及并发症

这种注射技术主要的并发症是感染,如果能够严格无菌操作，其发生率很低。约有25%的患者在注药后会有短暂的疼痛加重,这一点要告知患者。

临床精粹

对于髌上黏液囊炎引起的疼痛，这种注射技术非常有效,并存的滑囊炎、肌腱炎、关节炎和膝关节内紊乱症也可导致疼痛，可能需要更多的局部麻醉药和皮质类固醇进行局部注射。如果能够详细了解注射区域解剖结构,那么这种技术很安全。必须严格无菌操作以防感染，要有防护措施以减少对操作者的风险，注射后即刻在注射部位加压可减少瘀血和血肿的发生。

髌上黏液囊炎疼痛患者接受这种治疗几天后可以进行一些理疗，包括局部热敷和轻柔的活动度练习,要避免剧烈运动,因为这样会加重患者的症状。普通的镇痛药和非甾体抗炎药可以与这种注射治疗同时使用。

第 111 章

髌前囊炎疼痛

适应证及临床应用

黏液囊由滑液囊形成，滑液囊的作用是易于使肌肉和肌腱做重复运动。滑液囊被滑膜覆盖,滑膜由可以分泌滑液的血管网覆盖。黏液囊出现炎症时会使滑液分泌增加，导致黏液囊肿胀，过度使用或滥用会导致黏液囊出现炎症、增大,极少数患者会发生感染。尽管黏液囊的数量、大小和位置在不同的患者之间有明显的差异，但解剖学家已经确认了许多临床相关的黏液囊,其中包括髌前囊。髌前囊位于皮下组织和髌骨之间(图 111–1),一般是单个囊,在有些患者则以多个小囊的形式存在。

急性创伤和反复的微损伤都容易使髌前囊受损，急性损伤常发生于对黏液囊的直接创伤,包括跌倒时膝盖直接着地或髌骨骨折,还可发生于过度使用的情况，包括在软的或不平的地面上跑步，一些需要跪着的工作如铺地毯或擦地板。如果髌前囊炎症是慢性的,可能会发生钙化。

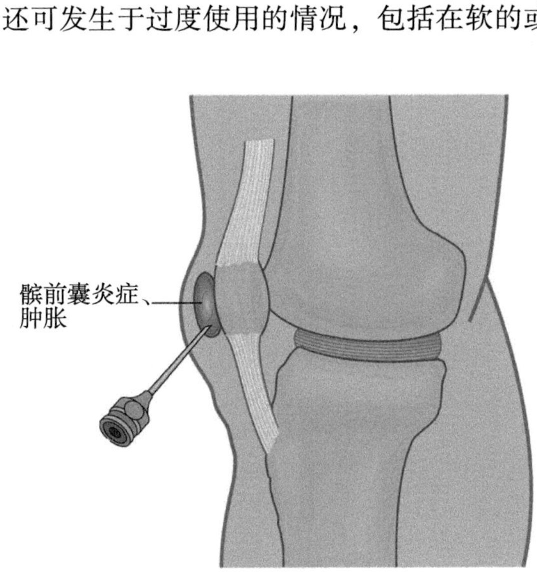

图 111–1

髌前囊炎患者在膝盖前髌骨上方常出现疼痛和肿胀，可以向上、向下放射到膝盖周围,患者常常不能下跪或下楼梯,膝关节正常活动尤其是刚开始活动时也可能出现剧烈的“牵绊”感。髌前囊炎常和膝关节炎、肌腱炎并存,这些病理过程可能会互相混淆。

体检时膝盖前髌骨上方有压痛点，常有髌骨周围肿胀和积液，膝关节被动屈曲和主动对抗性伸展时会诱发疼痛，阻力突然去除后疼痛明显增加。有时髌前囊会发生感染,出现诸如发热、不适等全身症状,以及发红、疼痛等局部症状。

膝关节 X 线平片显示出髌前囊及相关结构钙化,包括股四头肌肌腱,与慢性炎症表现一致。如果怀疑膝关节有滑囊炎、内紊乱症、隐蔽团块或肿瘤(图 111–2),应该做 MRI 检查。肌电图对区分髌前囊炎和股神经病、腰部神经根病及神经丛病有帮助。下文讲述的注射技术既是诊断方法,又是治疗手段。

临床相关解剖

髌前囊位于皮下组织和髌骨之间（见图 111–1),被髌韧带固定。由于过度使用、滥用或直接的创伤，四头肌肌腱和髌上黏液囊均易出现炎症反应。四头肌由四块肌肉组成:股外侧肌、股中间肌、股内侧肌和股直肌,四头肌肌腱是由这四块肌肉的肌纤维形成的。这些肌肉是下肢膝关节处主要的伸肌，它们的

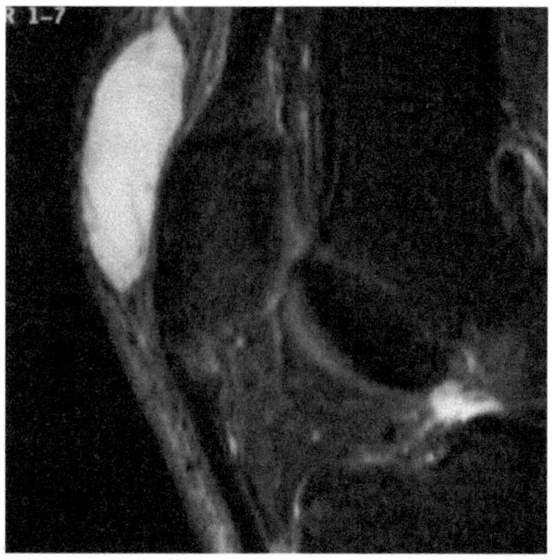

图 111–2 髌前囊炎。矢状位 STIR(TR/TE,5300/30;反转时间,150 ms)MR 成像显示髌前囊内积液和滑膜组织。(From Resnick D: Diagnosis of Bone and Joint Disorders, 4th ed. Philadelphia, Saunders, 2002, p4257.)

肌腱融合成一根强有力的肌腱。髌骨作为籽骨位于四头肌肌腱内,对膝关节起保护作用,肌腱的纤维包绕着髌骨并形成髌内侧和外侧支持带,对膝关节有加固作用。这些纤维叫做伸展纤维,易于出现过度牵张,肌腱易发生肌腱炎,四头肌肌腱出现功能障碍时,髌上囊、髌下囊和髌前囊可出现炎症反应。

操作技术

要向患者解释注射治疗的目的。患者仰卧位,膝下垫一毛毯卷使膝关节轻度屈曲,用消毒液对髌骨上面的皮肤进行消毒,用一只无菌注射器接上一 1.5 英寸长、25 号的针头,注射器内含 0.25%无防腐剂的布比卡因 2.0 mL

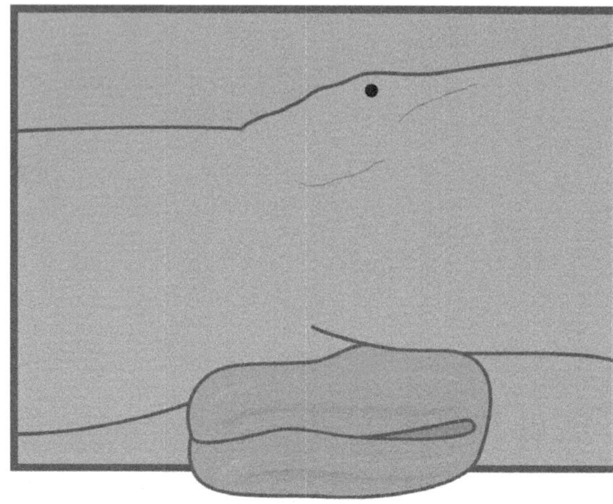

图 111–3

和甲泼尼龙 40 mg。严格无菌操作下,确定髌骨内侧中心(图 111–3),在这个点之上水平进针,在皮下滑行进入到髌前囊(见图 111–1)。如果碰到髌骨,则稍微退针后再稍向前重新进针。当针头接近髌前囊时,可以缓慢注入药物,几乎没有阻力,如果阻力较大,针可能刺到韧带或肌腱上,这时应该少量进针或退针直到注药无明显阻力为止。注药后拔出针头,用无菌加压敷料和冰袋盖在注射部位。

副作用及并发症

这种注射技术主要的并发症是感染,如果能够严格无菌操作, 其发生率很低。约有 25%的患者在注药后会有短暂的疼痛加重,这一点要告知患者。

临床精粹

对于髌前囊炎引起的疼痛,这种注射技术非常有效,并存的滑囊炎、肌腱炎、关节炎和膝关节内紊乱症也可导致疼痛,可能需要更多的局部麻醉药和皮质类固醇进行局部注射。如果能够详细了解注射区域解剖结构,那么这种技术很安全。必须严格无菌操作以防感染,要有防护措施以减少对操作者的风险,注射后即刻在注射部位加压可减少瘀血和血肿的发生。

髌前囊炎疼痛患者接受这种治疗几天后可以进行一些理疗,包括局部热敷和轻柔的活动度练习,要避免剧烈运动,因为这样会加重患者的症状。普通的镇痛药和非甾类抗炎药可以与这种注射治疗同时使用。

第 112 章

髌下浅表滑囊炎疼痛

适应证及临床应用

黏液囊由滑液囊形成，滑液囊的作用是使肌肉和肌腱在反复运动的区域得到润滑。滑液囊被滑膜覆盖，滑膜由可以分泌滑液的血管网覆盖。滑囊的炎症会使囊液分泌增加，导致滑囊肿胀。过度使用或错误使用这些滑囊就会出现炎症、增大，少数情况下还会出现感染。尽管这些滑囊的大小、数目和分布的个体差异相当大，但解剖学家已经确认了许多临床相关的黏液囊，包括浅表和深部髌下滑囊。髌下浅表滑囊位于皮下组织和髌韧带的上部之间(图 112–1)。深部髌下滑囊位于髌韧带和胫骨之间。这些滑囊可以是单独的囊，在有些患者以多个小囊的形式存在。

急性创伤和反复的轻微损伤都容易造成滑囊损伤。急性损伤常常是由于滑囊的直接创伤，如膝部着地的坠落伤，髌骨骨折，以及过度使用造成的损伤(如长跑)。一些需要爬行或跪姿的工作也可能导致髌下滑囊炎，如铺地毯或擦洗地板。当炎症转为慢性，滑囊可发生钙化。

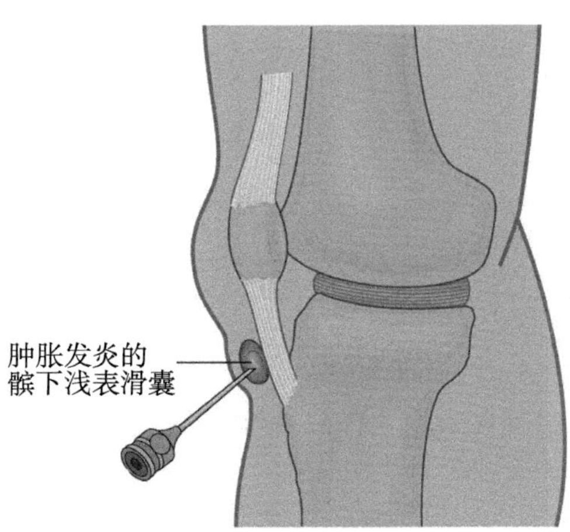

图 112–1

患髌下滑囊炎的患者常主诉膝盖前部髌骨下方疼痛肿胀，并向下放射到膝关节周围。患者通常不能跪或下楼。还有患者主诉在膝关节活动时有剧烈的“牵绊”感，尤其是刚站起来时。髌下滑囊炎可与膝关节炎和肌腱炎并存，后两者的病理过程可能与髌下滑囊炎相混淆。

体检时可以有膝盖前部髌骨下方的压痛，髌骨下肿胀积液。膝关节被动屈曲或主动对抗伸展会诱发疼痛，而阻力突然解除后疼痛会明显加剧。髌下浅表滑囊炎可能并发感染，出现诸如发热、不适等全身症状，以及发红、疼痛等局部症状。

膝部的 X 线平片显示有滑囊及其相关结构的钙化，包括股四头肌肌腱，与慢性炎症表现一致。如果发现膝部有滑囊炎，关节内紊乱，隐匿包块或肿瘤，建议做 MRI 检查（图 112–2)。肌电图有助于区分髌下滑囊炎和神经病变、腰神经根病变以及腰丛病变。下文讲述的注射技术既是一种诊断方法，又是一种治疗手段。

临床相关解剖

髌下浅表滑囊位于皮下组织和髌韧带之间(见图 112–1)，髌韧带将其位置固定。在过度使用、错误使用和直接创伤的情况下，髌韧带和髌下浅表滑囊均易患炎症。髌韧带附着

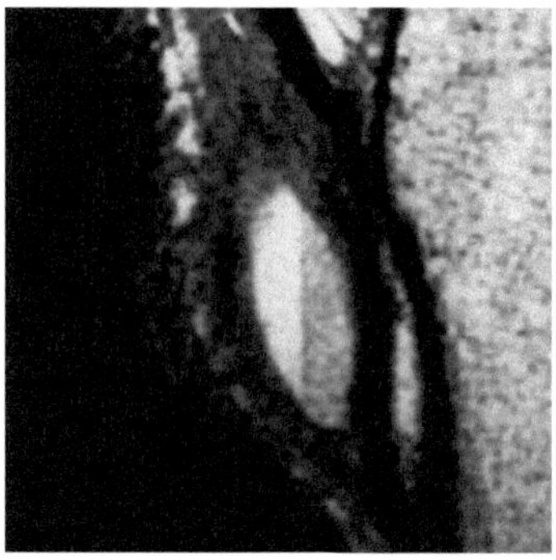

图 112–2 髌下浅表滑囊炎，矢状位快速自旋 MRI 可见滑囊内液平。(From Resnick D: Diagnosis of Bone and Joint Disorders, 4th ed. Philadelphia, Saunders, 2002, p 4257.)

于髌骨下部前侧和胫骨后侧，构成髌韧带的纤维和股四头肌肌腱相延续。四头肌由四块肌肉组成：股外侧肌、股中间肌、股内侧肌和股直肌，四头肌肌腱是由这四块肌肉的肌纤维形成。这些肌肉是下肢膝关节的主要肌肉。这些肌肉的肌腱汇集融合，形成一根强有力的肌腱。髌骨的作用是股四头肌肌腱内的一块籽骨，肌腱纤维从髌骨周围延伸，形成膝内侧韧带和膝外侧韧带，二者有助于加固膝关节。这些纤维被过度使用时会膨胀形成肌腱炎。

操作技术

应向患者解释注射治疗的目的。患者取仰卧位，膝下垫一毛毯卷使膝关节轻度屈曲。用消毒液对髌骨上表面皮肤进行消毒。用一支无菌注射器接上一 1.5 英寸长、25 号的针头，注射器内含 0.25%无防腐剂的布比卡因 2.0 mL 和甲泼尼龙 40 mg。整个操作应严格按照无菌技术施行。找到髌骨下极中点(图 112–3)，从该点下方穿刺，成 45°角方向，穿过皮下进入髌下浅表滑囊（见图 112–1)。若针头触到髌骨，则将针稍退重新定位，穿刺轨迹可略向下移。当针头到达髌下浅表滑囊附近，将注射器内的药液缓慢注入，推注时不应感觉有阻力。如果有阻力，说明针头可能在韧带或肌腱内，此时应将针头稍进退，直到注射时感觉没有明显阻力为止。将针头拔出，以无菌敷料加压覆盖，并在穿刺部位放置冰袋。

副作用及并发症

主要的并发症是感染，严格的无菌技术可将这一并发症降至极低。约 25%的患者会感觉注射后疼痛一过性加重，应将这种情况提前告知患者。

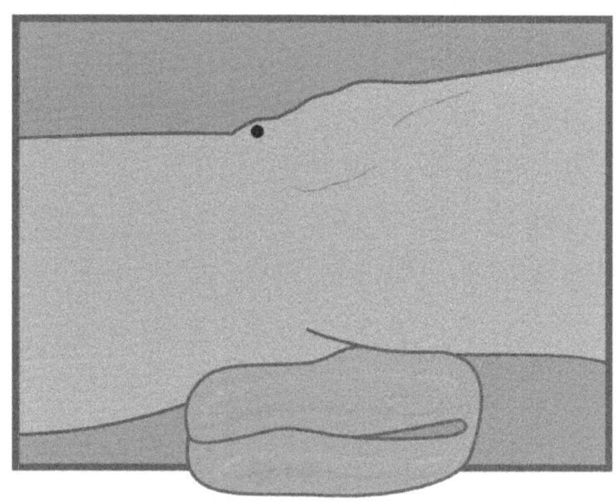

图 112–3

临床精粹

这一注射技术用于治疗继发于髌下浅表滑囊炎的疼痛非常有效。并存的滑囊炎、肌腱炎、关节炎及膝关节内紊乱症都会导致疼痛，这些病变需要更多的局部麻醉药和缓释的皮质类固醇激素治疗。只要掌握了穿刺部位的相关解剖，这一技术就可被安全地使用，必须注意无菌操作以防止感染，要有防护措施以减少对操作者的风险。注射后立即在注射部位加压包扎可减少瘀斑和血肿的发生。

患者接受髌下浅表滑囊炎的注射治疗几天后，可以进行一些物理治疗，包括局部热疗，轻微的关节活动度练习。应避免剧烈运动，这样会使症状加重。可以合用一些普通镇痛药和非甾体抗炎药作为辅助治疗。

第 113 章

髌下深部滑囊炎疼痛

适应证及临床应用

黏液囊由滑液囊形成，滑液囊的作用是使肌肉和肌腱在反复运动的区域得到润滑。滑液囊被滑膜覆盖，滑膜由可以分泌滑液的血管网覆盖。滑囊的炎症会使囊液分泌增加，导致滑囊肿胀。过度使用或错误使用这些滑囊就会出现炎症、增大，少数情况下还会出现感染。尽管这些滑囊的大小、数目和分布的个体差异相当大，但解剖学家已经确认了许多临床上相关的黏液囊，包括浅表和髌下深部滑囊。髌下浅表滑囊位于皮下组织和髌韧带的上部之间(图 113–1)。髌下深部滑囊位于髌韧带和胫骨之间。这些滑囊可以是单独的囊，在有些患者以多个小囊的形式存在。

急性创伤和反复的轻微损伤都容易造成滑囊损伤。急性损伤常常是由于滑囊的直接创伤，如膝部着地的坠落伤，髌骨骨折，以及过度使用造成的损伤(如长跑)。一些需要爬行或跪姿的工作也可能导致髌下滑囊炎，如铺地毯或擦洗地板。当炎症转为慢性，滑囊可发生钙化。

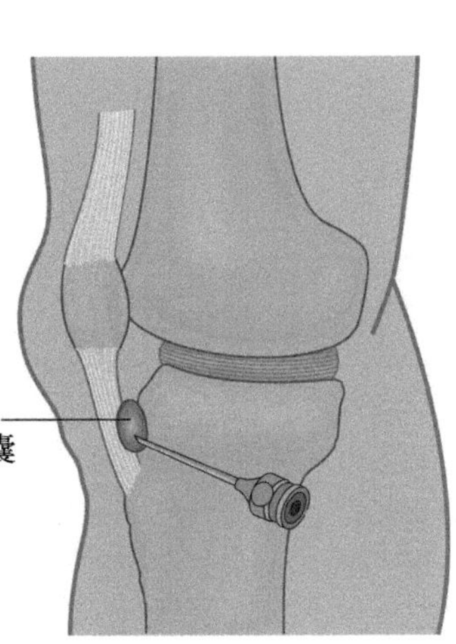

图 113–1

患髌下滑囊炎的患者常主诉膝盖前部髌骨下方疼痛肿胀，并向下放射到膝关节周围。患者通常不能跪或下台阶。还有患者主诉在膝关节活动时有剧烈的“牵绊”感，尤其是刚站起来时。髌下滑囊炎可与膝关节炎和肌腱炎并存，后两者的病理过程可能与髌下滑囊炎相混淆。

体检时可以有膝盖前部髌骨下方的压痛，髌骨下肿胀积液。膝关节被动屈曲或主动对抗伸展会诱发疼痛，而对抗力突然解除后疼痛会明显加剧。与髌下浅表滑囊炎不同的是，髌下深部滑囊炎不容易继发感染。

膝部的 X 线平片显示有滑囊及其相关结构的钙化，包括股四头肌肌腱，与慢性炎症表现一致。如果发现膝部有滑囊炎，关节内紊乱，隐匿包块或肿瘤，建议做 MRI 检查（图 113–2)。肌电图有助于区分髌下滑囊炎和神经病变、腰神经根病变以及腰丛病变。下文讲述的注射技术既是一种诊断方法，又是一种治疗手段。

临床相关解剖

髌下深部滑囊位于髌韧带和胫骨之间(见图 113–1)，髌韧带将其位置固定。在过度使用、错误使用和直接创伤的情况下，髌韧带和髌下深部滑囊均易患炎症。髌韧带附着于髌骨下部前侧和胫骨后侧，构成髌韧带的纤

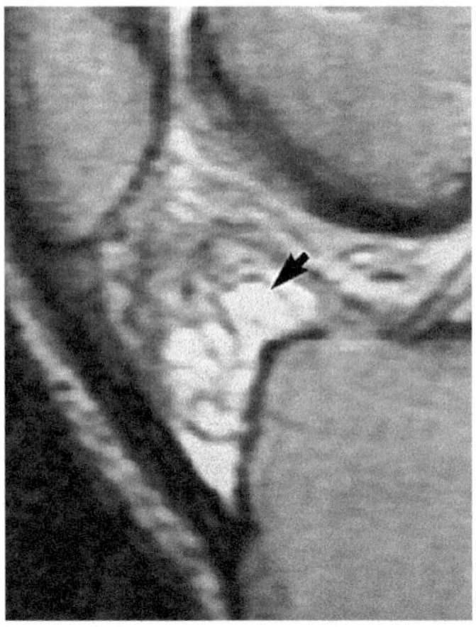

图 113-2 髌下深部滑囊炎。矢状位 T2 加强快速自旋 MRI 可见髌下深部滑囊内的积液为高密度信号。

维和股四头肌肌腱相延续。四头肌由四块肌肉组成:股外侧肌、股中间肌、股内侧肌和股直肌，四头肌肌腱是由这四块肌肉的肌纤维形成。这些肌肉是下肢膝关节伸直的主要肌肉。这些肌肉的肌腱汇集融合,形成一根强有力的肌腱。髌骨的作用是股四头肌肌腱内的一块籽骨,肌腱纤维从髌骨周围延伸,形成膝内侧韧带和膝外侧韧带，二者有助于加固膝关节。这些纤维被过度使用时会膨胀形成肌腱炎。

操作技术

应向患者解释这样注射治疗的目的。患者取仰卧位，膝下垫一毛毯卷使膝关节轻度屈曲。用消毒液对髌骨上表面皮肤进行消毒。用一支无菌注射器接上一 1.5 英寸长、25 号的针头,注射器内含 0.25%无防腐剂的布比卡因 2.0 mL 和甲泼尼龙 40 mg。整个操作应严格按照无菌技术施行，找到髌骨下缘内侧（图 113-3)，从该点下方穿刺，与髌骨成一定角度，从髌韧带下方进入髌下深部滑囊（见图 113-1)。若针头触到髌骨,则将针稍退重新定位,穿刺轨迹可略向下移。当针头到达髌下浅表滑囊附近,将注射器内的药液缓慢注入,推注时不应感觉有阻力。如果有阻力,说明针头可能在韧带或肌腱内,此时应将针头稍进退,直到注射时感觉没有明显阻力为止。将针头拔出,以无菌敷料加压覆盖,并在穿刺部位放置冰袋。

副作用及并发症

主要的并发症是感染，严格的无菌技术可将这一并发症降至极低。约 25%的患者会感觉注射后疼痛一过性加重，应将这种情况提前告知患者。

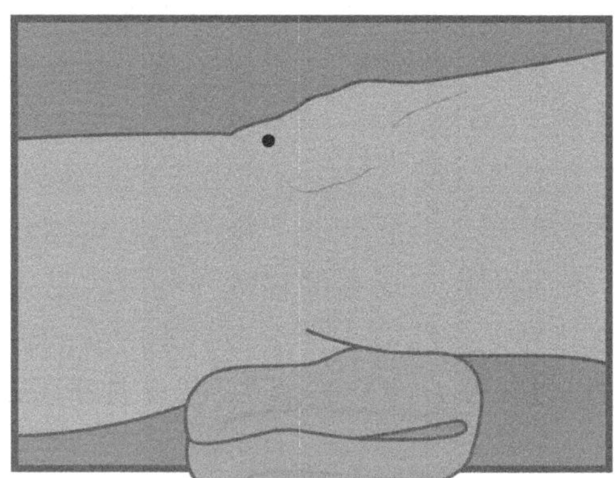

图 113-3

临床精粹

这一注射技术用于治疗继发于浅表髌下滑囊炎的疼痛非常有效。并存的滑囊炎、肌腱炎、关节炎及膝关节退行性变都会导致疼痛，这些病变需要更多的局部麻醉药和缓释的皮质类固醇激素治疗。只要掌握了穿刺部位的相关解剖，这一技术就可被安全地使用,必须注意无菌操作以防止感染,要有防护措施以减少对操作者的风险。注射后立即在注射部位加压包扎可减少瘀斑和血肿的发生。

患者接受髌下深部滑囊炎的注射治疗几天后,可以进行一些物理治疗,包括局部热疗,轻微的关节活动度练习。应避免剧烈运动,这样会使症状加重。可以合用一些普通镇痛药和非甾体抗炎药作为辅助治疗。

第 114 章

鹅足滑囊炎疼痛

适应证及临床应用

黏液囊由滑液囊形成，滑液囊的作用是使肌肉和肌腱在反复运动的区域得到润滑。滑液囊被滑膜覆盖，滑膜由可以分泌滑液的血管网覆盖。滑囊的炎症会使囊液分泌增加，导致滑囊肿胀。过度使用或错误使用这些滑囊就会出现炎症、增大，少数情况下还会出现感染。尽管这些滑囊的大小、数目和分布的个体差异相当大，但解剖学家已经确认了许多临床上相关的黏液囊，鹅足滑囊即是其中之一。鹅足滑囊位于鹅掌韧带附近，缝匠肌、股薄肌和半腱肌通过鹅掌韧带附着在胫骨内侧(图 114-1)。这些滑囊可以是单独的囊，在有些患者以多个小囊的形式存在。

患鹅足滑囊炎的患者表现为膝关节内侧疼痛，当膝关节被动外翻、外旋时疼痛加剧。使膝关节屈曲、外旋的活动会使疼痛加重，而休息和热敷可以缓解疼痛。患者通常不能跪或下台阶。疼痛以持续性酸痛为特征，持续的疼痛会影响到睡眠。并存的滑囊炎、肌腱炎、关节炎以及膝关节内紊乱症可能与膝关节创伤后的临床表现相混淆。如果患者膝关节内侧持续受到损伤，内侧副韧带通常也会受累。当鹅足滑囊炎转为慢性，滑囊可发生钙化。

体检时提示有膝前部的压痛，位于内侧膝关节下方，鹅足腱穿过的地方。滑囊周围肿胀积液。膝关节对抗阻力屈曲会诱发疼痛，阻力突然解除后疼痛将明显加重。鹅足滑囊感染是比较少见的，其表现与髌前滑囊感染相似。

膝部 X 线平片显示有滑囊和鹅足腱钙化，与慢性炎症表现一致。如果发现膝部有滑囊炎、关节结构紊乱、可疑包块或肿瘤，建议做 MRI 检查(图 114-2)。肌电图有助于区分髌下滑囊炎和神经病变、腰神经根病变以及

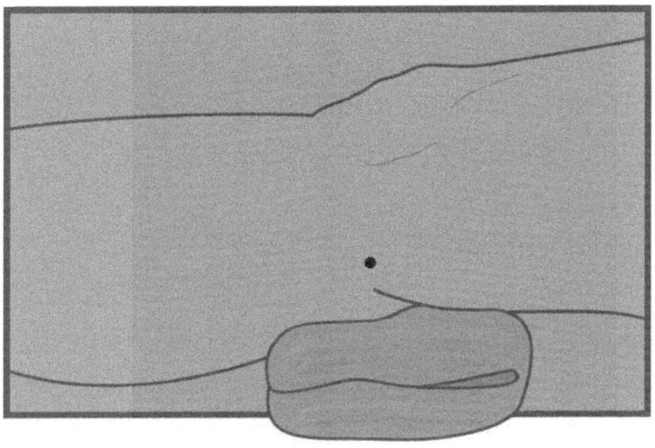

图 114-1

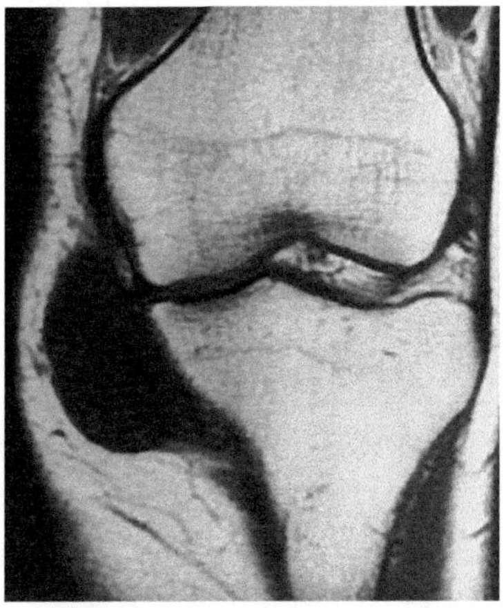

图 114-2 鹅足腱鞘囊肿(滑囊炎)。MRI 显示在胫骨前内侧有大的充满液体的包块。(From Resnick D: Diagnosis of Bone and Joint Disorders, 4th ed. Philadelphia, Saunders, 2002, p3183.)

腰丛病变。下文讲述的注射技术既可以作为一种诊断方法,也可作为一种治疗手段。

临床相关解剖

鹅足滑囊位于缝匠肌、股薄肌和半腱肌的联合肌腱及胫骨内侧之间(见图 114-1)。在过度使用、错误使用或直接创伤后,滑囊易发生炎症。如果膝盖内侧受到创伤,内侧副韧带通常也会受累。内侧副韧带是一条带状的,宽而平的韧带,起于股骨内侧髁,止于胫骨干内侧,附着在半膜肌的凹槽内。它也和内侧半月板的边缘相连。内侧副韧带的下部有缝匠肌、股薄肌和半腱肌的肌腱穿过。

操作技术

应向患者解释注射治疗的目的。患者取仰卧位,膝下垫一毛毯卷使膝关节略屈曲。用消毒液对膝关节内侧表面皮肤进行消毒。用一支无菌注射器接上一 1.5 英寸长、25 号的针头,注射器内含 0.25%无防腐剂布比卡因 2.0 mL 和甲泼尼龙 40 mg。整个操作应严格按照无菌技术施行。让患者用力对抗阻力屈腿以找到鹅足腱,内侧关节间隙远端,鹅足腱附着在胫骨的地方就是鹅足滑囊的定位点(图 114-3)。压痛可以确认滑囊的位置。在该点将针头与胫骨成 45°角方向穿入,依次穿过皮肤、皮下组织、鹅足腱,到达鹅足滑囊。如果针头碰到胫骨,将针轻轻退到滑囊内(见图 114-1)。当针头到达鹅足滑囊附近,将注射器内的药液缓慢注入,推注时不应感觉有阻力。如果有阻力,说明针头可能在韧带或肌腱内,此时应将针头稍进退,直到注射时感觉没有明显阻力为止。将针头拔出,以无菌敷料加压覆盖,并在穿刺部位放置冰袋。

副作用及并发症

主要的并发症是感染,严格的无菌技术可将这一并发症降至极低。约 25%的患者会感觉注射后疼痛一过性加重,应将这种情况提前告知患者。

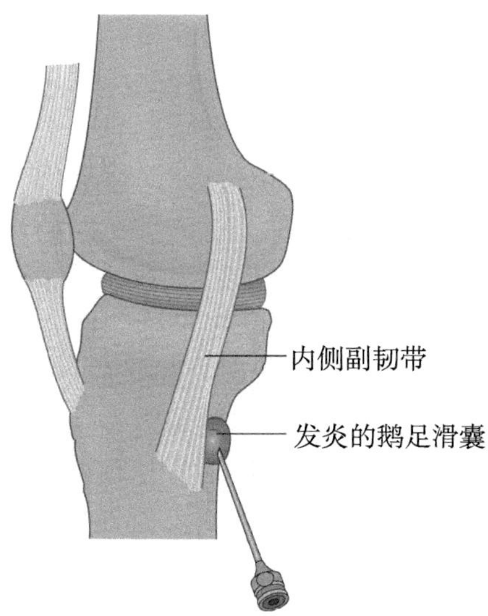

图 114-3

临床精粹

这一注射技术用于治疗继发于鹅足滑囊炎的疼痛非常有效。并存的滑囊炎、肌腱炎、关节炎及膝关节内紊乱症都会导致疼痛,这些病变需要更多的局部麻醉药和缓释的皮质类固醇激素治疗。只要掌握了穿刺部位的相关解剖,这一技术就可被安全地使用,必须注意无菌操作以防止感染,要有防护措施以减少对术者的风险。注射后立即在注射部位加压包扎可以减少瘀斑和血肿的发生。

患者接受鹅足滑囊炎的注射治疗几天后,可以进行一些物理治疗,包括局部热疗,轻微的关节活动度练习。应避免剧烈运动,这样会使症状加重。可以合用一些普通的镇痛药和非甾体抗炎药作为辅助治疗。

第 115 章

髂胫束滑囊炎疼痛

适应证及临床应用

黏液囊由滑液囊形成，滑液囊的作用是使肌肉和肌腱在反复运动的区域得到润滑。滑液囊被滑膜覆盖，滑膜由可以分泌滑液的血管网覆盖。滑囊的炎症会使囊液分泌增加，导致滑囊肿胀。过度使用或错误使用这些滑囊就会出现炎症、增大，少数情况下还会出现感染。尽管这些滑囊的大小、数目和分布的个体差异相当大，但解剖学家已经确认了许多临床相关的黏液囊，包括髂胫束滑囊。髂胫束滑囊位于髂胫束肌腱附近，髂胫束肌腱是大腿深筋膜的延续，附着在胫骨外侧髁(图 115–1 至图 115–3)。跑步或骑车的时候髂胫束在股骨外侧髁前后摩擦，导致髂胫束滑膜的炎症。这些滑囊可以是单独的囊，在有些患者以多个小囊的形式存在。

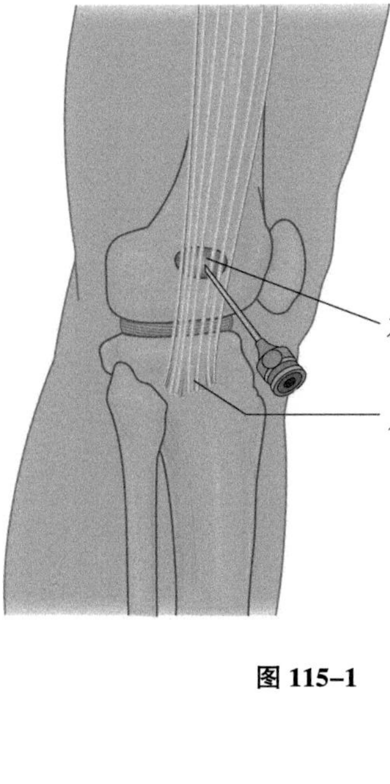

图 115–1

患髂胫束滑囊炎的患者表现为股骨远端外侧疼痛，恰好位于股骨外侧髁处。髂胫束滑囊炎多发生在穿着没有垫子的旧鞋长途骑车或奔跑之后。下肢主动或被动内收会使疼痛加剧，休息和热敷可使疼痛缓解。多数患者屈曲患膝也会产生疼痛。髂胫束滑囊炎的疼痛持久而强烈，甚至会影响睡眠。并存的滑囊炎、肌腱炎、关节炎和膝关节内紊乱症可能与膝关节创伤后的临床表现相混淆。当髂胫束滑囊炎转为慢性，滑囊可发生钙化。

体检发现股骨外侧髁有压痛点，恰好位于髂胫束的附着处(图 115–4)。滑囊周围常有肿胀积液。膝关节屈伸时在该处触诊可有“嘎吱”声或“牵绊”感。对抗阻力主动内收或被动内收下肢都会产生疼痛，突然撤销阻力疼痛加重。用患肢单腿站立并屈曲患膝 30°~40°时疼痛加剧。

膝部 X 线平片提示有滑囊和包括髂胫束在内的相关结构的钙化，与慢性炎症改变相符。如果膝部发现有内紊乱症、隐匿包块或肿瘤，建议做 MRI 检查。肌电图有助于区分髂胫束滑囊炎和神经病变、腰神经根病变以及腰丛病变。下文讲述的注射技术既可以作为一种诊断方法，也可作为一种治疗手段。

临床相关解剖

髂胫束滑囊位于髂胫束和股骨外侧髁之间。髂胫束是阔筋膜的延续，从胫骨外侧髁穿过。髂胫束在股骨外上髁前后摩擦，刺激附近的髂胫束滑囊(见图 115–1 至图 115–3)。髂胫束

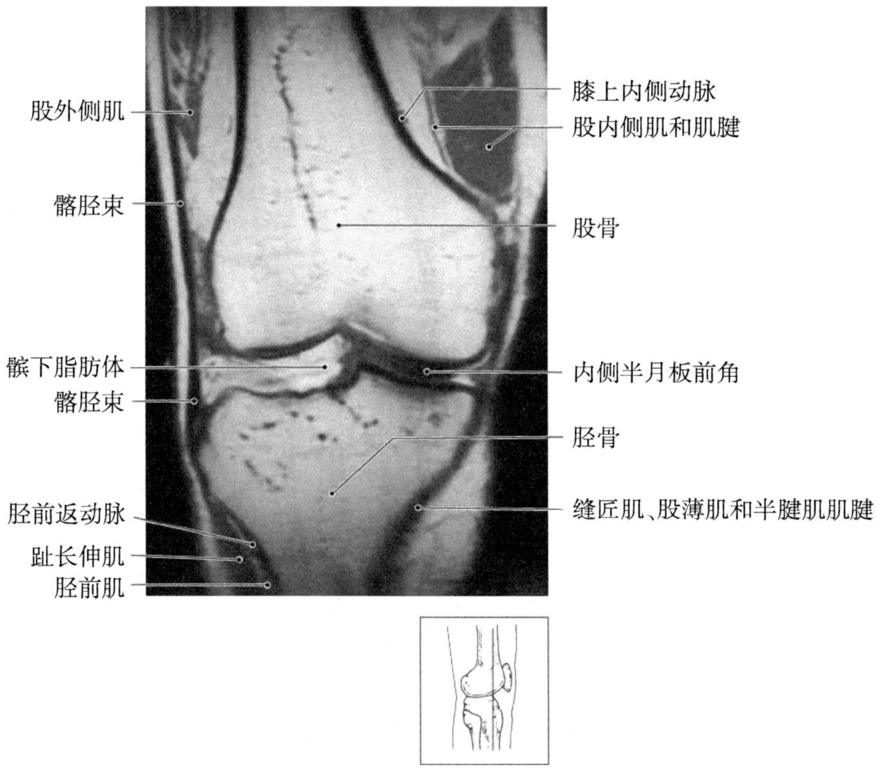

图 115–2 髂胫束及其毗邻结构的解剖。(From Kang HS, Ahn JM, Resnick D: MRI of the Extremities: An Anatomical Atlas, 2nd ed. Philadelphia, Saunders, 2003, p306.)

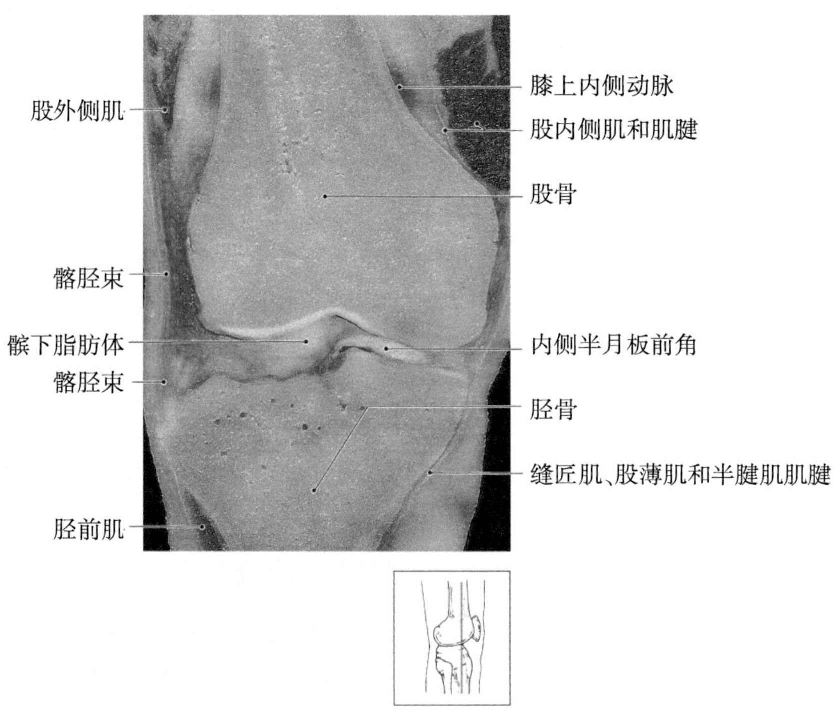

图 115–3 髂胫束及其毗邻结构的解剖。(From Kang HS, Ahn JM, Resnick D: MRI of the Extremities: An Anatomical Atlas, 2nd ed. Philadelphia, Saunders, 2003, p307.)

滑囊在过度使用、错误使用或直接创伤后易患炎症。

操作技术

应向患者解释注射治疗的目的。患者取仰卧位,膝下垫一毛毯卷使膝关节略屈曲。用消毒液对股骨外侧上髁进行消毒。用一支无菌注射器接上一 1.5 英寸长、25 号的针头,注射器内含 0.25%无防腐剂布比卡因 2.0 mL 和甲泼尼龙 40 mg。整个操作应严格按照无菌技术施行。找到股骨外侧髁压痛最明显的地方(见图 115-4),此点即为髂胫束滑囊的定位。从该点进针,针头和股骨髁成 45°角,依次穿过皮肤、皮下组织、髂胫束,进入髂胫束滑囊(见图 115-1)。如果针头碰到股骨,则将针轻轻退至滑囊内。当针头定位在滑囊后,将注射器内的药液缓慢注入。推注时不应感觉有阻力。如果有阻力,说明针头可能在韧带或肌腱内,此时应将针头稍进退,直到注射时感觉没有明显阻力为止。将针头拔出,以无菌敷料加压覆盖,并在穿刺部位放置冰袋。

副作用及并发症

主要的并发症是感染, 严格的无菌技术可将这一并发症降至极低。约 25%的患者会感觉注射后疼痛一过性加重, 应将这种情况提前告知患者。

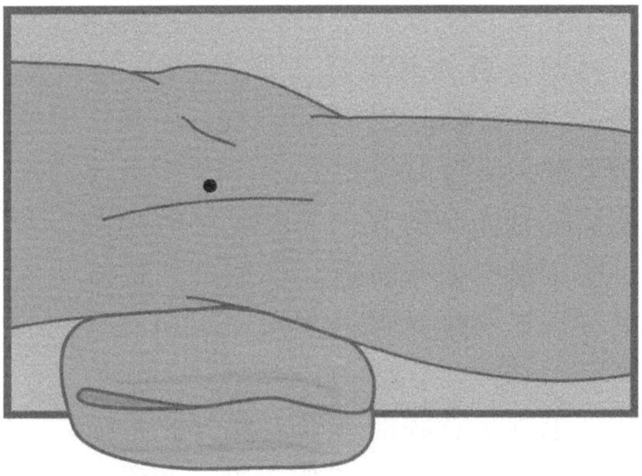

图 115-4

临床精粹

这一注射技术用于治疗继发于髂胫束滑囊炎的疼痛非常有效。并存的滑囊炎、肌腱炎、关节炎及膝关节内紊乱症都会导致疼痛, 这些病变需要更多的局部麻醉药和缓释的皮质类固醇激素治疗。只要掌握了穿刺部位的相关解剖, 这一技术就可被安全地使用,必须注意无菌操作以防止感染,要有防护措施以减少对术者的风险。注射后立即在注射部位加压包扎可以减少瘀斑和血肿的发生。

患者注射治疗髂胫束滑膜炎几天后, 可以进行一些物理治疗,包括局部热疗,轻微的关节活动度练习。应避免剧烈运动,这样会使症状加重。可以合用一些普通的镇痛药和非甾体抗炎药作为辅助治疗。

第 116 章

跑步者膝

适应证及临床应用

跑步者膝是临床上膝外侧痛的常见原因,又称为髂胫束摩擦综合征。它是由于跑步时髂胫束在股骨外上髁来回摩擦造成的过度使用综合征(图 116–1 和图 116–2)。跑步者膝不同于髂胫束滑囊炎，不过这两种疾病常常共存。这种疼痛常见于膝外翻和扁平足的患者,而且穿旧的跑鞋也与该病的发生有关。

患跑步者膝的患者表现为股骨远端外侧疼痛,恰好位于股骨外侧上髁。与髂胫束滑囊炎疼痛相比,跑步者膝的疼痛较弥散,而且渗出较少。跑步者膝通常发生在穿着没有垫子的旧鞋长途骑车或奔跑之后。下肢主动或被动内收会使疼痛加剧，休息和热敷可使疼痛缓解。多数患者屈曲患膝也会产生疼痛。患者通常不能跪或下楼梯。髂胫束滑囊炎的疼痛为持续性

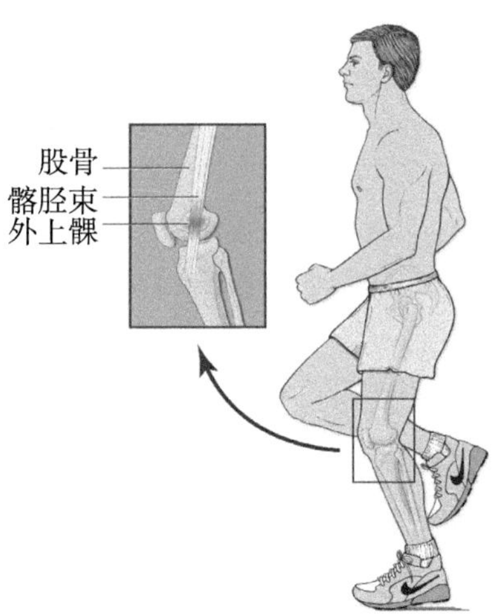

图 116–1

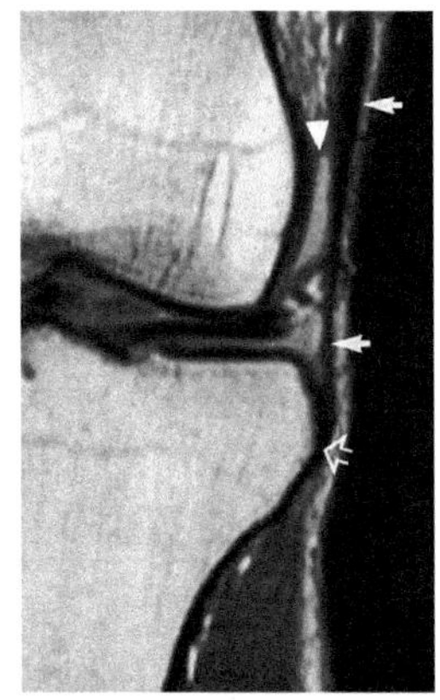

图 116–2 MRI 显示的正常髂胫束。冠状位中等加强(TR/TE, 2000/20)自旋 MRI 显示髂胫束(实心箭头所示)附着于胫骨的 Gerdy 结节(空心箭头所示)。髂胫束内侧可见小的关节溢出（三角箭头所示)。(From Resnick D: Diagnosis of Bone and Joint Disorders, 4th ed. Philadelphia, Saunders, 2002, p3231.)

酸痛,有时会影响睡眠。并存的滑囊炎、肌腱炎、关节炎和膝关节内紊乱症可能与膝关节创伤后的临床表现相混淆。当髂胫束滑囊炎转为慢性,滑囊将发生钙化。

体检发现股骨外侧髁有压痛点，即髂胫束的附着处(见图 116–1)。如果合并髂胫束滑囊炎,滑囊周围常有明显的肿胀积液。膝关节屈伸时在该处触诊可有“嘎吱”声或“牵绊”感。对抗阻力主动内收或被动内收下肢都会产生疼痛,突然撤销阻力疼痛加重。用患肢单腿站立并屈曲患膝 30°~40°时疼痛加剧。

膝部 X 线平片提示有滑囊和包括髂胫束在内的相关结构的钙化，与慢性炎症表现相符。如果发现有跑步者膝,髂胫束滑囊炎,关

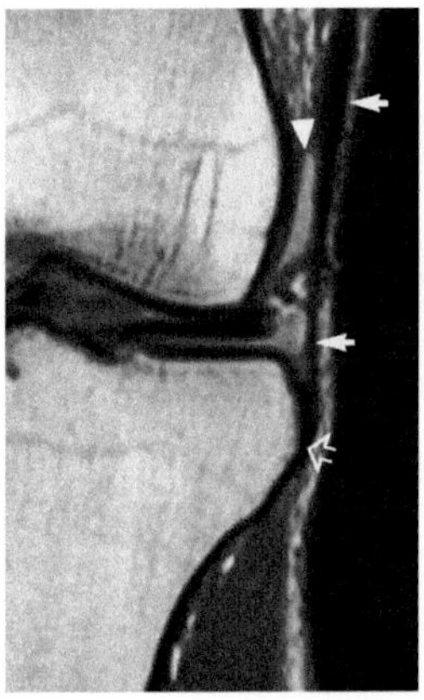

图 116-3　MRI 显示的髂胫束综合征。冠状位脂肪抑制快速自旋（TR/TE，2500/42）MRI 显示髂胫束深部异常的高信号密度区域。（From Resnick D: Diagnosis of Bone and Joint Disorders, 4th ed. Philadelphia, Saunders, 2002, p3231.）

节内紊乱症，隐匿包块或肿瘤，建议做 MRI 检查（图 116-3）。肌电图有助于区分髂胫束滑囊炎和神经病变、腰神经根病变以及腰丛病变。下文提到的注射技术既可以作为一种诊断方法，也可以作为一种治疗手段。

临床相关解剖

髂胫束滑囊位于髂胫束和股骨外侧髁之间。髂胫束是阔筋膜的延续，从胫骨外侧髁穿过（见图 116-1 至图 116-4）。髂胫束在股骨外上髁前后摩擦导致炎症（见图 116-4），同时也刺激附近的髂胫束滑囊。髂胫束滑囊在过度使用、错误使用或直接创伤后易患炎症。

操作技术

应向患者解释注射治疗的目的。患者取仰卧位，膝下垫一卷毯子使膝关节略屈曲。用消毒液对股骨外上髁皮肤进行消毒。用一支无菌注射器接上一 1.5 英寸长、25 号的针头，注射器内含 0.25%无防腐剂布比卡因 2.0 mL 和甲泼尼龙 40 mg。整个操作应严格按照无菌技术，找到股骨外侧髁压痛最明显的地方，此点即为髂胫束滑囊的定位（见图 116-1）。从该点进针，针头和股骨髁成 45°角，依次穿过皮

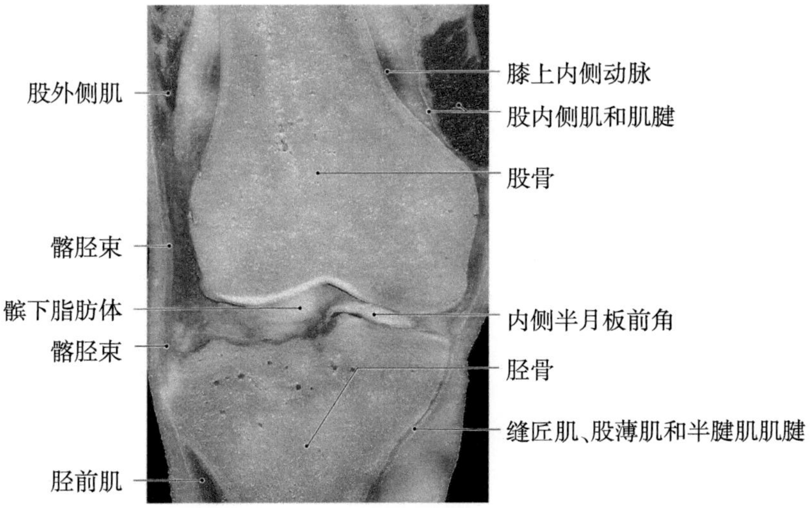

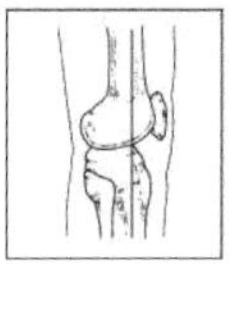

图 116-4　髂胫束及其毗邻结构的解剖。（From Kang HS, Ahn JM, Resnick D:MRI of the Extremities: An Anatomical Atlas, 2nd ed. Philadelphia, Saunders, 2003, p307.）

肤、皮下组织,髂胫束,进入髂胫束滑囊(见图 116-1)。如果针头碰到股骨,则将针轻轻退至滑囊内。当针头定位在滑囊后,将注射器内的药液缓慢注入。推注时不应感觉有阻力。如果有阻力,说明针头在韧带或肌腱内,此时应将针头稍进退,直到注射时感觉没有明显阻力为止。将针头拔出,以无菌敷料加压覆盖,并在穿刺部位放置冰袋。

副作用及并发症

主要的并发症是感染,严格的无菌技术可将这一并发症降至极低。约 25%的患者会感觉注射后疼痛一过性加重,应将这种情况提前告知患者。

临床精粹

这一注射技术用于治疗继发于跑步者膝的疼痛非常有效。并存的滑囊炎、肌腱炎、关节炎及膝关节内紊乱症都会导致疼痛,这些病变需要更多的局部麻醉药和缓释皮质类固醇激素治疗。只要掌握了穿刺部位的相关解剖,这一技术可被安全地使用,必须注意无菌操作以防止感染,应采取防护措施减少术者的风险。注射后立即在穿刺部位加压包扎可以减少瘀斑和血肿的发生。

患者接受注射治疗几天后,可以进行一些物理治疗,包括局部热疗,轻微的关节活动度练习。应避免剧烈运动,这样会使症状加重。可以合用一些普通的镇痛药和非甾体抗炎药作为辅助治疗。

第 117 章

大腿肌腱炎

适应证及临床应用

大腿肌群的肌腱附着处容易发生肌腱炎,这有两方面的原因:一方面膝关节需要在承重情况下重复运动,另一方面肌腱血运不好,微小创伤后难以愈合。如果炎症持续,就会在肌腱周围出现钙质沉积,导致接下来的并发症。大腿肌腱附着处的肌腱炎常与膝关节周围的滑囊炎并存,使疼痛和功能受限加重。

大腿肌腱炎多发生在肌群被过度使用或错误使用之后,起病较急。诱发因素包括长跑,舞蹈损伤,或使用高强度的健身器械锻炼下肢力量。疼痛剧烈而持久,甚至影响睡眠。患者会保持膝盖轻度屈曲位以限制炎症的肌腱活动,并采取减轻疼痛的蹒跚步态。触诊肌腱附着处患者会有剧烈的疼痛感,肌腱内侧部比外侧部更常见受累。屈曲患膝时触诊可有捻发音或"嘎吱"声。

除了上述提到的疼痛,大腿肌腱炎的患者常会随着膝关节活动范围的逐渐缩小出现渐进性的功能减退,以致简单的日常活动例如走路、上楼或上车也变得十分困难。由于持续的废用,肌肉会出现萎缩,膝关节强直。

所有膝后疼痛的患者都应拍 X 线平片。根据患者的临床表现,可以做一些辅助检查,如全血细胞计数、血沉和抗核抗体检测等。如果怀疑有关节内紊乱症、隐匿肿块或部分肌腱断裂,应行 MRI 检查。后面将提到的注射技术也可以作为一种诊断和治疗手段。

临床相关解剖

大腿肌群由大腿后筋膜室的肌肉组成,包括股二头肌、半腱肌、半膜肌和大收肌的小部分。这些肌肉是屈膝的主要肌肉,它们的肌腱在胫骨和腓骨的附着点易患炎症(图 117-1)。当这些肌腱附着处的炎症转为慢性,在运动或注射时遭受突然创伤时,肌腱可能发生断裂。这些肌肉主要的支配神经是坐骨神经。膝关节周围这些肌肉附近有许多滑囊,这些滑囊易发生炎症,与大腿肌腱附着处的炎症并存,导致膝部疼痛。

操作技术

注射治疗的目的应向患者解释清楚。患者取俯卧位,将前踝置于折叠的毛巾上,使膝关节轻度屈曲。通过让患者对抗阻力屈曲患

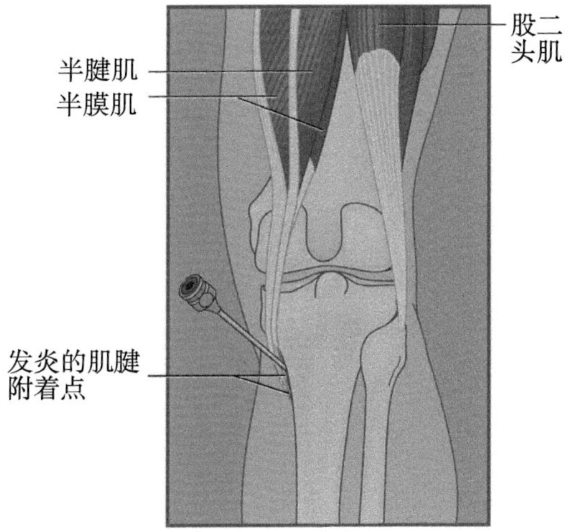

图 117-1

侧膝关节找到大腿肌腱，肌腱为从关节线下延伸到附着处。消毒表面皮肤。用一支无菌注射器接上一 1.5 英寸长、25 号的针头，注射器内含 0.25%无防腐剂布比卡因 2.0 mL 和甲泼尼龙 40 mg。

将针头从已经确定好的穿刺点穿入，与皮肤成一定角度，朝向大腿肌腱的附着点。缓慢进针直到针头碰到骨质（见图 117-1）。将针头轻轻退出骨膜。小心回吸确认没有回血，并且确认胫神经和腓总神经分布范围没有异感，则将注射器内的药液缓慢推入，推注过程中应没有阻力。

副作用及并发症

由于治疗部位靠近腓总神经、胫神经、腘动脉和腘静脉，操作必须由熟悉局部解剖并且技术熟练的医师完成。如果肌腱炎症严重或以前有过损伤，将药物直接注射到肌腱有可能导致断裂。医师操作轻柔，在注射中遇到阻力立刻停止，可以大大降低这一并发症的发生。上述注射治疗后多数患者会感觉疼痛一过性加重。虽然少见，但如果不注意无菌操作，仍有可能发生感染。

临床精粹

这一注射技术用于治疗继发于大腿肌腱炎的疼痛非常有效。并存的滑囊炎和关节炎都会导致疼痛，这些病变需要更多的局部麻醉药和缓释的皮质类固醇激素治疗。只要掌握了穿刺部位的相关解剖，这一技术就可被安全地使用，必须注意无菌操作以防止感染，应采取防护措施减少术者的风险。注射后立即在穿刺部位加压包扎可以减少瘀斑和血肿的发生。

患者接受注射治疗几天后，可以进行一些物理治疗，包括局部热疗，轻微的关节活动度练习。应避免剧烈运动，这样会使症状加重。可以合用一些普通镇痛药和非甾体抗炎药作为辅助治疗。

第 118 章

膝部贝克囊肿

适应证及临床应用

贝克囊肿是由于腘窝内侧滑囊液异常积聚而形成的。膝关节生成过多的滑囊液形成带包膜的囊(图 118–1 和图 118–2)。该囊常与膝关节通过一个单向瓣膜相交通，导致囊逐渐涨大。通常内侧半月板撕裂或内侧大腿肌腱炎是形成贝克囊肿的起因。类风湿性关节炎的患者尤其容易形成贝克囊肿。

贝克囊肿的患者通常主诉膝后充盈感。患者发现膝后有包块,屈膝时尤为明显。包囊继续增大可向下嵌入小腿。类风湿性关节炎的患者更容易出现这种现象，嵌入小腿引起的疼痛可与抗凝治疗不当所致的血栓性静脉炎相混淆。反复蹲起后贝克囊肿偶有自发性破裂。

体检可发现患者腘窝内侧有囊性肿胀。类风湿性关节炎的患者贝克囊肿可以长得很大。蹲下或行走会加重贝克囊肿的疼痛,休息

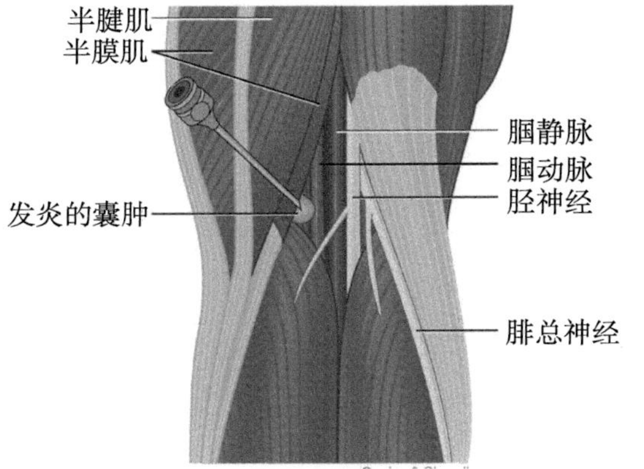

图 118–1

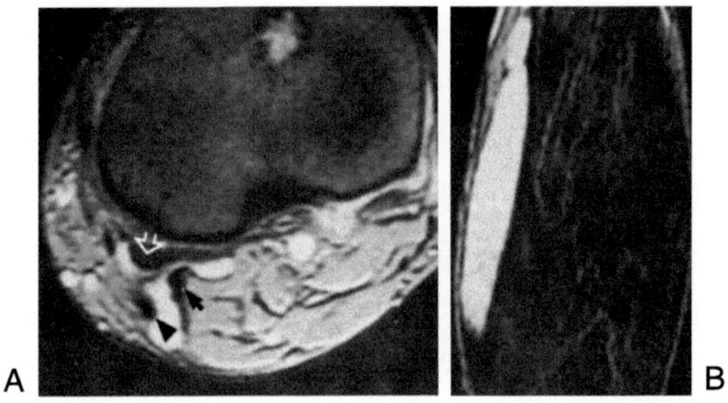

图 118–2 膝部滑膜囊肿。(A)轴位 MPGR(TR/TE,500/15;倾斜角,20°) MRI 显示滑膜囊肿起源的部位。注意半膜肌肌腱(空心箭头所示)后方高信号强度的液体,位于腓肠肌内侧头肌腱(实心箭头所示)内侧,半膜肌肌腱(三角箭头所示)外侧。(B)同一患者的冠状位 T2 加权 (TR/TE,2000/80) 回旋 MRI 显示滑膜囊肿的延伸,位于腓肠肌内侧头的浅层。(From Resnick D: Diagnosis of Bone and Joint Disonders, 4th ed. Philadelphia, Saunders, 200, p4256.)

和热敷可以缓解。疼痛为持续性酸疼,可能影响睡眠。贝克囊肿自发性破裂后会出现小腿红肿,与血栓性静脉炎相似。Homans 征阴性,触不到条索。有时大腿内侧肌腱炎可与贝克囊肿相混淆。

有贝克囊肿表现的患者均应拍 X 线平片。根据患者的临床表现,也可做一些辅助检查,如全血细胞计数、血沉、抗核抗体检测等。如果怀疑有关节内紊乱症、隐匿包块或肿瘤，应行 MRI 检查,有助于确定贝克囊肿的诊断(见图 118–2)。

临床相关解剖

腘窝位于膝关节后方,内有腘动脉、腘静

脉、腓总神经和胫神经,以及半膜滑囊。膝关节囊内被覆滑膜,滑膜附着在关节软骨上,并且形成许多滑囊,包括髌上、髌前、髌下和半膜滑囊。当这些滑囊发生炎症,会产生过多的滑囊液,由于单向瓣膜的作用,囊液被圈闭在一个包囊中。这通常发生在腘窝内侧(见图 118-1)。

操作技术

应向患者解释注射治疗的目的。患者取俯卧位,将踝置于折叠的毛巾上,使膝关节轻度屈曲。找到腘窝中点,中点内侧两指,下侧两指处定位。消毒表面皮肤。注射器接上一 1.5 英寸长、25 号的针头,注射器内含 0.25% 无防腐剂布比卡因 2.0 mL 和甲泼尼龙 40 mg。

将针头从定位点穿入,与腘窝内缘成 45°角,朝向贝克囊肿的方向。边回抽边缓慢进针,避免损伤胫神经和腘动脉、腘静脉。当针头进入囊肿,可以突然回抽到囊液。若腓总神经和胫神经分布区域没有异感,则在该点将注射器内的药液缓慢推入(见图 118-1)。推注过程中应当没有阻力。注射完毕加压包扎以防止囊肿再形成。

副作用及并发症

由于治疗部位靠近腓总神经、胫神经、腘动脉和腘静脉,操作必须由熟悉局部解剖并且技术熟练的医师完成。上述注射治疗后多数患者会感觉疼痛一过性加重。虽然少见,但如果不注意无菌操作,仍有可能发生感染。

临床精粹

这一注射技术用于治疗继发于贝克囊肿的疼痛非常有效。并存的半膜肌滑囊炎、内侧腘绳肌肌腱炎及膝关节内紊乱症都会导致疼痛,这些病变需要更多的局部麻醉药和缓释的皮质类固醇激素治疗。只要掌握了穿刺部位的相关解剖,这一技术就可被安全地使用,必须注意无菌操作以防止感染,应采取防护措施来减少术者的风险。注射后立即在穿刺部位加压包扎可以减少瘀斑和血肿的发生并防止囊肿复发。

患者接受膝部疼痛的注射治疗几天后,可以进行一些物理治疗,包括局部热疗,轻微的关节活动度练习。应避免剧烈运动,这样会使症状加重。可以合用一些普通镇痛药和非甾体抗炎药作为辅助治疗。

第 119 章

阔筋膜炎综合征

适应证及临床应用

阔筋膜炎综合征是阔筋膜被过度使用或错误使用后导致的炎症。它的特点是臀外侧钝痛，向大腿外侧放射。站立时疼痛加重。疼痛在活动开始即出现，随着活动的持续而加重，行走出现困难。由于肌肉痉挛，阔筋膜炎综合征的患者还可能有下腰痛，位于患侧髂嵴或臀部。体格检查发现阔筋膜侧面有弥散的压痛，筋膜走行范围的特定区域有压痛点（图 119–1）。常见有皮下组织和阔筋膜粘连形成的凹陷。将患者的患肢置于检查台，髋关节对抗阻力外展，皮肤凹陷就很容易看到（图 119–2）。转子滑囊炎和髂胫束滑囊炎可能与阔筋膜炎综合征并存，并与其临床表现相混淆。

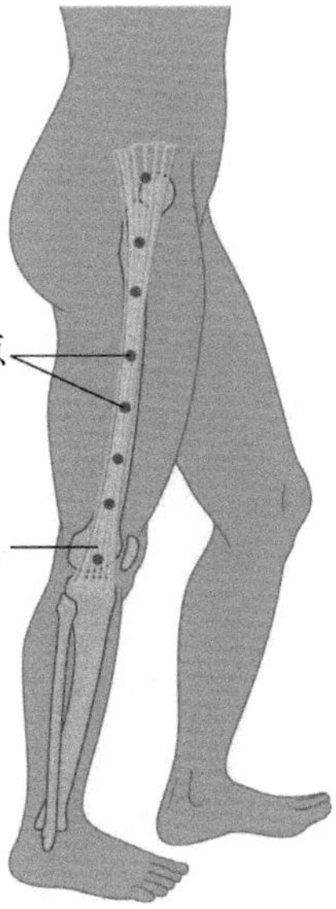

图 119–1

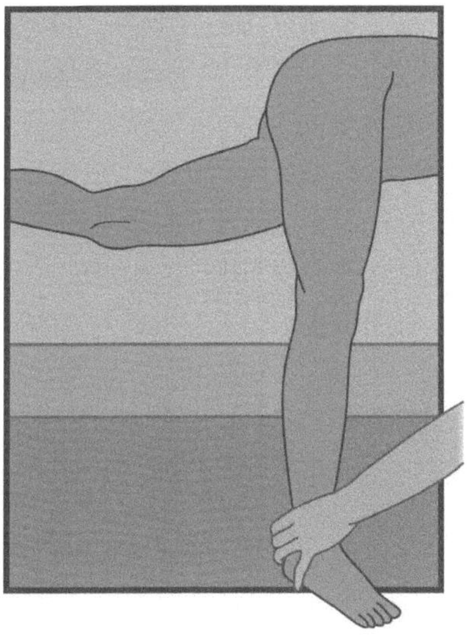
图 119–2

臀部和膝部 X 线平片提示有转子和髂胫束滑囊以及相关结构的钙化，包括髂胫束肌腱，与慢性炎症的改变一致。如果怀疑臀部和膝部内紊乱症、隐匿包块或肿瘤，应行 MRI 检查。肌电图有助于区分阔筋膜炎综合征和糖尿病神经病变、感觉异常性股痛、腰神经根病和腰神经丛病。下文提到的注射技术既可以作为一种诊断方法，也可作为一种治疗手段。

临床相关解剖

阔筋膜，或大腿深筋膜，附着在髂嵴上，覆盖股中肌。它向下延续，包裹大腿，像一条裤管（图 119–3）。阔筋膜外侧增厚形成髂胫束，髂胫束附着在胫骨外侧髁(见图 119–1)。髂胫束形成筋膜张肌的鞘。髂胫束滑囊分布在髂胫束和股骨外侧髁之间。髂胫束在股骨

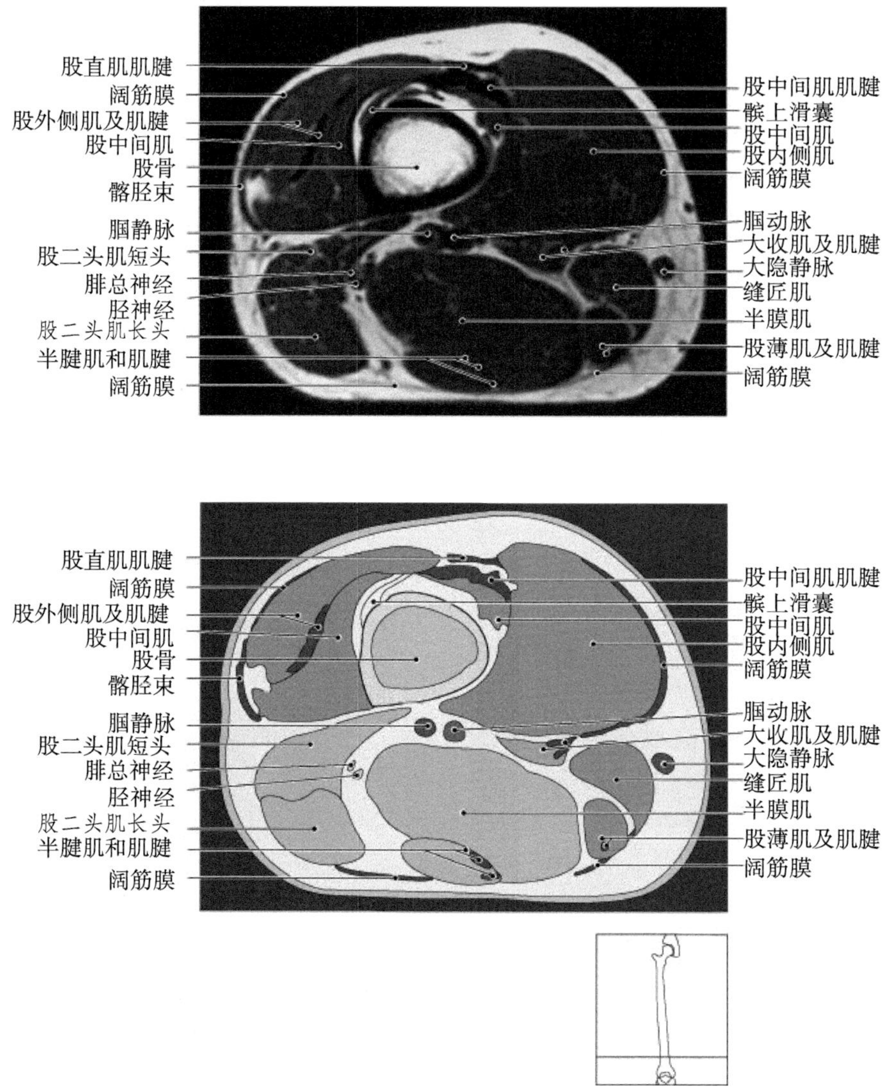

图 119–3 阔筋膜及相关结构的解剖。(From Kang HS: Ahn JM, Resnick D: MRI of the Extremities: Aanatomical Atlas, 2nd ed. Philadelphia, Saunders, 2003, p279.)

外侧髁上前后摩擦刺激附近的髂胫束滑囊(见第 115 章和第 116 章)。髂胫束滑囊被过度使用、错误使用或受到直接创伤后易发生炎症，分布在股骨大转子上的转子滑囊亦是如此。

操作技术

应向患者解释注射治疗的目的。患者取侧卧位，患肢在上。嘱患者对抗阻力外展患肢，医生在阔筋膜走行的位置触诊确定最明显的压痛点的位置,同时确定滑囊炎的位置。用无菌记号标记好这些位置。消毒表面皮肤。注射器接上一 1.5 英寸长、25 G 的针头，注射器内含 0.25%无防腐剂布比卡因 2.0 mL 和甲泼尼龙 40 mg。再次确认刚才标记的压痛点，每一点注入 1 mL 药液(见图 119–1)。如果针头碰到股骨,将针头稍退。推注过程中应当没有阻力,如果遇到阻力,说明针头在韧带或肌腱里,这时应将针头稍进或稍退,直到阻力消失。注射完毕拔出针头,以无菌敷料加压包扎并在注射部位放置冰袋。

副作用及并发症

主要的并发症是感染，注意无菌操作可将这一并发症降至极低。约有 25%的患者会在注射治疗后出现疼痛一过性加重。

临床精粹

这一注射技术用于治疗继发于阔筋膜炎的疼痛非常有效。并存的滑囊炎、肌腱炎、关节炎及膝关节退行性变都会导致疼痛，这些病变需要更多的局部麻醉药和缓释的皮质类固醇激素治疗。只要掌握了穿刺部位的相关解剖，这一技术可被安全地使用，必须注意无菌操作以防止感染。注射后立即在穿刺部位加压包扎可以减少瘀斑和血肿的发生并防止囊肿复发。患者注射治疗阔筋膜炎痛几天后，可以进行一些物理治疗，包括局部热疗，轻微的关节活动锻炼。应避免剧烈运动，这样会使症状加重。可以合用一些镇痛药和非甾体抗炎药作为辅助治疗。

第 120 章

隐神经疼痛

适应证及临床应用

隐神经疼痛是由于隐神经穿过 Hunter 管处受到缝匠肌、长收肌和大收肌的压迫所致，更常见的情况是，隐神经在越过股骨内侧髁处受到了压迫(图 120–1)。这属于嵌压性神经病变，表现为隐神经分布区域的疼痛、麻木和感觉异常。初始症状通常是膝内侧烧灼样疼痛，坐和蹲会使症状加重。行大隐静脉剥脱或取大隐静脉行冠脉搭桥手术后，由于损伤性病变，可以出现隐神经痛的并发症，但在大多数患者，发病前并没有明显的创伤史。

体检可以发现在隐神经走行上有压痛，恰好位于大腿中线内侧。隐神经穿过股骨内侧髁处 Tinel 征阳性。细致的感觉检查可以发现大腿中部隐神经分布区域有感觉障碍，但不应出现运动障碍。坐或蹲会压迫隐神经，隐神经疼痛的症状加重。

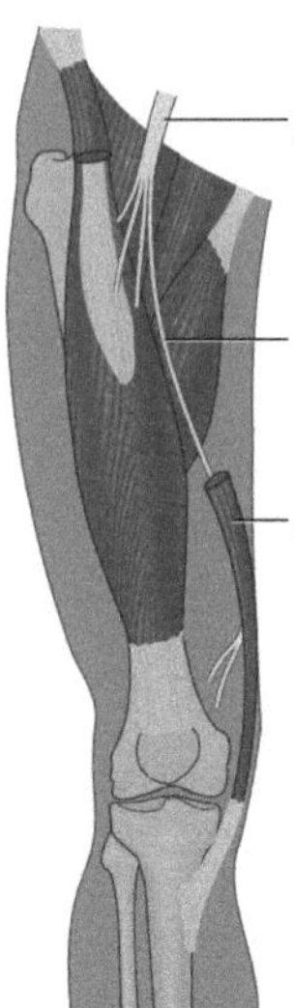

图 120–1

隐神经疼痛常被误诊为腰神经根病变或原发性膝关节病变。放射学检查和肌电图检查有助于区分隐神经疼痛和上述两种病变。患有腰神经根病的患者大多有背痛，并伴有感觉、运动和反射的异常，还伴有颈痛，而隐神经疼痛的患者没有背痛、运动和反射异常。感觉异常仅限于隐神经分布的区域。腰神经根病和隐神经嵌压可共存，称为双挤压综合征。有时糖尿病性股神经病会导致大腿前侧疼痛，它可与隐神经疼痛相混淆。

肌电图有助于区分隐神经疼痛和腰神经根病变及糖尿病性股神经病。所有表现为隐神经疼痛的患者都应拍腰背、骨盆和髋部 X 线平片，以排除隐藏的骨性疾患。根据患者的临床表现还需进行一些辅助检查，包括全血细胞计数、尿酸、血沉和抗核抗体检测。如果怀疑有椎间盘脱出、椎管狭窄或其他占位性病变，应行腰背 MRI 检查。下文提到的注射技术既可以作为一种诊断方法，也可作为一种治疗手段。

临床相关解剖

隐神经是股神经最大的感觉分支，它支配的范围是小腿内侧、内踝和足弓内侧的一部分。隐神经主要来源于 L3 和 L4 神经根分出的神经纤维(图 120–2)。隐神经沿股动脉走行，穿过 Hunter 管，靠近膝部处走行逐渐表浅，穿过股骨内侧髁后分出终末感觉分支(见图 120–1)。隐神经走行的任何位置都易受创伤和压迫。取大隐静脉行冠脉搭桥常会损伤

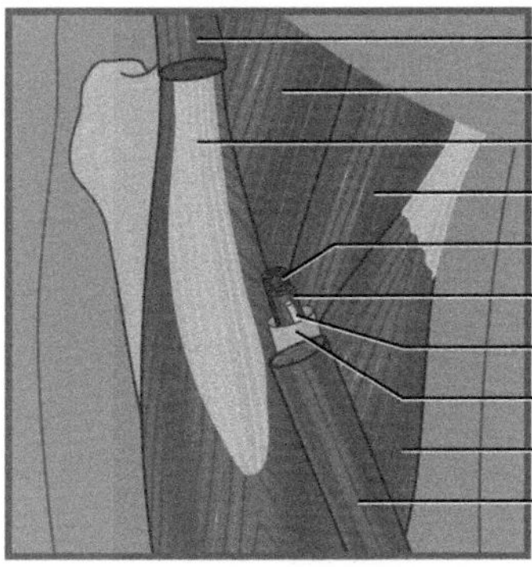

图 120-2

隐神经。隐神经越过股骨内侧髁处易受压迫。

操作技术

患者取侧卧位,腿稍屈曲。触到股骨内侧髁,在股骨内侧髁后缘前方做一标记。消毒表面皮肤,用 25 号、0.5 英寸针头从该点穿入,朝股骨内侧髁方向进针，直到隐神经分布区域引出异感(图 120-3)。应告知患者会有异感,并嘱其异感一出现立刻提醒医师。异感通常在 1/4~1/2 英寸的深度出现。如果没有引出异感则退针再朝稍前方向寻找,直到异感出现。当隐神经分布区出现异感,将针头退出 1 mm,确认患者不再感觉有异感,回抽后将 5 mL、1.0%利多卡因(不含防腐剂)和 40 mg 甲强龙缓慢推入。推注过程中必须注意针不要进入神经实质内，以致将药液打到神经里。推注完毕将穿刺部位加压包扎以减少血肿和瘀斑的发生。

副作用及并发症

膝部隐神经阻滞主要的并发症是阻滞后的血肿和瘀斑，这是因为神经和大隐动脉很接近。上文已经提到,穿刺部位应该加压包扎以防止血肿和瘀斑发生。由于穿刺中需要引出异感，针头可能对神经造成损伤。缓慢进针，到达神经后将针退出可以减少针头对隐神经的损伤。

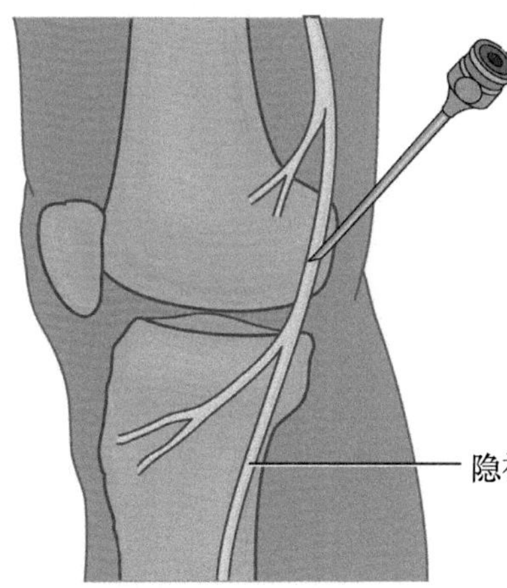

图 120-3

临床精粹

隐神经阻滞操作简单，它对治疗隐神经疼痛可有意想不到的效果。阻滞前细致的神经系统评估十分重要，可以避免把预先存在的神经功能障碍归于隐神经阻滞的结果。下列情况下的神经系统评估尤为重要：远端股骨持久性创伤，既往行下肢血管手术,或患有糖尿病神经病变,需要隐神经阻滞治疗急性疼痛。这种膝部隐神经压迫性病变有时见于演奏大提琴的音乐家,因此这种疼痛综合征又称为“提琴感觉异常”。

引发下肢痛的主要疾病是腰椎间盘脱出或继发于脊柱退行性关节炎的神经撞击症，而不是隐神经病变。其他容易与隐神经嵌压混淆的疼痛综合征包括:隐神经起源上方的病变,如股神经病变;或踝部隐神经病变。肌电图、腰椎 MRI 以及病史和体检可以帮助我们区分这些疾病。

第 8 部分

踝和足

第 121 章

踝关节内注射

适应证及临床应用

踝关节易于因许多疾病而产生关节炎，这些疾病的共同点是关节软骨破坏。骨性关节炎是导致踝关节痛的最常见的关节炎类型。然而,类风湿性关节炎和创伤后关节炎也常导致继发于关节炎的踝关节痛(图 121–1)。其他与关节炎相关的踝关节痛的病因包括结缔组织病、感染、绒毛结节性滑膜炎和莱姆病。急性感染性关节炎常伴随显著的系统性症状,包括发热和不适,机敏的临床医师可轻易发现，并给予细菌培养和应用抗生素的适当处理,而不是给予关节内注射治疗。结缔组织病常表现为多关节病而不是仅限于踝关节的单关节病，不过应用下文讨论的关节内注射治疗技术治疗继发于结缔组织病的踝关节痛的效果良好。

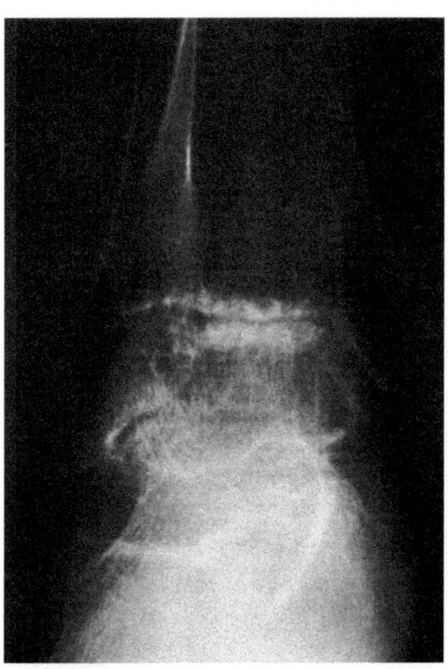

图 121–1 类风湿性关节炎的踝关节前后位 X 线片,可见关节间隙一致性狭窄并伴有周围骨结构严重的骨质疏松。(From Brower AC, Flemming DJ: Arthritis in Black and White, 2nd ed. Philadelphia, Saunders, 1997, p213.)

大多数继发于骨性关节炎和创伤后关节炎的踝关节痛的患者主述疼痛局限于踝关节附近和小腿远端。活动,尤其是背屈,可使疼痛加剧,休息和热敷可使疼痛缓解。这种疼痛是持续性的酸痛,且可能会影响睡眠。一些患者主述在关节活动时有摩擦音和爆裂音,且体检时可能会闻及捻发音。

踝关节炎患者除有上文描述的疼痛外，常常伴有渐进性功能减退，表现为踝关节运动范围的缩小和活动受限，日常活动如走路和上楼困难。由于持续性关节废用,可能会发生肌肉萎缩和粘连性关节囊炎,从而导致“冻结踝”。

所有踝关节痛的患者均应做 X 线检查(见图 121–1)。根据患者的临床表现,也可做一些辅助检查,包括全血细胞计数、血沉和抗核抗体检测。如果怀疑有关节不稳、隐匿性异物或肿瘤,则可进行踝关节的 MRI 检查。

临床相关解剖

踝关节是铰链型关节,连接胫骨远端、内外踝和距骨(图 121–2)。关节面覆盖有透明软骨,易患关节炎。致密囊环绕关节,使踝关节更加坚固。关节囊内衬滑膜层,附着于关节软骨。踝关节由腓深神经和胫神经支配。踝关节主要的韧带包括三角韧带、距腓前韧

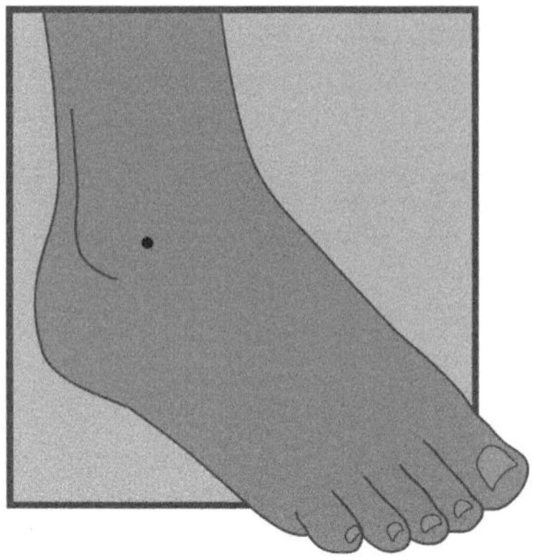

图 121-2

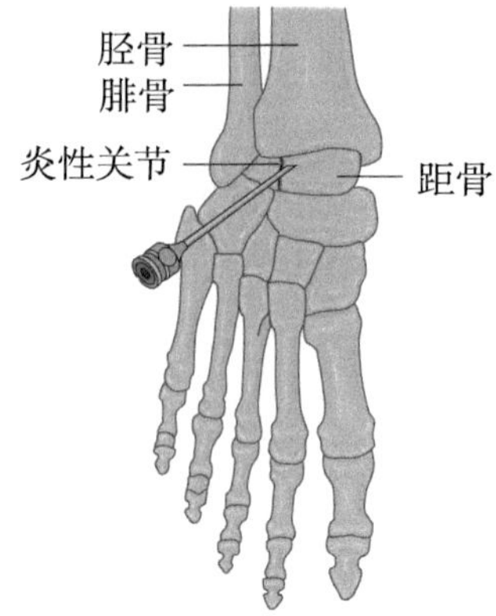

图 121-3

带、跟腓韧带和距腓后韧带，这些韧带对踝关节起主要的加强作用。踝关节的肌肉和肌腱易于因创伤、过度使用及滥用而损伤、磨损及撕裂。

操作技术

应向患者解释应用关节内注射技术的目的。患者处于仰卧位，踝关节表面的皮肤消毒处理。将含有 2.0 mL、0.25%无防腐剂的布比卡因和 40 mg 甲泼尼龙的无菌注射器与严格灭菌的 1.5 英寸的 25 号针头相连。在严格的无菌技术下，足处于正中位，使胫腓骨的连接处正好位于距骨的上方。在该点，显示关节腔的三角形区域易于触及。然后在这一区域内进针，针头缓慢推进刺破皮肤，穿过皮下组织和关节囊进入关节腔(图 121-3)。如果碰到骨质，则针头退至皮下，然后针头偏上并稍偏内侧进针。到达关节腔后，注射器内的物质缓慢注入。注射时应该没有阻力。如果有阻力，针头很可能刺入了韧带或肌腱，应该稍稍向前推进直到进入关节腔且注射没有明显阻力时。然后退出针头，用无菌物质加压包扎，用冰袋敷于穿刺部位。

副作用及并发症

感染是踝关节内注射的主要并发症，但如果采取严格的无菌措施，这种并发症将会极其少见。大约 25%的患者在注射后有短暂的痛觉增强，这种情况应该在注射前告知患者。

临床精粹

这种注射技术对继发于上述原因导致的踝关节疼痛十分有效。共存的滑囊炎和肌腱炎也与踝关节痛有关，因此可能需要局部注射更多的局部麻醉药和皮质类固醇激素。如果对注射区域的临床相关解剖给予足够重视，这项技术是安全的。应用无菌技术时应认真以避免感染；应采取普遍的预防措施以保证术者的安全。如果在注射后即刻对注射区域进行按压，瘀斑和血肿形成的发生率会降低。物理疗法如热疗和小范围运动练习可以在注射后几天应用。应该避免高强度练习，因为它会加重患者的症状。可以同时应用普通的镇痛剂和非甾体抗炎药。

第 122 章

距下关节内注射

适应证及临床应用

距下关节易于因许多疾病而产生关节炎,这些疾病的共同点是关节软骨破坏。骨性关节炎是导致距下关节痛的最常见的关节炎类型。然而,类风湿性关节炎和创伤后关节炎也常导致继发于关节炎的距下关节痛。其他不常见的因关节炎诱发的距下关节痛的病因包括结缔组织病、感染、绒毛结节性滑膜炎和莱姆病。急性感染性关节炎常伴随显著的系统性症状,包括发热和不适,机敏的临床医师可轻易发现,并给予细菌培养和应用抗生素的适当处理,而不是给予关节内注射治疗。结缔组织病常表现为多关节病而不是仅限于距下关节的单关节病,不过下文讨论的关节内注射技术对治疗继发于结缔组织病的距下关节痛的效果良好。

大多数继发于骨性关节炎和创伤后关节炎的距下关节痛的患者主述疼痛局限于脚后跟附近和小腿远端。活动尤其是跟骨的内收可使疼痛加剧,休息和热敷可使疼痛缓解。这种疼痛是持续性酸痛,且可能会影响睡眠。一些患者主述在关节活动时有摩擦音和爆裂音,且在体检时可能会闻及捻发音。

距下关节炎患者除有上文描述的疼痛外,常常伴有渐进性功能减退,表现为距下关节运动范围的缩小,活动简单,走路和上楼困难。由于持续性关节废用,可能会发生肌肉萎缩和粘连性关节囊炎,从而导致"冻结距下关节"的发生。

所有距下关节痛的患者均应做 X 线检查。根据患者的临床表现,也可做一些辅助检查,包括全血细胞计数、血沉和抗核抗体检测。如果怀疑有关节不稳、隐匿性异物或肿瘤,则可行距下关节的 MRI 检查。

临床相关解剖

距下关节是平面关节,连接距骨和跟骨(图 122-1)。关节面覆盖有透明软骨,易患关节炎。致密囊环绕关节,使距下关节更牢固。关节囊内衬滑膜层,附着于关节软骨。距下关节主要的韧带包括距跟正中韧带及侧韧带和距跟骨间韧带,这些韧带对距下关节起主要的加强作用。距下关节的肌肉和肌腱易于因创伤、过度使用及滥用而损伤、磨损及撕裂。

操作技术

应向患者解释关节内注射技术的目的。患者处于仰卧位,距下关节表面的皮肤消毒

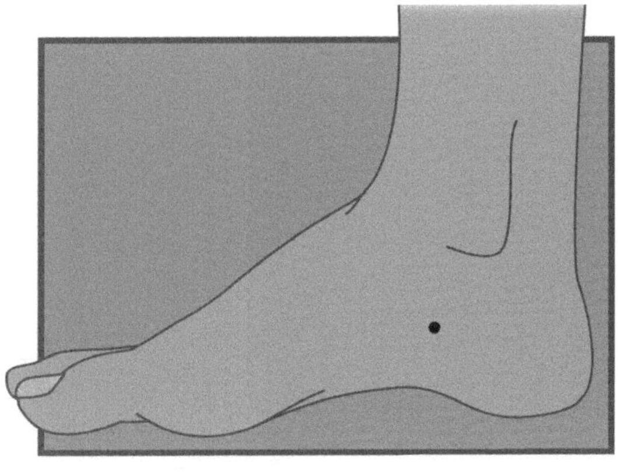

图 122-1

处理。将含有 2.0 mL、0.25%无防腐剂的布比卡因和 40 mg 甲泼尼龙的无菌注射器与严格灭菌的 1.5 英寸的 25 号针头相连。在严格的无菌技术下,足下端轻微外展,使内踝显现。内踝下大约 1 英寸处有一个骨性标志称为载距突。位于载距突上并稍后处即为距下关节。然后在这一区域内与踝成适宜的角度进针,针头缓慢推进刺破皮肤,穿过皮下组织和关节囊进入关节腔(图 122-2)。如果碰到骨质,则针头退至皮下,然后针头偏上并稍偏向前进针。到达关节腔后,注射器内的物质缓慢注入。注射时应该没有阻力。如果有阻力,针头很可能刺入了韧带或肌腱,应该稍稍向前推进直到进入关节腔且注射没有明显阻力时。然后退出针头,用无菌物质加压包扎,用冰袋敷于穿刺部位。

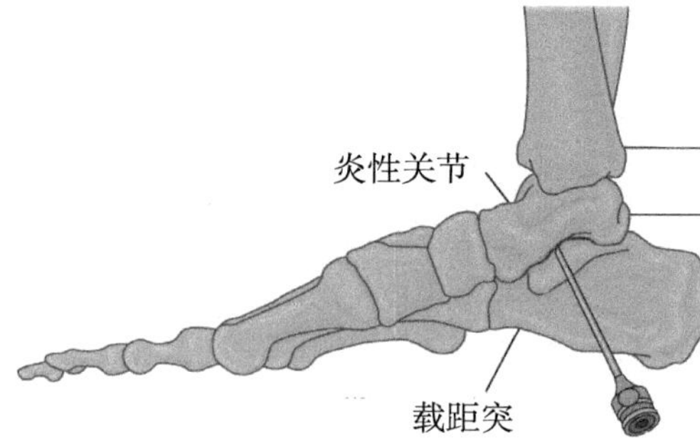

图 122-2

副作用及并发症

感染是距下关节内注射的主要并发症,但如果采取严格的无菌措施,这种并发症将会极其少见。大约 25%的患者在注射后有短暂的痛觉增强,这种情况应该在注射前告知患者。

临床精粹

这种注射技术对继发于上述原因导致的距下关节疼痛十分有效。共存的滑囊炎和肌腱炎也与距下关节痛有关,因此可能需要局部注射更多的局部麻醉药和皮质类固醇激素。如果对注射区域的临床相关解剖给予足够重视,这项技术是安全的。应用无菌技术时应认真以避免感染;应采取普遍的预防措施以保证术者的安全。如果在阻滞后即刻进行局部按压,会降低瘀斑和血肿形成的发生率。物理疗法如局部热疗和小范围运动练习可以在注射后几天应用。应该避免高强度练习,因为它会加重患者的症状。可以同时应用普通的镇痛剂和非甾体抗炎药。

第 123 章

跗中关节内注射

适应证及临床应用

跗中关节易于因许多疾病而产生关节炎，这些疾病的共同点是关节软骨破坏。骨性关节炎是导致跗中关节痛的最常见的关节炎类型。然而，类风湿性关节炎和创伤后关节炎也常导致继发于关节炎的跗中关节痛。其他不常见的因关节炎诱发的跗中关节痛的病因包括结缔组织病、感染、绒毛结节性滑膜炎和莱姆病。急性感染性关节炎常伴随显著的系统性症状，包括发热和不适，机敏的临床医师可轻易发现，并给予细菌培养和应用抗生素的适当处理，而不是给予关节内注射治疗。结缔组织病常表现为多关节病而不是仅限于跗中关节的单关节病，不过下文讨论的关节内注射技术对治疗继发于结缔组织病的跗中关节痛的效果良好。

大多数继发于骨性关节炎和创伤后关节炎的跗中关节痛的患者主述疼痛局限于足背部。活动，尤其是跗中关节的内翻和内收，可使疼痛加剧，休息和热敷可使疼痛缓解。这种疼痛是持续性的酸痛，且可能会影响睡眠。一些患者主述在关节活动时有摩擦音和爆裂音，且在体检时可能会闻及捻发音。跗中关节炎患者除有上述描述的疼痛外，常常伴有渐进性功能减退，表现为跗中关节运动范围缩小，活动简单，走路和上楼困难。

所有跗中关节痛的患者应做 X 线检查。根据患者的临床表现，也可做一些辅助检查，包括全血细胞计数、血沉和抗核抗体检测。如果怀疑有关节不稳、隐匿性肿物或肿瘤，则应做跗中关节的 MRI 检查。

临床相关解剖

跗中关节的每一个关节均有各自的关节囊(图 123-1)。这些关节的关节面覆盖有透明软骨，易患关节炎。关节囊内衬滑膜层，附着于关节软骨，使关节滑动。多个韧带构成了跗中关节的主要力量。跗中关节的肌肉和肌腱易于受创伤和过度使用及滥用而损伤、磨损及撕裂。

操作技术

应向患者解释关节内注射技术的目的。患者处于仰卧位，跗中关节表面的大部分皮肤消毒处理。将含有 2.0 mL、0.25%无防腐剂的布比卡因和 40 mg 甲泼尼龙的无菌注射器

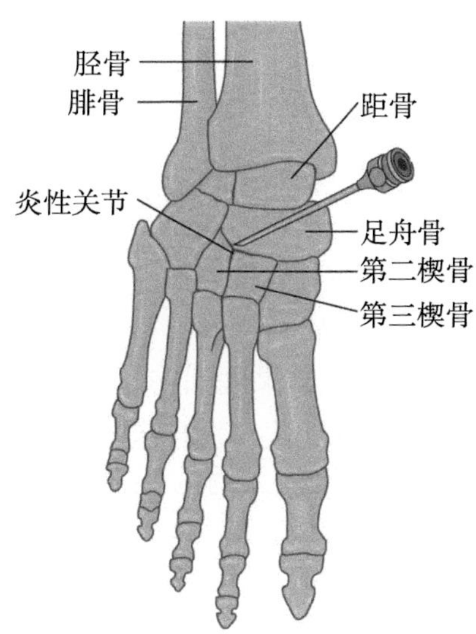

图 123-1

与严格灭菌的5/8英、25号针头相连。在严格的无菌技术下,显露受累关节(图123-2)。然后在这一区域内与踝背侧成适宜角度进针,针头缓慢推进刺破皮肤，穿过皮下组织和关节囊进入关节腔（见图123-1)。如果碰到骨质,则退针至皮下,然后针头偏上进针。到达关节腔后,注射器内的物质缓慢注入。注射时应该没有阻力。如果有阻力,针头很可能刺入了韧带或肌腱，应该稍稍向前推进直到进入关节腔且注射没有明显阻力。然后退出针头,用无菌物质加压包扎,用冰袋敷于穿刺部位。

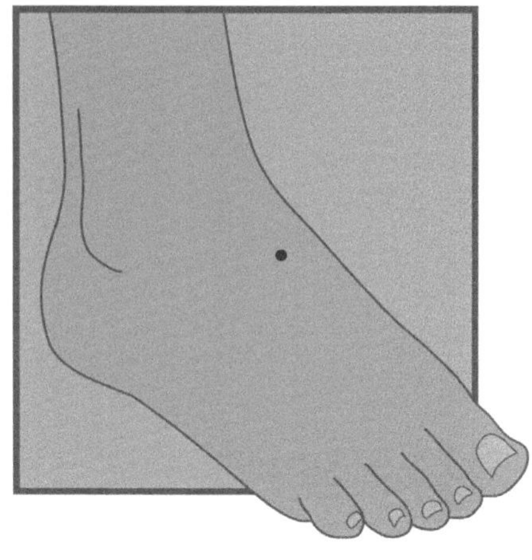

图123-2

副作用及并发症

感染是跗中关节内注射的主要并发症,但如果采取严格的无菌措施,这种并发症将会非常少见。大约25%的患者在注射后有短暂的痛觉增强,这种情况应该在注射前告知患者。

临床精粹

关节痛常见于足球运动者和芭蕾舞演员,他们均会过度使用足尖。这种注射技术对于缓解继发于上述原因的跗中关节痛十分有效。共存的滑囊炎和肌腱炎也与跗中关节痛有关,因此可能需要注射更多的局部麻醉药和皮质类固醇激素。如果对注射区域的临床相关解剖给予足够重视,这项技术是安全的。应用无菌技术时应认真以避免感染;应采取普遍的预防措施以保证术者的安全。如果在注射后即刻对注射区域局部加压会降低瘀斑和血肿形成的发生率。物理疗法(如局部热疗和小范围运动练习)可以在注射后几天应用。应该避免高强度练习,因为它会加重患者的症状。可以同时应用常见的镇痛剂和非甾体抗炎药。

第 124 章

趾关节内注射

适应证及临床应用

趾关节易于因许多疾病而产生关节炎，这些疾病的共同点是关节软骨破坏。骨性关节炎是导致趾关节痛的最常见的关节炎类型。然而，类风湿性关节炎和创伤后关节炎也常导致继发于关节炎的趾关节痛。其他不常见的因关节炎诱发的趾关节痛的病因包括结缔组织病、痛风、银屑病性关节炎、感染和莱姆病(图 124–1)。急性感染性关节炎常伴随显著的系统性症状，包括发热和不适，机敏的临床医师可轻易发现，并给予细菌培养和应用抗生素的适当处理而不是给予关节内注射治疗。结缔组织病常表现为多关节病而不是仅限于趾关节的单关节病，不过下文所讨论的关节内注射技术对继发于结缔组织病的趾关节痛的效果良好。

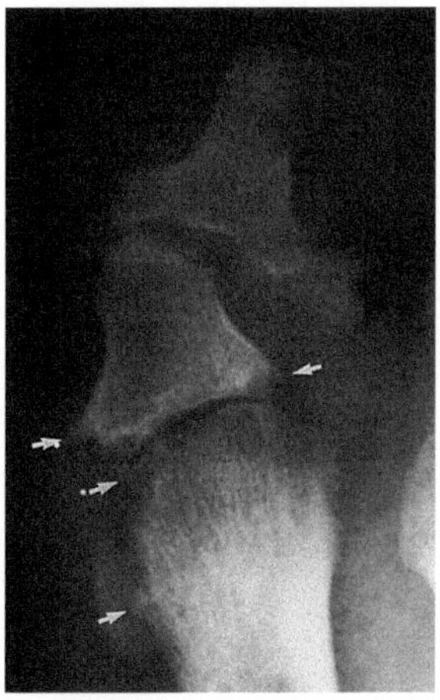

图 124–1 第一跖趾关节内侧面的 X 线表现为“毛刷”样侵蚀。在侵蚀的边缘亦有新生骨(箭头所示)的形成。可见银屑病性关节炎患者的第一趾间关节出现“铅笔帽”样改变。(From Brower AC, Flemming DJ: Arthritis in Black and White, 2nd ed. Philadelphia, Saunders, 1997, p84.)

大多数继发于骨性关节炎和创伤后关节炎的趾关节痛的患者主述疼痛局限于相关趾关节，以大踇趾最常见。活动尤其是趾关节的屈曲可使疼痛加剧，休息和热敷可使疼痛缓解。这种疼痛是持续性的酸痛，且可能会影响睡眠。一些患者主述在关节活动时有摩擦音和爆裂音，且在体检时可能会闻及捻发音。趾关节炎患者除有上述描述的疼痛外，常常伴有渐进性功能减退，表现为趾关节运动范围缩小，活动简单，走路、脚尖站立和上楼困难。

所有趾关节痛的患者应做 X 线检查。根据患者的临床表现，也可做一些辅助检查，包括全血细胞计数、血沉和抗核抗体检测。如果怀疑有关节不稳、隐匿性异物或肿瘤，则可行趾关节的 MRI 检查。

临床相关解剖

每一趾关节均有各自的关节囊(图 124–2 和图 124–3)。关节面覆盖有透明软骨，易患关节炎。关节囊内衬滑膜层，附着于关节软骨。深横韧带连接 5 个脚趾的关节，提供了趾关节的主要力量。趾关节的肌肉和肌腱易于因创伤、过度使用及滥用而损伤、磨损及撕裂。

操作技术

应向患者解释关节内注射技术的目的。

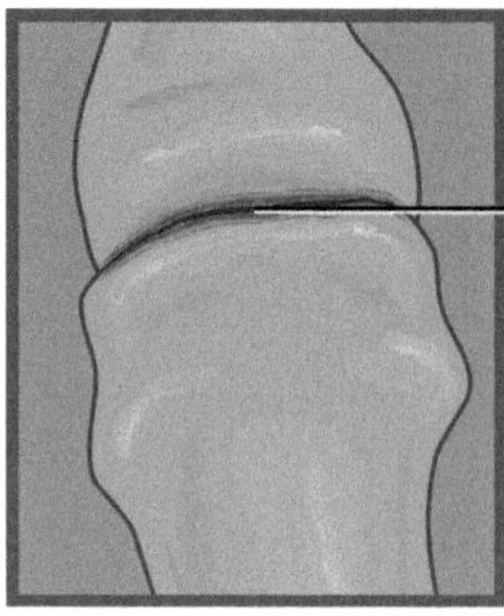

图 124–2

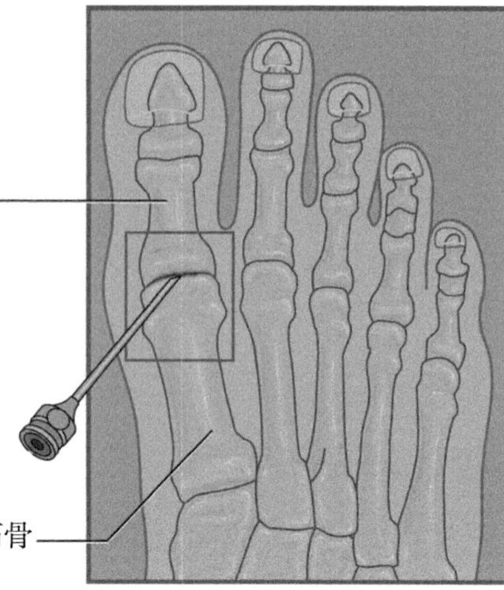

图 124–3

患者处于仰卧位，受累趾关节表面的皮肤消毒处理。将含有1.5 mL、0.25%无防腐剂的布比卡因和40 mg甲泼尼龙的无菌注射器与严格灭菌的5/8英寸、25号针头相连。在严格的无菌技术下，牵拉受累脚趾使关节间隙扩大。此时，显示出关节间隙。然后在这一区域内垂直进针，针头缓慢推进刺破皮肤，穿过皮下组织和关节囊，进入位于伸展肌腱后的关节腔(见图124–3)。如果碰到骨质，则退针至皮下，然后针头偏上进针。到达关节间隙后，注射器内的物质缓慢注入。注射时应该没有阻力。如果有阻力，针头很可能刺入了韧带或肌腱，应该稍稍向前推进直到进入关节腔且注射没有明显阻力。然后退出针头，用无菌物质加压包扎，用冰袋敷于穿刺部位。

副作用及并发症

感染是趾关节内注射的主要并发症，但如果采取严格的无菌措施，这种并发症将会非常少见。大约25%的患者在注射后有短暂的痛觉增强，应该在注射前将这种情况告知患者。

临床精粹

趾关节疼痛常见于趾外伤。这种注射技术对治疗继发于上述原因的趾关节疼痛十分有效。共存的滑囊炎和肌腱炎也与趾关节疼痛有关，因此可能需要注射更多的局部麻醉药和皮质类固醇激素。如果对注射区域的临床相关解剖给予足够重视，这项技术是安全的。应用无菌技术时应认真以避免感染；应采取普遍的预防措施以保证术者的安全。如果在注射后即刻对注射区域进行局部按压会降低瘀斑和血肿的发生率。物理疗法如局部热疗和小范围运动练习可以在注射后几天应用。应该避免高强度练习，因为它会加重患者的症状。可以同时应用普通的镇痛剂和非甾体抗炎药。

第 125 章 三角韧带损伤

适应证及临床应用

三角韧带易于损伤,损伤来源于当踝突然内旋造成的急性损伤或因过度使用和滥用造成的韧带反复损伤(如在柔软或不平的路面长距离奔跑)。三角韧带损伤的患者主诉疼痛位于内踝的下方。跖曲和踝外翻会加重疼痛。体检时,内踝上方有点压痛。急性损伤时,韧带处可能会有瘀斑。被动外翻和跖曲踝关节会加重疼痛。共存的踝关节和距下关节的滑囊炎和关节炎可能会使临床表现更加复杂。

所有踝关节痛的患者均应做 X 线检查。根据患者的临床表现,也应做一些辅助检查,包括全血细胞计数、血沉和抗核抗体检测。如果怀疑有三角韧带撕裂、关节不稳、隐匿性异物或肿瘤,则可行踝关节的 MRI。

临床相关解剖

踝关节是铰链型关节,连接胫骨远端、内外踝和距骨。关节面覆盖有透明软骨,易患关节炎。致密囊环绕关节,使踝关节更加坚固。关节囊内衬滑膜层,附着于关节软骨。踝关节由腓深神经和胫神经支配。

踝关节主要的韧带包括三角韧带、距腓前韧带、跟腓韧带和距腓后韧带,这些韧带对踝关节起到了主要的加强作用。三角韧带格外强韧,不像距腓前韧带那样易于损伤。三角韧带有两层(图 125-1),均附着于内踝上方(图 125-2)。内层附着于距骨体内侧的下方,外层纤维附着于距骨内侧、跟骨载距突和舟骨结节。

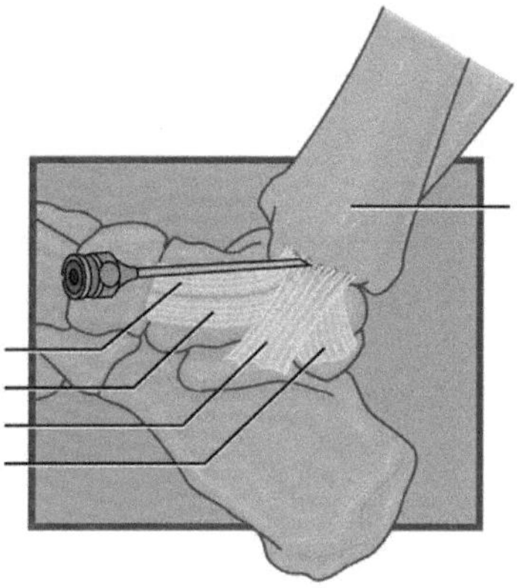

图 125-1

操作技术

应向患者解释注射技术的目的。患者取仰卧位,对内踝上方的皮肤进行消毒处理。将含有 2.0 mL、0.25%无防腐剂的布比卡因和 40 mg 甲泼尼龙的无菌注射器与严格灭菌的 1.5 英寸、25 号针头相连。在严格的无菌技术下,轻度外展下肢,使内踝的下缘可见(图 125-3)。然后在这一区域内与踝成 30°角进针,针头缓慢推进刺破皮肤,穿过皮下组织,触及内踝下缘(见图 125-2)。然后稍稍退针,将注射器内的物质缓慢注入。注射时应该没有阻力。如果有阻力,针头很可能刺入了韧带,应该稍稍退针直到注射时没有明显阻力。然后退出针头,用无菌物质压迫,用冰袋敷于穿刺部位。

副作用及并发症

感染是这种注射的主要并发症,但如果

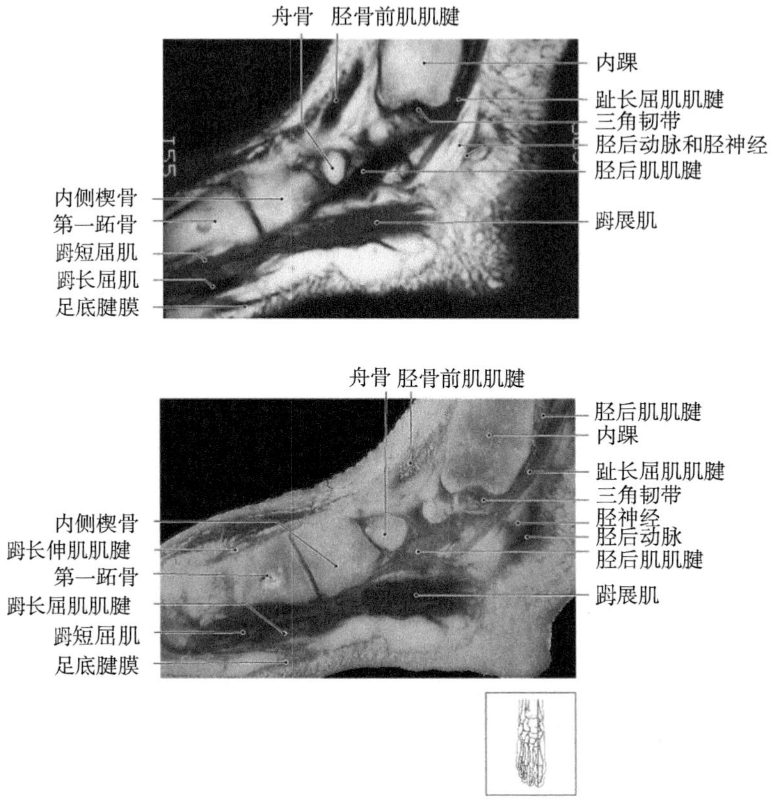

图 125-2 三角韧带和相关结构的解剖。(From Kang HS, Ahn JM, Resnick D: MRI of the Extremities: An Anatomical Atlas, 2nd ed. Philadelphia, Saunders, 2003, p441.)

采取严格的无菌措施将会非常少见。大约25%的患者在三角韧带注射后有短暂的痛觉增强,应该在注射前将这种情况告知患者。损伤韧带附近的注射应该十分小心以避免对已损伤的韧带造成进一步损害。

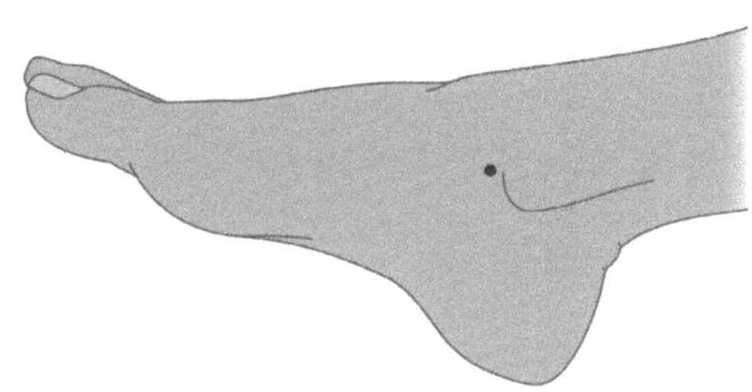

图 125-3

临床精粹

这种注射技术对继发于三角韧带损伤所致疼痛的治疗非常有效。共存的关节炎、滑囊炎和肌腱炎也可引起内踝疼痛,因此可能需要注射更多的局部麻醉药和皮质类固醇激素。如果对注射区域的临床相关解剖给予足够重视,这项技术是安全的。应用无菌技术时应认真以避免感染;应采取普遍的预防措施以保证术者的安全。如果在注射后即刻对注射区域进行按压会降低瘀斑和血肿的发生率。物理疗法如局部热疗和小范围运动练习可以在注射后几天应用。应该避免高强度练习,因为它会加重患者的症状。可以同时应用普通的镇痛剂和非甾体抗炎药。

第 126 章

距腓前韧带损伤

适应证及临床应用

距腓韧带易于损伤，损伤来源于当踝突然内旋造成的急性损伤或因过度使用和滥用造成的韧带反复损伤（如在柔软或不平的路面上长距离奔跑）。距腓韧带损伤的患者主诉疼痛位于外踝的下方。踝关节内翻会加重疼痛。检查时,外踝下方有点压痛。急性损伤时,韧带处可能会有瘀斑。被动内翻踝关节会加重疼痛。临床表现可能会与共存的踝关节和距下关节的滑囊炎和关节炎相混淆。

所有踝关节痛的患者均需要做 X 线检查。根据患者的临床表现,也可做一些辅助检查，包括全血细胞计数、血沉和抗核抗体检测。如果怀疑有距腓韧带撕裂､关节不稳､隐匿性肿物或肿瘤,则可行踝关节的 MRI 检查。

临床相关解剖

踝关节是铰链型关节,连接胫骨远端､内外踝和距骨。关节面覆盖有透明软骨,易患关节炎。致密囊环绕关节,使踝关节更加坚固。关节囊表面内衬滑膜层,附着于关节软骨。踝关节由腓深神经和胫神经支配。

踝关节主要的韧带包括距腓韧带､距腓前韧带､跟腓韧带和距腓后韧带,这些韧带对踝关节起到了主要的加强作用(图 126-1)。距

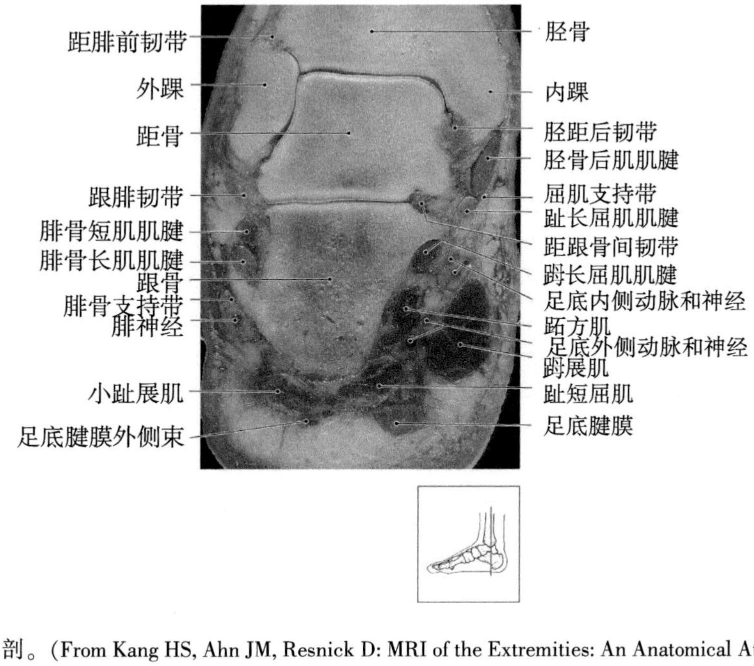

图 126-1 踝的解剖。(From Kang HS, Ahn JM, Resnick D: MRI of the Extremities: An Anatomical Atlas, 2nd ed. Philadelphia, Saunders, 2003, p385.)

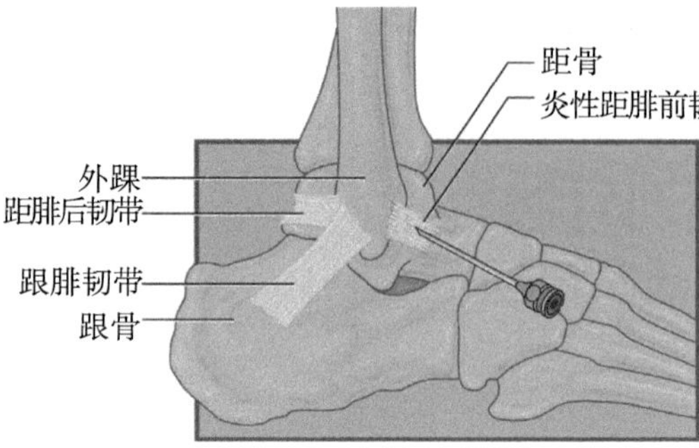

图 126-2

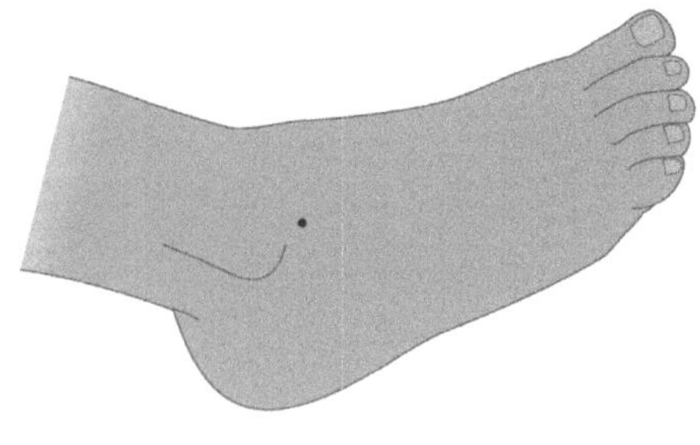

图 126-3

腓韧带不如三角韧带强韧且易于损伤。距腓韧带一端附着于外踝前缘，另一端附着于距骨表面外侧(图 126-2)。

操作技术

应向患者解释注射技术的目的。患者处于仰卧位,外踝上方的皮肤消毒处理。将含有 2.0 mL、0.25%无防腐剂的布比卡因和 40 mg 甲泼尼龙的无菌注射器与严格灭菌的 1.5 英寸、25 号针头相连。在严格的无菌技术下,下肢轻度外展,使外踝的下缘可见(图 126-3)。然后在这一区域内与踝成 30°角进针,针头缓慢推进刺破皮肤,穿过皮下组织,触及外踝下缘(见图 126-2)。然后稍稍退针,注射器内的物质缓慢注入。注射时应该没有阻力。如果有阻力,针头很可能刺入了韧带,应该稍稍退针直到注射时没有明显阻力。然后退出针头,用无菌物质加压包扎,用冰袋敷于穿刺部位。

副作用及并发症

感染是这种注射的主要并发症，但如果采取严格的无菌措施,感染将会非常少见。大约 25%的患者在距腓韧带注射后有短暂的痛觉增强,应该在注射前告知患者。损伤韧带附近的注射应该十分小心以避免对已损伤的韧带造成进一步损害。

临床精粹

这种注射技术对继发于距腓韧带损伤的疼痛治疗十分有效。共存的关节炎、滑囊炎和肌腱炎也可导致外踝疼痛,因此可能需要局部注射更多的局部麻醉药和皮质类固醇激素。如果对注射区域的临床相关解剖给予足够重视,这项技术是安全的。应用无菌技术时应认真以避免感染;应采取普遍的预防措施以保证术者的安全。如果在注射后即刻对注射区域进行按压会降低瘀斑和血肿的发生率。物理疗法如局部热疗和小范围运动练习可以在注射后几天应用。应该避免高强度练习,因为它会加重患者的症状。可以同时应用普通的镇痛剂和非甾体抗炎药。

第 127 章

前跗管综合征

适应证及临床应用

前跗管综合征是由于压迫经过踝部浅筋膜下方的腓深神经引起的（图 127-1 和图 127-2）。在此解剖部位压迫腓深神经的最常见原因是足背部的创伤。穿过紧的鞋或下蹲向前弯曲(如种花)时会导致急性严重的足跖曲,从而诱发前跗管综合征。前跗管综合征较后跗管综合征少见。

这种卡压性神经病变主要表现为足背部的疼痛、麻木和感觉异常,并放射到第一骶神经支配区域。这些症状也可能放射到挤压的踝前部附近。没有运动障碍,但当腓深神经的远侧分支受累时也可出现。类似于腕管综合征的夜间痛经常出现。患者可能主诉当把足置于外翻位时可减缓前跗管综合征引起的疼痛和感觉异常。

体检可以发现足背腓深神经支配区域的疼痛，足背动脉搏动内侧腓深神经穿行处上方区域常出现 Tinel 征。频繁跖屈常可诱发后跗管综合征症状的出现。如果胫后神经的内侧分支受累则会出现趾短屈肌和蚓状肌肌力的下降。

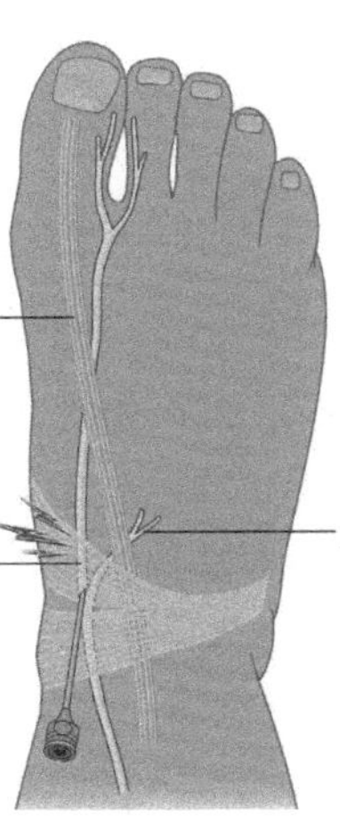

图 127-1

前跗管综合征常被误诊为踝关节炎、腰部神经根病变或糖尿病多发性神经根病变。踝关节炎的患者有关节炎的放射学表现。大多数腰部神经根病变的患者有后背疼相关的反射、运动和感觉改变,然而有前跗管综合征的患者没有反射改变，而有局限于腓深神经远端的运动和感觉改变。糖尿病多发性神经根病变的患者常表现为整个足的对称性感觉障碍,而不是只限于腓深神经支配区域。腰部神经根病变和腓深神经受压可能同时存在,称为双重挤压综合征。而且,前跗管综合征可见于糖尿病的患者，因此糖尿病的患者有糖尿病多发性神经根病变同时伴有前跗管综合征并不奇怪。

肌电图有助于把腰部神经根病变和糖尿病多发性神经根病变与前跗管综合征相鉴别。X 线平片可排除表现为前跗管综合征患者中的隐性骨病变患者。根据患者的临床表现,也可做一些辅助检查,包括全血细胞计数、尿酸检查、血沉和抗核抗体检测。如果怀疑有关节不稳或占位损伤，则可以进行 MRI 检查。下文描述的注射技术既是诊断方法，又是治疗策略。

临床相关解剖

腓总神经是坐骨神经的两大分支之一，

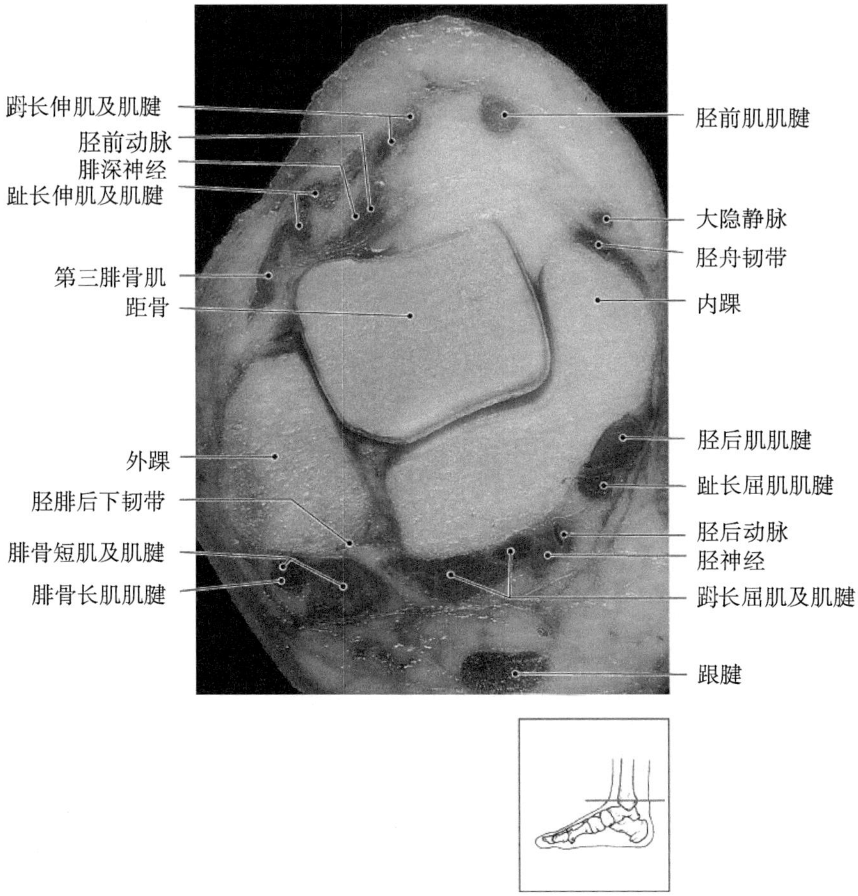

图 127-2 腓深神经和相关结构的解剖。(From Kang HS, Ahn JM Resnick D: MRI of the Extremities: An Anatomical Atlas, 2nd ed. Philadelphia WB Saunders, 2003, p415.)

另一条分支是胫神经。腓总神经支配膝关节下部和小腿上部后外部皮肤的感觉。腓总神经来源于 L4、L5、S1 和 S2 神经根的后支。腓总神经在腘窝上缘从坐骨神经分离出来，并沿腓骨头后外侧下降。在这一点，腓总神经易于因不适当的投掷和止血带的应用而受压。当它缠绕腓骨，通过由腓骨长肌肌腱的后缘和腓骨组成的腓骨隧道时也易于受压。在腓骨隧道的远端，腓总神经分支成腓浅神经和腓深神经两个终支。每个分支均易于损伤且可单独用于神经阻滞作为诊断和治疗方法。

深支与胫动静脉伴行继续下行，提供第一和第二趾广泛区域及相邻足背的感觉支配(见图 127-1)。尽管这一感觉纤维的分布区域很小，但它常常是神经瘤手术区域，所以对区域麻醉师很重要。腓深神经支配所有趾伸肌的运动。腓深神经穿行于踝部致密浅筋膜下，此处易于受压。

操作技术

患者处于仰卧位，腿伸展。让患者对抗阻力伸大脚趾，从而可辨别出他的踇长伸肌肌腱。定位于这一肌腱内侧踝部皮肤皱褶处，消毒处理。将 1.5 英寸、25 号针头在这一区域向胫骨缓慢进针，直到在第一和第二趾间的广泛区域引出异感(见图 127-1)。患者被告知会出现感觉异常，并当感觉到这一异感时立即告诉穿刺者。感觉异常常在进针 1/4~1/2 英寸时被引出。如果没有引出异感，退针，稍稍偏后进针直到出现异感。一旦在腓深神经支配区域引出异感，退针 1 mm 并确保患者不再有持续的感觉异常。经过仔细观察患者无持续感觉异常时，缓慢注入 6 mL 含 1%无防腐剂的利多卡因和 40 mg 甲泼尼龙。必须小心以防注射时针头进入神经将药液注入神经。注射后，压迫穿刺点以减少神经阻滞后瘀斑和血肿的形成。

副作用及并发症

瘀斑和血肿是腓深神经阻滞后主要的并发症。如前文所述，注射后对穿刺点进行按压可避免瘀斑和血肿的形成。因为这种技术引出异感，针头可能会对腓总神经造成损伤。缓慢进针和稍稍退针远离神经可避免针头对腓总神经的损伤。

临床精粹

腓深神经阻滞是一项简单的技术，对治疗前跗管综合征有用。前跗管综合征以持续性足背痛，有时伴趾伸肌肌力减弱为特征。这种疼痛常夜间加重并可使患者疼醒。活动患侧踝和脚趾可减轻症状。前跗管综合征可在长时间的下蹲和前倾如种花后发生。糖尿病和其他易于导致神经损伤的患者更易于发生这种疾病。大多数患有前跗管综合征的患者可应用局部注射局部麻醉药和皮质类固醇并避免神经损伤的腓深神经阻滞治疗。

阻滞前仔细的神经功能评估对避免腓深神经阻滞前的神经损伤十分重要。对踝或足有持续性损害的患者或有糖尿病神经病变的患者，腓深神经阻滞对治疗这些患者的急性疼痛十分重要。

向下肢放射的疼痛最常见的原因是腰椎间盘突出或继发于退化性脊柱炎的神经压迫症状，而不是腓总或腓深神经本身的病变。腓总神经起始处上游的损伤，如坐骨神经的损伤或腓总神经缠绕腓骨头处损伤，这些损伤引起的疼痛综合征可能会与腓深神经受压相混淆。腰椎的肌电图和 MRI 检查，结合临床病史及体检可以帮助鉴别下肢远端痛和足痛的病因。

第 128 章

后跗管综合征

适应证及临床应用

后跗管综合征是由于后跗管的胫后神经受到压迫引起的。后跗管由屈肌支持带、踝骨和腔隙韧带组成。除了胫后神经,后跗管中还有胫后动脉和一些肌腱，这些肌腱易患肌腱炎(图 128-1 和图 128-2)。在此解剖位置压迫胫后神经的最常见原因是踝的创伤，包括骨折、错位和挤压伤。胫后动脉的血栓性脉管炎与后跗管综合征的发生有着复杂的联系。类

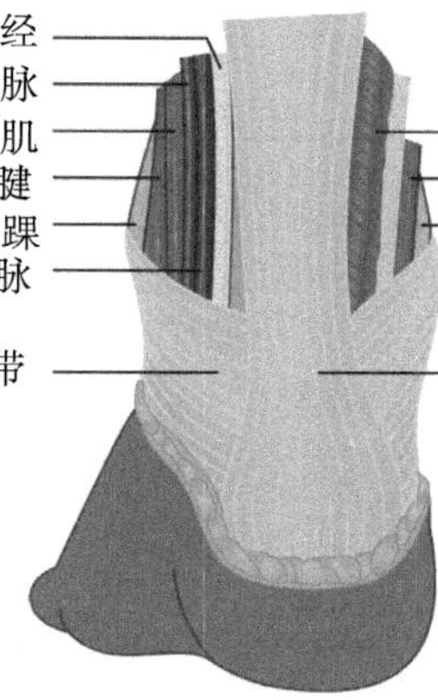

图 128-1

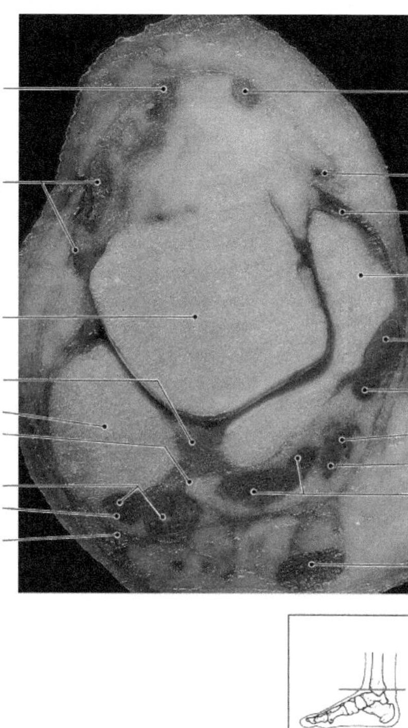

图 128-2 胫后神经和相关结构的解剖。(From Kang HS, Ahn JM Resnick D: MRI of the Extremities: An Anatomical Atlas, 2nd ed. Philadelphia Saunders, 2003, p417.)

风湿性关节炎的患者发生后跗管综合征的概率较高。后跗管综合征比前跗管综合征更常见。

后跗管综合征的表现与腕管综合征类似。患者主诉足底部的疼痛、麻木和感觉异常。这些症状也可能放射到挤压的内踝附近。胫后神经的足底内侧分支提供足部肌肉的运动神经支配。患者可能会注意到由蚓状肌肌力减弱引起的趾屈曲力量的减弱和足的不稳。类似于腕管综合征的夜间痛经常出现。

体检可发现内踝胫后神经支配区域的疼痛。内踝下后方胫后神经穿行处上方区域常出现 Tinel 征。频繁跖屈常可诱发前跗管综合征症状的出现。如果胫后神经的内侧分支受累则会出现趾短伸肌和蚓状肌肌力的下降。

后跗管综合征常被误诊为踝关节炎、腰部神经根病变或糖尿病多发性神经根病变。踝关节炎的患者有关节炎的放射学表现。大多数腰部神经根病变的患者有后背疼相关的反射、运动和感觉改变,然而有后跗管综合征的患者没有反射改变,而有局限于胫后神经远端的运动和感觉改变。糖尿病多发性神经根病变的患者常表现为整个足的对称性感觉障碍,而不是只限于胫后神经支配区域。腰部神经根病变和胫后神经受压可能同时存在,称为双重挤压综合征。而且,后跗管综合征可见于糖尿病的患者,因此糖尿病的患者有糖尿病多发性神经根病变同时伴有后跗管综合征并不奇怪。

肌电图有助于把腰部神经根病变和糖尿病多发性神经根病变与后跗管综合征相鉴别。X 线平片可排除表现为后跗管综合征患者中的隐性骨病变患者。根据患者的临床表现,也可做一些辅助检查,包括全血细胞计数、尿酸、血沉和抗核抗体检测。如果怀疑有关节不稳或占位损伤,则可行踝和足的 MRI 检查。下文描述的注射技术既是诊断方法,又是治疗策略。

临床相关解剖

胫神经是坐骨神经的两大分支之一,另一条分支是腓总神经。胫神经支配小腿后部、脚后跟和足内侧皮肤的感觉。胫神经在腘窝上缘从坐骨神经分离出来,并沿腘窝稍内侧下降。在踝部,胫神经位于腘筋膜下方而易于实施神经阻滞。胫神经继续下降,走行于腓肠肌两头之间,穿行至比目鱼肌内。在神经走行于跟腱和内踝处,分支成足底内侧神经,提供足跟和足内侧皮肤的感觉支配(见图 128-1 和图 128-2)。在胫神经通过后跗管处易于受压。后跗管由屈肌支持带、踝骨和腔隙韧带组成。除了胫后神经,后跗管中还有胫后动脉和一些屈肌肌腱。

操作技术

患者处于侧卧位,患肢位于上侧稍屈曲。此时可触及胫后动脉搏动。内踝和跟腱间区域可见,常规消毒处理。将 1.5 英寸、25 号针头在这一区域向胫后动脉搏动前方缓慢进针。如果不能触及动脉搏动,则针头应朝向内踝的后上缘进针。针头缓慢向位于内踝后沟内的胫神经推进,直到在胫神经支配的广泛区域引出异感(图 128-3)。患者被告知会出现感觉异常,并当感觉到这一异感时立即告诉穿刺者。感觉异常常在进针 1/2~3/4 英寸时被引出。如果没有引出异感,退针,稍稍偏头侧进针直到出现异感。一旦在胫神经支配区域引出异感,退针 1 mm 并确保患者不再有持续的感觉异常。经过仔细观察患者无持续感觉异

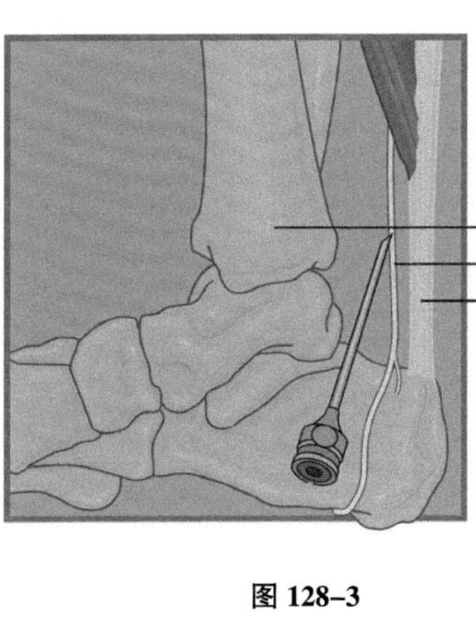

图 128-3

常时，缓慢注入 6 mL 含 1%无防腐剂的利多卡因和 40 mg 甲泼尼龙。必须小心以防注射时针头进入神经将药液注入神经。注射后，压迫穿刺点以降低神经阻滞后瘀斑和血肿的形成。

副作用及并发症

瘀斑和血肿是胫神经阻滞后主要的并发症。如前文所述，注射后穿刺点进行按压可避免瘀斑和血肿的形成。因为这种技术需引出异感，针头可能会对胫神经造成损伤。通过缓慢进针和稍稍退针远离神经可避免针头对胫神经的损伤。使用经抗凝处理的 25 号或 27 号针头尽管可能增加血肿形成的风险，但如果临床情况中利大于弊，这项技术仍安全可行。

临床精粹

踝部胫神经阻滞是一项简单的技术，可显著缓解后跗管综合征患者的症状。阻滞前进行仔细的神经病学检查非常重要，这可以帮助区分已经存在的神经功能缺陷。对踝或足有持续性损害的患者或有糖尿病神经病变的患者，胫神经阻滞对治疗这些患者的急性疼痛十分重要。

向下肢放射的疼痛最常见的原因是腰椎间盘突出或继发于退化性脊柱炎的神经冲击症状，而不是胫神经本身的病变。胫神经起始处上游的损伤如坐骨神经的损伤，或胫神经远端的损伤如后跗管综合征，这些引起的疼痛综合征可能会与胫神经受压相混淆。腰椎的肌电图和 MRI 检查，结合临床病史及体检可以帮助鉴别下肢远端痛的病因。

第 129 章

跟腱炎

适应证及临床应用

跟腱连接跟骨处和它们连接处以上 5 cm 的最狭窄处，是跟腱最易患跟腱炎的地方(图 129–1)。跟腱也是频繁运动的部位，这也会导致跟腱的微损伤，从而造成跟腱无血供，最终会导致预后差。奔跑常被认为是诱发急性跟腱炎的因素。跟腱炎常与跟腱和踝关节相关的滑囊的滑囊炎并发，造成进一步的疼痛和功能障碍。如果炎症持续，会导致肌腱周围的钙沉积，这会导致随后的治疗更加困难。对受炎症刺激的肌腱的持续损伤最终会导致肌腱破坏(图 129–2)。

跟腱炎常由于踝关节的超负荷运动或滥用而急性起病。诱发因素包括长跑或者打网球时突然的制动或起步。锻炼前对腓肠肌和跟腱的不适当牵拉也可造成跟腱炎和急性肌腱损伤。跟腱炎的疼痛呈持续性，且疼痛剧烈，局限于后踝。据报道，这种疼痛常会影响睡眠。患者常采取扁平足步态来固定有炎症的跟腱，这样可以避免受累肌腱的趾屈。跟腱炎患者常由于抵抗趾屈而出现疼痛。当足被动趾屈时会有嘎吱音或骨摩擦音(图 129–3)。如前文所述，患有慢性炎症的跟腱会在受压或向肌腱本身强烈的注射过程中出现突然的毁损。

有后踝疼痛的患者都应拍 X 线平片。根据患者的临床症状，可能还要做一些辅助检查，包括全血细胞计数、血沉和抗核抗体检测等。如果怀疑跟腱发炎或关节不稳定，可行踝部的 MRI。放射性骨扫描还能辨别出 X 线平片不能发现的胫骨裂痕。下文即将讲到的注射技术既可以作为诊断方法，也可以作为治疗手段。

临床相关解剖

跟腱是人体内最粗大且最强壮的肌腱，不过也最易受伤。作为腓肠肌的总肌腱，跟腱起于腓肠肌中段，然后继续下行连接于跟骨后部，而这个地方最容易引起炎症(见图 129–1 和图 129–4)。跟腱在下行过程中变窄，最窄的部分在与跟骨连接处上方约 5 cm 处。在这

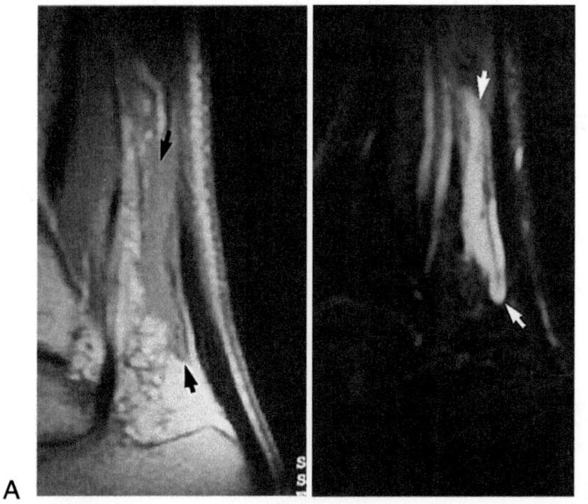

图 129–1 跟腱腱鞘炎和腱旁组织炎：MR 成像。一个足球运动员，矢状位 T1 加权(TR/TE，700/15)自旋回波 MR 图像(A)显示在前跟腱脂肪体内存在中等信号加强(箭头所示)。矢状位 STIR(TR/TE，5000/22；反转时间，150 ms)MR 图像(B)显示跟腱前部高信号强度(箭头所示)。(Courtesy of C. Wakeley, MD, Bristol, England; from Resnick D: Diagnosis of Bone and Joint Disorders, 4th ed. Philadelphia, Saunders, 2002, p3304.)

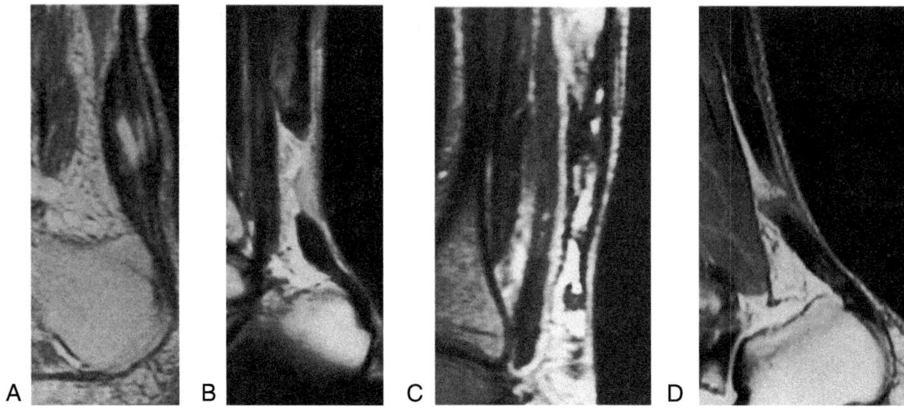

图 129–2 慢性跟腱炎合并部分或全部撕成像:MR 成像。(A)部分撕裂伤。矢状位 T2 加权(TR/TE,2000/70)自旋回波 MR 图像显示扩大的跟腱中间有高信号强度异常区域。(B)完全撕裂伤。矢状位中等加权(TR/TE,3000/30)自旋回波 MR 图像显示跟腱的完全毁损和信号强度不等的近端片段。高信号强度记录了急性撕裂肌腱的水肿和出血。(C)完全性撕裂伤。矢状位 T2 加权像(TR/TE,1800/80)脂肪抑制自旋回波 MR 图像通过多个高信号强度区域显示出跟腱的急性完全性撕裂。(D)完全性撕裂伤。矢状位中等加权(TR/TE,2000/20)自旋回波 MR 图像显示跟腱完全性断裂导致的慢性撕裂。(C, coutesy of D. Levey MD, Corpus Christi, Texas; A, B, and D from Resnick D: Diagnosis of Bone and Joint Disorders, 4th ed. Philadelphia, Saunders, 2002, p3306.)

个最窄的地方也易发生炎症。在跟腱、胫骨基部和跟骨后上部有个黏液囊。这个黏液囊因为共存的跟腱炎而受到炎症的侵犯，而且可能会混淆临床影像。

操作技术

应向患者说明此次操作的目的。患者取俯卧位,患脚悬在床尾边。轻轻地翻脚以便更容易辨认跟腱的边缘，来避免直接注射到跟腱。肌腱注射点或在注射点上方大约 5 cm,跟腱最窄的地方做个无菌的标记区(图 129–5)。

接下来是用消毒液消毒标记点周围皮肤做准备。用无菌注射器吸入 2 mL、0.25%不含防腐剂的布比卡因和 40 mg 甲泼尼龙,严格无

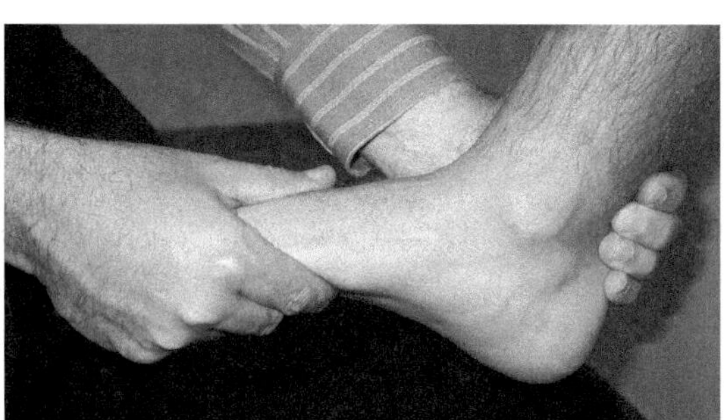

图 129–3 引出跟腱嘎吱音的指征。(From Waldman SD: Physical Diagnosis of Pain. Philadelphia, Saunders, 2005, p377.)

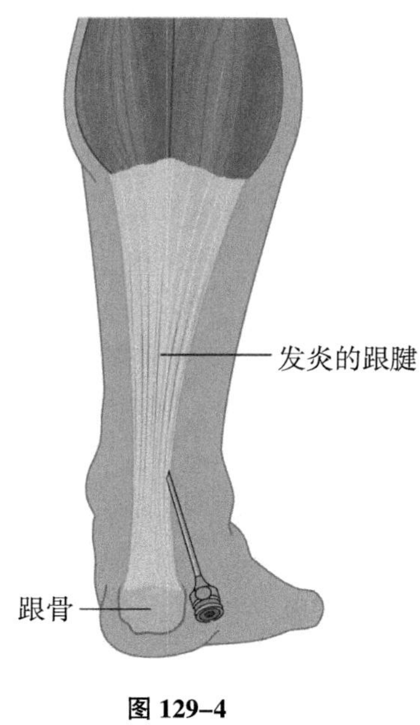

图 129–4

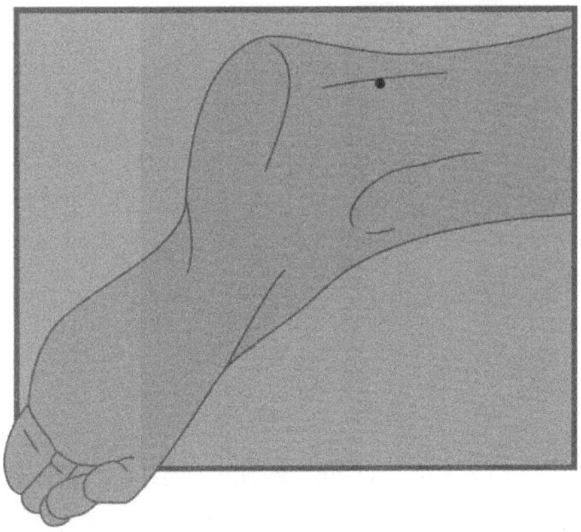

图 129-5

菌操作下连接 1.5 英寸、25 号穿刺针。严格无菌操作下触诊前面的标记区。接着用穿刺针小心地刺入肌腱旁边的标记点的皮肤、皮下组织，要注意不能刺入肌腱组织（见图 129-4）。慢慢注入注射器内的药液，同时针头慢慢退出。注射时的阻力应该很小。如果阻力较大，针尖很有可能在跟腱组织中，这时应该慢慢地将针尖退出，直到注射过程没有明显阻力。然后拔出针头，无菌加压包扎并冰敷注射部位。

副作用及并发症

这种方法的主要并发症是感染，然而如果严格遵循无菌操作，感染的发生率会非常低。注射本身也可能对跟腱造成损伤。那些患有严重炎症的或者损伤过的肌腱在直接注射的情况下也会造成断裂。如果临床操作者动作轻柔，且遇到明显阻力能立即停止注射，这些并发症的发生可以明显减少。大约有 25% 的患者在注射后会主诉一过性疼痛；这种情况应事先告知患者。

临床精粹

这种方法对于上述原因引起的后踝疼痛是十分有效的。共存的滑囊炎或者关节炎也会导致后踝的疼痛，这就需要更多局部麻醉药或皮质类固醇进行针对性的治疗。如果对注射区域的临床相关解剖给予足够重视，这项技术是安全的。应用无菌技术时应认真以避免感染；应采取防护措施以降低术者的风险。注射后立即在注射部位加压可以减少瘀斑和血肿的形成。踝部疼痛的患者在接受注射治疗的几天后，可以给予热敷和轻柔的运动等物理疗法。应避免剧烈运动，因为这会加重患者的症状。可以同时应用普通镇痛药和非甾体抗炎药。

第 130 章

跟腱滑囊炎疼痛

适应证及临床应用

滑囊是由滑膜囊组成，滑膜囊的作用是对于反复运动的区域更便于肌肉和肌腱的互相滑动。滑膜囊内衬滑膜,滑膜上面附着丰富的血管网分泌滑液。炎症会使滑液分泌增多从而使滑囊变得肿大。当过度劳累或不当运动时,滑膜囊会出现炎症、肿大,偶尔也会发生感染,但较罕见。尽管在滑囊的数量、大小和位置上存在显著的个体差异，但解剖学家们还是发现了一些临床相关的滑膜囊，包括跟腱滑膜囊。跟腱滑膜囊在腓肠肌插入跟骨的部分的下方(图 130-1)。这个囊可能以单囊的形式存在,或者在一些患者,它以多个小囊的形式存在。

患有跟腱滑囊炎的患者会有后足跟和跟腱前部的压痛。患者主诉在足被动完全趾屈时,疼痛会逐渐增加。活动,尤其是像跑步这种涉及反复趾屈动作的活动，都会使疼痛加重,而休息和热敷会缓解。患者常不能用脚尖站立,也不能爬楼梯。这种疼痛是持续性的酸痛,而且会干扰睡眠。膝关节损伤后,并存的跟腱炎、关节炎和踝关节内紊乱症会混淆临床表现。如果跟腱滑囊炎变为慢性,可出现滑囊的钙化。

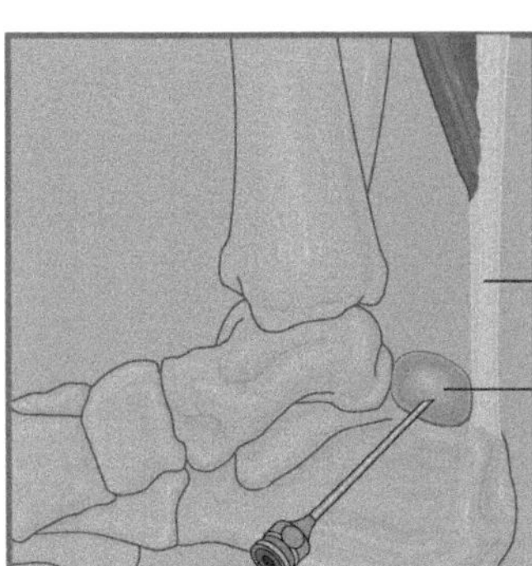

图 130-1

体检可在跟腱前方，也就是跟腱插入跟骨的部分找到压痛点。囊周围常会有液体的积聚,而且会出现肿大。足部主动的抗阻力趾屈动作会造成疼痛。而在这个操作过程中,如果突然减少阻力反而会增加疼痛。跟腱滑膜囊也会像膑前囊一样引起感染，但这种情况少见。

X 线平片会显示膝部滑膜囊以及一些相关结构(例如跟腱)的钙化,与慢性炎症相符。如果怀疑有关节内紊乱、隐匿性肿物或者肿瘤,或者如果跟腱已经出现破坏,可行 MRI 进行进一步检查。肌电图能够将跟腱滑囊炎与神经病、腰部神经根病和神经丛病区别开来。下文讲述的注射方法既可以作为诊断方法，也可以作为治疗手段。

临床相关解剖

跟腱滑膜囊位于跟腱、胫骨基部和后足跟之间(图 130-2)。囊在过度劳累、滥用以及直接创伤之后易发生炎症。跟腱是人体内最大且最强健的肌腱,当然也非常容易断裂。与腓肠肌共有的肌腱,跟腱起于腓肠肌中部,继续下行连接于后跟骨，这个地方也就是最容易出现炎症的地方(见图 130-1)。跟腱在下行过程中变窄，最窄的部分在与跟骨连接处上方约 5 cm 处。在这个最窄的地方也易发生炎

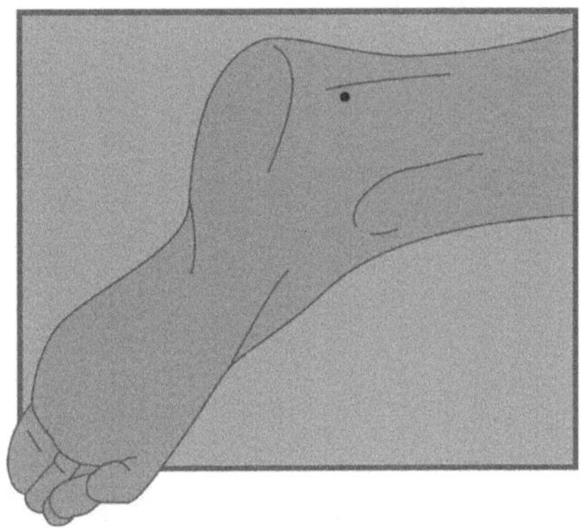

图 130–2

症。肌腱炎，尤其是插入跟骨部分的炎症，很有可能与跟腱滑囊炎混淆而使诊断难度增加。

操作技术

要首先向患者交代清楚治疗目的。患者俯卧位，患脚悬在床尾边。轻轻地使足部背屈以便更容易辨认跟腱插入部分的边缘，这样可以避免直接注射到肌腱。接下来辨认出肌腱前方的压痛点并标记(见图 130–2)。

对注射部位进行消毒准备。严格无菌技术下用注射器抽取 2 mL、25%不含防腐剂的布比卡因，40 mg 甲泼尼龙，接上 1.5 英寸、25 号针头。严格无菌条件下确认标记点。将针头轻轻地以适当角度刺入，针尖停留在肌腱前方邻近跟腱滑膜囊的地方(见图 130–1)。此时要注意不能损伤肌腱组织。然后轻轻地注射药物。注射时阻力应是非常小的。如果阻力较大，针尖很有可能在跟腱组织中，这时应该慢慢地将针尖退出直到注射过程没有明显阻力。然后拔出针头，无菌按压并冰敷注射部位。

副作用及并发症

这种方法的主要并发症是感染，如果严格遵循无菌操作，感染的发生率会非常低。注射本身对跟腱的损伤的可能性也是存在的。那些患有严重炎症的或者既往有肌腱损伤在直接注射的情况下容易造成肌腱断裂。如果临床医师动作轻柔，且遇到明显阻力时能立即停止注射，这些并发症的发生可以明显减少。大约有 25%的患者在注射后主诉疼痛一过性增加；应将这种情况提前告之患者。

临床精粹

这种方法对于上述原因引起的后踝疼痛是十分有效的。然而共存的跟腱炎或者关节炎也会导致后踝的疼痛，这就需要更多局部麻醉药或皮质类固醇进行针对性的治疗。如果对注射区域的临床相关解剖给予足够重视，这种方法是非常安全的。消毒时必须认真以避免感染；应采取防护措施以降低术者的风险。注射后立即在注射部位加压可以减少瘀斑和血肿的形成。踝部疼痛的患者在接受注射治疗的几天后，可以给予热敷和轻柔的运动等物理疗法。应避免剧烈运动，因为这会加重患者的症状。可以同时应用普通的镇痛药和非甾体抗炎药。

第 131 章

腓跟韧带劳损

适应证及临床应用

腓跟韧带易受踝部急性扭转的损伤，比如下高台阶的时候，或者反复的过度使用和不科学使用造成的微损伤，像在软的或者凹凸不平的路面上长跑。腓跟韧带劳损的患者常常主诉侧踝前下方疼痛。踝部的扭转会加重疼痛。查体时，外踝下方会有压痛点。急性损伤后，韧带表面会有瘀斑。被动扭转踝关节会加重疼痛。并存的滑囊炎或者踝关节和距下关节炎会混淆临床表现。

所有踝部疼痛的患者都应拍 X 线平片。根据患者的临床表现，可能还需要做一些辅助检查，比如全血细胞计数、血沉和抗核抗体检测。如果怀疑有腓跟韧带的破坏、关节不稳定、隐匿性肿物或者肿瘤，可行 MRI 检查。

临床相关解剖

踝是位于远端胫骨、两个踝骨和距骨之间的铰链型关节。关节表面覆盖透明软骨，易患关节炎。致密的关节囊围住关节，使踝关节更加牢固。关节囊内衬滑膜，附着在关节软骨上。踝关节受胫骨和腓骨深部的神经支配。

踝关节的主要韧带包括距腓韧带、前腓跟韧带、跟腓韧带和后腓跟韧带，这些为踝关节提供主要力量。腓跟韧带没有三角韧带有力，而且易受牵拉损伤。腓跟韧带起于侧踝的前缘，止于跟骨的侧面（图 131–1）。

操作技术

首先向患者交代治疗目的。患者仰卧位，对注射点即外踝周围进行消毒。完全无菌操作下用无菌注射器抽取 2.0 mL、0.25%不含防腐剂的布比卡因和 40 mg 甲泼尼龙，接 1.5 英寸、25 号注射针头。严格无菌操作下，将下肢轻轻内旋，这样可以使外踝的下缘显露出来（图 131–2）。这点下方 0.5 英寸，用针头以 30°角刺入，穿过皮肤和皮下组织，直到碰到外踝的下缘（见图 131–1）。将针头轻轻退出一点，将药液注入。注射时会有轻微的阻力。如果阻

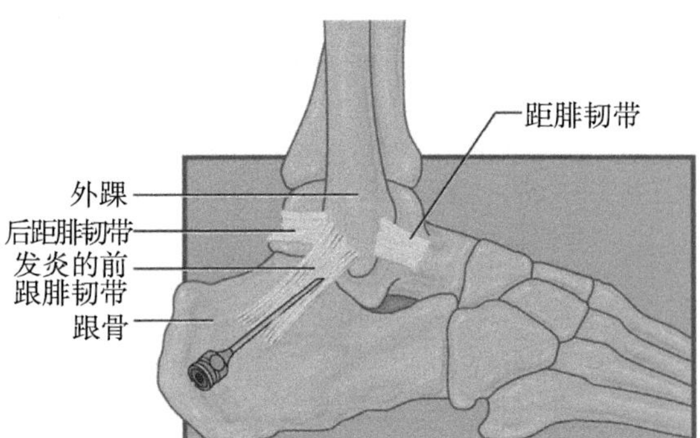

图 131–1

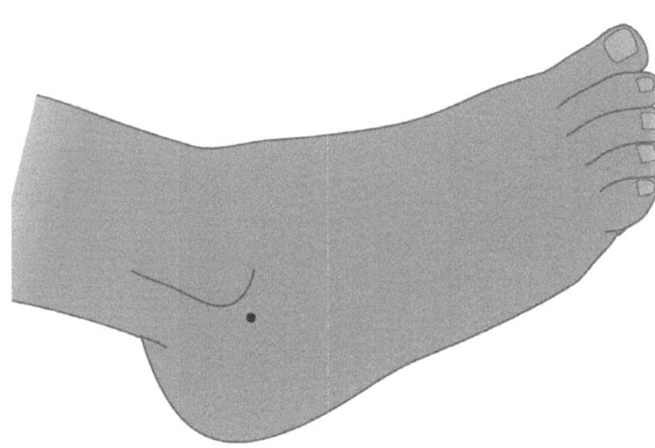

图 131–2

力很大，说明针尖在韧带组织内，这时应将针头轻轻退出，直到注射过程没有明显阻力。注射完拔出针头，对注射点加压包扎，冰敷。

副作用及并发症

这种方法的主要并发症是感染，然而如果严格遵循无菌操作，感染的发生率会非常低。大约有 25%的患者在接受注射后会出现短暂的疼痛；这种情况应事先告知患者。在这种韧带周围注射要非常轻柔，以避免对本身已缺乏抵抗力的韧带造成进一步的破坏。

临床精粹

这种方法对于上述原因引起的腓跟韧带损伤疼痛是十分有效的。然而共存的关节炎、滑囊炎或者肌腱炎也会导致后踝的疼痛，这就需要更多局部麻醉药或皮质类固醇进行针对性的治疗。如果对注射区域的临床相关解剖给予足够重视，这种方法是非常安全的。消毒时必须认真以避免感染；应采取防护措施以降低术者的风险。注射后立即在局部加压可以减少瘀斑和血肿的形成。踝部疼痛的患者在接受这项注射治疗的几天后，可以给予热敷和轻柔的运动等物理疗法。应避免剧烈运动，因为这会加重患者的症状。可以同时应用普通的镇痛药和非甾体抗炎药。

第 132 章

腓骨肌腱炎

适应证及临床应用

腓骨长、短肌的肌腱容易患肌腱炎和腱鞘炎。这些肌腱容易因反复运动，造成微损伤，这种损伤会因为肌腱无血供的特性而愈合缓慢。跑步或打网球时的外翻性损伤也是诱发急性腓骨肌腱炎的因素。腓骨肌腱的炎症常与踝关节相关的滑囊炎并存，造成其他部位的疼痛和功能障碍。如果炎症持续存在，肌腱和腱鞘周围会出现钙沉积，导致治疗更加困难。对已患炎症的肌腱持续的损伤会最终导致肌腱的破坏。

腓骨肌腱炎的起因通常是对踝关节的过度使用和滥用造成的急性损害。跑步或打网球对踝部的外翻性损伤也是诱发炎症的因素。运动前对腓骨长、短肌的不适当牵拉也会导致腓骨肌腱炎,甚至造成急性肌腱断裂。腓骨肌腱炎的疼痛是局限于后踝部的持续性剧痛。这种疼痛常会影响睡眠。患有腓骨肌腱炎的患者常表现为外踝疼痛和足外翻抵抗。被动活动足部的时候会听到嘎吱声或骨摩擦音。如前所述,对患有慢性炎症的腓骨肌腱施压或用力地向肌腱注射都会造成肌腱突然断裂。

对所有踝部疼痛的患者都应拍 X 线平片。根据患者的临床表现,可能还需要做一些辅助检查,比如全血细胞计数、血沉和抗核抗体检测。如果怀疑有腓骨肌腱炎和(或)关节不稳定,则可行 MRI 检查。放射性核素骨扫描用于鉴别 X 线平片显示不出的胫骨裂痕。下文讲述的注射方法既可以作为诊断方法,也可以作为治疗方法。

临床相关解剖

腓骨长、短肌和相关肌腱共同走行于一个单独的滑液鞘内(图 132–1 和图 132–2)。腓骨长肌的肌腱经过外踝后方，然后向内向着

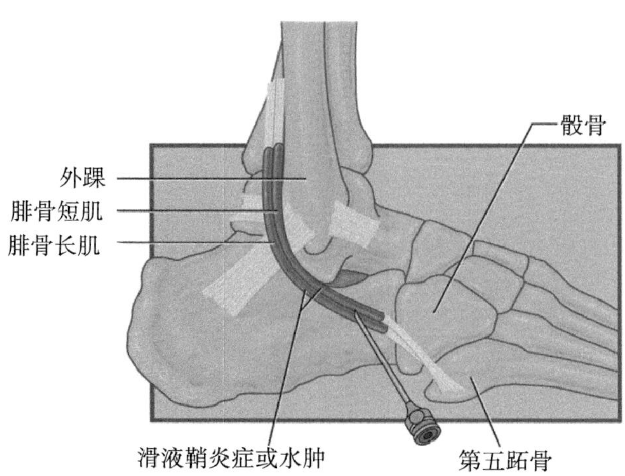

图 132–1

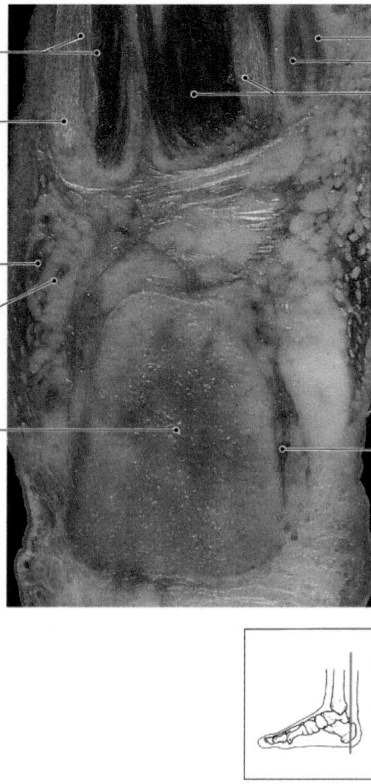

图 132-2　腓肠肌和腓骨短肌的肌肉组织和相关结构的解剖图。（From Kang HS , Ahn JM, Resnick D: MRI of the Extremities: An Anatomical Atlas, 2nd ed. Philadelphia, Saunders, 2003, p379.）

尺骨方向穿过足底，最后插入第一跖骨基部。在肌腱转弯处可能会有个籽骨样的结节。腓骨短肌的肌腱同样经过外踝后方，然后向前沿着跟骨侧方腓骨长肌肌腱的上方，最后连接于第五跖骨的基部。

操作技术

首先向患者解释治疗目的。患者仰卧位，消毒外踝下方注射周围皮肤。完全无菌操作下用无菌注射器抽取 2.0 mL、0.25%不含防腐剂的布比卡因和 40 mg 甲泼尼龙，接 1.5 英寸、25 号注射针头。严格无菌操作下，足尽量外翻，露出外踝下方的边缘，腓骨肌腱向前走行直到触到肌腱 V 形的分叉处（图 132-3）。在这一点处，将针头以 30°的角度刺入，经过皮肤和皮下组织朝向外踝进入腱鞘（见图 132-1）。将药液轻轻注入。注射时会有轻微的阻力。如果阻力很大，说明针尖在韧带组织，这时应将针头轻轻退出，直到注射过程没有明显阻力。药液会扩张腱鞘，使之呈现热狗一样的形状。拔出针头，对注射点加压、冰敷。

副作用及并发症

这种方法的主要并发症是感染，然而如

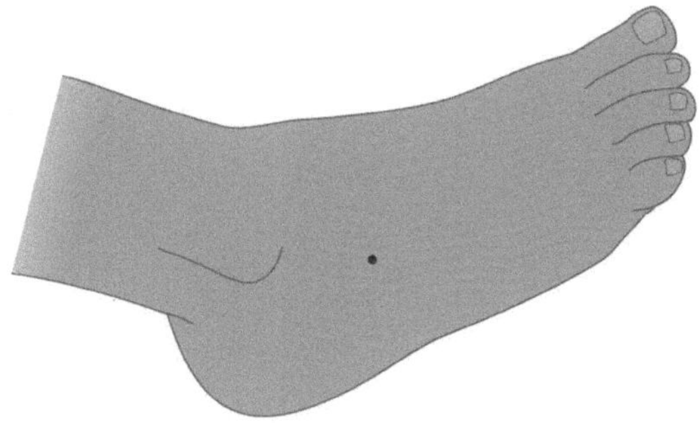

图 132-3

果严格遵循无菌操作，感染的发生率会非常低。注射本身对腓骨肌腱的损伤的可能性也是存在的。那些患有严重炎症的或者既往损伤过的肌腱在直接注射的情况下也与肌腱断裂密切相关。如果临床医师动作轻柔，且遇到明显阻力时能立即停止注射，这些并发症的发生可以明显减少。大约有25%的患者在注射后主诉短暂的疼痛加剧；这一情况应事先告知患者。

临床精粹

这种方法对于上述原因引起的外踝疼痛是十分有效的。然而共存的滑囊炎或者关节炎也会导致外踝的疼痛，这就需要注射更多的局部麻醉药或皮质类固醇进行针对性的治疗。如果对注射区域的临床相关解剖给予足够重视，这种方法是非常安全的。消毒时必须认真以避免感染；应采取防护措施以降低术者的风险。注射后立即在局部加压可以减少瘀斑和血肿的形成。踝部疼痛的患者在接受这项注射治疗的几天后，可以给予热敷和轻柔的运动等物理疗法。应避免剧烈运动，因为这会加重患者的症状。可以同时应用普通的镇痛药和非甾体抗炎药。

第 133 章

比目鱼肌综合征

适应证及临床应用

比目鱼肌容易患肌筋膜疼痛综合征。这种疼痛常继发于肌肉的反复的微损伤，如在柔软的平面跑步、过度锻炼以及其他一些需要反复趾屈的活动。肌肉的钝性创伤也会引发比目鱼肌筋膜疼痛综合征。

肌筋膜疼痛综合征是一种慢性疼痛综合征，可累及身体的某一区域或呈局灶性。尽管扳机点通常局限于受累身体的某一区域，但肌筋膜疼痛综合征的疼痛常在其他的解剖区域。这种牵涉痛常会被误诊为其他器官系统的疾病，因此会造成评估范围的增大和治疗效果欠佳。患有肌筋膜综合征累及比目鱼肌的患者常有腓肠肌的原始疼痛部位，进而向下延伸到大腿和脚跟(图 133-1)。

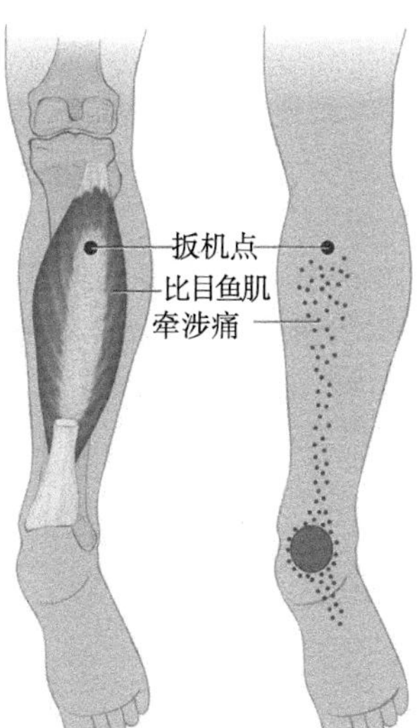

图 133-1

扳机点是肌筋膜疼痛的特异性损害，被认为是受累肌肉长期微损伤的结果。这个病理性损伤点是根据肌肉上精确的压痛点定位的。对扳机点触诊或牵拉带来的机械刺激不仅加重局部疼痛，还会造成牵涉部位疼痛。除局部和牵涉部位疼痛，被刺激的肌肉会出现突然的收缩，称为“跳跃征”。跳跃征同样也是肌筋膜疼痛综合征的特征。患有比目鱼肌综合征的患者在肌肉中点处会有扳机点(见图 133-1)。

触诊扳机点时常会看到肌纤维的收缩。尽管在肌筋膜疼痛综合征患者身上能看到具有一致性的表现，相关新理论也很多，扳机点的病理生理学机制还是不明确。这些理论的共同点是认为扳机点的存在是对肌肉的微损伤的结果。这种微损伤可以是对肌肉单次的创伤，也可以是反复微损伤或对肌肉激动剂和抑制剂慢性去适应的结果。

除了肌肉创伤，还有很多因素似乎也会造成患者的肌筋膜疼痛综合征。一些使身体经常接受不适应动作的业余运动员就可能患肌筋膜疼痛综合征。电脑前和看电视时不正确的坐姿会导致肌筋膜综合征。既往的创伤也能导致肌肉功能损害，是肌筋膜疼痛综合征的又一病因。如果患者本身营养状况不好或有并存的心理或行为异常，包括慢性应激和抑郁，所有这些病因会变得更严重。比目鱼肌似乎是特别容易因应激诱发肌筋膜疼痛综合征的肌肉。

僵硬和疲乏常与肌筋膜综合征的疼痛并存，这就加重了疾病相关的功能障碍，使治疗变得更加困难。肌筋膜疼痛综合征可能以原发病的形式出现，也可能与其他疼痛性疾病并存，比如神经根病、慢性区域性疼痛综合征等。心理学或行为学异常，比如抑郁，常并存肌筋膜疼痛综合征相关的肌肉性疾病。这些心理和行为学异常的治疗一定是成功治疗肌筋膜疼痛综合征的必要组成部分。

临床相关解剖

比目鱼肌的主要功能是使踝趾弯曲。比目鱼肌起于腓骨头后方，腓骨的后上方，胫骨干边缘的中间部，然后从一跟肌腱的后表面跨过胫骨和腓骨(见图 133-1)。它与腓肠肌合并后组成跟腱插入跟骨。比目鱼肌受胫神经支配。它易受损伤，容易因为过度使用和滥用带来的磨损和撕裂而患肌筋膜疼痛综合征。

操作技术

在扳机点注射之前细致的准备工作能带来最佳的结果。扳机点注射是在原发的扳机点，而不是在牵涉痛所在区域。注射之前应向患者解释操作的目的是阻滞扳机点带来的持续性疼痛，并进一步希望能达到长期缓解。让患者知道，大多数患有肌筋膜疼痛综合征的患者都需要不止一种方式的治疗来达到满意程度的缓解，这一点非常重要。在辨认扳机点和实际注射时，侧卧位可以减少血管迷走神经的反应。注射点皮肤一定要消毒以防感染。

在解释完治疗目的，做好患者相关准备后，还应用戴有无菌手套的手指触诊扳机点以明确定位。用无菌注射器抽取 10 mL、0.25%不含防腐剂的布比卡因和 40 mg 甲泼尼龙，连接一个 25 号或 27 号的针头，针头长度以能达到扳机点为好。除了背下部的肌肉，1.5 英寸的针头应该比较合适。每个扳机点注射 0.5~1 mL 药液(见图 133-1)。要彻底治愈一个扳机点需要 2~5 个疗程，应向患者告知这一点。

副作用及并发症

由于注射部位邻近血管和神经，因此操作者需要精通局部解剖才能有效避免副作用的发生。很多患者主诉比目鱼肌扳机点注射后有一过性疼痛增加。

临床精粹

如果对注射部位相关解剖结构给予足够的重视，扳机点注射这种方法是非常安全的。消毒时必须认真以避免感染；操作者应采取足够的防护措施以避免给自己带来风险。大多数扳机点注射带来的副作用都与针头对组织的创伤有关。注射后立即在注射部位加压可以减少瘀斑和血肿的形成。避免针头过长而造成下面组织的损伤。比目鱼肌注射时还要特别注意不要损伤到神经血管结构，比如坐骨神经等。

抗抑郁药是治疗筋膜疼痛综合征的主要药物。目前认为三环类抗抑郁药对这类疼痛的治疗效果要优于血清素再摄取阻滞剂。抗抑郁药治疗肌筋膜综合征的确切机制目前尚不清楚。一些学者认为这类药物的主要作用是治疗多数患者存在的抑郁。像阿米替林和去甲替林等药物是目前这类药物的首选，晚睡前服用一次，剂量从 10~25 mg 逐渐增加，但一定在副作用可以接受的范围内。

第 134 章

足底筋膜炎

适应证及临床应用

足底筋膜炎表现为跟骨足底表面的疼痛和压痛。发病率男女比例 1:2，目前认为是由于足底筋膜的炎症引起。炎症可以单独出现，也可以作为系统性疾病的一部分出现，比如类风湿性关节炎、莱特尔综合征或通风等。肥胖也是足底筋膜炎发生的一个原因，就像长期赤脚或穿拖鞋走路一样。高耗氧的活动也被列为原因之一。

足底筋膜炎的疼痛在休息后刚开始走路的时候最为严重，长期站立或走路会加重疼痛。足底筋膜炎缺乏特异性的影像改变，但放射性核素骨扫描可以显示足底筋膜与跟骨粗隆中部连接处吸收的增加。

体检会发现患者跟骨粗隆中部的压痛点。患者还可以感觉到沿足底筋膜的疼痛。背屈脚趾，会使筋膜绷紧而加重疼痛，而后从足跟向前触诊筋膜。

考虑足底筋膜炎的患者都会推荐做个 X 线平片来排除病理性骨病和肿瘤。根据患者的临床表现，可能还需要做一些辅助的检查，比如全血细胞计数、血沉和抗核抗体检测。如果怀疑有足底筋膜炎、隐匿性肿物或肿瘤（图 134–1），则可行 MRI 检查。放射性核素骨扫描用于鉴别 X 线平片显示不出的裂痕。下文讲述的注射方法既可以诊断也可以作为治疗方法。

临床相关解剖

足底筋膜是由与足底皮肤紧密相连的结缔组织构成。它起于跟骨粗隆中部并向前延伸，然后分成五支，每支通向一个足趾（图 134–2）。

操作技术

首先向患者交代治疗目的。患者仰卧位。触诊到足跟内侧(图 134–3)。适当消毒这点周围皮肤。完全无菌操作下用无菌注射器抽取 2.0 mL、0.25%不含防腐剂的布比卡因和 40 mg

A

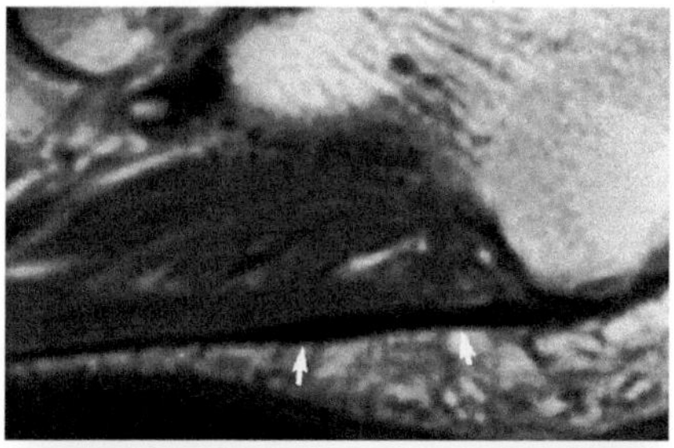

B

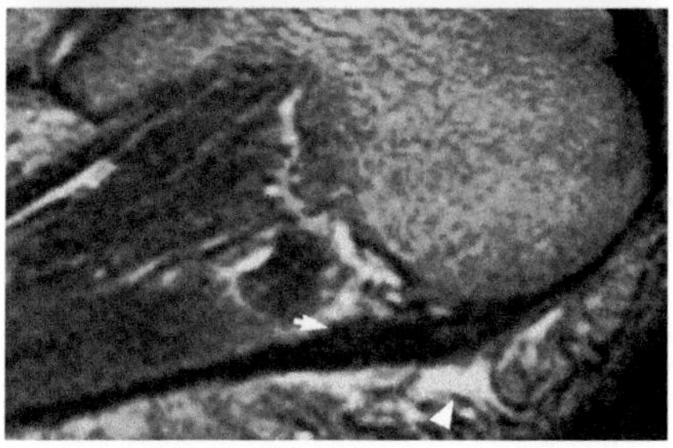

图 134–1 足底筋膜炎：MR 成像。(A)正常足底筋膜。矢状位中等加权(TR/TE, 2000/20)自旋回波 MR 图像显示的正常足底筋膜(箭头所示)的中间部分和覆在上面的皮下纤维组织间隔。(B)足底筋膜炎。矢状位 T2 加权(TR/TE, 2000/80)自旋回波 MR 图像显示皮下水肿(三角箭头所示)和增厚的足底筋膜病灶(箭头所示)。同时显示了趾侧跟骨。(From Berkowitz JF, Kier R, Rudicel S: Plantar fasciitis: MR imaging. Radiology 179: 665, 1991.)

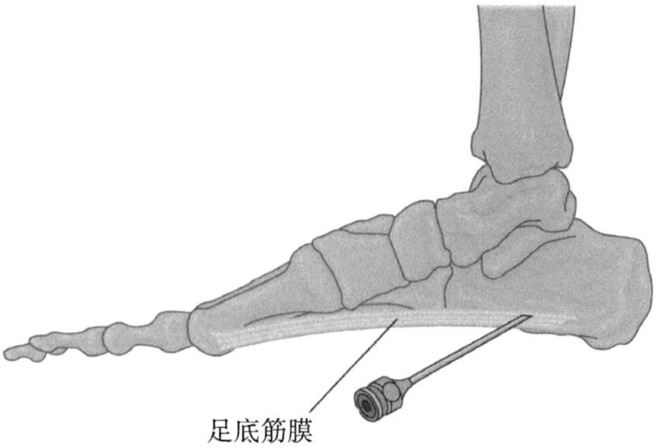

图 134-2

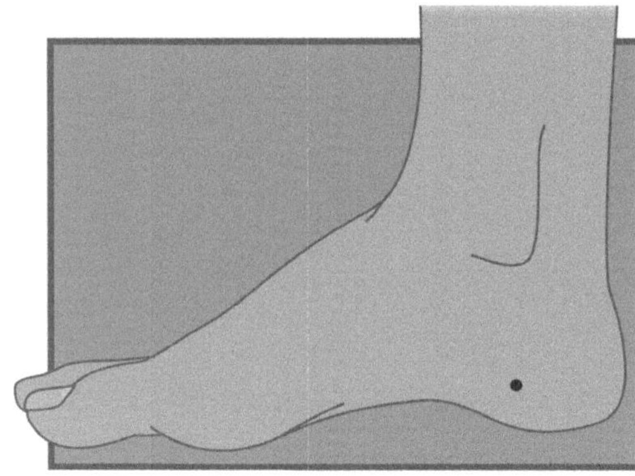

图 134-3

甲泼尼龙，接1.5英寸、25号注射针头。接着针头以与皮肤向右成角的方向进针，直接朝向跟骨内侧中心。进针要轻，直到碰到骨质（见图134-2），将针尖稍稍退出后慢慢注入药液，边注射边退针。因为足跟全封闭的特点，注射时会有轻微的阻力。

副作用及并发症

很多患者在注射后会主诉疼痛一过性增加。如果注射时动作轻微缓慢，这种并发症是可以减轻的。感染，虽然罕见，但如果消毒不够认真的话，它也会发生。

临床精粹

这种方法对足底筋膜炎非常有效。如果能对注射部位的临床相关解剖给予足够重视，这种方法也是安全的。同时需严格注意无菌；应采取足够的防护措施，以避免术者的风险。大多数副作用都与针头对组织的创伤有关。注射后立即在局部加压可以减少瘀斑和血肿的形成。

一些物理疗法，比如局部热敷和轻微的伸展运动在患者接受注射治疗的几天后可以进行。剧烈活动因会加重病情而应该避免。也推荐在足跟垫垫子或使用一些矫形仪器。也可以同时应用普通的镇痛药或非甾体抗炎药。

第 135 章

跟骨骨刺

适应证及临床应用

跟骨骨刺是足跟疼痛的一个常见原因。它的临床症状常与足底筋膜炎有关。跟骨骨刺最常出现在足底筋膜与跟骨粗隆内侧的连接处，但也可能出现在跟骨粗隆的任何地方(图 135–1 和图 135–2)。跟骨骨刺通常没有症状,但一旦出现疼痛,说明很可能是由于足底筋膜与跟骨粗隆连接处出现的炎症导致的。与足底筋膜炎类似,跟骨骨刺可能单发,也可能作为系统性炎症的一部分发生,比如类风湿性关节炎、莱尔特综合征或通风。在一些患者,引发疾病的原因完全是外力造成的,而这些患者会表现出足跟过度碰撞的异常步态。高需氧运动也是导致跟骨骨刺发生的一个因素。

跟骨骨刺疼痛在休息后走路的前几步疼痛最为严重,长时间站立或走路会加重疼痛。跟骨骨刺和足底筋膜炎都缺乏特异性的放射性影像学改变，但放射性核素骨扫描可以显示出这两种疾病足底筋膜与跟骨粗隆中部连接处吸收信号的增加。

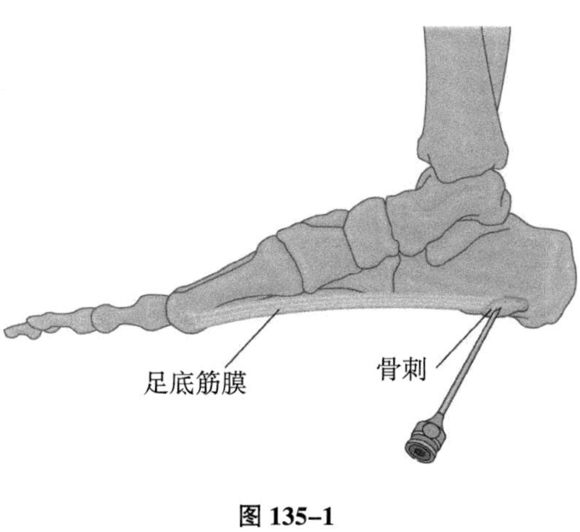

图 135–1

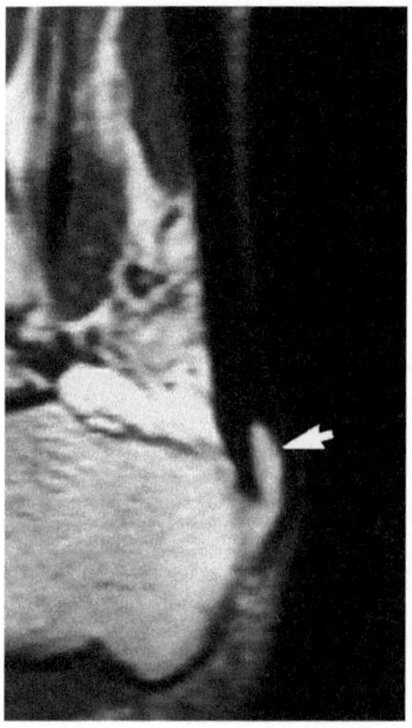

图 135–2 跟骨骨刺:MR 成像。矢状位 T1 加权像(TR/TE, 800/12)自旋回波 MR 图像显示骨髓内的跟骨骨刺(箭头所示),长在与跟腱连接的部分。(From Resnick D: Diagnosis of Bone and Joint Disorders, 4th ed. Philadelphia, Saunders, 2002, p3307.)

查体时，可以在患者的趾侧跟骨粗隆中部触到压痛点。如果炎症向前发展,会在沿患者足底筋膜方向发现触痛。负重增加时疼痛加重,在足跟垫垫子可缓解疼痛。

有跟骨骨刺疼痛的患者都会被建议拍 X 线平片来排除病理性骨痛和肿瘤。根据患者的临床表现,可能还需要做一些辅助检查,比如全血细胞计数、前列腺特定抗原、血沉和抗核抗体检测。如果怀疑有跟骨骨刺、隐匿性肿物或肿瘤,则 MRI 是推荐的检查手段。放射性核素骨扫描用于除外 X 线平片显示不出的裂

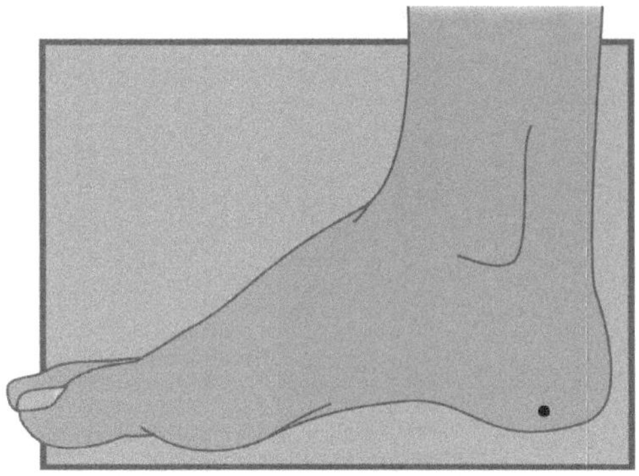

图 135-3

痕。下文讲述的注射方法既可以诊断也可以作为治疗方法。

临床相关解剖

跟骨是体内最大的跗骨(见图 135-1)。跟骨主要的功能是将身体的重量传到地面,还可以作为腓肠肌的杠杆。跟骨的趾侧表面向后隆起形成跟骨粗隆。跟骨粗隆中间凹陷,内、外侧形成突起。其中内侧骨突最容易生成跟骨骨刺。足底筋膜由结缔组织构成,与足底皮肤相连。足底筋膜与跟骨粗隆内侧相连并向前延伸,然后分成五支,每支通向一个足趾。

操作技术

首先应向患者解释治疗目的。患者仰卧位,通过触诊可辨别骨刺表面的触痛区域。适当消毒注射点周围皮肤。完全无菌操作下用无菌注射器抽取 2.0 mL、0.25%不含防腐剂的布比卡因和 40 mg 甲泼尼龙, 接 1.5 英寸,25 号注射针头。将针头以与皮肤向右成角的方向进针,直接朝向疼痛区域中央。进针要轻,直到碰到骨质(图 135-3)、将针尖稍稍退出后慢慢注入药液,边注射边退针。因为足跟全封闭的特点,注射时会有轻微的阻力。

副作用及并发症

经上述操作, 很多患者会主诉短时疼痛增加。如果注射时动作轻微缓慢,这种并发症是可以减轻的。感染,虽然罕见,但如果消毒不够认真的话,它也会发生。

临床精粹

这种方法对治疗继发于跟骨骨刺的疼痛非常有效。如果能对注射部位的临床相关解剖结构给予足够的重视,这种方法也是很安全的。同时需严格注意无菌;应采取足够的防护措施,以避免术者的风险。大多数副作用都与针头对组织的创伤有关。注射后立即在局部加压可以减少瘀斑和血肿的形成。

可以在患者接受注射治疗后的几天内进行一些物理治疗,比如局部热敷和轻微的伸展运动。剧烈活动因会加重病情而应该避免。也推荐在足跟垫垫子或使用一些矫形仪器。可以同时应用普通的镇痛药或非甾体抗炎药。

第 136 章

浅表伸肌腱炎

适应证及临床应用

由于浅表伸肌肌腱经过足背表面，它很容易发生炎症。普通的鞋、长筒靴或冰鞋如果太紧,或者鞋舌头的皱褶太紧,都可能导致急性浅表伸肌肌腱炎(图 136–1)。尽管它常常是一种独立的疼痛疾病,但行走时步态的改变会导致跟腱和踝关节相关滑囊的滑囊炎,这就带来额外的疼痛和功能障碍。如果炎症持续,伸肌腱周围会出现钙沉积,使治疗更加困难。

浅表伸肌腱炎是局限于足背的持续性剧痛,常会影响睡眠。患者常采取一种能减轻疼痛的步态来减少炎症肌腱的使用。患者的疼痛都会导致脚趾伸展的抵抗感。患者足背会有发热感并出现肿胀，这会导致浅表血栓性静脉炎和蜂窝织炎。被动屈伸脚趾时会触诊到嘎吱声和骨摩擦音。

建议有足和踝部疼痛的患者拍 X 线平片。根据患者的临床表现,可能还需要做进一步的检查,比如全血细胞计数、血沉和抗核抗体检测。如果怀疑有关节不稳定性出现,则推荐行足和踝的 MRI。放射性核素骨扫描用于鉴别 X 线平片显示不出的裂痕。下文描述的注射方法既可以诊断也可以作为治疗方法。

临床相关解剖

足部的浅表伸肌肌腱，包括跗长伸肌、趾长伸肌和趾短伸肌容易患浅表伸肌腱炎（图 136–2)。足趾背屈可以辨认出这些肌腱。在跗长伸肌和趾长伸肌之间可以触诊到足背动脉,在足背出现肿物时,足背动脉还可以作为辨认伸肌肌腱的标志。

操作技术

首先应向患者解释操作目的。患者仰卧位,患足放松。足轻轻背屈以辨认肌腱边缘,来避免损伤到肌腱。轻轻触诊找到受累肌腱,并无菌标记。

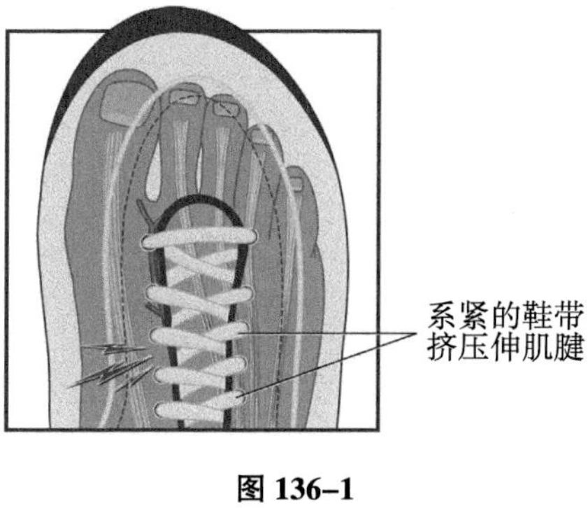

图 136–1

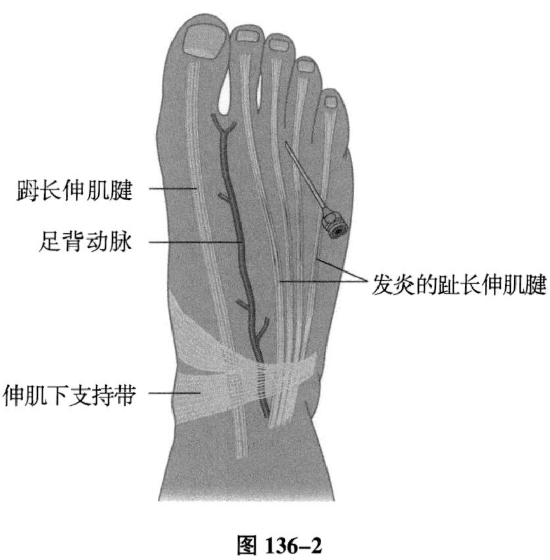

图 136–2

对注射部位进行消毒准备。严格无菌技术下用注射器抽取 2 mL、25%不含防腐剂的布比卡因，40 mg 甲泼尼龙，接上 1.5 英寸、25 号针头。严格无菌条件下触诊标记点。将针头轻轻地沿肌腱边缘刺入，穿过皮肤和皮下组织，此时要注意不能损伤肌腱组织(见图 136-2)。然后轻轻地注射药物。注射时阻力应非常小。如果阻力较大，针尖很有可能在伸肌肌腱组织中，这时应该慢慢地将针尖退出直到注射过程没有明显阻力。然后拔出针头，无菌按压并冰敷注射部位。

副作用及并发症

感染是最主要的并发症，严格消毒可减少感染的发生。注射引起的浅表伸肌腱损伤很常见。肌腱感染严重或原有损伤，直接注射更易损伤。手术者操作轻柔，遇到阻力较大时停止注射可以明显减少损伤的发生。约 25%患者注射后出现疼痛暂时性加重，应提前告诉患者。

临床精粹

该技术对继发于浅表伸肌腱炎疼痛效果很好。并存的滑囊炎和关节炎也可引起足踝部疼痛，需增加局部麻醉药及激素的剂量。如果能对注射部位的临床相关解剖结构给予足够的重视，此方法是安全的。严格无菌操作防止感染，应采取足够的措施以避免术者的风险。注射后立即加压可减少瘀斑和血肿的发生。患者治疗后几天可以做一些物理治疗，包括局部热敷及适量运动。但应避免剧烈运动以防加重症状。注射的同时可加用普通镇痛药及非甾体抗炎药。

第 137 章

胫骨后肌腱炎

适应证及临床应用

胫骨后肌腱包绕内踝，因此容易患肌腱炎，最常见于急性外翻损伤，在松软的土地或凹地上跑步也容易受伤。肌腱和踝关节损伤可合并滑囊炎和关节炎，导致疼痛和功能丧失。后跗管综合征也可发生于急性外翻损伤或踝关节骨折后，可混淆临床表现。

胫骨后肌腱炎疼痛持久而且严重，位于踝内侧面。患者经常主诉感觉就像鞋子磨踝部的皮肤，不过皮肤表面检查正常。患者常有严重的睡眠障碍。患者以一种防痛步态避免使用受累肌腱，试图固定患肢，防止内翻及使踝关节被动外翻从而减少疼痛。踝关节内侧可有发热及肿胀，可能被误认为浅表血栓性静脉炎或蜂窝织炎。踝关节被动转动或外翻时，触诊会有嘎吱声和骨摩擦声。

足踝关节痛患者应行 X 线检查。根据患者的临床表现，也可做一些辅助检查，包括全血细胞计数、血沉和抗核抗体检测。足踝关节 MRI 可显示关节不稳。放射性核素骨扫描可以发现 X 线片显示不出来的应力性骨折。下文讲述的注射技术既是诊断方法，又是治疗方法。

临床相关解剖

胫骨后肌来源于胫腓骨后肌，其肌腱走行于内踝后方，屈肌支持带下面，到达足底内侧止于足舟骨（图 137–1）。由于肌腱绕过内踝，因此容易患肌腱炎。胫骨后肌使足跖屈，在距下和跗横关节转过足。

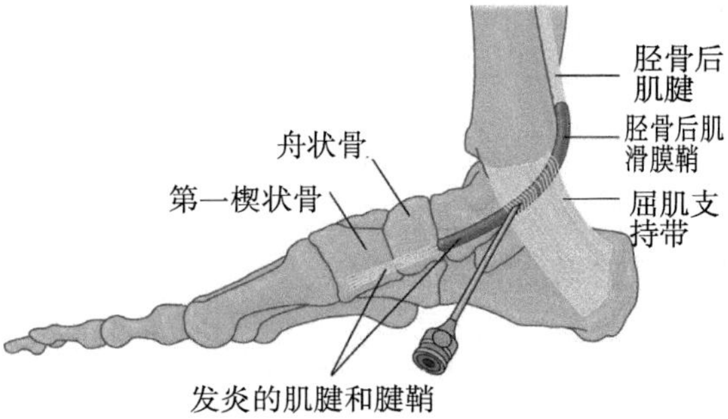

图 137–1

操作技术

应向患者解释该穿刺技术的目的。患者取仰卧位，消毒内踝皮肤。严格无菌技术下用注射器抽取 2 mL、25%不含防腐剂的布比卡因，40 mg 甲泼尼龙，接上 1.5 英寸、25 号针头。下肢远端轻度外展，确认内踝下缘（图 137–2）。于该点处与皮肤成 30°角进针，穿透皮肤和皮下组织，触到内踝下缘(见图 137–1)。缓慢退针，注入局部麻醉药，可有轻微阻力。

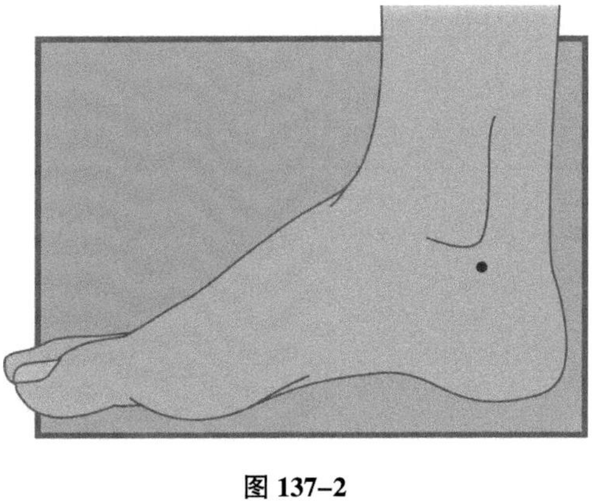

图 137–2

若阻力较大,针尖可能在肌腱里。此时应缓慢退针直至阻力消失。拔出穿刺针,无菌敷料加压包扎,放置冰袋。

副作用及并发症

感染是最主要的并发症，严格消毒可减少感染的发生。注射引起的胫骨后肌损伤很常见。肌腱感染严重或原有损伤,直接注射更易损伤。手术者操作轻柔,遇到阻力较大时停止注射可以明显减少损伤的发生。约25%患者主诉注射后疼痛暂时性加重，应将这种情况提前告诉患者。

临床精粹

该技术对继发于足胫骨后肌肌腱炎的疼痛效果较好。并存的滑囊炎和关节炎可引起足踝部疼痛,需增加局部麻醉药及皮质类固醇的剂量。如果能对注射部位的临床相关解剖结构给予足够的重视，此方法是安全的。严格无菌操作防止感染,应采取足够的措施以避免术者的风险。注射后立即加压可减少瘀斑和血肿的发生。建议患者治疗后几天可以做物理治疗,包括局部热疗及适量运动。但应避免剧烈运动以防加重症状。注射的同时可加用普通镇痛药及非甾体抗炎药。

第 138 章

踇囊肿疼痛综合征

适应证及临床应用

踇囊肿是指一系列的相关症状，包括第一跖趾关节反常成角导致其突出与第二、三脚趾重叠引起的第一跖趾关节周围软组织肿胀(图 138–1 和图 138–2)。它也指踇指外翻畸形,常见于女性。第一跖趾关节最终脱位,重叠的二、三脚趾坏死。偶发黏液囊炎的形成可伴随踇囊肿 。穿鞋小的人最容易患踇囊肿,穿高跟鞋会加重病情。

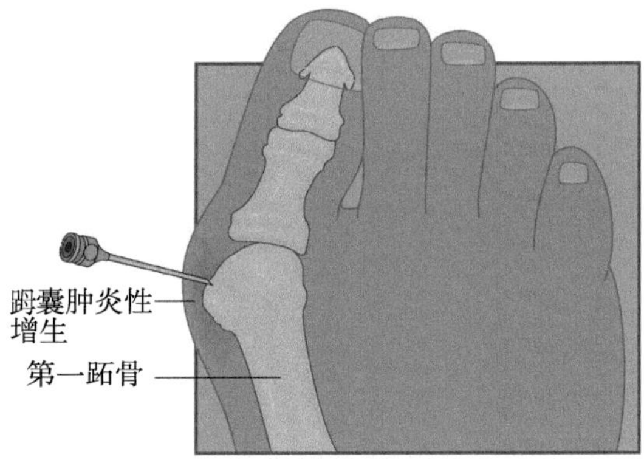

图 138–1

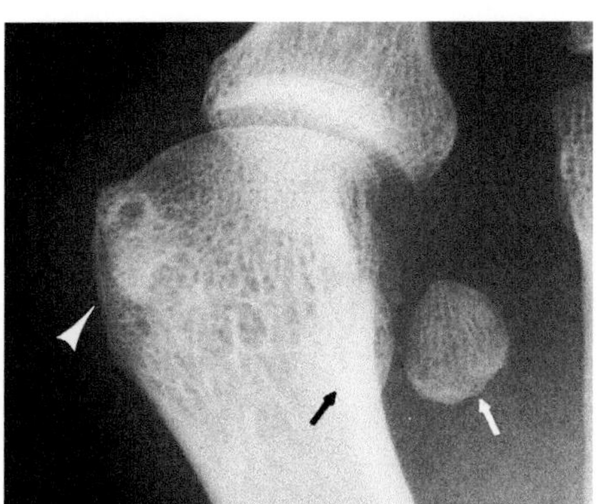

图 138–2 踇指外翻。软组织肿胀,侧方移位、近端跖骨及籽骨旋转(白箭头所示)及跖骨内侧骨性肥大(黑箭头所示)。

大多数患有踇囊肿的患者主诉第一跖趾关节疼痛,不能穿鞋。走路使疼痛加重,而休息或热敷会缓解。疼痛呈持续性酸痛,可影响睡眠。有的患者主诉活动第一跖趾关节时有骨摩擦感或弹响音,体检时可触到捻发音。此外,患者可出现特征性外翻畸形,包括第一跖骨前端突出和成角不适,第二、三脚趾重叠。

踇囊肿疼痛患者均应做 X 线检查。根据患者临床表现,也可做一些辅助检查,包括全血细胞计数、血沉和抗核抗体检测。如果怀疑有踇囊肿、关节不稳定、隐匿性肿块或肿瘤，则可行 MRI 检查。

临床相关解剖

各个趾关节都有自己的腱鞘(见图 138–1)。其表面有透明软骨,容易患关节炎。趾关节鞘内衬滑膜,附着于关节软骨上。深横韧带连接五个脚趾,是支撑趾关节最主要的力量,趾关节的肌肉和其附属肌腱容易受损伤，运动过度或不当可导致磨损裂伤。

操作技术

应向患者解释该注射技术的目的。患者仰卧位,消毒踇囊肿周围皮肤。将含有 0.25% 不含防腐剂的布比卡因 1.5 mL 和 40 mg 甲泼尼龙的无菌注射器与 5/8 英寸、25 号穿刺针头相连。严格无菌技术下,确认踇囊肿,于该点缓慢进针触到第一跖骨前端(见图 138-1)。将针缓慢退出骨膜,注入药液。注射时应没有阻力。若阻力较大，针尖可能在韧带或肌腱里,此时应缓慢退针直至阻力消失。拔出穿刺针,无菌敷料加压包扎,放置冰袋。

副作用及并发症

感染是最主要的并发症,严格消毒可大大减少感染的发生。约 25%患者注射后主诉疼痛暂时性加重。

临床精粹

对大多数患者,蹈囊肿的疼痛会使人虚弱无力，而且它所致的畸形即便在矫形后也令人难以接受。该技术可有效治疗继发于蹈囊肿的疼痛，并存的关节炎、滑囊炎和肌腱炎可引起蹈囊肿疼痛,需增加局部麻醉药及皮质类固醇的剂量。如果对注射部位的临床相关解剖结构给予足够的重视，此方法是安全的。严格无菌操作可防止感染,应采取全面的预防措施避免操作者风险。注射后立即局部加压可减少瘀斑和血肿的发生。

建议患者不要穿过紧、过小的鞋子,注射后几天可做一些物理治疗，包括局部热敷及轻微的关节活动度练习。但应避免剧烈运动以防止加重症状。注射的同时可加用普通镇痛药及非甾体抗炎药。

第 139 章

小趾囊炎疼痛综合征

适应证及临床应用

小趾囊炎是一系列的相关症状，包括第五跖趾关节周围软组织肿胀和关节成角引起的第五跖骨前端突出和内侧成角(图 139-1)。小趾囊炎也被称为裁缝蹲囊肿。其畸形类似于蹲指外翻畸形,多见于女性。炎性偶发性黏液囊可导致小趾囊炎并引起患者的疼痛。鸡眼十分常见。小趾囊炎最常见于穿过紧、过小的鞋,高跟鞋会加重病情。

大多数患有小趾囊炎的患者主诉第五跖趾关节疼,不能穿鞋。走路使疼痛加重,而休息或热敷会使疼痛缓解。疼痛呈持续性酸痛,可影响睡眠。有的患者主诉活动第五跖趾关节时有骨摩擦感或弹响音，体检时可触到捻发音。此外,患者可出现特殊畸形,包含第五跖骨前端突出和内侧成角。

所有蹲囊肿疼痛患者均应做 X 线检查。

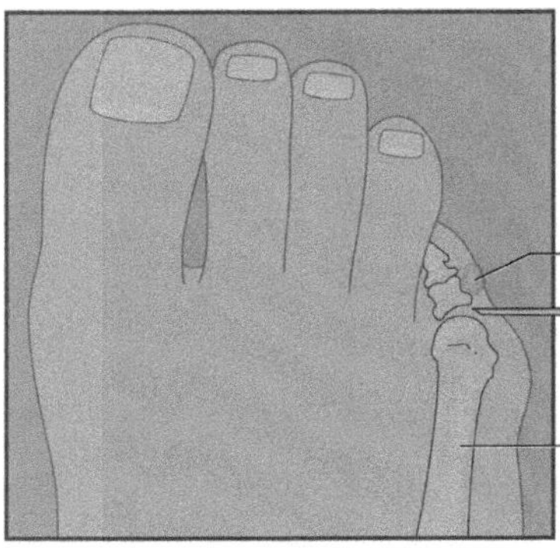

图 139-1

根据患者的临床表现,还可做一些辅助检查,包括全血细胞计数、血沉和抗核抗体检测。如果怀疑有关节不稳定、隐匿性肿块或肿瘤,可做 MRI。

临床相关解剖

各个趾关节都有自己的腱鞘(见图 139-1),其表面有透明软骨,容易患关节炎。趾关节鞘内衬滑膜,附着于关节软骨上。深横韧带连接五个脚趾,是支撑趾关节最主要的力量。趾关节的肌肉和其附属肌腱容易损伤，运动过度或不当可导致磨损和裂伤。

操作技术

应向患者解释该注射技术的目的。患者仰卧位,消毒皮肤。将含有 0.25%不含防腐剂的布比卡因 1.5 mL 和 40 mg 甲泼尼龙的无菌注射器与 5/8 英寸、25 号穿刺针相连。严格无菌技术下,确认小趾囊炎,于该点缓慢进针触到第五趾骨前端(见图 139-1)。将针缓慢退出骨膜,注入药液。注射时应没有阻力,若阻力较大,针尖可能在韧带或肌腱里,此时应缓慢进针或退针直至阻力消失。拔出穿刺针,无菌敷料加压包扎,放置冰袋。

副作用及并发症

感染是最主要的并发症，严格消毒可减少感染的发生。约 25%的患者注射后主诉疼痛暂时性加重。

临床精粹

对大多数患者，小趾囊炎疼痛会使人虚弱无力，而且它所致的畸形即便在矫形后也令人难以接受。该技术可有效治疗继发于小趾囊炎的疼痛，并存的关节炎、滑囊炎和肌腱炎可引起小趾囊炎疼痛，需增加局部麻醉药及皮质类固醇的剂量。如果对注射部位的临床相关解剖结构给予足够的重视，此方法是安全的。严格无菌操作可防止感染，应采取全面预防措施避免操作者的风险。注射后立即局部加压可减少瘀斑和血肿的发生。

建议患者不要穿过紧、过小的鞋子，治疗几天后可以做物理治疗，包括局部热疗及轻微的关节活动度练习。但应避免剧烈运动以防止加重症状。注射的同时可加用普通镇痛药及非甾体抗炎药。

第 140 章

槌状趾疼痛综合征

适应证及临床应用

槌状趾是一系列的相关症状，主要包括远端趾间关节屈曲畸形(图 140–1)。第二蹈趾最常受累。槌状趾多见于第二趾挤压伤,与蹈囊肿、小趾囊炎和锤状趾类似,穿又紧又小的鞋也可以诱发疾病，同蹈囊肿和小趾囊炎一样,槌状趾多见于女性。炎性偶发性黏液囊可伴发槌状趾并引起患者的疼痛。鸡眼或溃疡十分常见。穿高跟鞋会加重病情。

大多数槌状趾患者主诉疼痛位于受累远端趾间关节,不能穿鞋。走路使疼痛加重,而休息或加热会使疼痛缓解。疼痛呈持续性酸痛。有的患者主诉活动关节时有骨摩擦感或弹响音,体检时可触到捻发音。此外,患者可出现特征性畸形，包括远端趾间关节屈曲畸形,伴随疼痛。与蹈囊肿和小趾囊炎不同,槌状趾对线相对正常。

所有棰状趾疼痛患者均应做 X 线检查。根据患者的临床表现,还应做一些辅助检查,包括全血细胞计数、血沉和抗核抗体检测。如果怀疑有关节不稳定、隐匿性肿块或肿瘤,则可行趾 MRI 检查。

临床相关解剖

各个趾关节都有自己的腱鞘（见图 140–1),其表面有透明软骨,容易患关节炎。趾关节鞘内衬滑膜,附着于关节软骨上。深横韧带连接五个脚趾,是支撑趾关节最主要的力量,趾关节的肌肉和其附属肌腱容易受损伤,运动过度或不当可导致磨损和裂伤。

操作技术

应向患者解释该注射技术的目的。患者仰卧位,消毒棰状趾周围皮肤。将含有 0.25%不含防腐剂的布比卡因 1.5 mL 和 40 mg 甲泼尼龙的无菌注射器与 5/8 英寸 25 号穿刺针相连。严格无菌技术下,确认槌状趾,于该点缓慢进针触到受累远端趾骨(见图 140–1)。将针缓慢退出骨膜，注入药液。注射时应没有阻力,若阻力较大,针尖可能在韧带或肌腱里,此时应缓慢进针或退针直至阻力消失。拔出穿刺针,无菌敷料加压包扎,放置冰袋。

副作用及并发症

感染是最主要的并发症，严格消毒可减少感染的发生。约 25%的患者注射后主诉疼痛暂时性加重。

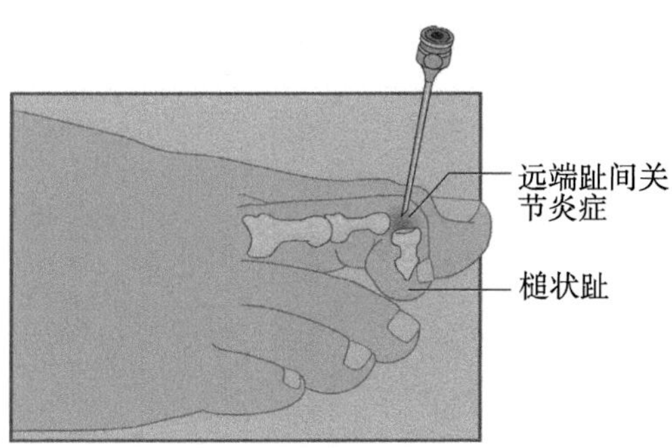

图 140–1

临床精粹

对大多数患者，小趾囊炎疼痛会使人虚弱无力，而且它所致的畸形即便在矫形后也令人难以接受。该技术可有效治疗继发于槌状趾的疼痛，并存的关节炎、滑囊炎和肌腱炎可引起锤状趾疼痛，需增加局部麻醉药及皮质类固醇的剂量。如果对注射部位的临床相关解剖结构给予足够的重视，此方法是安全的。严格无菌操作可防止感染，应采取全面预防措施避免操作者的风险。注射后立即局部加压可减少瘀斑和血肿的发生。

建议患者不要穿过紧、过小的鞋子，治疗几天后可以做物理治疗，包括局部热疗及轻微的关节活动度练习。但应避免剧烈运动以防止加重症状。注射的同时可加用普通镇痛药及非甾体抗炎药。

第 141 章

锤状趾疼痛综合征

适应证及临床应用

锤状趾是指一系列的相关症状，包括近端趾间关节屈曲畸形，伴随中远趾骨屈曲下垂(图 141–1)第二趾骨最常受累,多双侧发病。与踇趾外翻畸形相似,锤状趾畸形也多见于穿太紧的鞋子不过尽管外伤也可导致锤状趾畸形。同踇囊肿和小趾囊炎一样，女性多发。炎性偶发性黏液囊可伴发槌状趾畸形并引起患者疼痛。这些骨性凸起的趾肌表面常有鸡眼。穿高跟鞋会加重病情。

大多数锤状趾患者主诉疼痛位于受累近端趾间关节,不能穿鞋。走路使疼痛加重,而休息或加热会使疼痛缓解。疼痛呈持续性酸痛,可影响睡眠。有的患者主诉活动关节时有骨摩擦感或弹响音,体检时可触到捻发音。此外,患者可出现特征性畸形,包括近端趾间关节屈曲畸形,伴随中远趾骨屈曲下垂。

所有锤状趾患者均应做 X 线检查。根据患者的临床表现应做一些辅助检查，包括全血细胞计数、血沉和抗核抗体检测。如果怀疑有关节不稳定、隐匿性肿块或肿瘤则可行 MRI 检查。

临床相关解剖

各个趾关节都有自己的腱鞘(见图 141–1),其表面覆有透明软骨,容易患关节炎。趾关节鞘内衬滑膜,附着在关节软骨上。深横韧带连接五个脚趾,是支撑趾关节最主要的力量。趾关节的肌肉和其附属肌腱容易患腱鞘炎,运动过度或不当可导致磨损和损伤。

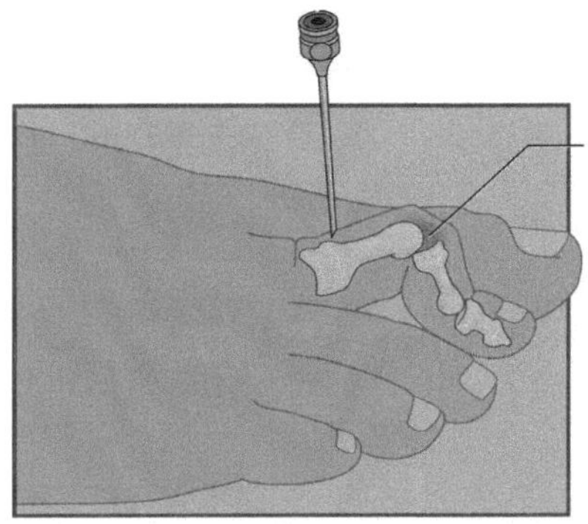

图 141–1

操作技术

应向患者解释该注射技术的目的。患者仰卧位,消毒锤状趾周围皮肤。将含有 0.25%不含防腐剂的布比卡因 1.5 mL 和 40 mg 甲泼尼龙的无菌注射器与 5/8 英寸、25 号穿刺针相连。严格无菌技术下,确认锤状趾,于该点缓慢进针触到第二跖骨前端(见图 141–1)。将针缓慢退出骨膜,注入药液。注射时应没有阻力,若阻力较大,针尖可能在韧带或肌腱里。此时应缓慢进针或退针直至阻力消失。拔出穿刺针,无菌敷料加压包扎,放置冰袋。

副作用及并发症

感染是最主要的并发症，严格消毒可减少感染的发生。约 25%的患者注射后主诉疼痛暂时性加重。

临床精粹

对大多数患者，锤状趾疼痛会使人虚弱无力，而且它所致的畸形即便在矫形后也令人难以接受。该技术可有效治疗继发于锤状趾的疼痛，并存的关节炎、滑囊炎和肌腱炎可引起锤状趾疼痛，需增加局部麻醉药及皮质类固醇的剂量。如果对注射部位的临床相关解剖结构给予足够的重视，此方法是安全的。严格无菌操作可防止感染，应采取全面的预防措施减少操作者的风险。注射后立即加压可减少瘀斑和血肿的发生。

建议患者不要穿过紧、过小的鞋子，患者治疗几天后可以做物理治疗，包括局部热疗及关节活动度练习。应避免剧烈运动以防止加重症状。注射的同时可加用普通镇痛药及非甾体抗炎药。

第 142 章

Morton 神经瘤疼痛综合征

适应证及临床应用

Morton 神经瘤是累及前足最常见的疼痛综合征，其特点为前脚肌触痛及烧灼痛，伴随受累两脚趾疼痛异常，由趾神经的周围神经纤维引起。尽管第三、第四趾神经最常受累，第二、第三也可受累，第四、第五趾神经受累少见(图 142-1 和图 142-2)。患者常感觉脚在石头上走路。长时间站立或长时间走路可加重莫顿神经痛，不合适的鞋或鞋垫也可加重疼痛。与跗囊肿、小趾囊炎和锤状趾畸形相同，Morton 神经瘤最常见于穿过紧、过小的鞋。

体检时，一只手用力挤压两跖骨前端，另一只手用力挤压趾间可引起疼痛。与跖痛相比，Morton 神经瘤的触痛范围局限于受累趾间隙的趾肌表面，伴随受累两蹈趾感觉异常。患者常以一种防痛步态减少走路时的负重。

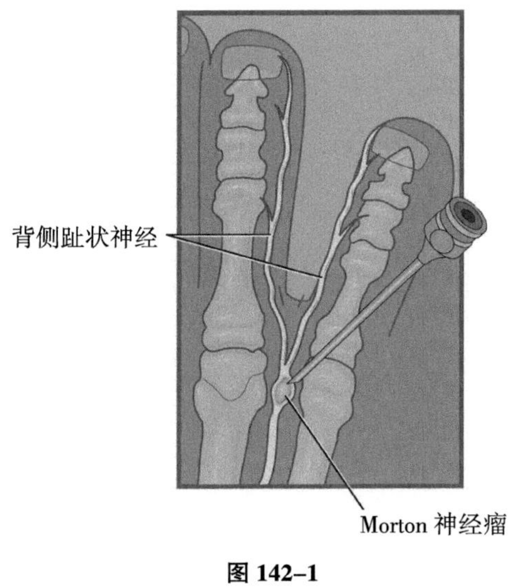

图 142-1

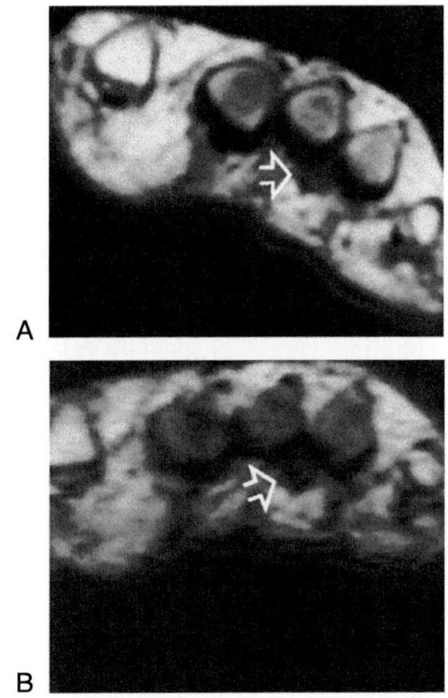

图 142-2 Morton 神经瘤：MRI。冠状面 T1 加权(TR/TE，450/14)(A) 和 T2 加权(TR/TE，4000/10)(B)MRI 自旋回声影像显示第三和第四跖骨间大量低密度影，这种低密度影是这类损伤的特征。(From Resnick D: Diagnosis of Bone and Joint Imaging, 4th ed. Philadelphia, Saunders, 2003, p3342.)

所有 Morton 神经瘤患者均应做 X 线检查，以排除籽骨骨折，并确认感染。根据患者的临床表现，也可做一些辅助检查，包括全血细胞计数、血沉和抗核抗体检测。如果怀疑有 Morton 神经瘤、关节不稳定、隐匿性肿块或肿瘤，则可做 MRI 检查(见图 142-2)。放射性核素骨扫描可以辨别 X 线无法识别的跖骨或籽骨的压力性骨折。

临床相关解剖

与手部神经分支相似，足神经分支穿过趾间隙,分布到各个脚趾(见图 142-1)。趾肌神经来源于胫骨后神经，其感觉神经分支支配趾肌主要部分，腓深和腓浅神经末支支配足背部,这些感觉神经分支间有重叠。

操作技术

患者仰卧位，膝下垫一枕头使小腿轻微屈曲。将 12 mL 无菌注射器抽取不含肾上腺素局部麻醉药 3 mL 和甲泼尼龙 40 mg,确认受累趾间间隙,在足背侧作无菌标记(图 142-3)。消毒皮肤后，用 1.5 英寸、25 号穿刺针于跖骨前端附近穿刺,阻滞两跖骨间隙(见图 142-1)。缓慢注射的同时，穿刺针沿足背皮肤进入跖肌。跖神经位于屈肌支持带背侧,因此穿刺针几乎到达足底。拔出穿刺针,加压包扎防止产生血肿。

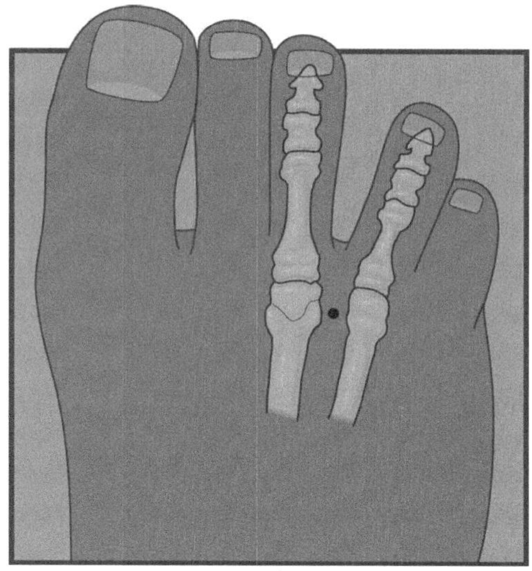

图 142-3

副作用及并发症

由于跖骨和趾骨周围有软组织包围,应慎重考虑注射后加压可能导致血供不足。临床医师应避免向这些边缘区域或血管稀少的地方快速大量注入局部麻醉药，血供少可引起坏疽。而且,不能加肾上腺素,因为其导致组织局部缺血和坏疽。

尽管血肿的风险增加，但是通过仔细操作并使用 25 号或 27 号的穿刺针，即使对于正进行抗凝治疗的患者也是安全的。注射后立即用手按压阻滞部位可减少这些并发症。阻滞后用冰袋压迫 10 分钟也可减少局部疼痛和出血的发生。

临床精粹

前足放射性疼痛是一个临床上常见的问题。Morton 神经瘤必须与跖骨骨折、跖痛症、籽骨炎及籽骨骨折相鉴别。尽管该技术能缓解 Morton 神经瘤疼痛,但患者常需要使用矫形器、大头鞋以减轻神经受压。并存的滑囊炎和肌腱炎可引起跖痛,需增加局部麻醉药及缓释皮质类固醇的剂量。如果对注射部位的临床相关解剖结构给予足够的重视，此方法是安全的。严格无菌操作可防止感染,应加强预防措施以减少操作者风险。注射后立即加压可减少瘀斑和血肿的发生。患者治疗几天后可以做物理治疗,包括局部热疗及轻微的关节活动度练习。在避免剧烈运动以防止加重症状。注射的同时可加用普通止镇痛药及非甾体抗炎药。

第 143 章

籽骨炎疼痛综合征

适应证及临床应用

籽骨炎是累及前足最常见的疼痛综合征,其特点为跖骨前端触痛及烧灼痛。尽管第一跖骨前端的第一籽骨最常受累,但第二和第五跖骨前端的籽骨也可进展为籽骨炎（图 143-1 和图 143-2)。患者常感觉脚在石头上走路。长时间站立或长时间走路可加重籽骨炎疼痛,不合适的鞋或鞋垫也可加重疼痛。籽骨炎最常见于踢足球时拉伤或跑步、跳舞引起的反复损伤。

体检时,压迫籽骨可引起疼痛。与跖骨痛相比,跖骨痛主要位于跖骨前端,而籽骨炎疼痛部位随患者屈曲踇趾时屈肌支持带活动而变化。为了减轻疼痛，患者走路时常减少负重。急性籽骨损伤,足跖肌表面会出现血肿。

籽骨炎患者应做 X 线检查，排除籽骨骨折,并确认可能存在的籽骨炎症。根据患者的临床表现,也可做一些辅助检查,包括全血细胞计数、血沉和抗核抗体检测。如果怀疑籽骨炎、关节不稳定、隐匿性肿块或肿瘤,则可做跖骨 MRI。放射性核素骨扫描可以辨别 X 线无法识别的跖骨或籽骨的应力性骨折。

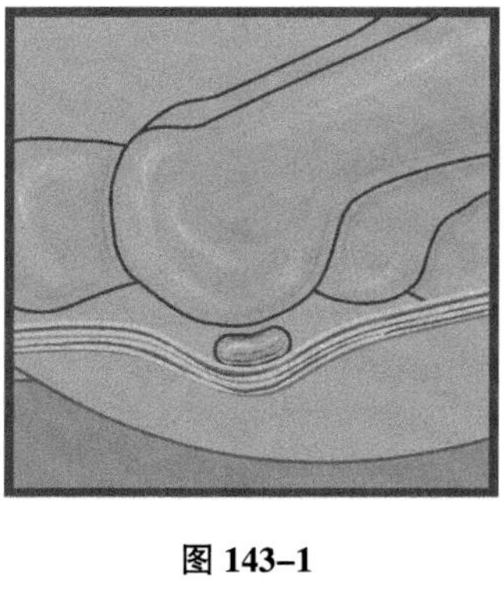

图 143-1

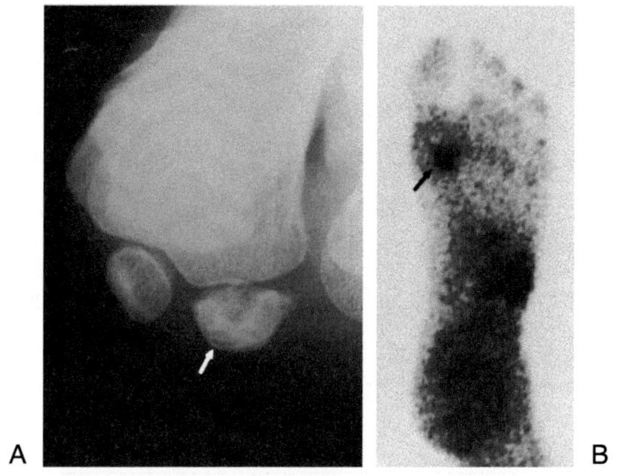

图 143-2　籽骨。男 33 岁,大踇趾痛及软组织肿胀,近期无创伤史。(A)X 线显示第一跖骨前端下面的籽骨扁平不规则(箭头所示)。(B)骨扫描显示该部位及中趾放射性物质增多(箭头所示)。(Courtesy of V .Vint, MD, San Diego, Calif; from Resnick D: Diagnosis of Bone and Joint Imaging, 4th ed. Philadelohia, Saunders, 2003, p 734.)

临床相关解剖

籽骨较小,围绕屈肌支持带并嵌入其中,常靠近关节。几乎所有患者都有第一跖骨籽骨炎，相当多的患者第二和第五跖骨的屈肌支持带发生籽骨炎(见图 143-1 和图 143-2)。当屈肌支持带滑动时，这些籽骨有利于减少摩擦和压力。

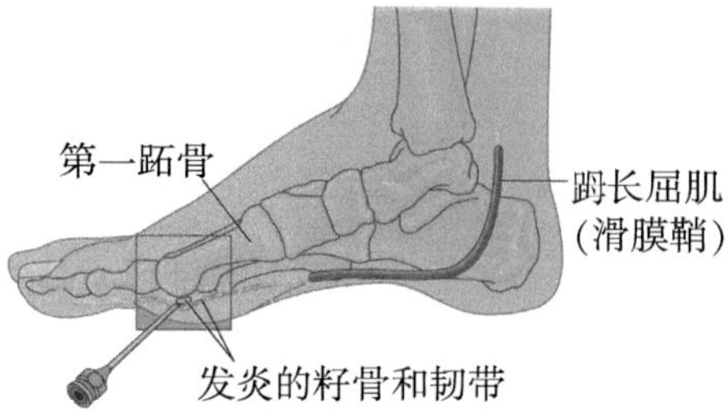

图 143-3

操作技术

应向患者解释该注射技术的目的。患者仰卧位，常规消毒籽骨周围皮肤。将含有0.25%不含防腐剂的布比卡因 2 mL 和甲泼尼龙 40 mg 的无菌注射器与 5/8 英寸、25 号穿刺针相连。应用无菌技术，找到受累籽骨，于该点缓慢进针穿过足跖肌表面直至触到籽骨(图 143-3)，将针缓慢退出骨膜，使之位于肌腱下方，确认穿刺针位置，回抽无血，缓慢注入局部麻酸药。注射时可有轻微阻力，若阻力较大，针尖可能在韧带或肌腱里。此时应缓慢进针或退针直至阻力消失。拔出穿刺针，无菌敷料加压包扎，放置冰袋，冰袋不能超过 10 分钟以防止冻伤。

副作用及并发症

感染是最主要的并发症，严格消毒可减少感染的发生。约 25%的患者注射后出现疼痛暂时性加重，应将这种情况告之患者。

临床精粹

前足放射性疼痛是临床上一个常见的问题。籽骨炎必须与跖骨应力性骨折、跖痛症、Morton 神经痛及籽骨骨折相鉴别。尽管该技术能缓解籽骨炎性疼痛，但患者常要求带矫形器，包括鞋垫以减轻籽骨受压。并存的滑囊炎和肌腱炎可引起跖骨痛，需增加局部麻醉药及缓释皮质类固醇的剂量。如果对注射部位的临床相关解剖结构给予足够的重视，此方法是安全的。严格无菌操作可防止感染，应加强预防措施以减少操作者风险。注射后立即加压可减少瘀斑和血肿的发生。患者注射几天后可以做物理治疗，包括局部热疗及运动。应避免剧烈运动以防止加重症状。注射的同时可加用普通镇痛药及非甾体抗炎药。

第 144 章

趾骨疼痛综合征

适应证及临床应用

跖痛症是累及足前部的一种常见疼痛综合征,其特点为跖骨前端触痛及烧灼痛,患者常感觉在石头上走路。长时间站立或长时间走路可加重籽骨炎疼痛，不合适的鞋或鞋垫也可使疼痛加重。跖痛症患者为了减轻第一跖骨疼痛,常用第二和第三跖骨承受负重,因此常形成厚厚的茧子，厚茧加重了跖骨前端的压力,使疼痛加剧,关节更不稳定(图 144-1)。体检时,压迫跖骨前端可引起疼痛。厚茧与跖疣不同,跖疣是形成的血栓,较小,摩擦跖疣表面有黑斑。跖骨痛患者为了减轻疼痛,患者走路时常减少负重。可出现韧带松弛及横弓足,呈八字形足。

跖痛症患者应做 X 线检查，以排除籽骨骨折,确认籽骨可能存在的炎症。根据患者的临床表现,还应做一些辅助检查,包括全血细胞计数、血沉和抗核抗体检测。如果怀疑有关节不稳定、隐匿性肿块或肿瘤，则可做跖骨 MRI 检查。放射性核素骨扫描可以辨别 X 线无法识别的应力性骨折。

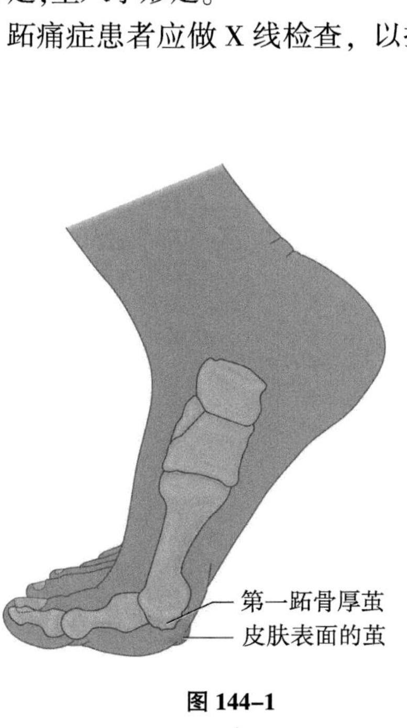

图 144-1

临床相关解剖

足部力量是基于骨与韧带形成的弓形。负重和走路时，该结构提供强大的韧力和弹力。破坏弓形结构的完整性或改变弓形结构的应力均导致疼痛和失稳。第一跖骨类似于第一掌骨,与第二跖骨间没有韧带相连。其余四跖骨通过背侧跖肌和骨间韧带彼此联系。跖骨前端通过跖横韧带相连(见图 144-1)。跖横韧带容易劳损，尤其是在长跑运动员更易发生损伤,可能并存跖痛症。有的籽骨在跖骨前端下面,容易形成炎症。跖关节肌肉及其韧带容易受外伤，运动过度或不当会导致其磨损和裂伤。

操作技术

应向患者解释该注射技术的目的。患者仰卧位,常规消毒跖骨前端周围皮肤。将含有 0.25%不含防腐剂的布比卡因 2 mL 和甲泼尼龙 40 mg 的无菌注射器与 5/8 英寸、25 号穿刺针相连。应用无菌技术,找到受累跖骨前端,靠近触痛区缓慢进针穿过足背面至 1/2 英寸(图 144-2)。触到骨头后,将针缓慢退至皮下组织，改变方向，当穿刺针接近受累跖骨前端,回抽无血,注入局部麻醉药。注射时可有

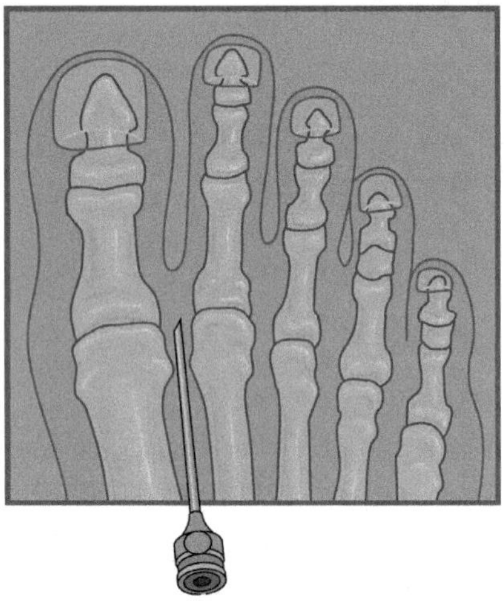
图 144-2

轻微阻力,若阻力较大,针尖可能在韧带或肌腱里。此时应缓慢进针或退针直至阻力消失。拔出穿刺针,无菌敷料加压包扎,放置冰袋,冰袋不能超过 10 分钟以防止冻伤。

副作用及并发症

感染是最主要的并发症，严格消毒可减少感染的发生。约 25%的患者注射后出现疼痛暂时性加重,应将这种情况告之患者。

临床精粹

前足放射性疼痛是临床上一个常见的问题。跖痛症必须与跖骨应力性骨折、Morton 神经痛及籽骨炎相鉴别。尽管该技术能缓解跖痛症,但患者常要求带矫形器，包括跖骨夹板及鞋垫以减轻跖骨前端受压。并存的滑囊炎和肌腱炎可引起跖痛症,需增加局部麻醉药及缓释皮质类固醇的剂量。如果对注射部位的临床相关解剖结构给予足够的重视，此方法是安全的。严格无菌操作可防止感染,应加强预防措施以减少操作者风险。注射后立即加压可减少瘀斑和血肿的发生。患者注射几天后可以做物理治疗,包括局部热疗及运动。应避免剧烈运动以防加重症状。注射的同时加用普通镇痛药及非甾体抗炎药。